THÉRAPEUTIQUE
HOMOEOPATHIQUE

DES

MALADIES DES ENFANTS.

THÉRAPEUTIQUE

HOMOEOPATHIQUE

DES

MALADIES DES ENFANTS

PAR LE DOCTEUR

Fr. HARTMANN,

TRADUIT DE L'ALLEMAND AVEC NOTES

Par M. LÉON SIMON fils,

Docteur en médecine de la Faculté de Paris,
membre titulaire résidant de la Société gallicane de médecine homœopathique,
membre correspondant de la Société hahnemannienne de Madrid,
de l'Académie homœopathique de Palerme,
et de l'Académie médicale homœopathique du Brésil.

A PARIS,

CHEZ J.-B. BAILLIÈRE,

LIBRAIRE DE L'ACADÉMIE IMPÉRIALE DE MÉDECINE,
RUE HAUTEFEUILLE, 19;

A LONDRES, CHEZ H. BAILLIÈRE, 219, REGENT-STREET;
A NEW-YORK, CHEZ H. BAILLIÈRE, 290, BROADWAY;
A MADRID, CHEZ C. BAILLY-BAILLIÈRE, CALLE DEL PRINCIPE, 11.

1853

AVERTISSEMENT DU TRADUCTEUR.

Le livre dont je publie la traduction est le dernier écrit sorti de la plume du docteur Hartmann. Cet ouvrage est placé au-dessus de tous nos éloges par le nom même de son auteur ; c'est l'œuvre d'un praticien expérimenté, d'un des premiers disciples de Hahnemann, d'un homme initié par le maître aux difficultés de sa doctrine. On ne sera donc pas étonné de trouver dans ce travail une application claire, exacte et précise de tous les principes de l'homœopathie ; chose précieuse en notre temps, où l'on s'occupe plutôt de critiquer Hahnemann que d'observer les lois qu'il a posées. Je dois ajouter que ce livre diffère des ouvrages pratiques qui l'ont précédé : c'est plus qu'un manuel, plus qu'un répertoire ; c'est un traité de thérapeutique soigneusement détaillé.

On ne peut prétendre, sans doute, que l'homœopathie soit arrivée à un degré de perfection tel qu'il ne reste rien à découvrir ; mais on peut soutenir que la doctrine de Hahnemann constitue une réforme de l'art de guérir, réforme dont les principes s'enchaînent à ce point que si l'on venait à démontrer la fausseté de l'un d'eux, l'édifice entier serait au moins compromis. Heureusement cette preuve est encore à faire. Comme doctrine, l'homœopathie a résisté à toutes les attaques, depuis les critiques de l'allopathie jusqu'aux négations du spécificisme allemand créé par Griesselich et mort avant son auteur. Depuis un demi-siècle elle a subi la triple épreuve du temps, de la raison et de la pratique : elle a triomphé des railleries des uns et de l'incrédulité des autres.

Mais à mesure que ses progrès sont plus multipliés, nos devoirs s'accroissent en raison de la position qui nous est faite, en raison aussi des difficultés de l'application. Privés d'un enseignement théorique régulier, d'une institution clinique où les jeunes homœopathes soient à même de puiser les notions dont ils ont besoin, où ils puissent apprendre à connaître la tradition de notre science, nous sommes réduits à leur offrir des ouvrages capables de guider leurs premiers pas. C'est pour répondre à cette nécessité de notre situation que le docteur Hartmann a publié sa *Thérapeutique homœopathique des maladies aiguës et des maladies chroniques*, dont nous possédons la traduction depuis plusieurs années déjà, et la *Thérapeutique homœopathique des maladies des enfants*, qui en était le complément obligé. Ces deux publications auront, toutefois, une plus vaste portée, car elles pourront devenir le point de départ de travaux encore plus importants.

Pour quiconque s'est occupé de l'étude des maladies du jeune âge, la difficulté que suscite leur traitement ne fait plus question ; et la pauvreté de l'allopathie, si souvent réduite à l'expectation, rend plus précieuse encore la connaissance des ressources que peut offrir l'homœopathie.

Nous n'avions jusqu'ici, pour nous diriger dans la pratique, que les travaux de matière médicale publiés par Hahnemann et par plusieurs de ses disciples, ou les manuels qui en sont le résumé incomplet, parfois infidèle. Mais l'étendue des premières monographies, le grand nombre de symptômes qu'elles renferment, rendent leur étude difficile et parfois rebutante. Un de nos plus grands embarras est donc de reconnaître la valeur intrinsèque et la valeur relative de chaque symptôme, de lui donner la place qui lui appartient, les classifications adoptées jusqu'à ce jour ne pouvant nous éclairer sur ce sujet. On a suivi en effet, sous ce rapport, trois méthodes différentes. D'abord, on a conservé l'ordre suivant lequel ces symptômes se produisent sur l'homme sain; mais cet ordre n'étant pas invariable et le même pour tous les expérimentateurs, il devenait nécessaire de conserver les procès-verbaux de chaque expérience; ce qui a été fait par la société d'expérimentation pure établie à Vienne. Nous avons pu reconnaître dans les belles monographies qu'elle a publiées, combien ces renseignements étaient intéressants pour l'étude, mais aussi combien l'étendue qu'ils donnent aux pathogénésies augmente notre embarras pour la recherche. C'est ce motif, sans doute, qui avait engagé Hahnemann à ne pas publier les procès-verbaux de ses expérimentations, et à grouper les symptômes d'après les organes, les appareils ou les fonctions auxquels ils se rapportent; ce qui constitue la seconde méthode à laquelle je fais allusion. Enfin, quelques auteurs ont rangé ces mêmes caractères d'après l'ordre alphabétique, qui a l'inconvénient immense de séparer ce qu'il aurait souvent fallu réunir. C'est le défaut des répertoires.

L'étude de la matière médicale restant toujours entourée de difficultés sérieuses, les uns en ont accusé ses imperfections, et ils ont soumis à un nouvel examen des médicaments déjà éprouvés: de là les travaux publiés par la *Gazette homœopathique d'Autriche*; les autres ont cru trouver dans notre richesse même la raison de nos difficultés; ils ont essayé des résumés qui présentent une image incomplète des pathogénésies elles-mêmes.

Je ne sais si je m'abuse, mais il me semble que si le choix du médicament est aussi difficile, cela ne tient pas exclusivement aux défauts de la matière médicale; que les imperfections de la pathologie sont pour une large part dans notre embarras. L'application de la loi des semblables suppose, en effet, la connaissance préalable des deux termes que nous devons comparer : le médicament et la maladie. Hahnemann nous a transmis, pour l'une et l'autre de ces études, des règles précises, mais toutes n'ont pas été rigoureusement suivies. Les unes, celles qui se rapportent à l'expérimentation des médicaments, ont reçu une large et patiente application ; les autres, qui ont trait à l'étude de la maladie, paraissent avoir été laissées dans l'ombre. Nous avons une matière médicale riche de faits, mais la pathologie homœopathique est encore à constituer (1). Ces deux branches des connaissances médicales ayant été cultivées de points de vue complétement opposés, se sont développées en sens inverse ; de là vient la difficulté de l'application. La pathologie, si largement étudiée par l'école de Paris, est devenue de plus en plus organicienne ; tandis que la matière médicale, appuyée désormais sur l'expérimentation pure, nous offre un grand nombre de lésions de sensation et de fonction, tandis que les altérations organiques y sont superficielles ou mal caractérisées.

C'est à l'étude de la thérapeutique qu'il appartient de faire cesser ces mutuelles imperfections, et c'est sous ce rapport que les ouvrages du docteur Hartmann me semblent mériter toute l'attention des homœopathes, car ils devront être le point de départ de recherches sérieuses, dans lesquelles la maladie et le médicament seront étudiés au point de vue où Hahnemann lui-même s'était placé.

En pathologie, la science a rencontré deux écueils contre lesquels elle est venue se briser : la recherche de   ture intime des maladies d'une part ; de l'autre, le matérialisme des organiciens. Que les maladies soient essentielles, c'est un fait que Hahnemann a reconnu, en les disant spécifiques de leur nature ; mais qu'il nous soit donné de pénétrer cette essentialité autrement que par la connaissance des symptômes, voilà ce qu'il a nié avec juste raison. « Il n'y a que la force vitale désaccordée, nous dit-il, qui produise les maladies, et le désaccord *invisible pour nous* de la force qui anime notre corps, ne fait qu'un ...... avec l'ensemble des symptômes que cette force provoque dans l'organisme, qui frappent nos sens, et qui représentent la maladie exis-

(1) *Organon de l'art de guérir*, introduction par le docteur Léon Simon.

taute..... Les phénomènes morbides accessibles à nos sens expriment donc en même temps tout le changement interne, c'est-à-dire le désaccord de la puissance intérieure (1). » Nous ne pourrons donc connaître d'une maladie que ses manifestations ; le *désaccord invisible* pour nous, qui la constitue, nous échappera toujours ; mais la connaissance de l'ensemble de ses symptômes sera suffisante pour notre traitement. L'obligation qui nous est faite de rassembler tous les caractères d'une maladie, met en garde contre l'organicisme, en nous obligeant à tenir compte des lésions de sensation et de fonction, qui réclament de notre part une attention au moins égale à celle que nous accordons aux lésions de texture. « De quelque perspicacité que puisse être doué l'observateur exempt de préjugés, celui qui connaît la futilité des spéculations métaphysiques auxquelles l'expérience ne prête pas d'appui, n'aperçoit dans chaque maladie individuelle que des modifications, accessibles aux sens, de l'état du corps et de l'âme, des signes de maladie, des accidents, des symptômes. *L'ensemble des signes appréciables* représente la maladie dans toute son étendue, c'est-à-dire qu'il en constitue la forme véritable, la seule qu'on puisse concevoir. » (*Organon*, p. 105.) On est donc mal venu à soutenir que l'homœopathie néglige la connaissance des lésions de texture, qu'elle répugne à l'exploration physique des organes. Tout ce qu'elle prétend, c'est que cette connaissance, à elle seule, est insuffisante, qu'il faut individualiser davantage : c'est à quoi l'on arrive en réunissant *l'ensemble des symptômes* présentés par le malade. Le principe d'individualisation absolue des maladies est donc pour les études pathologiques un guide certain et assuré.

En étudiant la matière médicale au point de vue de son application thérapeutique, on donnera aux symptômes contenus dans les pathogénésies un ordre plus conforme à

______

(1) *Organon de l'art de guérir*, § 11, 12, 14, 15.

la réalité, c'est-à-dire qu'on les groupera d'après leur affinité pathologique. Les tableaux des effets des médicaments
seront alors plus semblables à la description des maladies,
et l'analogie qui existe entre ces deux termes deviendra plus
facile à saisir. Peut-être est-ce le moyen d'arriver à reconnaître la loi de subordination des symptômes, loi qui doit être
la même pour les effets des médicaments et pour les caractères des maladies? Peut-être aussi arrivera-t-on, par cette
voie, à soulever quelques unes des obscurités qui entourent
la solution du problème de la caractéristique des médicaments? Quoi qu'il advienne de cette espérance, un fait reste
au-dessus de toute contestation, c'est que la thérapeutique
doit nous aider à compléter la matière médicale, à sortir la
pathologie du matérialisme où elle est tombée. Elle nous permettra de compléter la matière médicale, en nous faisant
voir quelles sont les lésions de texture qui accompagnent
les lésions de sensation et de fonction auxquelles répondent les médicaments; et en nous permettant de grouper
leurs effets physiologiques d'après l'ordre qui leur convient
réellement. Elle complétera la pathologie, en rendant à la
douleur, et aux variétés infinies qu'elle présente, le véritable
rang qui leur appartient.

L'étude de la thérapeutique, conduite comme Hahnemann le recommande, nous éclairera aussi sur la solution
du grand problème du choix des doses, problème qui est encore irrésolu. Cette partie de notre science réclame donc
notre attention à plus d'un titre; aussi les ouvrages du
docteur Hartmann me paraissent-ils avoir une immense
valeur, non seulement pour les renseignements précieux
qu'ils renferment, mais aussi pour la voie nouvelle qu'ils
ouvrent à l'homœopathie. Il faut bien le remarquer: ces
ouvrages n'excluent en rien l'étude individuelle de la matière médicale ni celle de la pathologie; ils supposent, au
contraire, que l'une et l'autre de ces sciences nous sont familières.

Si je devais ici dire toute ma pensée, j'affirmerais que les deux ouvrages du docteur Hartmann seront utiles aux praticiens expérimentés, en leur permettant de résumer les résultats de leur vaste pratique, et aussi en leur offrant un cadre bien tracé où ils puissent classer leurs souvenirs ; qu'ils ne le seront pas moins à ceux de nos confrères que décourage l'impuissance de l'allopathie, et qui voudront soumettre la doctrine de Hahnemann à l'épreuve de la pratique, et rechercher si celle-ci ne pourrait leur offrir plus de ressources. Enfin, les jeunes homœopathes trouveront dans ce livre des renseignements bien précieux pour l'application, et un motif nouveau de redoubler d'efforts, en restant fidèles aux principes hahnemanniens : fidélité dont le docteur Hartmann nous offre un témoignage si éclatant.

J'offre donc avec confiance la traduction du *Traité des maladies des enfants*, sûr qu'elle sera utile à mes confrères, qu'elle contribuera aux progrès de l'homœopathie.

Qu'il me soit permis de réclamer, en terminant, l'indulgence du lecteur pour les nombreuses négligences de style qu'il pourra reprocher à mon travail. La seule excuse que je puisse présenter est la rapidité avec laquelle il m'a fallu l'accomplir, le peu de temps qu'il m'a été possible d'y consacrer.

Dʳ Léon SIMON fils.

1ᵉʳ mars 1853.

PRÉFACE DE L'AUTEUR.

Au moment où le jeune médecin entre dans la carrière, il est obligé de perfectionner ses connaissances cliniques et de chercher les notions qui lui manquent, là où il est certain de trouver l'image fidèle de ce qui existe dans la nature, et non un tableau de fantaisie ; cette conformité des descriptions avec la réalité étant le signe le plus certain que la science est dans le vrai.

Celui qui commence à pratiquer la médecine peut avoir, en effet, parfaitement étudié la matière médicale, et se trouver néanmoins très embarrassé d'en faire une exacte application. Aussi les jeunes praticiens ont-ils coutume de chercher dans les hôpitaux et les établissements consacrés à l'enseignement clinique, l'occasion de continuer leurs études sous la direction d'un maître expérimenté, afin d'apprendre de lui comment on peut utiliser, pour la thérapeutique, les vertus des médicaments ; afin aussi de s'assurer, par des observations plusieurs fois répétées, que ceux-ci possèdent bien les propriétés curatives qu'on leur attribue. Tel est au moins l'usage dans l'ancienne école. Mais cette méthode ne peut être suivie par celui qui veut tout examiner, et qui, s'arrêtant à ce qui lui semble être vrai et juste, s'adonne à l'homœopathie ; car nous ne pouvons lui offrir un hôpital où il lui soit possible de se familiariser avec l'application de la matière médicale. En l'absence d'un établissement de ce genre, il sera toujours très difficile, pour le commençant, de se retrouver dans le chaos des symptômes fournis par l'expérimentation pure, de reconnaître ceux qui sont caractéristiques pour chaque cas individuel, et d'en faire une application exacte et certaine au lit du malade. Le professeur qui serait chargé, dans un institut homœopathique, d'enseigner la clinique, aurait une tâche très pénible à remplir; car je sais par expérience combien il est peu encourageant de communiquer aux autres les résultats remarquables de la pratique individuelle, surtout quand on est convaincu par avance que la plupart des auditeurs écoutent superficiellement, oublient bientôt ce que vous leur avez enseigné, ou en profitent pour vous critiquer. Or il en sera ainsi pendant longtemps, c'est-à-dire tant que l'État ne rendra pas obligatoire l'étude de l'homœopathie et qu'il n'en fera pas une partie inséparable de l'enseignement. Mais le jour où il établira un hôpital homœopathique régulier, il viendra en aide aux professeurs et aux étudiants. Jusque-là il faut suivre une autre méthode pour aplanir les difficultés qui entourent l'étude de notre doctrine; et de l'avis de tous les hommes expérimentés, le meilleur moyen de suppléer à ce qui nous manque, est de donner aux élèves un guide clinique, dans lequel on simplifie, autant que possible, la description des maladies et celle de leur traitement, afin de leur apprendre à juger par eux-mêmes, c'est-à-dire à observer avec calme et à suivre la méthode la plus juste et la plus rigoureuse. Dans les premiers temps, Hahnemann s'élevait avec force contre une semblable entreprise, parce qu'il craignait de voir ses élèves tomber dans la routine d'où il essayait de les faire sortir; mais, à mesure que notre matière médicale s'accrut, la difficulté de l'application rendit ce travail de généralisation nécessaire. Il importait, en effet, de ne pas rebuter par des difficultés insurmontables ceux qui essayaient d'étudier la nouvelle doctrine; il fallait initier l'étudiant aux embarras de la pratique; et du moment où on ne pouvait le faire dans un hôpital, un traité clinique devenait nécessaire. Il l'était d'autant plus que la plupart des jeunes médecins viennent à nous après plusieurs années de pratique, pendant lesquelles ils ont appris à connaître l'impuissance de l'ancienne école, de sorte qu'ils désirent être promptement familiarisés avec l'homœopathie et pouvoir l'appliquer au lit du malade. S'il arrive alors que les indications renfermées dans un semblable *Manuel thérapeutique* soient suffisantes, et que le jeune médecin sache en faire une exacte application, il réussira dans ses traitements; et son succès augmentant sa confiance l'encouragera à de nouvelles études.

Telle est, au moins, mon opinion au sujet de l'enseignement de la thérapeutique homœopathique; et c'est pour y obéir, comme aussi pour céder aux sollicitations de mes amis et de mes confrères, que je me suis décidé à publier ce travail. Il me semblait, en effet, que cet ouvrage devait être utile, d'abord, parce qu'il traite d'une classe de maladies qui forment plus de la moitié des souffrances humaines, ensuite parce que ces affections ne sont pas défigurées, comme chez les adultes, par une multitude de circonstances accessoires, et qu'il est plus facile de les guérir à l'aide de nos moyens si simples et si précis. La joie ineffable qu'éprouve le médecin quand il peut triompher d'une maladie d'enfant; la reconnaissance du petit malade, reconnaissance si démonstrative et si touchante, m'engageaient aussi à ce travail. Mais ce motif n'est pas le seul qui doive nous diriger et nous faire désirer d'être maîtres dans le traitement des maladies des enfants. La faiblesse particulière à cet âge est sans doute un motif pour lui porter secours; mais il y a de plus le désir intime ou clairement exprimé, d'arriver à pratiquer la médecine avec précision. Or un sentiment profond, je dirais presque un secret instinct, me dit que le meilleur moyen, pour arriver à ce but, est de traiter les jeunes sujets. — Tels sont les motifs qui me feront pardonner d'avoir entrepris une œuvre aussi difficile, et de m'être arrêté aux maladies de l'enfance, à l'étude desquelles j'ai consacré plus de la moitié de ma carrière. Il y a, je le sais, bien des observations que j'ai consignées dans ce travail et qui ont besoin d'être confirmées. On y trouvera des maladies dont la description laisse à désirer, des questions qui sont encore à l'état de problème et qui veulent être résolues par l'expérience. Malgré ces défauts, je puis rendre témoignage de la sincérité de mes intentions, car j'ai toujours pris pour base de mes indications l'expérience pure.

Si l'on s'en tenait exclusivement au titre de mon livre, on pourrait croire que j'ai voulu décrire toutes les maladies qui se présentent chez les enfants ; mais j'ai dû faire un choix parmi ces dernières, et m'occuper des affections qui sont le plus communes pendant cette période de la vie. Le lecteur verra bientôt, en examinant le plan et les détails de ce livre, que j'ai toujours eu pour but de donner aux jeunes médecins un guide qui puisse leur permettre de faire une heureuse application de l'homœopathie au traitement des maladies en général, et surtout des maladies des enfants. Ce que je désire par-dessus tout, c'est que l'on ne s'arrête pas seulement aux indications contenues dans cet ouvrage, mais que l'on s'inquiète bien plus d'observer les principes que j'ai rappelés en plusieurs endroits ; principes que le lecteur ne devra jamais oublier et dont il fera lui-même l'application.

Je me suis attaché avec grand soin à résumer les notions pathologiques les plus importantes, à indiquer les opinions nouvelles et les expériences qui ont trait à cette partie de la médecine. J'ai consulté, à cette intention, un grand nombre d'ouvrages dont j'ai extrait les données les plus importantes et les plus utiles pour la thérapeutique. Malgré cela, j'ai voulu abréger assez tous ces détails pour que mon livre tînt le milieu entre les compendiums, qui sont toujours trop abrégés, et les monographies, souvent trop étendues. C'est dans cette intention que je n'ai point voulu donner une trop grande place à la partie thérapeutique, convaincu comme je l'étais que, chez les enfants, il est possible d'obtenir de très beaux résultats avec un petit nombre de médicaments, pourvu que ceux-ci soient bien connus. J'ai voulu être court afin de ne pas égarer le lecteur au milieu d'un trop grand nombre de médicaments; craignant, si j'entrais dans trop de détails, d'enlever à mon ouvrage le caractère essentiel que je voulais lui imprimer, c'est-à-dire la simplicité. Je crois cependant n'avoir pas laissé de lacune dans la partie consacrée à la thérapeutique, n'ayant omis, pour chaque affection, aucun des médicaments les mieux indiqués et les mieux connus dans leur application. Je me suis gardé, toutefois, de me laisser entraîner à de trop longs détails, de donner des indications qui n'auraient pas été maintes fois vérifiées, et aussi de recommander des médicaments dont les propriétés physiologiques ne m'auraient pas été parfaitement connues, ou dont je n'aurais pas fait moi-même une étude exacte; voulant, par-dessus tout, échapper sur ce point à la critique.

En établissant le pronostic des maladies graves, j'ai suivi les opinions de l'école régnante et de ses représentants. Je l'ai fait afin d'engager à une grande circonspection, celui qui n'est point complétement initié aux difficultés de l'homœopathie; afin aussi de le mettre à même de tenir sa place vis-à-vis des allopathes les plus expérimentés; enfin, pour faire bien sentir tout l'avantage que l'on trouvera dans la certitude de la thérapeutique homœopathique.

Je crois inutile d'excuser ici le défaut de méthode de ce travail, d'expliquer la disposition de ses matériaux, et le peu d'érudition qu'on y trouvera; car je ne veux enchaîner en rien la critique. Mon seul espoir, comme mon seul désir, est d'être utile à mes jeunes confrères, en leur présentant un livre pratique. Puisse cette espérance n'être pas trompée! Son accomplissement serait la plus belle récompense que je pusse obtenir pour la peine et le temps que j'ai dû dépenser.

Leipsick, 1er juillet 1852.

Fr. HARTMANN.

THÉRAPEUTIQUE
HOMŒOPATHIQUE
DES
MALADIES DES ENFANTS.

INTRODUCTION.

En lisant le titre de cet ouvrage, le lecteur se demandera involontairement si, à cet âge, les maladies sont d'une nature différente de celles des adultes, et si elles exigent un autre traitement. Je me hâte de répondre à cette question par la négative. Je crois, cependant, qu'au point de vue de la pratique, la médecine des enfants a quelque chose de spécial, qu'elle exige une étude toute particulière. Je dois encore reconnaître que le médecin homœopathiste rencontrera beaucoup moins de difficultés dans le traitement de ces affections que le médecin allopathe. L'ensemble des signes appréciables et sensibles offerts par le malade pourra conduire le premier à un traitement homœopathique exact; tandis que le second, obligé de donner, avant tout, un nom à la maladie en s'appuyant sur ses symptômes objectifs et subjectifs, sera souvent entraîné à commettre des erreurs pathologiques qui le conduiront à une thérapeutique défectueuse. Bien que la différence entre les deux systèmes soit tout à l'avantage des homœopathes, l'étude attentive des maladies des enfants ne sera pas moins pour eux une œuvre d'autant plus importante, que le tiers à peu près de nos malades se compose d'enfants. Or, chez ceux-ci, la thérapeutique diffère de ce qu'elle doit être chez les adultes par la posologie et la séméiotique. Les renseignements offerts par la pathologie diffèrent aussi, les mêmes symptômes n'ayant pas une valeur, une importance égale à ces deux périodes de la vie. Chez l'enfant, l'âge imprime, en effet, à toutes les maladies le caractère qui lui est propre.

Ce *caractère fondamental* et particulier à l'enfance consiste dans l'accroissement continuel des organes et le développement de l'organisme encore incomplet. Hufeland allait jusqu'à considérer la première année comme un temps pendant lequel se continuait la procréation. Cette opinion est sans aucun doute exagérée; mais il est incontestable, qu'à cette époque de la vie la force vitale déploie une activité productrice bien plus énergique qu'elle ne le fait plus tard. Durant cette première période, il se forme de nouveaux organes; ceux qui existaient déjà grandissent, se perfectionnent, se modifient; d'autres, dont l'existence était nécessaire pendant la vie intra-utérine, ne tardent pas à disparaître; et l'enfant entre dans une nouvelle sphère de l'existence. La vie de relation reçoit en même temps une direction nouvelle; le monde des impressions sensoriales et celui des facultés intellectuelles s'ouvrent peu à peu pour le nouveau-né. Celui-ci est, cependant encore, un être incomplet qui continue à tendre vers un état régulier; et souvent les efforts qu'il doit faire pour arriver à ce terme offrent quelque chose de morbide en apparence, mais qui est en réalité un signe de l'action organisatrice et créatrice de la nature.

On doit admirer combien la Providence se montre sage et pleine de sollicitude en laissant l'enfant sous la dépendance de sa mère pendant un temps plus ou moins long après sa naissance, et en l'obligeant à recevoir sa nourriture de celle qui lui a donné le jour. Aussi la mère marche-t-elle contre le vœu de la nature lorsqu'elle s'affranchit de la tâche qui lui est imposée pendant cette période de transition. Elle attire sur elle et sur son enfant de cruelles douleurs, tandis qu'en remplissant fidèlement ses devoirs de mère elle se prépare des consolations sans fin. Rien ne peut, en effet, remplacer pour le jeune nourrisson le lait maternel. C'est donc seulement lorsqu'une impossibilité physique s'y oppose qu'une mère peut renoncer au bonheur d'élever elle-même son enfant et se décider à le confier à une nourrice. Malheureusement, cette dernière est souvent guidée par son intérêt seul et laisse l'allaitement artificiel pour unique et dernière ressource.

L'activité productrice étant le fait dominant chez les enfants, toutes les fonctions s'accomplissent, chez eux, avec un surcroît d'activité. La circulation est plus rapide, le mouvement nutritif plus prompt, la destruction et la réparation des tissus plus fréquentes. Par la même raison, les maladies ont, à cet âge, une marche plus prompte et une terminaison plus franche; enfin les forces se réparent plus facilement pendant le sommeil. La rapidité avec laquelle le sang circule favorise le travail d'organisation, et développe, dans un temps donné, une plus grande somme d'irritabilité et de sensibilité qu'à toute autre époque de la vie. Ce fait nous explique la violence des inflammations, des affections nerveuses et des spasmes chez les enfants. L'importance des fonctions de la vie végétative, qui comprend la réparation, le développement et la formation des organes, explique l'activité des fonctions digestives et assimilatrices, celle des vaisseaux et des ganglions lymphatiques, et nous rend compte, en même temps, de la fréquence des maladies de ces appareils.

On remarque, chez les enfants, un autre caractère physiologique : c'est une tendance marquée à corriger la disproportion qui existe entre certains organes et qu'explique l'inégale distribution du sang. Les appareils dont le volume est le plus considérable retiennent une plus grande partie du torrent circulatoire et le font servir au perfectionnement de leur structure et à leur accroissement. Cette disproportion se remarque entre le cerveau et le thymus, les reins, le foie et le canal intestinal, qui doivent être considérés comme des organes patho-

génétiques (Hufeland), qui sont la plus haute expression
de la vie végétative, et prouvent, par leur mode de développement, que pour arriver à posséder un organisme
complet, l'enfant doit subir, et l'accroissement graduel de
certains organes, de certains appareils, et la décroissance
simultanée d'autres organes, d'autres appareils.

Lorsque le système sanguin est aussi actif, le cœur doit
avoir une grande énergie qui se réfléchit sympathiquement
sur les organes respiratoires. La physiologie moderne (1)
nous explique ce fait et l'examen physique des organes nous
le confirme. Autrefois on attribuait à un état fébrile le
brusque développement des organes thoraciques ; et aujour-
d'hui l'anatomie pathologique enseigne que les maladies
des enfants s'accompagnent fréquemment d'engouement
pulmonaire, lequel peut devenir une cause de mort, comme
le savent tous les médecins. — C'est dans une action analogue que consiste le consensus, la sympathie reconnue
par Hufeland entre l'estomac, le canal intestinal et le cerveau ; sympathie qui détourne de l'un de ces viscères bien
des maladies qui auraient pu causer la mort.

L'enfance, comme chacun le sait, comprend trois périodes ; mais les maladies que l'on observe dans chacune d'elles
et leur traitement ne diffèrent pas d'une manière essentielle
de ce qu'ils sont chez les adultes. Ceci est vrai pour ceux qui
adoptent les principes de l'homœopathie. La disposition physiologique que j'ai dit être le caractère fondamental de l'enfant fait toute la différence. Elle oblige le médecin à une
grande attention et à une circonspection extrême dans la
pratique ; mais elle ne lui offre ni d'autres lois ni d'autres
moyens. La première de ces trois périodes s'étend du moment de la naissance à la première dentition. C'est l'époque
de la plus grande mortalité, époque où succombe le tiers
au moins des nouveaux-nés. Cette proportion ne doit nullement nous surprendre ; car cette première phase de la vie

(1) Voyez J. Muller, *Manuel de physiologie*, traduit par Jourdan.
Paris, 1851.

est celle où le développement des organes est le plus énergique, où l'activité vitale et la puissance de réparation sont dans toute leur force, et où l'homme se prépare à entrer dans le monde de l'intelligence. La deuxième période se compte à partir du commencement de la première dentition jusqu'à la fin de la septième année, dans laquelle commence la chute des dents de lait. Dans cette période, l'enfant est moins sujet aux maladies et la mortalité est beaucoup moindre. Les affections dominantes sont encore des congestions qui se forment vers le cerveau ou le larynx et ont une grande tendance à s'accompagner d'exsudations plastiques. Les années climatériques dans la vie de l'homme ne sont pas absolument sans valeur, et il ne faut pas trop négliger d'en tenir compte. Cette recommandation est utile, en particulier, pour la septième année, année si importante dans la vie de l'enfant, et dans laquelle nous voyons encore mourir un sixième des sujets. La troisième période, qui s'étend de la septième année jusqu'à la puberté, est celle dans laquelle il y a le moins de mortalité.

Un manuel des maladies des enfants ne peut guère répondre aux désirs de tous les médecins. Celui que je publie ne fera certainement pas exception à cette règle. Si la disposition des matières suffit aux uns, beaucoup d'autres lui adresseront de nombreuses critiques. Une seule chose est à regretter : c'est que l'auteur ne puisse les connaître avant de commencer son travail : car elles éveilleraient en lui des idées nouvelles qui donneraient à son livre plus d'importance et d'utilité. Mais dans une entreprise de la nature de celle-ci, il ne convient pas d'exprimer un semblable désir, il vaut mieux réclamer l'indulgence de ceux que ce travail intéresse. La plus grande préoccupation de l'auteur doit être de se montrer assez impartial pour résumer scrupuleusement et en toute conscience les opinions des médecins célèbres qui ont abordé avant lui le même sujet; opinions qu'il doit apprécier à l'aide des connaissances nouvellement acquises pour les mettre en rapport avec l'état actuel de la science. Tout auteur instruit m'accordera que la distribution des matériaux d'un livre n'est pas chose très importante pour le médecin homœopathe. Je ne veux pas, cependant, donner aux allopathes l'occasion de m'adresser un semblable reproche, ni de me taxer d'ignorance sur ce point. On sait que ces messieurs s'attaquent habituellement à l'écorce du livre, qu'ils en négligent le fond, ce qui doit être ; car ils n'ont ni le temps ni le loisir nécessaire pour apprendre à connaître la médecine expérimentale dans tous ses détails. Voulant donc éviter tout reproche de leur part, désirant ne laisser aucune espèce de regrets à mes lecteurs, et atteindre le but que je me suis proposé en entreprenant ce travail, j'ai étudié les maladies des enfants en m'inspirant des travaux d'hommes spéciaux, dont la perspicacité et le talent d'observation sont incontestés ; et, entre autres, des maîtres dans l'art de guérir comme : Hufeland, Hencke, Formey, Barez, Armstrong, Alex. Hamilton, M. Underwood, Chambon, Autenrieth, etc.

Quelques-uns des médecins que je viens de nommer veulent qu'un ouvrage comme celui-ci renferme seulement la description des maladies particulières à l'enfance, et mettent de côté les maladies de la peau, la dyssenterie, plusieurs affections spasmodiques ou vermineuses que l'on rencontre aussi à d'autres âges. Je ne puis partager cette opinion ; et je pense avec Hufeland, Hencke et beaucoup d'autres, que l'on doit réunir toutes ces affections, qui, sans être l'apanage exclusif des enfants, s'observent principalement chez eux, et revêtent une autre apparence, une autre forme en raison de la constitution spéciale à leur âge, de la faiblesse de l'organisme et de son développement incessant. — Cette méthode me semble la meilleure que l'on puisse suivre dans la composition d'un ouvrage comme celui-ci ; c'est aussi celle que j'ai adoptée.

CHAPITRE Ier. — DIAGNOSTIC DES MALADIES DES ENFANTS.

Le diagnostic des maladies des enfants est toujours difficile, parce que le malade étant privé des moyens de communiquer ses idées avec précision, n'ayant ni le jugement développé ni l'usage de la parole, se trouve dans l'impossibilité d'exprimer au médecin les impressions qu'il ressent et les sensations qu'il éprouve. Le pouls lui-même ne donne pas alors de renseignements précis, l'irritabilité extrême du sujet le rendant souvent irrégulier. Enfin, les maladies, se développant sur un organisme incomplet, ont toujours quelque chose de vague et de mal caractérisé.

Lorsqu'un médecin examine un enfant malade, son attention doit se fixer de préférence sur les signes suivants :

1° LA TEMPÉRATURE DU CORPS. La *chaleur* exagérée de la peau, quand elle est sèche et générale, indique la fièvre ; le *froid* existe rarement et n'est jamais très marqué au début d'une fièvre intense. Lorsqu'il se montre tout à coup dans une maladie où la chaleur était violente, on doit toujours considérer ce changement comme un signe important indiquant une terminaison funeste. Ceci arrive surtout dans le cours des exanthèmes aigus où un brusque refroidissement de la peau précède généralement la mort.

2° Le *pouls*, comme je l'ai déjà dit, ne donne que des signes incertains. Cependant, cela n'est vrai que dans les premières années de la vie. Plus l'enfant avance en âge, plus le pouls se régularise, plus les indications qu'il donne sont importantes. Pendant la première année, le nombre normal des pulsations est d'environ 90 par minute ; et lorsque cette fréquence augmente, on pourrait conclure à l'existence de la fièvre, s'il était possible alors de fixer son diagnostic sur ces indications. Pendant les années suivantes, le pouls donne des signes plus certains ; mais il faut encore, selon Meissner (1), tenir compte, dans l'appréciation de sa valeur,

(1) *Die Kinder Krankheiten nach den Neuesten ansichten und Erfah-*

des circonstances dans lesquelles le malade se trouve placé. 1° Si l'enfant dort, par exemple, le pouls est toujours plus lent que durant la veille; il peut descendre de 5, 10 pulsations à la minute en minimum; 2° il faut tenir compte des impressions morales auxquelles le petit malade peut être soumis; la crainte du médecin, l'anxiété que cause sa présence change le rhythme du pouls; 3° savoir si l'enfant n'a pas fait récemment quelque mouvement violent, ou s'il n'a pas crié; 4° s'il n'a pas mangé depuis peu : car, pendant la digestion, le nombre des pulsations augmente visiblement, surtout si l'enfant a fait usage de boissons ou d'aliments chauds; 5° tenir compte de l'époque, de la journée à laquelle on se trouve. D'après l'observation de Knox (1) et de Lisle (2), le pouls serait plus lent pendant les premières heures de la journée, il augmenterait plus tard de fréquence, et atteindrait le soir sa plus grande rapidité.

3° Les *excrétions* sont aussi très importantes, les garde-robes surtout. Il faut connaître leur couleur, leur consistance, leur fréquence ou leur absence; savoir si le malade a des éructations et s'il rend des vents; apprécier les vomissements, l'odeur de la bouche, l'état de la langue, le caractère de l'urine dont on ne peut reconnaître la couleur dans les premiers temps que par les taches qu'elle laisse sur les langes. La sécheresse ou la souplesse de la peau; les éruptions dont elle peut être le siége sont aussi des caractères importants. L'utilité incontestable des signes fournis par les excrétions m'engage à entrer dans de nouveaux détails afin d'être plus clair pour les jeunes médecins qui voudront s'occuper des maladies des enfants.

Ce sont principalement les *évacuations alvines* qu'il est important d'examiner chez les nouveaux-nés. Il faut savoir si elles ont lieu; s'il n'y a aucun signe d'imper-

rungen zum *Unterricht für praktische Aerzte*. Bearbeitet von Friederich Ludwig Meissner. 3° édition. Leipzig, 1844.

(1) *The Edinburgh medical and surgical journal*, n° CXXI. 1837.

(2) *Gazette médicale de Paris*, n° XLIV. 1837.

foration de l'anus, ou si au contraire, le canal intestinal serait imperforé. L'expulsion ou la rétention du méconium permettent de résoudre cette question. Les évacuations chez les enfants à la mamelle sont jaunes, molles ; elles ont lieu plusieurs fois par jour et renferment à l'état normal quelques petits caillots de lait. Si le jeune malade a des coliques venteuses, les selles sont d'une couleur verte. Dans l'entérite, elles sont transparentes, vitreuses, teintes de quelques mucosités sanguinolentes. Quand les matières sont âcres, l'anus est rouge, enflammé. Les alternatives de constipation et de diarrhée indiquent une maladie des ganglions mésentériques, tandis qu'une constipation opiniâtre, avec engouement et vomissements, caractérise le début d'un hydrocéphale.

4° Les *rapports*, les *flatuosités*, *l'odeur qui s'exhale de la bouche*, sont toujours les signes d'un dérangement de l'estomac (gastro-ataxie) dû à des écarts de régime ou à un refroidissement ; ils accompagnent les coliques causées par les mêmes influences.

5° *L'inspection de la peau* a une grande importance. Durant les quatorze premiers jours, l'enveloppe cutanée est le siége d'une desquamation qui est un phénomène physiologique régulier. Cette desquamation ne manque jamais ; elle paraît être due à la première impression de l'air, qui a pour effet de dessécher l'épiderme jusque-là continuellement humecté par les eaux de l'amnios, et de déterminer sa chute sous forme d'écailles. Cette desquamation est souvent pour le médecin légiste d'une grande importance. Commençant, d'ordinaire, un ou plusieurs jours après la naissance, elle est la preuve la plus certaine que l'enfant n'est pas mort-né. La couleur normale de la peau, chez les enfants, ne doit pas être non plus inconnue du médecin. Peu de temps après l'accouchement, l'enveloppe cutanée devient d'*un rouge* qui n'a rien d'érysipélateux. Vers le cinquième ou le sixième jour, elle prend une teinte jaune analogue à celle de l'ictère. La première coloration est plus vive, la seconde plus foncée. Il y a encore un autre symptôme qui peut se montrer dans les premières semaines de la vie et que l'on n'observe jamais sans l'intervention d'une cause particulière : c'est une éruption pourprée, qui survient lorsqu'on a couvert l'enfant de vêtements trop chauds, et qu'on l'a couché dans un lit où l'on entretenait une vive chaleur artificielle, en tenant constamment une bassinoire brûlante auprès de l'enfant. Il suffit de cesser l'emploi de ces moyens contraires à tous les principes de l'hygiène pour obtenir en peu de temps la guérison de ce pourpre.

L'*état des viscères abdominaux*, et particulièrement celui de la région précordiale et de la région du foie, doivent être pris en sérieuse considération. Le médecin qui a consacré toute son attention à l'étude de la pathologie connaît les signes que l'on peut rencontrer dans ces régions et que l'on doit y rechercher. Comme je crois avoir affaire à des hommes instruits, je ne donnerai sur ce sujet aucun éclaircissement nouveau. S'il est parmi mes lecteurs des demi-savants auxquels ces détails soient inconnus, ils pourront acquérir ces connaissances dans des ouvrages spéciaux, et je ne veux pas employer ici un temps qui serait réellement perdu. On me trouvera peut-être bien sévère; mais tout homme jaloux de sa dignité et désireux de conserver les notions qu'il a acquises avec beaucoup de peine et d'assiduité, agira comme je le fais.

Je donnerai plus d'attention aux signes fournis par la *respiration*, la *toux*, les *râles*, et la *chaleur de l'haleine*. Autant le pouls donne au médecin des indications de peu de valeur pendant la première année, autant les signes fournis par la respiration sont importants. Celle-ci est, en effet, un signe capital dans les inflammations internes, et la fréquence des mouvements respiratoires est, pour le médecin, l'indice de souffrances profondes.

La dilatation des narines pendant la respiration, les inspirations courtes et l'impossibilité d'une inspiration profonde, indiquent ordinairement une maladie de poitrine de nature inflammatoire. Les soupirs fréquents accompagnés d'un état fébrile indiquent l'apparition prochaine d'un exanthème. Une expiration prompte lorsque l'inspiration est lente, doit faire pronostiquer un état de congestion ou d'hépatisation du poumon. Le sanglot (*singultus*) pendant la respiration est le signe d'une inflammation des intestins occupant surtout la région diaphragmatique ; c'est aussi un signe de gangrène et l'annonce d'une mort prochaine. Une respiration froide et fétide précède la mort de bien peu. — Du reste, tous ces symptômes peuvent dépendre d'états pathologiques différents. Il est donc toujours très important d'avoir en vue l'ensemble des caractères de la maladie. — L'observation attentive de la toux nous fournit des données importantes sur les changements intérieurs survenus dans les organes de la respiration. La toux ordinaire indique une affection catarrhale ; la toux incomplète et douloureuse, une inflammation des poumons, du diaphragme, du larynx. Quant au timbre de la toux dans la laryngite, la bronchite, le croup et la toux convulsive, j'en parlerai en décrivant chacune de ces maladies. — Le diagnostic organique est chose très importante, dans la plupart des maladies des enfants ; on doit le négliger bien moins encore chez eux que chez les adultes.

La *percussion* et l'*auscultation* sont les procédés d'exploration qui nous font le mieux connaître les modifications intérieures survenues dans les organes thoraciques, et surtout les lésions des organes de la respiration. Il n'est pas possible d'arriver par une autre voie à poser un diagnostic exact. Les jeunes médecins se livrent toujours facilement à cet examen physique des organes, parce qu'il n'y a pas d'université où l'on ne rencontre un professeur chargé d'enseigner aux étudiants la manière d'examiner ainsi l'homme sain et l'homme malade. Mais ceci est beaucoup plus difficile pour le vieux praticien qui ne peut expérimenter suffisamment, ayant seulement à sa disposition les cas isolés que lui offre sa pratique individuelle. En fait d'auscultation, la pratique seule peut faire le maître. Néanmoins le jeune médecin sera encore exposé à beaucoup d'illusions, sous ce rapport, chez les enfants malades. Son oreille inexpérimentée sera souvent mise en défaut! car il est des cas où la percussion donnera un son clair, malgré qu'il y ait une petite portion de poumon enflammée au second degré. C'est dans la région interscapulaire que, dans l'état normal, la percussion rend chez les enfants le son le plus clair et le plus net. A mesure que l'on s'éloigne de ce point pour aller vers les deux côtés, le son devient plus obscur; il l'est davantage à droite qu'à gauche, ce qui tient à la présence du foie qui refoule le poumon de ce côté. L'exploration physique des organes nous donne les notions les plus positives relativement à la nature de la maladie des poumons. Il est impossible d'exprimer avec des mots les nuances des sons; une longue expérience seule permettra au médecin de les distinguer suffisamment. Pour y arriver, le meilleur stéthoscope que je connaisse est l'oreille elle-même; et, lorsque cela m'est possible, c'est toujours l'auscultation immédiate que je pratique chez les adultes. Pour les autres détails, je renvoie les médecins aux écrits connus sur l'auscultation et la percussion.

La nature et le timbre des *cris* donnent encore des signes essentiels dans les maladies des enfants; car c'est la seule manifestation spontanée que ces petits malades puissent donner de leurs sensations. Les reconnaître et les distinguer est l'affaire du médecin; ce qui nécessite beaucoup d'études. Les cris accompagnés d'agitation indiquent le plus souvent des sensations pénibles. On peut conclure, non sans fondement, à l'existence d'une respiration incomplète, lorsque après la naissance le cri est court, sifflant, blessant pour l'oreille, et pronostiquer un état asphyxique ou apoplectique. Les cris avec rétraction des cuisses vers le ventre indiquent des douleurs dans l'hypogastre; les cris accompagnés de l'introduction des doigts dans la bouche sont le signe des douleurs causées par la dentition; les cris avec toux indiquent une maladie de poitrine. Lorsque le médecin ne peut reconnaître aucune cause aux cris d'un enfant, il est prudent de le faire déshabiller, parce qu'il arrive souvent qu'une irritation mécanique en est la cause.

Les *modifications du timbre de la voix*, l'enrouement, les *difficultés pour téter et pour avaler*, et le *sommeil*, méritent aussi une grande attention. Le sommeil est trop court ou trop prolongé, calme ou agité, accompagné de soubresauts des membres ou de frayeurs involontaires, etc.

Après avoir ainsi examiné l'enfant, il faut, pour compléter le diagnostic, réunir à ses observations les renseignements que pourront fournir les parents ou la nourrice, en ayant le soin de les accepter sous toute réserve. Tantôt, en effet, ces renseignements sont incomplets; on oublie à dessein ou involontairement des circonstances qu'il serait très important pour le médecin de connaître, mais que les parents considèrent comme tout à fait insignifiantes; tantôt la sollicitude maternelle se crée des craintes imaginaires que l'on essaye de nous faire partager en les donnant comme très véritables. Le médecin doit se tenir en garde contre toutes ces exagérations, et n'admettre pour vraies que les observations qu'il a pu faire lui-même et les faits qu'il lui a été possible de contrôler.

CHAPITRE II.. — DIÉTÉTIQUE DES ENFANTS.

Le premier devoir du médecin, lorsqu'il est appelé à traiter un malade, est de lui tracer un régime. C'est une nécessité à laquelle il doit obéir aussi bien lorsqu'il s'agit d'un adulte que lorsqu'il s'agit d'un enfant. Dans l'un et l'autre cas, il doit le faire avec la même rigueur. Ce régime comprend beaucoup de précautions qui sont devenues populaires. Il est inutile de les rappeler; mais dans notre siècle où le luxe est porté si loin, il est une foule d'irrégularités et de fausses conséquences auxquelles nos habitudes nous conduisent, qui ne peuvent trouver place dans un régime bien ordonné. Je crois utile de réunir dans un chapitre spécial tout ce qui se rapporte à ce sujet,

surtout en ce qui touche les enfants; le lecteur me saura
peut-être gré de cette attention. Je parlerai d'abord :

1° Des soins dont il faut entourer les nouveau-nés (1).

La connaissance des soins minutieux qu'exigent les enfants nouveau-nés doit être très familière au médecin ; car
il est appelé à rectifier, à chaque instant, ou les fautes que
les parents commettent, ou leurs mauvais résultats. Or, son
attention doit se porter, non seulement sur les phénomènes
de la vie physique, mais aussi sur ceux de la vie psycho-
logique, afin d'éloigner tout ce qui pourrait troubler l'accord harmonique de l'âme et du corps, accord qui constitue
l'unité de l'organisme. Il faut éviter l'effet de ces fâcheuses
influences avec d'autant plus de soin que si leur action
commence à se faire sentir dans l'état de santé, elle se continuera pendant le cours des maladies, et viendra déjouer
les combinaisons les mieux conçues. — Le médecin ne doit
jamais adopter de demi-mesures vis-à-vis de ces malades ;
elles leur seraient funestes. Ses prescriptions doivent, au
contraire, être toujours nettes et précises ; il ne doit jamais
oublier que, chez les enfants, la moindre faute de régime
peut être la source de maladies consécutives, et même causer la mort. — Si l'homœopathie est parvenue à diminuer la mortalité des enfants pendant leur première année
d'une manière aussi notable qu'elle l'a fait, cela tient non
seulement à sa puissance thérapeutique, mais aussi aux
soins qu'apportent ses adeptes à soumettre l'enfant à un
régime régulier dès le jour de sa naissance ; car, par ce
moyen, on prévient les maladies, ou empêche leur développement.

L'entrée de l'enfant dans le monde cause dans ce frêle
organisme d'importantes modifications. Aussitôt après la

(1) Nous ne saurions trop recommander aux médecins et à toutes les
mères la lecture de l'excellent ouvrage de M. le docteur A. Donné, inti-
tulé : *Conseils aux mères sur l'allaitement et sur la manière d'élever les
nouveau-nés,* 2e édition. Paris, 1846.

naissance plusieurs fonctions essentielles à la vie entrent en activité ; la respiration et les fonctions des organes des sens sont de ce nombre. D'autres, qui existaient déjà pendant la vie intra-utérine, comme la circulation, l'action du canal intestinal, du foie, de la peau, éprouvent un changement complet. La plupart des nouveaux-nés supportent ces modifications sans préjudice pour leur santé ni pour leur existence ; mais d'autres, chez lesquels la réaction vitale est moins puissante, ne peuvent triompher sans secours de toutes ces influences nécessaires, mais trop au-dessus de la faiblesse de leur organisation. Il appartient au médecin de diriger et d'adoucir les impressions du monde extérieur de manière qu'elles soient sans danger. Il faut bien remarquer que ces précautions sont aussi nécessaires à prendre vis-à-vis des enfants qui appartiennent aux classes élevées de la société que pour ceux du pauvre ; car la mode et les préjugés imposent aux premiers toutes leurs erreurs et les font entourer d'habitudes absolument contraires au but que l'on se propose, c'est-à-dire au développement complet de l'organisme.

Le médecin doit veiller, pendant le travail de l'accouchement, à ce que tout se passe régulièrement. Si l'enfant se présente par la face, il faut avoir soin d'écarter les uns des autres les doigts qui soutiennent le périnée, afin de ne mettre aucun obstacle à l'accomplissement des mouvements respiratoires qui, dans ce cas, commencent souvent avant l'expulsion complète du fœtus. Si l'on ne peut apprécier exactement la longueur du cordon ombilical, il faut, dès que l'enfant a franchi les parties externes de la génération, rapprocher son corps de celui de la mère, le placer transversalement entre les cuisses de l'accouchée, afin que dans le cas de brièveté du cordon, il n'y ait ni tiraillement ni déchirure ; ces accidents pouvant amener plus tard la formation d'une hernie ombilicale. Il faut aussi avoir le soin d'introduire le petit doigt dans la bouche du nouveau-né afin d'en retirer les mucosités qui s'y trouvent et font obstacle à l'entrée de l'air dans les poumons. Enfin, lorsque l'enfant a fait plusieurs respirations complètes, on coupe le cordon ombilical à quatre ou cinq travers de doigt de l'abdomen, et on le lie.

Une fois sorti du sein de sa mère, l'enfant est soumis à toutes les impressions du monde extérieur. La première de toutes, et la plus pénible, est celle de l'air qui frappe directement sur son faible corps et pénètre dans les poumons dès que la respiration commence : c'est-à-dire, aussitôt que l'enfant a fait son entrée dans la vie. On ne peut croire que ce passage si brusque de la vie fœtale, vie toute végétative, à une existence propre, s'accomplisse sans douleur pour le nouveau-né. La direction nouvelle que prend le mouvement circulatoire pendant le travail de l'enfantement, les premiers efforts de la respiration, l'irritation violente que l'air produit sur les poumons auxquels il arrive après avoir traversé la trachée, rien ne doit se passer sans douleur. On peut juger de la violence de ces impressions à ce fait, que l'ébranlement causé par l'action du monde extérieur et par le changement de température excite les contractions des muscles de la poitrine et met en jeu tous les organes qui concourent à la respiration. Tous ces phénomènes ont été habilement décrits dans les lignes suivantes que je veux transcrire :

« L'enfant, dès qu'il sort du sein de sa mère, arrive brusque-
» ment dans un air froid qui le pénètre, l'excite et le presse
» de toutes parts. La première impression qu'il éprouve est
» celle de la douleur. Il l'exprime par ses cris et ses gémis-
» sements, signes naturels et communs à tous les malheu-
» reux mortels qui doivent souffrir depuis le moment où
» s'accomplit leur première respiration, jusqu'à leur der-
» nier soupir. Triste partage de la nature humaine ! C'est
» avec grande raison que l'on regarde cette première im-
» pression de douleur comme l'effet de l'action de l'air sur
» le corps et de son entrée dans les poumons. Ce fluide
» pénètre, en effet, avec une telle rapidité, qu'il irrite les
» papilles par la distension inaccoutumée des vésicules

» pulmonaires (1). » Il ne faut pas, cependant, exagérer la valeur de ces manifestations douloureuses. Chez le nouveau-né, toutes les forces sommeillent, et il n'a pas conscience de ces impressions violentes. Reconnaissons aussi la nécessité de la brusque invasion de l'air atmosphérique, sans laquelle les poumons, si compactes avant la naissance, ne pourraient se dilater suffisamment. Cette densité du poumon rend l'*éternument* très salutaire pour le nouveau-né, parce que l'impression nouvelle que lui cause la pénétration de l'air dans les narines, le refroidissement qui en est une conséquence immédiate, déterminent de plus fortes inspirations.

Lorsque la respiration s'établit, il se fait simultanément un autre changement non moins important dans les fonctions circulatoires : *une nouvelle circulation s'établit dans les poumons.* Tout le monde sait que la circulation est simple chez le fœtus, mais qu'elle devient double aussitôt qu'il commence à respirer. Le trou de Botal, il est vrai, ne se ferme pas instantanément; il continue à permettre le passage du sang de l'oreillette droite dans l'oreillette gauche; mais la circulation pulmonaire ne s'en établit pas moins. La colonne de sang se met en équilibre dans les deux cavités et le trou se ferme peu à peu. A partir du moment où la respiration commence, le sang pénètre dans l'artère pulmonaire, par laquelle il arrive au poumon, où il trouve l'oxygène indispensable à l'entretien de la vie.

En présence de tous ces changements physiologiques, le médecin doit nécessairement apporter tous ses soins à mettre le nouveau-né dans un air aussi pur que possible, sain, léger à la respiration, et surtout exempt de matières étrangères à sa composition.

La *propreté* est, après la pureté de l'air, la condition la plus essentielle pour un enfant, si l'on veut lui enlever toute susceptibilité au froid. Le meilleur moyen de l'entretenir est de donner au nouveau-né des bains d'eau tiède, qui lui

(1) Daignan, *Tableau des variétés de la vie humaine avec les avantages et désavantages de chaque constitution.* Paris, 1786, 2 vol. in-8.

sont très profitables et très utiles, en raison de l'habitude où il était de ressentir l'influence de la chaleur du corps de sa mère. Il arrive souvent, quelques jours après la naissance, que la peau se trouve couverte d'un enduit caséeux que l'eau seule ne peut enlever; il faut, dans ce cas, faire des frictions avec un peu d'huile d'amandes douces, de la graisse ou du beurre. Il faut avoir soin de ne jamais se servir de savon qui gerce et irrite la peau des enfants, surtout celle des paupières; l'eau de son ou la pâte d'amandes sont bien préférables. Au sortir du bain, l'enfant sera essuyé promptement et légèrement, puis on l'enveloppera dans un lange chaud et on le mettra dans un lit bien bassiné; plus tard, on le couvrira de vêtements préalablement chauffés et qui ne devront jamais le serrer trop fort.

La partie du cordon ombilical qui reste adhérente à l'abdomen demande aussi quelques soins; on devra l'enduire de beurre frais, l'envelopper dans une toile fine et le retenir fixé sur la région ombilicale à l'aide d'un bandage approprié.

Le *sommeil* est une fonction très importante pour le nouveau-né. Celui-ci doit toujours coucher dans une chambre dont l'air soit bien pur; où il n'y ait ni parfums, ni eaux de senteur, ni poudres parfumées, ni exhalaisons acides. Il est même très favorable pour la mère et pour l'enfant de vivre dans une chambre où l'air est renouvelé plusieurs fois par jour.

Le travail de l'accouchement étant par rapport à l'enfant une action violente, on pourrait se croire en droit de conclure qu'il ne peut s'accomplir sans danger pour lui. Cette conclusion, qui quelquefois est vraie, est cependant fausse dans bien des circonstances, surtout pour ce qui regarde l'effet de la température extérieure. Chaque jour, nous voyons un enfant qui avait été habitué à trouver dans le sein de sa mère une chaleur constante, supporter une température plus basse sans préjudice pour sa santé; tandis que pendant la vie le passage subit du chaud au froid engendre un grand nombre de maladies et peut même causer la mort. La chaleur de la mère étant celle qui est le plus en rapport avec les besoins de l'enfant, il semble tout naturel de coucher le nouveau-né auprès de celle qui lui a donné le jour, de le laisser soumis à l'influence de la chaleur bienfaisante qui rayonne du corps de sa mère, et au torrent de vitalité immatérielle et invisible, je dirais presque affectueuse, qui s'en échappe. Tout cela est vrai, sans doute, mais l'écoulement abondant de lochies sanguinolentes, les sueurs profuses auxquelles sont sujettes les nouvelles accouchées ne permettent pas de mettre leur enfant près d'elles pendant les premiers jours qui suivent la naissance. On est donc forcé de suppléer à cette action de la chaleur animale par une température artificielle que l'on obtient en couvrant l'enfant de vêtements convenables et en plaçant des bassinoires auprès de lui.

Le lait de la mère est, pour l'enfant, la *nourriture la plus convenable* qu'il puisse prendre pendant les premiers mois; elle suffit jusqu'au moment de la sortie des dents de lait. La nature indique que l'enfant est préparé alors à recevoir une nourriture nouvelle. La plupart des mères devraient savoir que nourrir leur enfant est pour elles un devoir auquel il ne leur est pas permis de se soustraire. Une mauvaise conformation du sein, des maladies graves ou affaiblissantes survenues peu de temps après l'accouchement, ou toute autre souffrance corporelle incompatible avec l'allaitement, peuvent seules les en empêcher. La femme que la mauvaise volonté, les préjugés ou la passion empêchent de nourrir son enfant est vraiment à plaindre; parce qu'elle n'éprouve pas dans toute son étendue le sentiment le plus élevé que nous puissions ressentir, celui de donner l'existence à un être vivant doué d'une âme immortelle. L'allaitement par la mère a des avantages incalculables pour l'enfant, qui continue à participer à la vitalité d'une mère pleine d'amour pour lui. Celle-ci retire aussi avantage de l'accomplissement de ce devoir; car il diminue les chances d'accidents quelquefois dangereux qui accompagnent l'établissement de la sécrétion laiteuse et causent l'engorgement des seins ; les lochies, si incommodes, diminuent promptement, et les chances d'une nouvelle et trop prompte grossesse sont toujours éloignées.

Quand l'enfant peut être allaité, on fait bien de ne pas lui donner d'abord d'autre nourriture. Il faut le faire teter toutes les cinq ou six heures, laissant chaque fois à la mère le temps de se reposer. On doit aussi avoir soin de présenter le sein à l'enfant seulement lorsqu'il est gonflé par le lait, afin qu'il puisse saisir le mamelon sans difficulté. Quelques sages-femmes ont prétendu que le lait qui remplit pour la première fois le sein de la mère était trop aqueux pour être alibile, qu'il ne pouvait servir à l'alimentation ; cette opinion est tout à fait fausse. Ce créateur, si sage et si bon pour ses enfants, sait bien quelle est pour eux la meilleure nourriture, et si nous apportons quelque attention dans nos observations, nous reconnaissons bientôt l'utilité du *colostrum*. Ce premier produit de la sécrétion laiteuse est pour l'enfant une substance alibile et légèrement purgative. Or, cette dernière propriété est favorable en ce sens qu'elle aide le canal intestinal à se débarrasser du *méconium*. Il arrive, parfois, que le colostrum ne suffit pas à lui seul à expulser ce produit excréteur ; il faut alors, pour vaincre la constipation, administrer un des médicaments employés généralement dans ce but, ou bien donner tout simplement des lavements composés d'eau et de lait.

2° De la nourriture de l'enfant par une nourrice.

Quand des obstacles insurmontables, un préjugé barbare ou d'autres considérations personnelles empêchent la mère de nourrir elle-même son enfant, il faut ou confier celui-ci à une nourrice, ou recourir à l'allaitement artificiel.

Le lait d'une nourrice est certainement le meilleur moyen

de remplacer celui de la mère. Le visage frais, réjoui et florissant du nourrisson en est la preuve. Mais il faut choisir la nourrice avec la plus grande prudence; examiner attentivement son lait et s'informer avec soin de son état de santé habituelle. Du reste, cet examen minutieux doit être fait pour la mère, lorsqu'elle se décide à nourrir : car toutes ne sont pas aptes à faire des nourrices et à remplir les devoirs que cette position leur impose. La femme qui se propose de nourrir un enfant ne doit pas être trop âgée; elle doit avoir une constitution forte, sinon robuste; elle doit être exempte de toute espèce de maladie. L'existence d'éruptions cutanées lichénoïdes ou autres, une tendance aux abcès, la leucorrhée, les signes de l'infection syphilitique, les sueurs fétides des pieds, l'odeur infecte de l'haleine, la carie des dents, la dyspepsie, l'engorgement des ganglions lymphatiques, et, en général, les symptômes de la diathèse scrofuleuse, sont autant de signes qui doivent faire interdire à une femme de nourrir un enfant. L'épilepsie et toutes les affections qui s'en rapprochent ne peuvent non plus le lui permettre. Il faut suivre scrupuleusement ce précepte, si l'on ne veut pas compromettre la santé de l'enfant, lui préparer de longues souffrances et affaiblir sa constitution. Le plus souvent, en effet, c'est à cette source qu'il faut remonter pour trouver l'origine d'affections psoriques qui se sont développées avec le temps, et dont l'enfant a sucé le germe avec le lait de la nourrice. Plus tard, ce principe morbide, méconnu ou mal traité, allant toujours en développant ses effets, abrége la durée de la vie. Le médecin doit donc être très scrupuleux dans son examen lorsqu'il est appelé à choisir une nourrice; il doit rechercher attentivement s'il n'existe chez elle aucune des maladies que je viens d'énumérer, afin que sa conscience ne l'accuse pas plus tard de précipitation ou de négligence.

Un autre point important qu'il ne faut pas omettre dans l'examen d'une nourrice, est d'apprécier l'état d'embonpoint dans lequel elle se trouve; car on pourra en conclure quel est son état de bien-être ou de mal-être, et prévoir jusqu'à quel point son lait sera nourrissant. Il faut aussi que la nourrice soit accouchée depuis plusieurs semaines, et que l'état d'irritabilité qui existe chez les nouvelles accouchées pendant les quatorze jours qui suivent leur délivrance soit passé.

Examiner la nourrice sur tous les points que je viens d'indiquer, apprécier les qualités de son lait et les signes de sa constitution physique, ne suffit pas pour lui confier un enfant. Il faut encore tenir compte de son caractère moral dont le nourrisson devra supporter les rigueurs; connaître jusqu'où va sa moralité et quelles sont ses inclinations. Une bonne nourrice ne doit avoir ni vices ni passions désordonnées; elle ne doit pas avoir l'habitude des boissons, non plus qu'être trop portée aux jouissances de l'amour. Elle ne doit être ni haineuse ni emportée. Le caractère instinctif de l'enfant est, en effet, plus facilement modifié par celui de sa nourrice, que son intelligence ne l'est par toutes les autres impressions. Cette faculté se développant la première, se trouve en rapport intime avec la constitution physique; mais, de plus, elle est facilement soutenue ou modifiée par l'influence de la nourrice. Un autre motif doit encore nous obliger à tenir grand compte de cette dernière considération : c'est l'effet fâcheux que toutes les passions ressenties par la femme exercent sur son lait. Tout le monde sait qu'à la suite d'une impression violente, ce liquide devient un véritable poison, qui agit sur l'enfant d'une manière funeste. La femme qui nourrit doit pour le même motif être exempte de toute affection déprimante; le chagrin, les soucis, les peines, doivent être éloignés d'elle avec soin, parce que ce sont toujours pour l'enfant des causes de souffrances. Lorsque la mère nourrit elle-même, on peut lui permettre d'user modérément du coït avec son mari; tandis que les rapprochements sexuels doivent être défendus à une nourrice sous le plus léger prétexte. Le retour de la menstruation ou une nouvelle grossesse doivent faire interrompre l'allaitement.

La nourrice doit aussi être très attentive à défendre l'enfant qu'on lui a confié contre tout désordre corporel; ce à quoi elle réussit sûrement en suivant elle-même un régime régulier, en évitant toutes les boissons spiritueuses et excitantes, les aliments venteux et trop salés; en allant au grand air et en s'adonnant seulement à des travaux domestiques peu fatigants. En général, il faut toujours tenir grand compte de la constitution d'une nourrice et de son genre de vie antérieur; on ne doit jamais lui permettre de s'éloigner d'une manière notable des précautions indiquées, car cette négligence pourrait la rendre malade ou faire que son lait devienne trop pesant, ce qui serait une cause évidente de souffrances venteuses, de coliques, de diarrhée ou de constipation, d'insomnie et d'amaigrissement pour le nouveau-né.

J'ai fort peu de chose à dire sur la durée de l'allaitement, si ce n'est d'indiquer ce qui serait une perversité et une déviation des lois de la nature. Si rien ne s'y oppose, comme le retour des règles, une nouvelle grossesse, quelque maladie de la mère ou de l'enfant, circonstances qui rendent le sevrage indispensable, il est convenable pour la mère et pour l'enfant de continuer la nourriture pendant quarante semaines; c'est-à-dire aussi longtemps qu'a duré la grossesse. Cependant un enfant fort et bien nourri peut être sevré plus tôt.

3° De l'allaitement artificiel.

Lorsque l'éloignement ou d'autres obstacles insurmontables rendent impossible l'allaitement par une nourrice, il ne reste d'autres ressources que d'adopter l'*allaitement artificiel* dont les résultats, il faut le reconnaître, ne sont pas toujours heureux. Il y a encore des recherches à faire pour savoir si les mauvais effets de ce mode de nourriture tiennent à l'allaitement artificiel lui-même ou aux circonstances accessoires qui peuvent avoir de l'influence sur l'enfant.

On peut opposer beaucoup d'objections à cette méthode. Cependant les expériences que j'ai faites à ce sujet m'ont prouvé qu'il ne fallait pas toujours la défendre; surtout lorsqu'il y avait pour les parents des raisons suffisantes de renoncer à l'allaitement naturel, et pourvu que l'on choisît les substances alimentaires d'une manière conforme aux besoins de l'enfant et qu'on sût l'entourer des soins nécessaires. Avec beaucoup de précautions on peut encore élever un enfant faible par cette méthode et le rendre robuste. Il faut, pour cela, choisir avec soin ses aliments sous le rapport de la quantité, de la qualité, et quant au mode de préparation, et fixer avec soin les heures de repas. On doit également préparer ces aliments avec patience, exactitude et se montrer très scrupuleux quant à leur pureté.

L'aliment le plus convenable est encore le *lait*, qui doit être préparé suivant les besoins de l'enfant et se rapprocher le plus possible, par ses qualités, du lait de la mère. Ainsi, Meissner (dans son *Traité des maladies des enfants*) conseille-t-il d'employer pendant les premiers jours de la vie, afin de faciliter l'expulsion du méconium, du petit-lait aigre, et de le continuer jusqu'à ce qu'on ait obtenu une garde-robe. Ce petit-lait, aussi bien que les boissons dont on fera usage plus tard, doit être donné dans un biberon qui se termine par un bout spongieux simulant le mamelon. Par ce moyen, on juge sûrement du moment où l'enfant est rassasié. Chaque fois qu'il a bu, il faut laver le bout spongieux et le tenir dans l'eau pure, afin d'empêcher qu'il ne prenne un goût aigre et que la nourriture du nouveau-né et sa digestion ne soient troublées.

La boisson doit se composer de lait tiède, ce qu'on obtient facilement en plongeant le verre qui la contient dans de l'eau chaude et en l'y laissant séjourner jusqu'à ce qu'elle ait acquis la température convenable. C'est la nuit, surtout, qu'il faut prendre cette précaution; mais alors on arrive plus facilement au but en ajoutant un peu d'eau chaude au lait dont on a auparavant rempli le biberon. Chaque fois que l'enfant veut boire, il faut lui préparer sa boisson ; on ne doit jamais se servir du mélange précédemment employé. Meissner conseille de mêler par parties égales le lait de vache bouilli avec une infusion de fleurs de tilleul ou de fenouil, ce que je n'ai jamais fait, et ce que je ne puis approuver, ces plantes pouvant facilement engendrer des coliques venteuses. Lorsqu'on est obligé d'élever un enfant sans lui donner le sein, on rencontre des difficultés inévitables, quelle que soit la méthode adoptée ; car, avec la meilleure volonté du monde, il est impossible d'imiter la nature dans ses nuances les plus délicates. L'aliment que l'expérience m'a appris à conseiller de préférence à tout autre est le lait pur, bouilli et écrémé après qu'on l'a laissé refroidir. L'enfant s'accoutume bientôt à le supporter. Au commencement, on peut y ajouter un petit morceau de sucre ; mais il faut toujours aller en diminuant sa quantité de manière à ne plus s'en servir vers la sixième semaine. Il arrive quelquefois, lorsqu'on a fait usage de cette substance, d'observer de nombreux vomissements d'abord acides, puis aqueux, lesquels sont tantôt plus fréquents, tantôt moins.

Cette nourriture est suffisante pour le nouveau-né pendant les premières semaines de son existence, époque à laquelle on doit lui donner à boire chaque fois qu'il se réveille ; car alors il est impossible de mettre plus d'ordre et plus de régularité dans l'administration des aliments.

C'est seulement dans le cas où l'usage du lait de vache pur donnerait la diarrhée, qu'il faut le remplacer par du lait coupé d'eau, ou mieux par l'addition d'un peu de farine de gruau bien fine ou de salep, ou encore d'un peu de jaune d'œuf et de sucre. Du reste, on ne peut donner sur ce sujet aucune règle précise. C'est au médecin à tâtonner, à discerner et à formuler ses prescriptions ; mais il doit toujours le faire avec circonspection, car des précautions que l'on prend ou que l'on omet peut dépendre la longue suite des maladies propres à l'enfance, lesquelles ont parfois leur point de départ dans une digestion vicieuse. Dans la nourriture artificielle on est obligé de recourir plus tôt à des aliments solides que si l'enfant était nourri par le lait de sa mère ou de sa nourrice, parce que le lait de vache ne le soutient pas d'une manière aussi durable, ce qui dépend sans doute de ce qu'il contient une moins grande quantité de l'agent animal dont les autres renferment une si large proportion. L'aliment le plus convenable après la sixième semaine est incontestablement le biscuit rassis. On donne la moitié d'un biscuit quatre fois par jour; on le saupoudre de sucre, on verse dessus de l'eau bouillante jusqu'à ce qu'il soit complétement gonflé. On peut aussi, pour changer, faire cuire ce biscuit dans du lait ou de l'eau et en donner à l'enfant quelques cuillerées à thé. Après le troisième mois, trois repas sont nécessaires, et l'on peut augmenter graduellement la quantité de chacun. Passé cette époque, il faut donner une nourriture plus substantielle, composée de pain de salep, de gruau cuit dans du bouillon léger, avec addition de jaune d'œuf, ou bien de la soupe au bouillon de viande auquel on ajoute du vermicelle, du sagou, de l'orge, du pain blanc coupé en morceaux. On peut aussi faire manger à l'enfant de la soupe et de la bouillie au lait. Tous ces aliments doivent être fraîchement préparés.

Ce qui est tout à fait nuisible aux enfants, c'est de leur laisser sucer ce qu'on appelle des nouets remplis de biscuits ou de pain broyé avec du sucre, parce que l'usage de ces aliments finit toujours par causer des acidités d'estomac, des coliques flatulentes, la diarrhée, etc.

La nourriture artificielle engendre chez les enfants deux symptômes sérieux, mais opposés : la diarrhée ou la constipation. Cette dernière est surtout redoutable; car si elle se prolonge, elle peut devenir l'origine d'une obstruction habituelle des viscères abdominaux. Lors donc qu'elle existe, il ne faut jamais passer vingt-quatre heures sans provoquer des évacuations à l'aide de lavements d'eau

chaude dont on cesse l'emploi aussitôt que les garde-robes
se font régulièrement.

Gross, dont nous déplorons la perte, avait insisté (dans
un mémoire relatif aux soins hygiéniques et thérapeutiques
qu'il faut donner aux femmes en couches et aux enfants
nouveau-nés) (1) sur les dangers des nourritures artificielles. Il ne regardait pas cette méthode comme rationnelle, et
pensait que le médecin devait l'ordonner seulement lorsqu'il
ne pouvait se fier à la nourriture naturelle qui serait présentée à l'enfant. Ce précepte est rigoureux sans doute;
mais il ne réussit pas toujours au médecin de combattre par
de bonnes raisons l'influence de la mode, la vanité, les préjugés, la superstition d'une mère, et d'essayer de la convaincre que le lait maternel est l'aliment le plus profitable
pour son enfant. D'autres fois, c'est la tendresse exagérée
des parents qui refusent de confier leur enfant à une nourrice, ou des motifs d'économie que l'on oppose au médecin.
Nous sommes alors forcés de plier devant toutes ces considérations et de supporter les caprices des parents, si nous
tenons, à conserver notre réputation et à ne pas être regar-
dés comme des hommes durs et obstinés. Mais tous ces
désagréments ne doivent pas arrêter le médecin. Lorsqu'il
ne réussit pas à convaincre les parents, il lui reste au moins
la consolation d'avoir rempli son devoir, et il n'a plus qu'à
prescrire à l'enfant un régime convenable afin de prévenir
le développement ultérieur des maladies.

**4° De l'éducation physique de l'enfant pendant les premières années
de la vie.**

Un moyen essentiel pour conserver et fortifier la santé
de l'enfant, est la *propreté*; elle ne peut jamais être poussée
trop loin. Il faut faire chaque jour des lotions d'eau tiède
avec une éponge. Cette opération doit durer de dix à

(1) Voyez *Archiv. für die homœopath. Heilkunst*, vol. X, cahier 2,
et les travaux postérieurs publiés par Arnold de Dresde. — Voyez aussi un
mémoire de S. Hahnemann, *Une chambre d'enfant* (*Études de médecine
homœopathique*, Paris, 1850, p. 239).

quinze minutes. Au début, lorsque l'enfant commence à grandir, il faut le baigner tous les jours, mais vers l'âge de neuf mois ou un an, il suffit de le baigner au moins une fois par semaine ; à cette époque la température de l'eau pourra être de plus en plus froide. Les bains et les lotions froides, répétés tous les matins, sont le meilleur moyen de fortifier le système nerveux et la peau, par conséquent de mettre l'enfant à l'abri des maladies nerveuses, catarrhales ou rhumatismales. Le résultat de cette pratique est aussi de l'habituer à l'action des agents extérieurs, action qu'il devra supporter pendant tout le cours de son existence et qui pourrait lui être souvent nuisible. On parviendra de la sorte à diminuer sa susceptibilité organique, et, en même temps, on forcera tous les systèmes et toutes les fonctions à se développer simultanément et progressivement ; on empêchera, enfin, les sens et l'intelligence de prendre un essor prématuré. L'enfant sera donc réduit, pendant les premiers six mois de son existence, à n'avoir qu'une vie végétative, existence qui s'accorde parfaitement avec l'état de repos et de sommeil dont il a besoin.

Lorsque l'on veille un enfant avec attention, on sait bientôt qu'il s'agite chaque fois qu'il s'est sali. Il faut alors changer promptement ses langes et le laver avec une éponge fine, si l'on veut éviter qu'il se forme des gerçures entre les cuisses, entre les fesses, sous les aisselles, enfin dans tous les endroits où la peau fait des plis. On peut aussi, dans la même intention, saupoudrer ces parties avec de la poudre d'amidon ; mais le changement fréquent des langes est toujours une précaution capitale.

La *pureté de l'atmosphère* dans laquelle vit l'enfant est une condition essentielle. Bien souvent les appartements laissent à désirer sous ce rapport. Si l'on veut agir convenablement, il faut loger le nouveau-né dans une chambre claire, spacieuse et propre, dont on renouvelle l'air en ouvrant fréquemment les portes et les fenêtres, quand l'enfant n'y est pas ; ou, s'il y est, en tenant les rideaux fermés. Les feux de charbon, les vapeurs aqueuses et la fumée de matières étrangères doivent être évitées; quant à la chaleur de la chambre, elle ne doit pas non plus être exagérée.

Pendant l'été on peut déjà, vers le douzième ou le quatorzième jour, mener l'enfant au grand air et l'y laisser pendant une couple d'heures; seulement il ne faut pas l'exposer à la fraîcheur du matin ni à celle du soir, ainsi qu'à la chaleur de midi. Lorsque le froid est vif, il faut bien l'emmaillotter, le tenir au lit et ne pas le sortir; cependant quand le ciel est calme et serein, on peut encore le mener à l'air, pourvu que le thermomètre ne soit pas au-dessous de 6 degrés Réaumur. L'air et l'eau sont, en effet, les éléments essentiels de la vie organique, et la condition capitale d'un développement physique normal.

Il y a aussi quelques observations à faire sur *l'habillement* de l'enfant. Ses vêtements ne devront jamais être assez serrés pour empêcher la liberté des mouvements des membres. Il est nécessaire, sans doute, de l'envelopper dans des langes pendant les premiers jours de sa vie, parce qu'à cette époque ce petit être n'a pas la solidité nécessaire pour se soutenir; mais je ne crois pas utile de renfermer tous ses membres dans des liens serrés, qui gênent leur nutrition et troublent les fonctions digestives. Un semblable emmaillottement est nécessaire quand on sort l'enfant, mais il faut l'en débarrasser quand on le couche et quand il dort. Un observateur sans préjugés reconnaît bientôt combien l'enfant se trouve à l'aise dans cette situation; combien il remue ses membres avec plaisir, et combien un repos complet se peint sur son joyeux visage. Au contraire, l'agitation, les cris, les pleurs ne manquent pas quand il se sent serré dans des langes; souvent même on le voit devenir immédiatement tranquille lorsqu'on l'a délivré de ses liens. L'étoffe avec laquelle on habille l'enfant ne doit pas être non plus d'un tissu trop serré; celui-ci doit toujours être assez lâche. Aussi le mieux est-il de se servir de vêtements tricotés et très propres, faits avec de la laine, pour l'hiver, avec du coton ou de la toile pour l'été.

Pendant la première année, l'endroit où l'enfant se trouve le mieux est son lit, parce qu'il y a plus chaud qu'ailleurs, lui qui est si dépourvu de chaleur naturelle. Cependant, ici encore il faut éviter l'exagération. On ne doit jamais lui envelopper la tête pendant le sommeil, parce que l'on exciterait la transpiration du cuir chevelu, ce qui pourrait amener des éruptions. A la fin de la première année on remplace le lit de plumes par des matelas, et l'on met à la place des couvertures un couvre-pied ouaté.

Le *sommeil* et le *repos* sont les besoins essentiels de l'enfant. Pendant les premiers jours de son existence il dort presque continuellement ; un besoin impérieux peut seul le réveiller. Ce sommeil est une conséquence nécessaire de sa faiblesse et aussi le moyen d'y remédier. La nature, si charitable et si attentive, profite de cet état de calme pour parfaire tous les organes et répandre dans l'organisme plus d'esprits vitaux qu'il n'est nécessaire ; le repos devient alors une source secrète d'où jaillissent la force et la vie. Pendant les six premiers mois, c'est pendant le sommeil que travaille la nature créatrice et organisatrice, il ne faut donc le troubler en aucune manière. Mais on doit défendre de bercer l'enfant pour l'endormir, parce que les oscillations qu'on lui imprime pourraient devenir plus tard l'occasion de vices remarquables de l'intelligence. Le sommeil naturel est le seul qui soit bienfaisant, cet engourdissement qu'on obtient en berçant le corps ne vaut rien ; il ne faut donc employer aucun moyen artificiel pour procurer ou hâter le sommeil tant que l'enfant est bien portant. Mais s'il dort peu et qu'il crie beaucoup, sans que l'on puisse attribuer cette agitation à une cause extérieure, il faut regarder l'insomnie comme l'indice de quelque mal interne, que l'on ne pourra détruire qu'avec les médicaments appropriés.

On sait aussi qu'il ne faut pas tenir trop tôt l'enfant droit, parce que sa tête est trop pesante, les muscles du cou

et de la nuque sont trop faibles, et les vertèbres trop molles
et trop flexibles pour ne pas contracter quelque inclinaison
vicieuse, qui rendrait l'enfant contrefait pour le reste de ses
jours. Il ne faut jamais tenir un enfant droit avant la
dixième semaine ; et encore pour peu de temps, seulement
dans l'intention de l'habituer peu à peu à cette position.
Vers l'âge de quatre ou cinq mois on peut le tenir droit pendant la plus grande partie du jour lorsqu'il est éveillé.
Enfin, les forces allant toujours en se développant, il devient nécessaire de leur donner occasion de s'accroître,
ce que l'on fait en laissant l'enfant à terre, entouré de ses
jouets. Dès qu'il se sent assez fort, il se hasarde à aller à
leur recherche ; en rampant et en glissant, il essaie de se les
procurer. C'est une erreur de croire que cet exercice empêche plus tard un enfant d'apprendre à marcher. J'ai
toujours enseigné, et l'expérience a confirmé mon opinion,
qu'il fallait pour ces premiers progrès laisser agir la nature
de préférence à l'art.

Je me suis déjà étendu sur la nécessité de régler les repas
de l'enfant. Pendant les années de croissance, il doit manger
à heures fixes et au moins trois ou quatre fois par jour. Il
ne faut pas que, sur ce point, la tendresse des parents aille
jusqu'à la condescendance ; car elle est très nuisible à l'enfant surtout si, en dehors des repas, on lui donnait des biscuits ou d'autres gourmandises qui altèrent l'estomac et
engendrent une foule de douleurs intestinales. Chaque organe dans le corps humain doit avoir ses moments de repos
et d'activité, pour conserver toute son énergie. L'estomac
surtout veut être ménagé sous ce rapport, et il est facile de
régulariser ses fonctions quand on s'y prend dès la jeunesse.
Avant la première dentition, l'enfant doit faire peu d'usage
des aliments solides. Jusqu'à l'âge de sept ans, on doit régler
ses repas de la manière suivante : lui donner du lait le
matin et le soir, à midi un peu de viande et des légumes de
facile digestion. Mais il faut lui interdire d'une manière
absolue la graisse, les gâteaux, les sucreries, les épices, le

café, le thé, le vin. L'eau est pour l'enfant la meilleure de toutes les boissons ; il est très important pour sa santé à venir de l'habituer à en boire, car c'est le meilleur moyen de maintenir l'intégrité des forces digestives et de mettre l'estomac en état de supporter toute espèce d'alimentation. En faisant boire du vin de trop bonne heure, on affaiblit l'estomac au lieu de le fortifier, parce que cette boisson est trop excitante.

Le *développement des sens* mérite une égale attention. Chacun d'eux s'ouvre sous l'action d'excitants spéciaux. Le sentiment et le goût s'éveillent les premiers ; les sens de la vue, de l'ouïe, de l'odorat entrent plus tard en activité. L'œil de l'enfant est très sensible à la lumière. Celle du jour même l'enflamme aisément. Il faut donc dans les premiers temps de son existence, défendre le nouveau-né contre cette impression en l'éloignant de l'action directe des rayons lumineux, et en évitant de le faire passer brusquement de la lumière à l'obscurité. — Les sons retentissants peuvent paralyser, pour toujours, le nerf auditif qui n'y est pas accoutumé. Il faut donc protéger l'oreille contre les bruits violents et le fracas. On sait aussi qu'une grande frayeur peut détruire la santé et même la vie. — Les odeurs fortes sont encore plus redoutables parce qu'elles vicient l'air, et une fois inspirées agissent d'une manière plus nuisible sur les poumons que sur le sens de l'odorat lui-même. — Quant à la sensibilité générale, ce qui agit le plus sur elle est un changement brusque de température, cause d'une foule de maladies ; c'est pourquoi, il est important d'entretenir autour du nouveau-né une température uniforme : condition essentielle à laquelle on n'attache pas assez d'importance, et qui cependant est d'une grande valeur pour aider au développement du corps.

Après les sens, viennent les *facultés de l'âme* dont le médecin doit suivre le développement avec autant de soin que celui des forces du corps. Il faut éviter tout effort prématuré de ces facultés, jusqu'au moment où les forces physiques et le développement corporel seront arrivés à un point tel que l'on n'ait plus à craindre la surexcitation du système nerveux ; car cette dernière conduit toujours le sujet à la stupidité.

Je recommanderai aussi tout particulièrement de ne pas rendre l'enfant trop attentif à son bien-être physique, et de ne pas le laisser devenir minutieux, ni trop délicat sur ce point. Je crois utile, au contraire, de l'habituer à se plier aux circonstances et à mépriser les petites souffrances qui peuvent lui arriver.

J'omets à dessein, en ce moment, les règles diététiques qu'il faut observer pendant les autres années, parce qu'elles ne diffèrent en rien de celles qui conviennent aux adultes.

CHAPITRE III. — THÉRAPEUTIQUE GÉNÉRALE DES MALADIES DES ENFANTS.

Un des coryphées de la médecine, un homme dont les opinions doivent être respectées par les homœopathes, le célèbre Hufeland, dit en parlant de la thérapeutique des enfants, « que chez eux les maladies n'ont rien de déterminé, qu'elles ne présentent aucun caractère tranché et rigoureux, et que le mieux est de les traiter d'après les principes fondamentaux de la pathologie et de la thérapeutique générales. « Le traitement le plus simple, ajoute-t-il, est le meilleur. » Tous les homœopathes doivent souscrire à ce jugement ; car il montre combien Hufeland lui-même comptait peu sur les formules compliquées des allopathes. Seulement, ce grand homme aurait dû reconnaître que ce qu'il tenait pour avantageux chez les enfants, devait aussi être profitable aux adultes. S'il avait fait cet aveu, nous aurions pu le compter avec joie parmi les nôtres, lui qui se rapprochait de nous sous tant de rapports. Laissons de côté nos regrets de n'avoir pu assez l'honorer ; mais reconnaissons que tout ce qu'il a écrit sur l'homœopathie porte des traces irrécusables de sa loyauté et de sa sincérité, et qu'il est facile de voir qu'il a tout pesé sérieusement, et qu'il a puisé ses convictions à la source de l'expérience.

Hufeland a posé un second principe aussi important que le premier : c'est « que dans le traitement des maladies des enfants on a tout à craindre et tout à espérer : » c'est-à-dire qu'il faut toujours être préparé à voir naître des dangers inattendus, comme aussi il ne faut jamais perdre courage dans les cas les plus graves, parce que la force créatrice de l'organisme peut faire de véritables miracles pour la conservation de son œuvre.

Le principe cardinal, le plus intéressant suivant lui, est *de ne pas faire trop* ; de n'être pas trop actif, à cause de la grande irritabilité et de la grande sensibilité du sujet. La règle la plus importante est de ne pas nuire en croyant être utile. Ceci se rapporte surtout aux doses : les plus faibles sont les meilleures. Avec peu, très peu, on fait beaucoup. De très petites causes produisent souvent de très grands effets : par exemple, les acidités de l'estomac et les vents peuvent donner des convulsions. Pour ce même motif, les moyens les plus faibles, les plus insignifiants en apparence, sont ceux qui produisent les actions les plus remarquables. Il ne faut jamais craindre chez les enfants la petitesse des doses. Tous ces préceptes doivent être pris en grande considération ; tous sont importants par eux-mêmes, et surtout pour les médecins homœopathes. Il n'est donc pas inutile de les rappeler souvent, puisque l'atténuation des doses est une partie intégrante de la thérapeutique homœopathique, dont l'expérience a montré la justesse. L'observation de cette loi expérimentale est aussi importante que celle du principe *similia similibus curantur*, surtout dans le traitement des maladies des enfants, chez lesquels nous avons affaire à une organisation exempte de toute habitude vicieuse, chez lesquels, par conséquent, les médicaments peuvent développer toute leur puissance dans l'intérêt des petits malades. L'extrême sensibilité des enfants ressent au plus haut point l'action dynamique des médicaments dont la puissance est mise en liberté par la préparation homœopathique, pendant laquelle ils sont presque entièrement dépouillés de leur partie matérielle.

Je ne puis m'empêcher de parler encore de l'observation que j'ai déjà faite, à savoir : que les commençants en homœopathie et les jeunes médecins répétaient trop souvent les doses, et qu'ils passaient trop facilement d'un médicament à un autre, méthode que je ne puis trop blâmer. Une grande partie des fautes qui sont commises par le mépris de ce principe trouvent leur source dans les inquiétudes du médecin, mais plus souvent dans une connaissance incomplète de la marche et de la terminaison des maladies, dans une connaissance plus superficielle encore de l'effet physiologique des médicaments ; quelquefois, enfin, dans un esprit de charlatanisme et dans le désir de plaire au malade. Il est donc nécessaire pour le médecin de faire une étude scrupuleuse de la pathologie et de notre matière médicale, s'il veut obtenir, en homœopathie, des résultats heureux et brillants. La matière médicale surtout doit attirer son attention ; car on sait que la pathologie est étudiée avec soin par les allopathes ! De plus, c'est surtout dans le traitement des maladies des enfants qu'il est important d'employer des *doses* de médicaments très *faibles*, ou mieux des *dilutions élevées*, et de les répéter très rarement. Le médecin doit savoir aussi que quand il a choisi exactement le médicament convenable, ce qu'il doit attendre de plus certain, c'est que l'enfant, après en avoir pris une petite dose, tombera dans un sommeil bienfaisant dont il se relèvera, au bout de quelque temps, plus calme qu'il ne l'était auparavant. Les aggravations homœopathiques, qui sont peu à craindre dans les maladies des adultes, peuvent devenir dangereuses pour la vie chez les enfants, parce qu'ils sont très irritables, et parce que leur énergie vitale manque d'une juste mesure. Il faut pour ce motif leur donner des doses aussi petites que possible.

Mais *la répétition* du médicament le mieux approprié

peut devenir nuisible, lorsqu'elle est faite à de trop courts intervalles. Souvent une seconde dose fait cesser le bien qu'avait produit la première. Le médecin ne doit-il donc tenir aucun compte de la force curative de la nature? Peut-il se croire assez puissant pour vouloir tout conjurer par son art, et pour n'avoir pas besoin d'elle? Non sans doute. Dans le traitement des maladies, nous voulons diriger la nature déviée, et à l'aide de notre art la remettre dans le droit chemin; mais nous savons bien que nous n'arriverions pas à notre but si la réaction, c'est-à-dire, la force curative de la nature ne nous venait en aide. Pour juger sainement sur ce point, il faut au médecin une observation fréquente; il lui faut savoir aussi que dans les maladies des enfants une cause tout à fait insignifiante peut amener de grandes modifications. S'il voit l'enfant souvent, le plus petit changement ne pourra lui échapper. Il lui sera toujours facile de juger s'il est nécessaire de laisser agir la première dose du médicament, s'il faut augmenter son action par une seconde dose, ou bien s'il est utile de passer à une autre substance. *La plus légère amélioration décide pour la négative; l'état stationnaire, sans aggravation de la maladie, oblige à répéter la dose; toute augmentation du mal et son extension à d'autres systèmes exigent l'application d'un nouveau médicament approprié.*

Tout ce que j'ai dit jusqu'à présent prouve que les stases sanguines jouent un rôle important chez les enfants. Nous savons aussi que le système nerveux est ordinairement le siége d'un grand nombre de maladies; mais comme ses fonctions sont peu actives pendant les premiers mois, les maladies des enfants envahissent souvent d'autres appareils et y grandissent peu à peu après s'y être fixées. D'autres fois ces souffrances sont tellement violentes, dès le moment de leur apparition, que toutes celles qui existaient auparavant semblent avoir disparu. Le travail organisateur de la force vitale, n'ayant plus de mesure, favorise le développement exubérant de l'organe envahi, tandis qu'au début de la vie extra-utérine tous les appareils organiques semblent placés sur le même rang sans qu'il y ait prédominance d'aucun d'eux. Cette uniformité est la cause de la spécificité des maladies des enfants et de leur pronostic spécial ; elle nous explique également pourquoi, à cet âge, certains médicaments méritent une attention toute particulière et doivent être préférés à d'autres.

Les efforts continuels que fait la force vitale pour parfaire l'organisation de tous ces appareils se localisent de préférence vers la tête et vers la poitrine, où ils causent les stases dont je viens de parler. On voit paraître en même temps les symptômes irrécusables de l'irritation du système nerveux et des vaisseaux sanguins, symptômes qui dépendent parfois d'une digestion et d'une assimilation trop actives. Les uns et les autres peuvent être dissipés comme par enchantement à l'aide d'un médicament unique, l'*aconit napel*, à très petites doses. Son action bienfaisante ne dépend nullement de ce qu'il est l'antiphlogistique par excellence. La seule raison qu'on en puisse donner, c'est qu'il a la puissance de produire sur l'homme sain des effets semblables à ceux que la maladie engendre dans l'organisme de l'enfant. L'aconit est une véritable panacée pour le traitement des maladies qui nous occupent. Sans lui, la médecine des enfants serait impossible. Mais, je le répète, l'opinion que je professe à son sujet n'est pas fondée seulement sur la connaissance des propriétés antiphlogistiques de cette plante, mais sur l'étude de l'ensemble de ses effets pathogénétiques purs que nous retrouvons d'une manière si tranchée dans toutes les maladies de l'enfance.

Le charlatan et le routinier regarderont l'*aconit* comme l'ancre sacrée ; mais faute d'en connaître toutes les propriétés, il leur sera bien difficile d'expliquer les heureux résultats qu'ils pourront en obtenir par hasard. Je n'ambitionne pas leur satisfaction passagère, et je crois que toute la gloire d'un homœopathe instruit doit consister à se mettre à l'abri de semblables illusions. L'*aconit* a, en effet, plusieurs propriétés; il faut tenir compte de toutes et non pas d'une seule. C'est, d'abord, le premier antiphlogistique reconnu en homœopathie; son efficacité surpasse de beaucoup, pour les enfants, celle des sangsues, que l'ancienne école ordonne si souvent dans les cas désespérés, mais dont les effets sont si fâcheux. De plus, ce médicament dissipe avec rapidité les congestions qui se forment brusquement vers les organes essentiels à la vie; il calme les funestes effets causés par un chagrin violent ou une grande frayeur. Les souffrances variées que l'enfant exprime par des cris ou une agitation dont aucune cause appréciable ne peut rendre compte, trouvent en lui un remède héroïque. Enfin, les troubles de la vie organique elle-même, les maladies des membranes muqueuses, par exemple, sont très souvent soulagées à son aide, surtout quand elles sont le résultat d'un brusque refroidissement. Les convulsions, les spasmes toniques, le hoquet, la distorsion des yeux, le trismus, et beaucoup d'autres symptômes provenant de la surexcitation du système nerveux, sont promptement guéris par cette substance; mais il faut, pour cela, que le médecin ait bien apprécié leur valeur, et qu'il ait fait un diagnostic exact de la maladie.

Après l'*aconit* vient incontestablement *chamomilla vulgaris*. Ce médicament est d'une grande utilité pour le traitement des maladies des enfants. C'est un antiphlogistique de second ordre, puissant surtout dans les affections sub-inflammatoires, lorsqu'il existe simultanément des symptômes gastriques et bilieux, comme cela se rencontre si fréquemment dans le cours des maladies propres à l'enfance. Cette propriété nous explique pourquoi la camomille est si bienfaisante dans l'*ictère des nouveaux-nés*, lorsque l'*aconit* n'a pu le guérir. En général, quand cette maladie paraît compliquée, il faut toujours s'adresser à l'un ou à l'autre de ces médicaments et décider lequel des deux doit être administré le premier. On ne peut comprendre comment les anciens médecins ont laissé dans l'oubli un agent aussi puissant, et pourquoi les nouvelles écoles l'administrent concurremment avec d'autres substances, sans songer qu'il puisse être utile de faire des distinctions. Il serait cependant facile d'éviter cette confusion, si l'on voulait étudier avec plus de soin les propriétés curatives de chaque substance prise en particulier. Lorsqu'il s'agit d'études pathologiques, les médecins ne reculent devant aucune recherche; et l'on ne peut nier que cette partie de la médecine n'ait fait, depuis peu, des progrès rapides. On est même arrivé à un tel degré de perfection, que l'on détermine le siége d'une maladie avec une certitude presque mathématique. Pour arriver à ce résultat, ni les hommes ni les observations n'ont manqué; mais il en est tout autrement de la thérapeutique. Lorsqu'il s'agit de cette science, on nie les résultats des expérimentations, on leur conteste toute utilité, quoique chaque jour apporte la preuve du contraire; et l'on dépense toutes ses facultés et toute son autorité à prouver que les médicaments peuvent guérir les maladies, sans avoir la puissance d'en faire naître. Cependant, si nos antagonistes voulaient consentir à entreprendre de nouvelles recherches, s'y livrer sérieusement et sans idée préconçue, ils reconnaîtraient bientôt l'exactitude de nos pathogénésies et celle de notre loi thérapeutique : *simile simili*. Ils apprendraient que la camomille, telle que nous l'employons, a une action toute différente de celle qu'on lui reconnaît en allopathie; et que dans les maladies des enfants, le nitre, les émollients, les mucilages, les absorbants, les correctifs sont superflus. La plus petite dose de camomille leur paraîtrait très utile, et ils sauraient qu'elle porte son action de préférence sur le système nerveux ganglionnaire. L'estomac des enfants est, comme chacun le sait, le rendez-vous de toutes les acidités, le foyer d'où partent une foule de maladies causées par la présence de ce principe dans les premières voies, comme le disent les allopathes,

Les vomissements aigres, les selles hachées et bilieuses, ou d'odeur acide, les accidents dyspeptiques, les flatulences, les coliques, etc., sont de ce nombre. Tous ces symptômes peuvent être calmés par une ou deux petites doses de *camomille*, tandis que l'ancienne école est obligée de faire contre eux une large dépense de temps et de médicaments ; encore laisse-t-elle le petit malade exposé à une longue convalescence qui empêche sa constitution de se fortifier. Si l'enfant, la mère ou la nourrice avaient fait usage d'une infusion de camomille avant l'arrivée du médecin, celui-ci ne devrait plus recourir à ce médicament ; mais se laissant guider par les symptômes caractéristiques de la maladie, il choisirait entre *coffea*, *aconit*, *ignatia* et *pulsatilla*.

L'*ipécacuanha* doit être considéré comme un agent très utile pour le traitement homœopathique des maladies des enfants ; nous l'employons même beaucoup plus souvent que ne le font les allopathes. Il existe aussi entre leur pratique et la nôtre une différence essentielle : c'est qu'ils prescrivent ce médicament à doses massives, recherchant ses effets perturbateurs, tandis que nous avons toujours le soin de lui enlever autant que possible son enveloppe matérielle, afin d'utiliser exclusivement ses propriétés dynamiques. L'observation journalière nous apprend que les enfants vomissent avec la plus grande facilité, ce qui est pour eux un bénéfice de la nature ; que, de plus, ils ont une tendance marquée à présenter des signes de turgescence vitale ; mais aucun de ces symptômes n'indique en homœopathie l'emploi de ce médicament : car, l'administrer à titre d'évacuant, c'est rechercher une action allopathique et rien de plus. Si l'on veut, au contraire, se laisser conduire par la connaissance de l'action physiologique de l'*ipécacuanha* et par la loi *similia similibus curantur*, il sera possible de guérir avec cette substance l'anorexie, les éructations, le dégoût, les vomituritions, les vomissements d'aliments ou de mucosités, surtout lorsque de violents efforts les accompagnent ; les tranchées suivies d'évacuations alvines, composées de matières liquides, jaunes, répandant une très mauvaise odeur. Les enduits muqueux et jaunes de la langue, la toux, les rhonchus thoraciques, l'engouement des poumons, l'asthme, les spasmes et les convulsions, les suites d'un refroidissement, etc., indiquent également l'emploi de l'*ipéca*.

La *belladone*, donnée à très petites doses, est un médicament héroïque à opposer aux maladies des enfants. Tout médecin qui étudiera soigneusement les vertus curatives de ce médicament, et qui aura, comme moi, occasion de constater leur efficacité dans les cas les plus graves où il guérit sans causer de perturbations, ne pourra s'étonner de me trouver au nombre des admirateurs et des panégyristes de cette plante. Mais pour apprécier la valeur de mon opinion, il ne suffit pas de lire un résumé aphoristique des propriétés de cette substance, il faut étudier le texte original de sa pathogénésie afin de bien comprendre le sens des caractères généraux et des signes particuliers qu'elle renferme, afin aussi d'en mieux saisir le sens. J'ai déjà fait remarquer que les fonctions du système nerveux étaient presque à l'état de sommeil chez les enfants ; mais je n'ai jamais nié que cet appareil pût devenir le siége d'un état maladif dont la réalité a été bien clairement démontrée. C'est souvent à l'occasion d'une excitation morbide du système sanguin que les symptômes nerveux se manifestent. Il résulte alors de cette complication une série d'affections importantes, comme l'encéphalite, la pleurésie, l'entérite. Ces maladies nous sont bien connues ; nous savons que le cerveau et le système nerveux ganglionnaire concourent à leur développement. Quant à leurs symptômes, un médecin attentif les reconnaîtra facilement. Ce peu de mots peut faire pressentir combien la sphère d'action de la *belladone* doit être étendue. Notre arsenal antiphlogistique trouve en elle un accroissement indispensable et elle se place à côté de l'*aconit*, tandis qu'elle remplace la camomille lorsqu'il existe des douleurs nerveuses aiguës, résultat d'une maladie inflammatoire. La *belladone* répond aussi à une foule de symptômes que l'on observe chez les enfants en dehors de toute espèce d'inflammation, et qui dépendent d'un dérangement dans les fonctions de l'estomac ou simplement d'irritations extérieures. Je veux parler des affections spasmodiques auxquelles les enfants sont sujets et que le médecin homœopathe doit s'attacher à bien comprendre. Or, quand on examine les médicaments qui s'adressent à cet ordre d'états morbides, on reconnaît bientôt que la *belladone* est un des médicaments les plus importants qu'on puisse leur opposer. Je pourrais ajouter encore de nombreux détails sur les caractères généraux de ce précieux polychreste ; mais je crois en avoir dit assez pour appeler sur lui l'attention des médecins et les engager à faire une étude approfondie de ses propriétés, étude qui leur sera utile dans le cours de leur carrière.

Bien que l'*ignatia amara* n'ait pas une aussi grande importance que les médicaments dont j'ai parlé jusqu'ici, cependant elle ne peut être remplacée par aucun autre dans bien des cas. Elle se place à côté de la *chamomilla* et de l'*ipecacuanha*, et veut toujours être examinée dans les cas où ces deux premiers médicaments conviennent. Si je ne craignais pas de passer pour être dans l'erreur, je dirais que sa sphère d'action dans les maladies des enfants est tout à fait dynamique et que ses effets sont moins éclatants dans les lésions matérielles. Je veux dire par là, que j'ai presque exclusivement employé ce médicament dans le cas de surexcitation du système nerveux, dans les maladies spasmodiques où j'avais le soin de fixer mon choix d'après les symptômes caractéristiques de la maladie, et qu'alors j'ai pu reconnaître que l'*ignatia* guérissait sûrement ; tandis que je n'ai jamais employé ce médicament dans les maladies turgescentes des parties supérieures, ni dans celles des parties inférieures. On ne m'accusera pas, sans doute, de partialité ni de prédilection à l'égard de cette substance, car je l'ai employée chez les enfants dans des formes morbides bien

connues, et, de plus, j'en ai souvent retiré une grande utilité dans le traitement des maladies des adultes.

Le *coffea* ne doit pas être considéré comme un remède
curatif spécial des symptômes contre lesquels on l'a employé ; cependant c'est un moyen intercurrent utile, avec
lequel on ne perd jamais son temps lorsqu'il est donné
à propos. Je le recommande dans les états fébriles accompagnés de surexcitation nerveuse, d'insomnie, ou
quand le sommeil est agité et interrompu par des sursauts, comme lorsque le malade a l'air anxieux, agité et
que l'agitation ne se trouve pas en rapport avec l'intensité
des douleurs. *Coffea* convient encore dans les cas de convulsions qui arrivent chez les enfants faibles et caducs,
lorsqu'ils ne présentent, du reste, aucun autre signe de
maladie.

L'usage habituel du café contre-indique l'emploi de ce
médicament comme celui de la camomille empêchait aussi
d'avoir recours à elle. Lorsque le malade a déjà fait un usage
fréquent de café comme boisson, il ne faut pas y recourir
dans le cas de maladie ; les médicaments les mieux indiqués
sont alors : *aconitum, chamomilla, ignatia, opium, mercurius.*

Il est à peine utile de mettre en saillie la supériorité de la
rhubarbe dans les maladies des enfants. Elle est suffisamment connue de tout médecin expérimenté. Mais je dois
avertir que l'homœopathie ne l'emploie pas d'après les
mêmes principes que l'allopathie : ce n'est ni comme
moyen évacuant ni comme dérivatif qu'elle y a recours.
Appuyés sur la connaissance de son action physiologique,
nous l'employons d'après le principe de similitude, dans
des cas assez nombreux d'états morbides encore mal caractérisés. Ce médicament calme promptement les souffrances et fait disparaître tout danger ; cet avantage est
inconnu à l'allopathie. Je ne puis dire combien il est utile
aux enfants dont le visage est d'une pâleur extrême, dont
les muscles des doigts, de la face, des paupières, sont le
siége de contractions continuelles, ou lorsque l'enfant

se tord, s'agite, crie sans cause appréciable. Il calme l'agacement des dents, symptôme qui annonce toujours de dangereuses souffrances. Nous donnons aussi la rhubarbe avec succès dans le cas de lésions matérielles ayant leur racine dans le système digestif et constituant des maladies intestinales bien caractérisées; il convient surtout lorsqu'il y a en même temps bouffissure du visage, surtout des paupières, dilatation des pupilles, demi-sommeil et insensibilité, etc.

Je n'ai non plus presque rien à dire du *sambucus*, si ce n'est qu'il est d'un grand secours dans le traitement des souffrances asthmatiques. Ce peu de mots suffit déjà pour attirer sur lui l'attention du médecin homœopathe, d'autant mieux que cet agent possède encore d'autres propriétés importantes. Puisque j'ai parlé de l'asthme, je dois aussi nommer le *moschus*, l'*asa fœtida*, la *pulsatilla* et l'*arsenicum*, qui, à hautes, très hautes dilutions, se placent à côté de l'*ipéca* et de l'*ignatia*. Il est bien entendu que chacun de ces médicaments doit être choisi d'après les symptômes auxquels il correspond. Il ne faut pas croire que la sphère d'action de ces médicaments soit ainsi bornée à quelques maladies des enfants: non. Nous les employons encore dans un grand nombre d'affections différentes du bas-ventre, contre les pituites, les maladies des os et les affections scrofuleuses en général. On sait aussi que le *sambucus* doit convenir dans plusieurs affections gastriques et vermineuses dans lesquelles les médicaments jusqu'ici connus ne donnent que peu ou point de résultats. *Mercurius*, *cina*, *nux vomica*, *china*, se rapprochent de *sambucus*.

Hahnemann a beaucoup prévenu contre l'emploi du *mercure*, et souvent il m'est arrivé de l'administrer avec crainte; mais plusieurs applications que j'ai eu occasion de faire de ce médicament, après avoir suffisamment comparé l'état pathologique offert par le malade avec les effets physiologiques de cette substance, ont effacé un grand nombre de mes scrupules. Ma pratique m'a donné la ferme conviction que Hahnemann avait été trompé par des renseignements inexacts et qu'il s'était fait illusion; autrement il n'aurait pas posé des règles aussi sévères contre ce médicament. Quand le médecin n'interroge que l'expérience, il ne peut se tromper. Or, à quoi pourraient nous servir les symptômes physiologiques si tranchés que développe le mercure, si nous ne devions jamais l'administrer? Ces symptômes sont exacts et précis; pour la plupart ils indiquent que cette substance doit être fort utile aux enfants. J'ai donc considéré comme un devoir de combattre les préjugés qui s'élèvent contre lui et de recommander son emploi dans les maladies des nouveaux-nés, surtout dans les pituites, les inflammations des glandes, les affections vermineuses, les maladies causées par un brusque refroidissement; dans les affections de la peau, des tendons, des os et aussi dans les céphalalgies secondaires. Tout le monde sait qu'il est impossible de guérir la syphilis des enfants sans mercure. Seulement il ne faut jamais le donner à dose massive, mais bien à de hautes dilutions.

Je place *dulcamara* à côté de mercure, et je le signale comme un médicament très important dans un grand nombre de maladies, surtout contre celles dont la cause est un refroidissement; seulement il faut l'administrer aussi près que possible du moment où l'action du froid s'est fait sentir. *Dulcamara* est presque la seule substance pour laquelle je ne suis pas aussi scrupuleux, quant à la dose; cependant je ne descends jamais au-dessous de la troisième dilution. Jamais je ne le donne en gouttes, mais toujours en globules. La diarrhée, les maladies des glandes, celles des membranes muqueuses rentrent dans sa sphère d'action, comme aussi les douleurs qui accompagnent les exanthèmes aigus; dans ce cas, la douce-amère est fort utile. Elle ne l'est pas moins dans l'anasarque consécutif aux maladies de la peau, lequel est presque toujours produit par un refroidissement; mais ici le *rhus* et quelques autres substances ne doivent pas non plus être dédaignés.

Le médecin homœopathe fait également usage des antimoniaux dans les maladies des enfants. L'*antimonium crudum* et l'*antimonium tartaricum* sont pour lui des médicaments précieux dans le traitement de diverses affections des membranes muqueuses de l'appareil respiratoire et de l'appareil digestif. J'ai fait quelquefois usage du vin *antimonié d'Huxham*, je l'ai donné à de très jeunes enfants, lorsqu'il y avait un rhonchus bronchique continu, qui cause souvent une mort instantanée. Je l'ai employé surtout chez les enfants replets et bien nourris, le donnant deux ou trois fois par jour à la dose d'une goutte, jusqu'à ce qu'il ait produit des efforts de vomiturition; alors je m'arrêtais.

Les médicaments *iodés*, et l'*iode* lui-même, doivent trouver place ici. Tous réclament l'attention du médecin homœopathe dans plusieurs maladies importantes des enfants. Celle de ces substances qui contient une faible quantité d'iode, l'*oleum jecoris morua*, convient surtout contre la disposition scrofuleuse, caractérisée par un habitus corporel faible et délicat, l'absence d'énergie musculaire, la pâleur de la peau, surtout de celle du visage, l'apparence exagérée des veines, les yeux cernés, la faiblesse de l'appétit et un goût prononcé pour le pain. Il faut continuer son usage pendant quelque temps, en donner une cuillerée à bouche d'enfant matin et soir; en général, les petits malades s'y habituent volontiers, quand ils ont pu la supporter pendant les trois ou quatre premiers jours. L'*iodure de potassium* (iodkali) convient aux formes plus complètes des scrofules, lorsque l'organisation est déjà profondément atteinte. Ceci ressort des expériences faites sur l'homme sain avec cette substance, expériences qui, cependant, n'ont pas été poussées encore assez loin. Nous connaissons, en effet, ces deux médicaments, surtout *ex usu in morbis*, mais les nombreux éloges qu'en ont faits les allopathes pour le traitement de certaines maladies doivent nous obliger à y recourir.

L'*iodium* réclame plus d'attention et de confiance à l'égard de ses effets physiologiques; car il a été déjà suffisamment étudié. Il ne faut jamais l'employer à dose allopathique ; et même en le donnant d'après le principe *simile simili*, on peut déterminer des aggravations qui sont bien plus fréquentes et bien plus redoutables, lorsqu'on suit les errements de l'ancienne thérapeutique. L'action de ce médicament est du reste tout autre qu'on ne se l'imagine en allopathie. Ainsi, il est très rare que nous le trouvions indiqué dans les affections scrofuleuses ; tandis qu'il mérite toute notre attention dans beaucoup d'autres maladies des enfants, et surtout dans l'angine membraneuse.

Je dois maintenant parler de l'*arnica*, qui a pour propriété d'empêcher les suites funestes des coups, des chutes, des contusions. Il ne faut jamais manquer d'avoir chez soi de l'*arnica* en teinture et en dilution : la teinture pour l'usage externe, les dilutions destinées à être prises à l'intérieur. Ce médicament ne doit pas non plus être oublié dans le traitement de quelques maladies cérébrales. Je proposerai également pour ces dernières affections *digitalis*, qui n'est pas sans intérêt dans le traitement de l'ictère et du catarrhe trachéal, etc.

Je crois inutile de m'étendre davantage sur les médicaments qui conviennent aux maladies des enfants ; d'autant plus que j'ai déjà dit beaucoup de choses sur ce sujet, et que je me propose, à l'occasion de chaque maladie, de donner les signes caractéristiques des médicaments qui leur conviennent. Cependant, je ne puis clore ce chapitre sans avoir étudié les deux substances les plus héroïques dans le traitement des maladies des enfants, substances dont le médecin homœopathe ne pourrait se passer. Je veux parler de *sulphur* et *calcarea*. C'est après beaucoup de réflexions que j'ai réservé ces deux médicaments pour la fin de cet article, parce qu'ils sont utiles dans les soi-disant maladies aiguës, quelquefois dès leur début, mais plus souvent pendant leur cours. Leur action la plus étendue se remarque dans le traitement des maladies qui se rapprochent des affections chroniques et dans celui des maladies chroniques elles-mêmes. On peut encore affirmer sans restriction qu'ils sont d'un très grand secours et d'une grande nécessité à la fin des maladies aiguës, lorsqu'elles traînent en longueur.

Comme je l'ai déjà fait remarquer autre part, Hahnemann, s'appuyant sur la grande énergie curative des eaux minérales, croyait que les oxydes terreux et les minéraux qu'elles contiennent à un état de division extrême devaient être des agents spécifiques propres à combattre toute la cohorte des maladies chroniques. Son esprit pénétrant ne pouvait se contenter de simples conjectures; il interrogea donc l'expérience, et il obtint les résultats les plus brillants. C'est pour ce motif que le *sulfur* et la *calcarea* furent auprès de lui en si grande faveur, et que nous leur reconnaissons à notre tour autant d'importance. Je dois convenir que Hahnemann accordait déjà une grande valeur à ces deux médicaments au moment où il fit sa découverte, époque à laquelle l'expérience ne lui avait pas encore fait connaître les propriétés des éléments des eaux minérales, et où son esprit observateur n'avait pas reconnu la grande loi thérapeutique qui devait lui donner une si grande puissance dans la pratique, et lui enseigner quels étaient les cas spéciaux dans lesquels il devait donner de préférence l'une ou l'autre de ces substances. Nous devons, aujourd'hui, remercier Hahnemann de nous avoir donné une connaissance aussi complète de ces deux médicaments; car c'est là une des causes de la supériorité de notre école dans le traitement d'un grand nombre de maladies. Il est même bien peu d'affections chroniques dans lesquelles nous puissions nous passer de leur secours. C'est la propriété que possède le soufre de guérir la gale, même lorsqu'on l'emploie à dose allopathique, et l'action spécifique qu'il déploie dans cette maladie, qui ont conduit notre maître à sa doctrine des maladies chroniques, et lui ont fait confondre un grand nombre de ces affections sous le titre générique de PSORE.

Il est cependant remarquable que les symptômes du soufre soient un point d'arrêt qui empêche d'accepter l'opinion de Hahnemann ; puisque tous, les uns plus, les autres moins, se rapportent à la plupart des maladies chroniques. La raison de cette contradiction apparente se trouve dans ce fait, que ces médicaments ne s'appliquent pas aux maladies chroniques seules ; autrement on ne devrait pas avoir à vanter leur efficacité dans le traitement des affections des enfants, puisque chez ceux-ci nous avons presque toujours affaire à des maladies fébriles récentes. Or, la preuve que nous avons raison de les employer aussi bien dans les maladies aiguës que dans les maladies chroniques, c'est que chaque jour nous obtenons, à leur aide, des guérisons remarquables dans ces deux ordres d'affections. Toutefois, je n'irai pas aussi loin que l'ont fait, dans ces derniers temps, de jeunes homœopathes qui ont prétendu qu'avec ces deux médicaments et quelques autres antipsoriques, on pouvait parfaitement se passer des végétaux ; opinion qu'ils ont essayé de justifier par des hypothèses spécieuses, en s'appuyant sur ce que le plus grand nombre des maladies auxquelles les enfants sont exposés ne peuvent guérir complétement sans l'intervention de l'un ou l'autre de ces médicaments. Comme preuve ils invoquaient aussi bien haut l'expérience. Je m'arrêterai un moment sur ce point et les suivrai dans cette discussion.

L'opinion de Hahnemann relativement à la psore latente est digne de la plus grande attention, comme il est possible de s'en convaincre en observant les symptômes qui surviennent chez les enfants peu de jours après leur naissance, lorsqu'une cause extérieure évidente ne peut rendre compte du développement des maladies qu'ils présentent. Je sais bien que, sur ce point, je n'ai pas toujours été en communauté d'opinion avec le maître, et que maintenant encore je conserve quelque doute à cet égard. Cependant, des observations suffisantes et de nombreuses réflexions m'ont rapproché de lui et me persuadent de plus en plus que sa doctrine sur la psore est juste à beaucoup d'égards. Ainsi, le fœtus étant une partie intégrante de la mère, puisant dans son sang les aliments nécessaires à sa nutrition, prend aussi part aux maladies qui lui incombent pendant la grossesse. Ces affections se fixent en lui d'autant plus que la mère en a été plus longtemps tourmentée. Après l'accouchement, tous les rapports organiques qui liaient l'enfant à sa mère sont rompus, il est vrai; le nouveau-né passe à une vie distincte et libre; mais, alors, le lait de la mère, qui est toute sa nourriture, devient une nouvelle source où il puise encore la matière morbifique.

D'autres fois, le lait d'une nourrice saine en apparence, mais tourmentée en réalité par quelque maladie cachée, favorise le développement d'une prédisposition; ou si cette dernière est déjà fortement enracinée, la moindre irritation extérieure détermine l'éclosion d'une maladie aiguë. Un enfant qui serait parfaitement sain ne pourrait être aussi facilement troublé par la moindre irritation extérieure; on ne verrait pas chez lui la dentition causer des accès fébriles, et une frayeur qui le frapperait pendant son sommeil ne suffirait pas à lui donner des convulsions, la diarrhée, des maladies à formes inflammatoires, l'hydrocéphale, etc. La brusque apparition d'accidents aussi graves, qui arrivent pourtant si fréquemment, serait à peine explicable si nous ne tenions compte des considérations précédentes. On ne pourrait non plus justifier sans elles l'opinion que j'ai émise relativement à *sulphur* et à *calcarea*, lesquels, employés à titre d'antipsoriques (c'est-à-dire comme des médicaments dont l'action est lente et profonde), sont cependant très précieux dans le traitement des maladies aiguës des enfants, même au moment où elles commencent. Il m'est arrivé, par exemple, dans le traitement de l'encéphalite avec menace d'hydrocéphale, de n'obtenir aucun résultat des médicaments indiqués contre cette maladie, de ne pouvoir arrêter sa marche ni éviter une terminaison funeste; tandis qu'aujourd'hui, j'arrive à des résultats beaucoup plus

heureux, en faisant prendre au malade un ou deux globules de soufre à la trentième dilution, dissous dans un
verre d'eau, dont je donne une demi-cuillerée à thé deux ou
trois fois dans les vingt-quatre heures. Lorsque je ne par-
viens pas à obtenir une amélioration notable dès le premier
jour, je vois constamment la maladie arrêter sa marche et
rester stationnaire, preuve certaine, pour le médecin attentif, de l'action du médicament. L'amélioration avance
ensuite avec rapidité. Alors, ou le soufre suffit à la guérison, ou celle-ci, une fois préparée, s'accomplit à l'aide
des médicaments qui étaient restés sans effet avant l'administration de cette substance. Il m'est arrivé de donner le soufre au début de l'encéphalite, et de couper en
quelque sorte la maladie sans lui permettre d'atteindre à un
complet développement. J'ai souvent trouvé l'explication
de ce fait dans l'examen attentif de la mère, ou, quand je
n'obtenais aucun renseignement satisfaisant de ce côté, dans
l'examen de la nourrice. Du reste, il faut toujours pour les
maladies des enfants tenir compte, relativement au choix
des médicaments, de la santé des engendreurs; car cette
seule considération peut nous apprendre à quelle classe de
remèdes nous devons nous adresser. *Calcarea carbonica*
convient aussi bien que le *sulphur* à un grand nombre de
maladies du jeune âge; j'avais donc raison de dire que ces
deux substances étaient réellement héroïques pour le traitement de ces affections (1).

Il y a encore beaucoup de personnes qui ne savent pas
justement apprécier l'homœopathie et comprendre combien
ses procédés techniques diffèrent de ceux de l'allopathie.
Ces personnes, si je puis ainsi dire, ne sont pas mûres
pour notre doctrine; et leurs préjugés mettent souvent

____

(1) Ces lignes étaient écrites depuis longtemps, lorsque je trouvai dans
la *Gazette homœopathique* (vol. XI, n° 9), un mémoire du docteur Koch,
dans lequel sont exprimées les mêmes opinions. Cette concordance
d'idées prouve la justesse du principe *simile simili*, et montre quelle peut
être son utilité lorsqu'on sait l'appliquer exactement.

le médecin homœopathe dans une position pénible à laquelle l'allopathe échappe facilement. Celui-ci peut, en effet, disposer d'une foule de remèdes extérieurs avec lesquels il calme aisément l'anxiété des parents. Il arrive aussi au même but en répétant les préparations qu'il emploie et en les variant à l'infini. Désirant offrir à mes confrères des avantages analogues, je vais indiquer un certain nombre de moyens externes dont on peut faire usage à titre d'adjuvants sans nuire au traitement homœopathique lui-même.

Je mets au premier rang les *cataplasmes de gruau d'avoine*. On les prépare en jetant de l'eau bouillante sur cette farine, de manière à faire une pâte assez épaisse pour conserver son humidité. On étend sur un morceau de toile une couche de ce mélange d'une épaisseur d'un ou deux doigts; puis on applique ce cataplasme, aussi chaud que possible, sur la plante des pieds, sur la poitrine, l'abdomen, etc., afin d'obtenir une action dérivative dans le cas de convulsions. On retire aussi un grand avantage de l'application de ces cataplasmes sur les abcès pour hâter leur passage à la suppuration. Dans ce cas, les cataplasmes de farine de graine de lin sont préférables.— *Les fumigations de vapeur d'eau ou de lait* ne sont pas non plus à dédaigner. Elles ne sont jamais nuisibles, et peuvent rendre de grands services au médecin lorsque les parents le pressent d'enlever un symptôme douloureux. On en obtient, par exemple, un grand avantage dans les maladies de la bouche, du cou, du larynx, de la trachée; dans l'otite externe, l'otorrhée, l'endurcissement du cérumen, etc. — On emploie, en pareil cas, une décoction de racine de guimauve, laquelle peut aussi servir de gargarisme. Dans les maladies du larynx, on tire un grand avantage de l'application d'éponges trempées dans l'eau chaude.—Les spasmes du bas-ventre et de la vessie sont calmés par des frictions faites avec de l'*huile chaude*, en même temps que l'on administre à l'intérieur les médicaments appropriés. Ce moyen m'a également réussi dans le traitement des douleurs rhumatismales aiguës ; mais j'ai dû donner souvent la préférence aux frictions faites avec de la flanelle. — On peut également recourir aux *cataplasmes secs et chauds*, formés de sachets contenant de la farine de gruau d'avoine, de graine de lin ou de seigle. — Les lotions vinaigrées sont utiles dans le traitement de la fièvre typhoïde. — *Les lavements* d'eau chaude, de lait, de lait et de sirop, d'eau de savon et d'huile de lin, d'eau froide, sont parfois indispensables chez les enfants. Les homœopathes pourront rejeter cette proposition à laquelle l'expérience m'a conduit, à savoir : que l'utilité des lavements surpasse leur inconvénient ; j'avoue même ne l'avoir pas adoptée d'une manière générale, mais seulement pour des circonstances spéciales, et n'avoir jamais employé les lavements avec trop de précipitation. Lorsque les garderobes manquent pendant un jour chez un enfant, il devient agité, surtout lorsqu'il est déjà malade. Si le jour suivant se passe sans évacuation alvine, son état s'aggrave, les parents s'inquiètent et tourmentent le médecin. Si nous nous tenons alors à l'emploi de nos médicaments, nous pourrons calmer le malade, mais nous n'arriverons jamais aussi vite qu'avec un lavement. Or, nous savons combien la constipation engendre promptement les spasmes et d'autres symptômes. De même, un lavement simple à l'eau calme très vite les tranchées accompagnées ou non de diarrhée ; ce qu'un médicament homœopathique ne peut faire instantanément. Je crois même que le médecin doit alors seconder l'impatience des parents et condescendre à leurs désirs ; car, autrement, je ne sais pas si, à l'exception des indispositions les plus simples, il rencontrerait jamais une maladie dont on lui laissât le traitement.

Les *bains* sont une ressource également précieuse pour le médecin homœopathe. Ils sont indispensables dans le traitement des exanthèmes aigus et des dermatoses chroniques. Souvent, les pédiluves sont utiles comme dérivatifs, etc. Les *ventouses sèches* appliquées sur la région du cœur soulagent promptement la dyspnée accompagnée d'anxiété et d'agitation, symptômes que l'on observe chez les sujets menacés d'un exanthème aigu. Enfin, je dois faire mention du procédé qui consiste à envelopper les parties malades avec du coton, de la laine de brebis ou de la flanelle.

Quant aux *médicaments internes* que l'on peut employer comme adjuvants dans un traitement homœopathique, ils sont en très petit nombre. Je me contenterai de les énumérer sans entrer dans les détails de leur application. Je citerai la décoction de racine de guimauve avec ou sans addition de racine de réglisse; celle de gruau, de graine de lin; l'infusion de fleurs de tilleul ou de raisin sec. On peut aussi permettre un jaune d'œuf mêlé à du sucre broyé très fin, ou à une cuillerée d'huile d'amandes douces et de suc de guimauve; ainsi que le sirop de guimauve, celui de cerises, de framboises, de mûres, le mucilage de gomme arabique uni à quelque suc de plante ou à du sucre. Plusieurs espèces de fruits peuvent être recommandées pour faciliter les garderobes, tandis que les baies de myrtille constipent.

Je crois devoir faire remarquer, en terminant cette introduction, que la disposition des matériaux de cet ouvrage ne me semble pas tellement essentielle, que je ne puisse m'en écarter de temps à autre lorsque mon sujet l'exigera. Meissner m'en a donné l'exemple dans son ouvrage; je ne ferai en cela que l'imiter. Je m'empresse de placer ici cette remarque, afin d'aller au-devant des reproches que l'on pourrait m'adresser.

THÉRAPEUTIQUE SPÉCIALE
DES MALADIES DES ENFANTS.

PREMIÈRE PARTIE.

Maladies des nouveaux-nés et des enfants à la mamelle jusqu'à la sortie des dents de lait.

Bien que l'entrée de l'homme dans la vie soit un acte entièrement physiologique, il s'accomplit d'une façon si brusque, qu'on est surpris qu'il se passe sans dommage pour un si grand nombre d'enfants. En cela, nous devons admirer la sagesse de la nature. L'enfant passe, en effet, d'une vie jusque-là parasite à une existence individuelle, dans le cours de laquelle il sera exposé aux influences, inconnues pour lui, du monde extérieur. La vie dépendante qu'il avait jusqu'alors est remplacée par une existence où il aura toute sa spontanéité. Il devra suffire à sa digestion, à sa nutrition, à sa sanguification, à sa calorification. Une circulation nouvelle s'établira; il jouira du bienfait d'une respiration complète; on observera en lui des sécrétions et des excrétions. Tous ces changements s'opèrent instantanément, et l'on doit s'étonner que la nature suffise au travail d'acclimatement que l'organisme subit au moment de la naissance. Mais les maladies se montrent bientôt et réclament le secours de l'art.

CHAPITRE Ier. — ASPHYXIE DES NOUVEAUX-NÉS.

Les enfants, au moment de leur naissance, ou ne donnent aucun signe de vie, ou n'en présentent que de très faibles; mais les signes de décomposition cadavérique, en dehors desquels la mort réelle ne peut être affirmée, manquent complétement. On nomme cet état ASPHYXIE. Les causes en sont multiples. Ce sont : l'arrêt de la circulation dans les vaisseaux du cou, celui-ci étant comprimé par le cordon ombilical; une trop prompte séparation d'avec la mère; une trop longue présence de la tête au détroit supérieur; un travail de parturition trop long; un accouchement difficile terminé par le forceps; la distension de la moelle épinière, due à des tiraillements exercés sur les pieds; l'obstruction de la bouche et de la trachée-artère par des mucosités.

Cette asphyxie peut présenter trois formes diverses qu'il est important de distinguer.

1° *Asphyxie syncopale ou par faiblesse* (asphyxia pallida, syncoptica, anæmica). On ne remarque chez l'enfant aucun signe de vie; son corps est mou, flétri, pâle; sa tête, la mâchoire inférieure, les extrémités sont pendantes, froides; le rectum est ouvert et le méconium n'est pas retenu. Les battements du cœur et ceux du pouls manquent complétement. Cette forme s'observe chez les enfants d'une faible constitution, engendrés par des parents faibles eux-mêmes, ou bien chez ceux qui naissent avant terme, ou encore sur les enfants d'une mère qui, pendant sa grossesse ou pendant le travail de l'accouchement, a eu de fortes hémorrhagies utérines.

2° *Asphyxie par congestion sanguine vers le cœur ou le cerveau* (asphyxia apoplectica, hyperæmica, livida). Le visage est rouge et gonflé, un cercle bleu entoure la bouche et le nez; le corps est chaud, rouge, mais présente çà et là des taches bleues; les vaisseaux sont distendus, les pulsations artérielles visibles et même bruyantes. Le plus souvent l'enfant est gras, lourd, replet et bien conformé. Cet état est amené par un long séjour au détroit supérieur pendant un accouchement difficile, par la constriction du cou au moyen du cordon ombilical; on l'observe aussi quand ce cordon a été lié trop tôt après l'accouchement.

3° *Asphyxie par suffocation* (asphyxia suffocatoria). Elle est le résultat d'un obstacle mécanique apporté à l'acte de la respiration par l'accumulation de mucosités dans les voies aériennes. L'enfant semble près de suffoquer; son visage est gonflé, bleu; ses yeux sortent de la tête, ses lèvres sont cyanosées; des mucosités sanguinolentes coulent de la bouche et du nez; le petit être veut crier et ne le peut pas; sa voix est enrouée, sa respiration râlante. Ces enfants sont le plus souvent volumineux et bien conformés.

Chaque espèce d'asphyxie des nouveaux-nés est grave sous le rapport du pronostic, car on ne peut donner qu'un faible espoir tant que l'état asphyxique continue.

Le meilleur moyen de le faire cesser est de plonger l'enfant dans un bain. Le *balneum animale* est surtout utile. A la sortie du bain, la mère doit reprendre son enfant, le rapprocher d'elle et tâcher de le réchauffer contre sa poitrine. Mais il ne faut jamais commencer par ce dernier moyen, lorsqu'on ne veut pas s'attirer le reproche de négligence. Il convient de mettre en œuvre tous les moyens connus de réveiller la réaction vitale. On mettra donc l'enfant dans un bain d'eau tiède, dans lequel on continuera l'application des moyens capables de le rappeler à la vie, moyens dont on devra avoir déjà fait usage avant de le séparer d'avec sa mère.

Lorsqu'un fœtus vient au monde asphyxié, il ne faut pas se hâter de couper le cordon ombilical, mais extraire d'abord les mucosités qui remplissent sa bouche, ce que l'on fait en y introduisant le petit doigt que l'on promène en tous sens. On frotte le corps et surtout la poitrine avec des linges chauds, on frictionne la plante des pieds et la paume des mains avec une brosse douce, et l'on essaie d'établir le mouvement respiratoire naturel en insufflant de l'air dans les poumons et en exerçant des pressions modérées et méthodiques pour exciter les mouvements du thorax. Il est aussi très utile de verser sur la région du cœur et sur toute la poitrine de l'eau chaude, du vin ou de l'essence de naphte, et d'étendre par de douces frictions le liquide que l'on a répandu. Si toutes ces tentatives restent sans effet, il est indispensable de couper les liens qui unissent l'enfant à sa mère, et de porter celui-ci dans un bain tiède où l'on continuera l'application des moyens propres à le rappeler à la vie.

C'est seulement, comme moyen extrême, et lorsqu'il est bien évident qu'il existe une asphyxie apoplectique, que le médecin est autorisé à laisser couler une cuillerée ou une cuillerée et demie de sang du cordon ombilical avant d'en faire la ligature. Mais pour se déterminer à l'employer, il faut être bien convaincu que la force vitale de l'enfant a besoin d'être réveillée, qu'elle ne possède pas par elle-même assez d'énergie pour pousser régulièrement vers les autres organes le sang accumulé sur quelque point, et qu'il faut chasser vers d'autres régions. Cette conviction seule peut armer la main du médecin d'un semblable moyen, encore faut-il que toutes les autres ressources aient été employées sans succès.

Dans l'*asphyxie anémique*, il n'y a d'espoir que dans la soustraction du sang; mais il est rare que l'art ait quelque gloire à en recueillir : car cette espèce d'asphyxie est le plus souvent une mort réelle. Enfin, pour ne rien négliger, on peut donner un lavement de lait chaud ou d'eau chaude, et tenir sous le nez de l'enfant un petit flacon contenant des globules de *china*.

L'*asphyxie par suffocation* exige, avant tout, qu'on débarrasse promptement la bouche, la gorge et la trachée-artère des mucosités qui les obstruent. Pour cela, le mieux est de provoquer le vomissement en irritant le pharynx avec une barbe de plume, ou même en introduisant le doigt dans le gosier. Si tous ces procédés ne suffisent pas, on peut encore instiller dans la bouche de l'enfant une ou deux gouttes de vin antimonié d'Huxham.

Les procédés que j'ai indiqués pour rappeler l'enfant à la vie ne doivent pas être appliqués de manière à se contrarier dans leurs effets. Il faut donc les employer séparément, avec circonspection, en toute connaissance de cause et avec persévérance. Lorsqu'on a pu constater le retour de quelques signes de vie, on cesse peu à peu toutes ces applications, et on laisse à l'énergie réveillée de la force vitale le soin de continuer son œuvre et de la compléter. Du moment où la respiration est redevenue régulière, l'art ne doit plus intervenir. Les signes auxquels on reconnaît le retour de la vie sont : de légers tressaillements et des tremblements des lèvres; quelques contractions des muscles de la poitrine, lesquelles sont, au début, perceptibles seulement pour le médecin; la chaleur et la rougeur des lèvres, le rejet de la mousse par la bouche, et enfin le bruit de la respiration. — Pour empêcher le retour des accidents et soutenir l'activité de la force vitale, il est utile de donner des médicaments internes dont le nombre est très restreint, mais dont chacun est spécifique pour l'espèce à laquelle il convient. Chaque médicament doit être employé seul, donné à une haute puissance et en globules. Ce sont : pour l'*asphyxie apoplectique*, ACONIT; pour l'*asphyxie anémique*, CHINA; et pour l'*asphyxie par suffocation*, IPÉCACUANHA.

CHAPITRE II. — TUMEUR OEDÉMATEUSE DU CUIR CHEVELU.

Caput succedaneum.

Ce serait une erreur de croire qu'une semblable tumeur ne puisse se former qu'à la tête. On la rencontre sur toutes les autres parties du corps, après une longue compression, pendant le travail de l'accouchement au détroit supérieur du bassin, ces parties ayant eu à supporter une pression continue. Ordinairement, après la délivrance, on découvre ces tumeurs sur les régions qui font quelque saillie, comme la tête, le visage, les fesses et les extrémités. La dénomination la plus convenable serait donc, comme le remarque Froriep, *gonflement d'une des parties du corps de l'enfant.* Cette tumeur est en grande partie œdémateuse; mais si la pression se prolonge, elle se couvre de sugillations, et tombe dans la catégorie des tumeurs sanguines du crâne dont il sera bientôt parlé.

Il n'y a rien à dire du danger que peuvent occasionner ces tumeurs, et fort peu de conseils thérapeutiques à donner à leur sujet. Le mieux est de charger la nature de la guérison; et elle y arrive généralement en deux jours d'une manière complète et sans causer aucun préjudice à l'enfant. Ce résultat favorable s'observe même sur les tumeurs de la tête où les mouvements internes du cerveau amènent sûrement la disparition du gonflement et rendent au crâne sa forme naturelle. Les moyens prophylactiques sont du ressort de l'accouchement, et ne peuvent trouver place dans un traité des maladies des enfants. Si le médecin voulait, cependant, faire quelque chose, le mieux serait de couvrir chaudement la partie qui a *été* comprimée. Le *caput succedaneum* donne à la tête une forme irrégulière, pointue, semblable à celle que prend le crâne lorsque les os qui le composent ont chevauché pendant le travail de la parturition. Dans cet état de choses, l'accoucheur ne doit faire aucune manœuvre sur cette procidence de la tête; qu'il n'essaie pas de lui rendre sa forme naturelle par des pressions extérieures, car il pourrait très facilement amener des accidents nerveux et même la mort. Lorsque le gonflement dure plus longtemps qu'à l'ordinaire, on peut, afin de hâter le travail de résorption, se servir de compresses trempées dans un mélange formé de deux onces d'eau chaude et de deux ou trois gouttes de teinture d'*arnica*. Du reste, lorsque le gonflement persiste au delà du terme naturel, cela doit éveiller l'attention du médecin et lui faire croire à quelque erreur de diagnostic; il n'est pas, en effet, toujours facile de distinguer ces tumeurs œdémateuses des tumeurs sanguines de la tête.

CHAPITRE III. — TUMEUR SANGUINE DE LA TÊTE.

Céphalæmatoma, ecchymoma capitis, tumor capitis sanguineus.

Le céphalæmatome a été considéré autrefois comme la suite d'un accouchement laborieux; toutefois on observe rarement de semblables tumeurs aussitôt après la délivrance. C'est le plus souvent quelques heures ou même quelques jours après qu'elles se développent. Elles s'observent souvent après les accouchements les plus faciles. Ces deux faits ont forcé à revenir sur la première explication; et, en observant avec plus de soin on a bientôt reconnu ces tumeurs pour ce qu'elles sont réellement; c'est-à-dire, pour une masse de sang extravasé qui forme peu à peu un coagulum. Ce caillot peut altérer les os du crâne qui lui servent de base, les enflammer, amener leur suppuration et leur carie. Le céphalæmatome se forme généralement au sommet de la tête, sans respecter cependant les autres régions. Il est circonscrit, mou, fluctuant, absolument indolent; sa grosseur varie entre celle d'une fève et celle d'un œuf d'oie; il n'a ni couleur ni chaleur différente de celles du corps; la pression ne peut ni le faire diminuer ni le faire disparaître; il ne détermine pas de douleur non plus que d'état soporeux. Celui-ci, cependant, peut survenir lorsque la tumeur prend un développement énorme, parce que, perdant alors les rapports qu'elle avait, elle comprime le cerveau.

Meissner admet trois espèces différentes de céphalæmatomes : le *céphalæmatome sous-aponévrotique* (1), qu'il considère comme l'effet d'une pression supportée pendant l'accouchement ou de quelque violence extérieure qui a eu lieu après. Dans la plupart des cas ces tumeurs suivent leur marche ordinaire, à moins qu'elles n'atteignent à un haut degré de développement.

Dans la seconde espèce, la collection sanguine est située

______

(1) C'est le céphalæmatome sous-épicrânien des auteurs. Voyez Valleix, *Clinique des maladies des enfants nouveau-nés.* Paris, 1838, pag. 494 et suiv.

(N. du trad.)

sous le péricrâne; c'est la forme la plus commune. Elle se distingue de l'autre en ce qu'elle est plus nettement circonscrite, que la fluctuation y est plus douteuse; ce qui la sépare du gonflement œdémateux. On observe dans cette tumeur un signe que Michaelis avait déjà signalé, c'est qu'en parcourant sa base avec les doigts, on sent un cercle proéminent et dur, signe tout à fait caractéristique. Dans la troisième espèce, le sang est épanché entre les os du crâne et la dure-mère: c'est le *cephalæmatoma meningeum*. Cette espèce est identique avec les épanchements traumatiques ordinaires de la tête (1).

Les céphalématomes sont des accidents rares, et si plusieurs médecins spéciaux ont prétendu qu'ils se rencontraient plus souvent, aucun d'eux n'a donné la mesure de cette fréquence, qui est restée une pure éventualité. Le danger pour l'enfant se trouve dans un faux diagnostic et dans un traitement mal compris ou mal dirigé, parce que lorsqu'il se présente quelques uns des symptômes que j'ai énumérés plus haut, la mort est presque inévitable. La constitution de l'enfant, la complication fâcheuse de cette affection avec quelque autre maladie, doivent être prises en grande considération relativement au pronostic. L'étiologie a été fixée avec le plus grand scrupule par ceux qui ont écrit sur les maladies des enfants, mais aucun d'eux n'est encore parvenu à reconnaître la véritable cause de cet accident. Je crois que la cause la plus probable est une pression extérieure ou intérieure. La stagnation du sang chez les enfants nouveau-nés n'est pas chose tout à fait extraordi-

(1) M. Bouchut (*Traité pratique des maladies des nouveaux-nés*, 2ᵉ édition, Paris, 1852, p. 167), reconnaît comme Meissner trois espèces de céphalématomes: 1° le *céphalématome épicrânien*, dans lequel l'épanchement se fait entre le péricrâne et les os; 2° le *céphalématome sus-péricrânien*, ou pseudo-céphalématome; 3° le *céphalématome intra-crânien*, qui est désigné par Meissner sous le titre de *céphalématome des méninges*, et dont le diagnostic est incertain. Ce dernier amène des accidents convulsifs et paralytiques analogues à ceux de l'apoplexie méningée.

(*Note du traducteur.*)

naire, comme nous l'apprend l'asphyxie apoplectique ; elle ne l'est pas non plus dans les autres années où nous voyons, par exemple, des ecchymoses se former sans aucun motif. Or, pendant les premières années de l'enfance, la circulation n'est pas régulière ; le sang peut s'arrêter dans les vaisseaux les plus déliés, surtout lorsqu'il s'agit d'organes où se rend une grande partie de la masse sanguine, et dont la forme spéciale est un empêchement à sa libre circulation, ainsi qu'il arrive pour la tête, dont les os compriment les vaisseaux capillaires. Un moment de réflexion fera comprendre comment la toux, la sternutation, les cris de l'enfant ou toute pression imprévue venue du dehors, peuvent amener la rupture de vaisseaux aussi délicats et la formation d'un épanchement qui continuera à augmenter jusqu'à ce qu'un caillot, se formant dans le sang extravasé, vienne fermer l'ouverture même de ce vaisseau.

Traitement.—Le traitement homœopathique se trouve ici réduit à un petit nombre d'agents dont l'action a été vérifiée dans les rares observations de cette espèce qui ont été publiées. Lorsque le médecin a reconnu à temps la maladie et que le mal n'est pas encore trop ancien, on cherche à obtenir la guérison par voie de résorption, et l'on y arrive ordinairement à l'aide de fomentations tièdes faites avec un mélange de quelques gouttes de teinture d'*arnica* mêlées à une once d'eau. Cette action externe de l'*arnica* sera soutenue par l'administration à l'intérieur d'un ou deux globules d'une haute dilution de ce médicament. En général, on obtient un résultat favorable et évident dans l'espace de trente-six heures. Si, au bout de ce temps, on ne remarque aucune diminution, ou que la tumeur augmente toujours de volume, on ne doit pas insister sur ce médicament, mais donner à l'intérieur deux globules de *rhus* 30, dont on attend l'effet au moins pendant trente-six heures, et auquel on ajoute seulement l'usage de compresses chaudes. Si l'amélioration fait des progrès sous l'influence de l'un ou de l'autre de ces moyens, on s'arrête peu à peu, en commençant par faire les applications à des intervalles de plus en plus éloignés. On continue de la sorte jusqu'à ce que la tumeur ait complétement disparu.

Dans un autre ouvrage (1) je me suis suffisamment prononcé en faveur de l'ouverture de ces tumeurs. Mais je suis revenu de cette opinion depuis que j'ai eu de plus fréquentes occasions d'admirer les efforts curatifs de la force vitale dans les maladies des enfants, et que j'ai mieux compris que cette force, secondée par les procédés de l'art, peut guérir ces épanchements par voie de résorption. Je conseillerai donc de ne jamais se presser de pratiquer cette petite incision. Règle générale, je crois qu'il faut, autant que possible, épargner aux jeunes enfants les dangers d'une opération chirurgicale qui compromet toujours leur existence. L'incision reste comme un dernier refuge, lorsque tout a manqué et que le temps presse au point de ne pas permettre d'attendre pendant huit jours l'effet d'un traitement rationnel. La loi à ce sujet sera peut-être toujours difficile à poser ; toutefois les signes indicateurs de l'affaiblissement des forces de l'enfant montreront aussi qu'il faut ouvrir la tumeur. Il sera, cependant, encore essentiel qu'il y ait une grande probabilité de pouvoir conserver l'enfant à la vie.

On ouvrira le céphalæmatome dans son point le plus élevé avec une pointe de lancette assez large ; on cherchera par de douces pressions à la vider, et, pour empêcher une trop prompte cicatrisation, on introduira entre ses bords un plumasseau de charpie jusqu'à ce qu'il n'y ait plus aucune espèce de suintement. L'application de petites compresses de vieille toile trempées dans l'eau de guimauve est un excellent pansement pour hâter la guérison de la plaie.

Si l'ouverture est pratiquée trop tard, et qu'il se soit fait un épanchement sanieux, ou si les os du crâne sont déjà

____

(1) *Thérapeutique homœopathique des maladies aiguës et des maladies chroniques*, traduction française. Paris, 1850, t. II, p. 709.

cariés, le médecin homœopathe qui entreprendra le traitement dans ces conditions, n'aura plus à faire usage des divers moyens précédemment indiqués, il comptera seulement sur l'effet douteux des médicaments internes. Dans aucun cas, l'*arnica* n'est alors applicable; le moins de mal qu'il puisse advenir de son usage serait de perdre son temps; tandis qu'une petite dose de *china* relève rapidement les forces, et améliore le malade, surtout quand il y a perte de l'appétit, selles diarrhéiques composées d'aliments non digérés; pourvu que cette diarrhée donne une grande faiblesse, que les selles aient lieu principalement la nuit, et qu'il survienne de la sécheresse à la bouche avec soif. L'amélioration est alors assez rapide pour qu'une seconde dose amène une guérison complète, ou au moins relève assez les forces du sujet pour permettre de guérir la maladie locale par une très petite dose de *silicea*. C'est dans des cas très rares que l'on devra recourir à l'*acidum phosphoricum* et au *mercurius solubilis*. On donnera cependant quelquefois ces médicaments avant d'en venir à *silicea*, lorsque *china* n'aura pas fait cesser la faiblesse, les sueurs colliquatives et la diarrhée.

Ce traitement médical convient pour les deux premières espèces de céphalæmatome; la troisième, le *cephalæmatoma meningeum*, sera traitée comme les blessures de la tête. Du reste, je dois avouer que dans un cas aussi délicat je n'attendrais de résultats heureux d'aucun mode de traitement.

Le médecin homœopathe demande à un manuel des maladies des enfants des qualités différentes de celles qu'y cherche un allopathe. Celui-ci, prenant le mal dans son sens rigoureux, désire savoir quelles ressources la thérapeutique homœopathique peut lui offrir pour le traitement de ces maladies. Mais l'auteur d'un semblable traité ne doit pas agir d'une manière aussi étroite et répondre seulement au désir de quelques hommes qui ne forment que de rares exceptions, il doit exposer tout ce qui se rattache à son sujet, même quand il serait évident pour lui que tous ces détails ne peuvent être utiles au médecin homœopathe. Il doit donc passer en revue, autant que possible, tous les états morbides, toutes les maladies locales, tous les vices de conformation. C'est le devoir de l'écrivain qui s'occupe des maladies des enfants, qu'il soit homœopathe ou allopathe, chirurgien ou non, de connaître toutes ces altérations, afin de pouvoir y remédier si elles se présentent dans sa pratique. Je me crois obligé, pour ce motif, à faire mention des *vices de conformation des nouveaux-nés*. Je me bornerai cependant aux plus utiles et aux mieux connus, à ceux qui sont le plus abordables aux ressources de l'art, tandis que je passerai sous silence toutes les autres difformités qui changent peu pendant le cours de la vie, et que l'on considère seulement comme des objets de pure curiosité.

CHAPITRE IV. — IMPERFORATION DE L'ANUS.

Atresia ani, anus imperforatus.

Ce vice de conformation n'est pas très rare chez les enfants nouveau-nés. On a reconnu plusieurs espèces et plusieurs degrés à cette difformité : d'abord la simple occlusion de l'anus par une membrane, ensuite l'oblitération du rectum par une espèce de diaphragme situé à un ou deux pouces de hauteur, l'adhérence des parois mêmes de l'intestin ; enfin, le rectum peut former un cul-de-sac, manquer complétement, ou s'ouvrir dans la vessie, le canal de l'urètre et le vagin (1).

Les symptômes que l'on constate avant d'avoir reconnu ce vice de conformation sont : l'agitation, des efforts inutiles de défécation, des cris continuels ou des gémissements plaintifs ; le ventre est gonflé, dur, chaud, tympanisé ; les

____

(1) Le rectum peut également s'ouvrir à la surface externe, sur un des points de la circonférence du bas-ventre. (*Note du trad.*)

vomissements arrivent ; la respiration devient anxieuse, les extrémités froides, et la mort a lieu le plus souvent au milieu des convulsions.

La première espèce de cette difformité, celle qui consiste seulement dans l'occlusion de l'anus par une fausse membrane, est la moins dangereuse; la plupart des enfants qui en sont atteints peuvent être conservés. On voit facilement la place où doit se pratiquer l'ouverture, parce que le méconium fait faire une saillie à cette membrane, qui forme une tumeur d'un rouge obscur. Si l'adhérence du canal intestinal est située plus haut, l'opération est déjà moins certaine; mais elle est tout à fait dangereuse lorsque l'adhérence est trop élevée pour être atteinte par le doigt. Quant aux autres espèces, il est toujours hasardeux de les attaquer par le bistouri. On peut le faire, cependant, puisque sans opération la mort est inévitable. On pourrait prolonger quelquefois la vie en faisant ouvrir le rectum dans le vagin; mais, en admettant que l'opération soit couronnée de succès, je ne sais si ses résultats sont tellement avantageux qu'on doive la pratiquer.

L'oblitération d'autres conduits naturels rentre exclusivement dans le domaine de la chirurgie. On compte parmi les lésions de ce genre l'adhérence des paupières (*ankyloblépharon*), qui s'observe rarement; l'imperforation de l'oreille (*imperforatio aurium*), qui ne peut être reconnue à son début que dans le cas où une fausse membrane bouche l'entrée du conduit auditif externe; tandis que si cette membrane est plus profondément située, ou si l'adhérence est tout à fait intérieure, on ne peut la découvrir qu'à l'âge où l'enfant commence à parler. Les ailes du nez et les lèvres peuvent aussi être adhérentes; ici, il n'y a rien autre chose à faire que de les diviser avec le bistouri, ce qui est encore le cas dans l'imperforation de l'urètre (*atresia urethræ*). Quant à l'occlusion du vagin, qui n'est pas accompagnée de celle de l'urètre, on la reconnaît seulement à l'époque où les règles s'établissent.

CHAPITRE V.— FILET.

Ankyloglossum, adhesio linguæ.

Ce vice de conformation tient surtout à la brièveté du frein de la langue; cependant il n'est pas aussi fréquent que les sages-femmes veulent le faire croire, et la section de ce repli n'est pas aussi souvent nécessaire qu'elles le disent. On reconnaît cette difformité à la position de la pointe de la langue, qui se trouve abaissée et cachée profondément derrière le menton, sans que l'enfant puisse l'élever. Le jeune sujet ne peut plus saisir le mamelon, qu'il laisse bientôt échapper faute de pouvoir le presser avec la langue contre le palais. Il se fatigue aussi inutilement pour avaler les boissons qu'on lui verse dans la bouche.

Cette maladie est facile à guérir, et l'on peut lui appliquer un procédé opératoire qui est sans danger lorsqu'on le pratique avec les précautions nécessaires. On se sert pour cette opération de bons ciseaux ronds et mousses, coupant bien. Avec l'indicateur et le médius de la main gauche, on relève les deux bords de la langue et l'on coupe le frein aussi loin qu'il est nécessaire. Le plus souvent l'hémorrhagie est très peu de chose, et arrive seulement si la section est trop prolongée en arrière et que quelque vaisseau un peu important ait été compromis; dans ce cas, l'écoulement sanguin peut être facilement arrêté en abstergeant la plaie avec un peu de vin chaud, ou en la comprimant avec une petite éponge trempée dans de l'eau froide ou glacée. Si l'hémorrhagie continue et qu'elle résiste aux moyens que je viens d'énumérer, il faut employer une dissolution d'alun ou la cautérisation au fer rouge.

On peut encore observer à la langue un autre vice de conformation qui a pour résultat l'immobilité de cet organe. Il consiste dans le développement de fibres et de membranes charnues s'étendant de ses bords aux gencives. Ces fausses membranes tiennent la langue dans une immobilité complète. On reconnaît cette difformité lorsqu'après avoir coupé le frein, la langue continue à être immobile, et que l'enfant ne peut ni teter, ni avaler; et aussi lorsqu'en pinçant le nez de l'enfant on l'oblige à ouvrir complétement la bouche. Cette adhérence sera guérie de la même manière que le filet, c'est-à-dire par la section de la fausse membrane (1).

Il convient de parler encore ici *de la trop grande mobilité de la langue* qui dépend de ce que le filet est trop large et trop mince. Dans le phénomène naturel de la succion qui s'exécute, même lorsque l'enfant n'est pas mis au sein, il arrive souvent que la langue se trouve attirée vers les parties profondes de la bouche, ce qui amène la suffocation. En pareil cas, on introduit le petit doigt ployé en arcade derrière la langue et on la ramène en avant. On n'a pas d'autres secours à attendre pour cette infirmité que celui du temps. On doit seulement empêcher les mouvements nuisibles de succion à vide; et l'on y parvient en partie en présentant le sein à l'enfant à des intervalles réglés, ou en lui mettant dans la bouche un nouet. — C'est la seule maladie dans laquelle ce dernier moyen puisse être employé sans crainte.

CHAPITRE VI. — GRENOUILLETTE.

Ranula.

Cette tumeur n'est pas très fréquente chez les nouveaux-nés; on peut même dire qu'elle est très rare. Elle présente différentes formes, différentes grosseurs, différentes positions sous la langue; on la rencontre soit d'un côté du frein et auprès de lui, soit des deux côtés à la fois. La grenouillette a une couleur blanchâtre, rarement rouge; elle est transparente, refoule la langue contre les os du palais et empêche l'enfant de teter. — Des recherches récentes ont prouvé que cette tumeur n'est pas de nature

---

(1) Ces adhérences de la langue peuvent exister entre elle et le palais, ou avec le plancher inférieur de la bouche ou l'arcade alvéolaire. L'opération est le seul mode de traitement possible. *(Note du trad.)*

lymphatique, mais qu'elle est une maladie des conduits salivaires sublinguaux, lesquels se dilatent en forme de kyste, et constituent vraisemblablement une hydatide. On trouve dans leur intérieur ou un fluide blanc et clair, ou un liquide épais, trouble, comme purulent, ou enfin des concrétions dures, sablonneuses et même pierreuses, lesquelles contiennent une matière argileuse, de l'oléine et de la stéarine, de l'ammoniaque, de l'osmazôme, de la fibrine, du phosphate de chaux et du mucus, etc. Il faudrait encore beaucoup de recherches pour prouver que la grenouillette reconnaît pour cause une inflammation du conduit salivaire. Il me semble même qu'une disposition scrofuleuse congéniale est la cause la plus fréquente de cette maladie. Peut-être, aussi, la diathèse syphilitique y contribue-t-elle; mais ceci a besoin d'être démontré. Je me trouve exclusivement conduit à cette idée par l'adage *Post hoc, ergò propter hoc*, qui n'est admissible que pour ceux qui n'ont encore que peu étudié la thérapeutique.

Traitement. — Lorsque cette tumeur existe, il y a beaucoup de cas dans lesquels on ne peut éviter l'opération; surtout lorsque son développement rapide force à prévenir les accidents qui en seraient la conséquence. Il est aussi des cas où l'opération, c'est-à-dire la ponction de la tumeur avec un instrument aigu, est un moyen palliatif d'une grande utilité, en ce sens qu'elle vide la tumeur du mucus qui la remplit et éloigne les accidents les plus redoutables. L'analyse chimique et microscopique de ce fluide muqueux pourra peut-être donner quelques éclaircissements pour le choix du médicament. Je n'ai point d'expérience personnelle sur l'emploi de ceux que l'homœopathe indique dans le traitement de cette maladie. Je suis donc obligé de me borner aux renseignements qui m'ont été fournis par d'autres, renseignements peu nombreux et demandant à être de nouveau vérifiés.

Les médicaments qui ont été jusqu'ici employés avec succès sont : *calcarea carbonica, mercurius* et *thuja. Calcarea carbonica* se recommande sous beaucoup de rapports, sans que l'on trouve clairement parmi ses symptômes pathogénétiques les caractères d'une tumeur semblable à la grenouillette. Mais ceci arrive également pour des signes d'un autre ordre qui nous restent, cependant, comme les seuls capables de nous donner des indications dans le traitement des maladies organiques. Or, nous ne devons jamais nous attendre à ce que les sujets qui se livrent à des expérimentations pures pousseront l'expérience jusqu'au point de causer un commencement d'altération organique. Les symptômes fournis par cette étude nous indiqueront donc seulement d'une manière approximative les altérations auxquelles ils conviennent; mais le caractère général du médicament est dans un rapport tellement intime avec ces lésions, qu'il suffit à nous indiquer l'agent convenable dont nous pouvons ensuite facilement expliquer les bons résultats. Ce qui précède s'applique de tout point à l'action de *calcarea* dans le traitement de la grenouillette; car, ce ne sont pas les effets purs que cette substance produit sur la langue qui justifieraient son choix, mais bien les heureux résultats qui ont été obtenus de son emploi dans des cas analogues, principalement dans l'hygroma et les kystes. Nous le choisissons aussi à cause de son action curative si puissante dans les affections scrofuleuses et scrofulo-syphilitiques. Je crois que personne ne blâmera les indications que je donne, et que tous se réjouiront de posséder un médicament aussi important.

On a également recommandé *mercurius solubilis*, mais je crois que son application est le résultat d'une erreur dans le diagnostic de la grenouillette, ou bien qu'elle vient confirmer l'idée que j'ai émise plus haut relativement à l'intervention du principe syphilitique dans le développement de cette maladie. Les symptômes que produit le mercure du côté de la langue ne se rapprochent pas, en effet, de ceux de la grenouillette, mais bien d'une affection du parenchyme de cet organe, des glandes sublinguales et muqueuses, sans formation de concrétions. La tumeur analogue à la grenouillette que l'on a cru guérir avec le mercure n'était certainement pas transparente; elle devait avoir une consistance charnue et une couleur rouge, peut-être aussi avait-elle tous les symptômes accessoires qui accompagnent la véritable grenouillette. Nous devons reconnaître, relativement à ce médicament, que dans ce cas particulier, qu'on dit avoir été guéri par lui, il y avait augmentation de la secrétion salivaire, tandis que dans la grenouillette véritable il y a gonflement et désorganisation du conduit de Warthon.

Je regrette beaucoup de n'avoir pu retrouver dans la littérature homœopathique les faits de ce genre dans lesquels on avait administré le *thuja*; car ce médicament me semble mieux indiqué que les deux autres, lors même que ces derniers se seraient montrés efficaces: au moins la tumeur qui fut guérie à son aide était-elle transparente, comme gélatineuse et d'un rouge foncé. Enfin, je crois que l'auteur avait décrit assez clairement l'état diathésique du sujet pour qu'il ne fût pas possible de rapporter au hasard l'efficacité du médicament. Je me souviens que ce cas de grenouillette fut observé chez un adulte et que les signes généraux n'étaient pas exempts d'un mélange de syphilis condylomateuse. La tumeur était douloureuse le jour, surtout dans l'état de repos, et par la chaleur elle causait des élancements semblables à des piqûres d'aiguille. En dehors de cette complication, l'emploi de *thuja* dans la grenouillette et les tumeurs qui lui ressemblent ne serait pas explicable. Ceci prouve, une fois de plus, combien il est nécessaire au praticien d'avoir non seulement une connaissance spéciale, mais aussi une connaissance générale des médicaments; d'où il faut conclure que la thérapeutique homœopathique n'est pas aussi facile que veulent le faire croire quelques médecins remplis d'enthousiasme pour avoir obtenu une ou deux guérisons avec nos puissants polychrestes, avec *nux vom.*, par exemple.

Je ne puis terminer cette partie thérapeutique sans appe-

ler l'attention sur quelques médicaments qui ont paru déjà
utiles à plusieurs médecins. Jahr (1) signale *ambra*, que je
ne veux rejeter en aucune manière. Cependant, les caractères spéciaux de ce médicament, aussi bien que ses signes
généraux, me paraissent être assez peu indicateurs de cette
maladie pour que je me croie autorisé à recommander d'autres substances, et particulièrement le *natrum muriaticum*,
qui est beaucoup plus en rapport avec la véritable grenouillette. Au moins, ce médicament s'est-il montré efficace dans
les cas fréquents de récidive, alors que ceux qui sont indiqués plus haut n'amenaient qu'une disparition palliative de
la tumeur sans pouvoir la guérir complétement. Après le
natrum, on a beaucoup à attendre de *sulphur*, qui déploie
particulièrement son action sur l'état diathésique du sujet.

CHAPITRE VII. — DU BEC DE LIÈVRE.

Labium leporinum.

On désigne sous ce nom une fente plus ou moins étendue de la lèvre supérieure. Cette fente est tantôt simple,
tantôt double. Dans beaucoup de cas le bec de lièvre consiste uniquement dans une séparation des parties molles
de la lèvre en deux endroits. Quand il est double, il paraît
dépendre d'une véritable perte de substance; les bords
en sont assez épais, arrondis et couverts d'un épiderme
aussi délicat que celui des lèvres. Lorsque le bec de lièvre
ne comprend que les parties molles, il constitue une difformité très désagréable, mais tout à fait sans danger, et le
plus souvent curable. Le succès de l'opération n'est pas
aussi certain quand la séparation est double, mais l'opération
n'est pas plus dangereuse dans ce cas que dans l'autre.
L'époque la plus favorable pour l'entreprendre est la
dixième semaine, parce que plus tôt la plaie et la perte de
sang qu'elle occasionne pourraient être dangereuses pour

(1) Jahr, *Nouv. manuel de médecine homœopathique*, Paris, 1850, 2° partie,
chap. xn, Affections de la bouche.

l'enfant. Une difformité plus importante est celle que l'on nomme *gueule de loup*; elle est formée par une division de la mâchoire supérieure et des os palatins. Cette difformité est souvent pour l'enfant une cause de mort. Les inconvénients qu'elle entraîne après elle sont : de gêner l'enfant pour teter ou de l'empêcher complétement de prendre le sein. Elle rend la physionomie affreuse, la parole confuse, la déglutition difficile, etc. La description de l'opération ne doit pas trouver place ici, elle rentre dans le domaine de la chirurgie (1).

Il existe encore un certain nombre de vices de conformation qui doivent être considérés comme des difformités ; ce sont les *nævi*, les taches, les verrues, l'absence de quelques doigts ou leur nombre trop considérable, etc. La plupart de ces difformités durent autant que la vie ; la chirurgie peut bien tenter la guérison de quelques unes, lorsque la vanité de l'enfant et le désir des parents l'y obligent, encore le praticien doit-il y consentir seulement lorsqu'il n'y a pour les suites aucun danger sérieux. Il en est autrement des *nævi*.

CHAPITRE VIII. — NÆVI.

Cette difformité est souvent livrée au couteau du chirurgien, ou bien on cherche à la détruire par voie d'ulcération. Je voudrais que l'on considérât ces procédés comme un dernier refuge qu'il est impossible de proscrire absolument ; mais je conseille au médecin homœopathe de chercher d'abord à guérir avec des médicaments ; je le conseille d'autant plus que l'homœopathie a déjà eu l'occasion de faire, dans ces circonstances, un heureux emploi de ses richesses. Les expériences tentées dans le but d'arriver à guérir les *nævi* sans opération sont encore peu nombreuses : mais comme ce symptôme n'entraîne pas de *periculum in mora* ;

(1) Pour la description du procédé opératoire, voyez *Mémoire sur le bec de lièvre et le moment le plus opportun pour l'opérer*, par M. le professeur P. Dubois (*Bulletin de l'Académie de médecine*, Paris, 1845, t. X, p. 760), et Bouchut, *loc. cit.*, p. 465 et suivantes.

comme les procédés de la chirurgie donnent des résultats
très lents ; comme aussi, en raison de la faiblesse de l'enfant,
il est quelques cas où il faut s'abstenir d'une entreprise
aussi périlleuse, on peut toujours se demander ce que
l'on risque à laisser le médecin tenter de détruire cette difformité par des médicaments internes ? Évidemment, on ne
risque rien. Je m'arrêterai donc un moment à l'étude de
cette lésion et des médicaments que l'on peut employer
contre elle.

§ I. Nævus vasculosus (1).

Cette espèce de *télangiectasie* est formée par les vaisseaux
du *tissu cellulaire* ; elle existe souvent sur le visage des
nouveaux-nés ou bien sur le cuir chevelu : elle forme une
tumeur rouge ou rouge-bleuâtre, molle, élastique et de

(1) On désigne sous le nom de nævus des altérations diverses des éléments constitutifs de la peau. Ces difformités peuvent présenter les formes
les plus variées ; celle que l'auteur désigne sous le nom de *nævus vasculosus* comprend des taches superficielles qui ne dépassent pas le niveau de
la peau, dont la coloration varie, mais qui n'augmentent jamais d'épaisseur. M. Rayer les appelle *taches pigmentaires*, M. Bouchut les nomme
nævus superficiels pigmentaires. Le *nævus vasculosus* affecte aussi une autre
forme, celle des tumeurs vasculaires ; c'est le *nævus érectile* de M. Bouchut.
La science possède quelques observations de cette dernière espèce de
nævus qui aurait guéri par les seuls efforts de la nature, aidés des progrès
de l'âge. M. Moreau en a rapporté plusieurs. (V. Bouchut, *Traité des
maladies des nouveaux-nés*, p. 756). Ces guérisons doivent être pour nous
un encouragement à suivre l'exemple de Hahnemann qui n'hésitait pas à
entreprendre leur traitement, et à mettre à profit les précieuses indications du docteur Hartmann ; afin que la guérison de ces tumeurs devienne une règle générale au lieu d'être une exception. Mais il faut, ici,
individualiser avec soin ; car le pronostic ne sera pas aussi favorable pour
les *taches pigmentaires*, qui sont à peu près indélébiles, que pour le nævus
érectile habituel.

Quant à l'espèce que l'auteur désigne sous le nom de *nævus lipomatodes*,
elle comprend des altérations variées qui sont rangées parmi les hypertrophies d'un des éléments de la peau (Rayer, *Traité des maladies de la peau*,
Paris, 1835, t. III, p. 630 et suiv.) et parmi les dégénérescences. Le traitement de cette classe de tumeurs graisseuses, esthétiques, encombrantes,
etc., doit être très rare avant de se décider à l'opération.   (*Note du trad.*)

grosseur variée. Elle est formée par les vaisseaux artériels (ce qui arrive presque toujours quand elle est congéniale), alors elle est d'un rouge clair, plate, couverte de granulations (en un mot, elle ressemble à une fraise). D'autres fois elle est composée au contraire par les vaisseaux capillaires veineux; elle est plus volumineuse, sphérique, inégale ou flasque, d'une couleur bleue, violette, d'un rouge-cerise; sa consistance est plus molle encore. Cette dernière espèce se forme plus souvent que la première pendant le cours de la vie : on lui a donné le nom de *néoplasmes*. Ces tumeurs ne sont nullement dangereuses; mais comme elles défigurent complétement celui qui les porte, elles deviennent extrêmement désagréables, surtout pour les femmes.

Il serait difficile de poser les indications pour le choix du médicament, si nous ne pouvions nous appuyer sur la connaissance de cas analogues, et si nous ne trouvions dans l'état de santé de la mère des signes assez précis pour fixer notre choix. Si la tumeur est formée par les capillaires artériels, les médicaments essentiels sont: *sulphur, belladona, lycopodium*. Si elle est de nature veineuse, après *sulphur*, c'est *nux vom., pulsatilla, carbo vegetabilis, phosphorus*, auxquels il faut avoir recours. (*Carbo vegetabilis* convient surtout lorsque la tumeur veineuse est d'un rouge vif, ronde, plate, formée par la dilatation des vaisseaux capillaires du cuir chevelu, et lorsqu'elle saigne abondamment au moindre contact.) La constitution, le tempérament, le caractère de la mère, sont souvent des points de rappel très importants dans le traitement des maladies de la peau ; d'autres affections concomitantes peuvent aussi nous faire choisir des médicaments différents de ceux que j'ai indiqués plus haut. Je ne m'étonnerais pas, par exemple, de rencontrer un jour des observations suffisamment détaillées dans lesquelles *hepar sulphuris, calcarea, graphites, acidum sulphuricum, silicea, petroleum*, ou d'autres médicaments encore, auraient été administrés avec succès. Maintenant, que notre trésor en matière médicale s'est beaucoup accru, nous en connaissons beaucoup plus qu'en 1816, époque à laquelle je vis Hahnemann entreprendre avec confiance la guérison d'un *nævus vasculosus*. Le fit-il avec succès? je l'ignore; car je n'ai plus entendu parler de ce malade, et la discrétion m'empêcha de lui demander quel résultat il avait obtenu.

On trouve quelque analogie entre cette espèce de télangiectasie et l'*acne rosacea*. Les médicaments qui sont indiqués pour cette affection pourront donc aussi être appliqués au *nævus vasculosus* après une vérification attentive. Il ne me semble pas invraisemblable que *rhus*, *kreosotum*, *carbo animalis*, *arsenicum*, *ruta*, *ledum*, *aurum muriaticum*, *sepia*, etc., puissent être examinés lorsqu'il s'agit de traiter une semblable maladie.

§ II. Nævus lipomatodes.

Cette espèce de *nævus* est formée par l'hypertrophie d'un follicule glandulaire avec obstruction du conduit excréteur. Elle peut se rencontrer sur toutes les parties du corps et affecter des formes différentes. Ce *nævus* est arrondi ou allongé, aplati ou tout à fait plat; son volume et sa couleur varient; il contient de la graisse, des glaires semblables à du blanc d'œuf, du sérum, du tissu cellulaire, etc.; ou bien il est formé par du tissu fibreux, sarcomateux, vasculaire, etc. Ces *nævi*, à part la déformation plus ou moins frappante de la face, ne causent aucun préjudice à celui qui les porte. Cependant, j'ai vu principalement ceux qui ont une couleur grisâtre prendre de l'accroissement avec les années et se couvrir de poils hérissés; quelquefois le kyste s'élargit et grossit d'une manière si extraordinaire que la difformité qu'ils causent est vraiment rebutante, et que l'on ne peut plus reconnaître en eux aucune métamorphose. D'après cela, il est évident que ces vices de conformation, comme ceux dont j'ai parlé et ceux dont je parlerai bientôt, n'ont pas un siége isolé. Une fois entés sur l'organisme, ils sont assujettis aux mêmes lois que les autres, et doivent être par conséquent combattus par des médicaments internes aussi bien que le *nævus vasculosus*.

D'après ces principes irréfutables, personne ne sera surpris de m'entendre recommander de nouveau l'emploi de ces moyens ; et si je ne puis me vanter de présenter un grand nombre d'observations de traitements heureux dans ce genre de difformités (qui ont pour siège et pour point de départ les surfaces de rapport), cependant je puis citer un grand nombre de faits analogues qui viennent prouver la puissance curative de nos médicaments, même dans ces lésions locales. *Sulphur* et *sulfures carbonica*, alternés à plusieurs semaines d'intervalle, et donnés à de hautes puissances, sont encore les plus capables de régulariser ces aberrations de la nature ; mais leur action est lente et ne s'aperçoit qu'à de longs intervalles. Il faut donc attendre patiemment qu'elle se produise, et faire observer au malade un régime sévère. On ne doit pas non plus laisser absolument de côté quelques autres médicaments comme *hepar sulphuris, baryta carbonica, silicea, graphites* et *phosphorus*, que l'on peut employer lorsque, après avoir attendu pendant assez longtemps, on reconnaît que les deux premiers n'ont rien fait.

§ III. Nævus verruqueux (1).

Il est inutile de donner une description étendue de cette espèce de nævus qui consiste dans des excroissances verruqueuses que sait reconnaître l'homme le plus étranger à la médecine. Elles ont des apparences très diverses, sont grosses ou petites, dures ou molles ; leur forme est souvent celle d'un fruit, de la mûre, de la fraise, de la baie de ronce, etc.

Plusieurs des médicaments indiqués plus haut peuvent aussi servir à leur guérison, particulièrement *sulphur, sulfures carbonica, rhus, dulcamara, lycopodium*. Les verrues qui sont

---

(1) Les verrues rentrent dans la catégorie des hypertrophies des papilles cutanées. Le lycopode est le médicament essentiel pour le traitement des verrues simples. *(Note du traducteur.)*

molles et ressemblent à un fruit rouge, réclament principalement *nitri acidum*, *thuja* et *sepia*; tandis que j'ai employé avec le plus grand succès *antimonium crudum* contre les verrues de consistance cornée.

J'ai déjà rappelé plusieurs fois que l'état général devait être pris en sérieuse considération non seulement pour fixer le diagnostic de la maladie, mais aussi pour faire un choix exact du médicament. Ceci se confirme d'une manière éclatante dans ces vices naturels de conformation; au moins, l'expérience m'a-t-elle souvent montré que le père ou la mère d'enfants ainsi disgraciés avaient eu la gale dans le cours de leur existence. Pour ce motif, j'ai souvent employé, *psoricum* 30, à la dose d'un ou deux globules que je laissais agir pendant plusieurs semaines; et je ne l'ai jamais fait sans succès.

Je ne crois pas inutile de placer encore ici une remarque; c'est que dans le cas de *nævi materni* il ne faut pas trop retarder l'époque de la vaccination, mais autant que possible la pratiquer vers le quatrième mois, parce qu'il est d'expérience que l'inoculation a souvent guéri ces difformités.

CHAPITRE IX. — SPINA-BIFIDA.

Hydrorachitis congenitalis, hydrorachis dehiscens, hiatus.

Ce vice de conformation absolument incurable et mortel se rencontre souvent chez les nouveaux-nés. Il consiste principalement dans l'absence des arcs d'une couple de vertèbres ou dans celle de leurs apophyses transverses et articulaires, d'où résulte un hiatus dans la colonne vertébrale, lequel donne passage à une tumeur dont le volume dépend de l'étendue de la séparation des parties. Cette tumeur a un volume qui varie depuis celui d'une noix jusqu'à celui d'un œuf d'oie; elle a le plus souvent une large base, quelquefois, cependant, celle-ci est assez étroite. Cette forme est même fréquente. Quelquefois, la tumeur occupe toute l'étendue de la colonne vertébrale. Elle a pour siége la région lombaire, la région dorsale ou la région sacrée, rarement la région cervicale. Le mode de formation du spina bifida se trouve en partie dans ce fait, que les parties osseuses n'ont pu se joindre et que les arcs des vertèbres, une fois formés, sont restés séparés de quelques lignes.

La tumeur formée au point de séparation contient un liquide clair, limpide, quelquefois trouble ou rougeâtre; elle a la forme d'un sac. La quantité de liquide varie d'une once à plusieurs livres. Quelquefois, la moelle épinière n'est pas altérée; mais le plus souvent elle est comprimée, flasque, molle, semblable à une matière glaireuse, transparente, ou bien elle est complétement détruite, de sorte qu'on n'en trouve plus aucune trace. Lorsqu'il existe plusieurs tumeurs, on fait gonfler l'une en pressant sur l'autre. Souvent le spina-bifida est compliqué d'hydrocéphale; de plus, il existe en même temps que lui d'autres vices de conformation : les pieds et les mains forment des masses informes, il y a des hernies, les voies urinaires et les organes génitaux sont incomplets, etc. Il peut arriver aussi qu'un liquide s'accumule dans le canal vertébral du nouveau-né, sans qu'il y ait séparation des vertèbres, ni tumeur visible à l'extérieur. On nomme cette difformité *hydrorachis incolumis*.

Il faut pour le diagnostic tenir grand compte des signes suivants : On sent de chaque côté de la tumeur deux parties dures formées par la saillie des deux extrémités de l'arc vertébral. La tumeur est souvent translucide ou opaque; elle se gonfle pendant l'inspiration et quand l'enfant crie. Les extrémités inférieures, la vessie et l'intestin sont souvent paralysés. En pressant sur la tumeur, on détermine des convulsions ou un état soporeux. Quand elle augmente, le tissu qui la recouvre devient plus mince, bleu, rougeâtre et se gangrène. Les enfants porteurs de cette maladie sont faibles, languissants, maigres, ou le deviennent bientôt. Ils ne peuvent teter, leur respiration est profonde et râlante; les convulsions sont fréquentes chez eux.

Les causes de cette difformité sont celles qui peuvent amener les arrêts de développement, comme la frayeur, les passions, quelque blessure reçue par la mère pendant sa grossesse, mais plus souvent encore une disposition aux scrofules et au rachitisme. La *marche* et la *terminaison* de cette maladie sont toujours malheureuses et souvent définitivement mortelles. Quelquefois, cependant, quand la distance qui sépare les arcs des vertèbres est petite, qu'elle existe vers la partie inférieure de la colonne vertébrale, la vie peut se prolonger pendant des jours, des mois ou même une année. Il arrive aussi parfois que le liquide suinte et que la tumeur diminue. S' elle se rompt pendant que l'enfant est dans le sein de sa mère, celui-ci peut toujours naître vivant ; si elle s'ouvre pendant l'accouchement, l'enfant naîtra mort ou succombera bientôt. La déchirure ou l'ouverture de cette tumeur après la naissance a le plus souvent la mort pour effet ; c'est dans des cas très rares qu'il y a guérison. Le pronostic est d'autant plus grave que le spina-bifida est plus volumineux et situé plus haut ; la paralysie des extrémités inférieures et des organes du bassin, la complication de cette maladie avec l'hydrocéphale le rendent mortel.

Traitement. — Il est toujours pénible, pour le médecin qui compatit aux maux de ses semblables, de voir son art renfermé dans d'aussi étroites limites et de se dire : *Tu iras jusque-là et pas plus loin.* Ce sentiment sera bien plus pénible encore, lorsque nous serons obligé de détruire par l'annonce d'une si triste nouvelle la joie ineffable de parents qui n'avaient peut-être pas bien apprécié la gravité de la maladie de leur enfant. Les choses sont cependant ainsi, et nous ne pouvons rien y changer.

On a proposé contre cette difformité plusieurs modes de traitement, destinés à faire disparaître le liquide et à rapprocher les parties : on a même publié, dans ces derniers temps, plusieurs faits dans le but de prouver la curabilité de ce mal ; ces communications me semblent reposer sur des erreurs, et se rapporter à des tumeurs analogues, mais sans séparation des vertèbres. On a recommandé des opérations, mais elles hâtent la mort. Les méthodes que l'on peut le mieux préconiser sont : la compression méthodique faite avec de la charpie douce ou de la toile. C'est le meilleur moyen palliatif que l'on puisse employer, parce que c'est celui avec lequel on arrête le mieux le développement de la tumeur. Les autres méthodes, comme la cautérisation, la ligature, le séton, la ponction, les petites scarifications et l'incision doivent être absolument rejetées. Il faut, au contraire, que le médecin mette tous ses soins à protéger les enfants porteurs de cet arrêt de développement, contre toutes les blessures qui pourraient atteindre les parties malades.

Je ne sais si l'homœopathie peut conseiller quelque médicament dans les affections de cette nature; car je n'ai jamais été en position de faire aucun essai de ce genre. Je ne crois pas que la réforme médicale ait, dans ce cas, un grand avantage sur l'ancienne école ; mais il n'y aurait aucun risque à courir, si l'on essayait l'administration de quelques médicaments, pourvu que les parents fussent éclairés sur la durée et sur les conséquences probables du traitement et qu'ils ne vinssent pas à l'interrompre. Les moyens que l'on pourrait choisir devraient être recherchés d'après les cas analogues qui ont été publiés, c'est-à-dire parmi les observations connues d'hydrocéphale, de scrofule, d'ostéomalacie, de syphilis, de gale, etc. Je pense que nos trois grands médicaments héroïques chez les enfants : *sulphur*, *calcarea carbonica*, *psoricum*, pourraient être essayés au début du traitement; mais il nous manque un point d'appui pour choisir le plus convenable des trois. On trouvera peut-être dans leur application et la durée de leurs effets des motifs de fixer son choix sur l'un de préférence aux autres.

Je dois laisser au médecin attentif et scrutateur le soin de faire ce choix, et je me contenterai d'avoir présenté quelques remarques générales. Mais si l'on doit arriver à un résultat positif dans le spina-bifida, je suis convaincu que ce sera seulement avec les hautes puissances, qui agissent très favorablement sur la faible organisation de l'enfant, comme j'ai pu le constater dans un grand nombre d'expériences.

CHAPITRE X. — HERNIES.

Hernie.

Les hernies des nouveaux-nés et des jeunes enfants sont ou l'effet d'une conformation vicieuse, ou le résultat d'une violence mécanique interne ou externe. Les plus nombreuses sont, comme chez les adultes, celles qui se forment à l'hypogastre. On reconnaît plusieurs espèces de hernies : l'*encéphalocèle*, l'*omphalocèle* (*hernie ombilicale*), la *hernie inguinale*, la *hernie scrotale* et la *hernie crurale*.

§ I. Encéphalocèle.

L'encéphalocèle congéniale peut dépendre d'un développement incomplet des os du crâne, d'une hydropisie cérébrale ou d'une mauvaise conformation du cerveau, dont l'effet secondaire est d'empêcher les os de s'organiser et de se joindre. Il y a plusieurs degrés dans ce vice de conformation: toute la partie supérieure du crâne peut manquer, ou bien il n'existe qu'une fente plus ou moins large au travers de laquelle se fait la hernie; ceci s'observe principalement à l'occiput et au niveau des fontanelles.

Il n'y a pas à parler du traitement de ce vice de conformation, quelle que soit l'espèce à laquelle il appartienne; car cette maladie est bien plus du domaine de l'anatomie pathologique que de celui de la médecine. Les petites hernies cérébrales pourraient cependant être traitées par une compression modérée, faite avec précaution, de manière à n'amener aucun symptôme de compression des centres nerveux.

§ II. Omphalocèle.

La hernie ombilicale peut être congéniale ou postérieure à la naissance. Elle est, dans cette dernière hypothèse, le résultat de la distension du cordon ombilical. La première espèce se distingue de la seconde par son volume et par la mauvaise conformation des muscles de l'abdomen et de la peau qui la recouvre. A son niveau la peau est fine et enveloppe immédiatement les anses intestinales. Cette espèce d'omphalocèle est tout à fait incurable; elle rentre dans le domaine de l'anatomie pathologique. Les hernies ombilicales qui se forment postérieurement à la naissance présentent d'autres caractères; les muscles abdominaux et les téguments du ventre sont régulièrement conformés; leur volume est moindre; il existe un sac herniaire dont la première est dépourvue. Une petite portion de l'épiploon s'engage fréquemment avec l'intestin dans l'anneau ombilical incomplétement cicatrisé.

La première espèce d'omphalocèle constitue un arrêt de développement; les autres dépendent de la dilatation de l'ouverture ombilicale postérieure à la naissance, de son ulcération suppurative et des efforts que fait l'enfant lorsqu'il crie. Les coliques flatulentes et la constriction de l'abdomen par des vêtements trop serrés peuvent causer aussi la sortie de l'intestin.

Le traitement de la hernie ombilicale n'offre aucune difficulté sérieuse chez les enfants. Il est généralement facile du moment où la réduction a été opérée. Il suffit de contenir la hernie avec un bandage convenable, qui a l'avantage de soutenir mécaniquement l'ombilic jusqu'à ce qu'il soit tout à fait cicatrisée. Cette compression peut être exercée facilement par un bandage herniaire, ou par une bande bien appliquée. Si l'on se sert du bandage, il faut faire porter sa pelote directement sur l'ouverture par laquelle l'intestin est sorti. Si l'on se contente d'une bande, on exerce la pression avec des compresses graduées. J'indiquerai tout à l'heure dans un paragraphe spécial les médicaments homœopathiques qui s'adressent aux différentes espèces de hernies.

§ III. De la hernie inguinale et scrotale.

Ces deux espèces de hernies peuvent être congéniales ou paraître seulement quelque temps après la naissance. Les circonstances capables de donner naissance aux autres déplacements de l'intestin peuvent aussi causer cette dernière. La hernie congéniale prend naissance au moment où le testicule descend dans le scrotum, l'intestin s'engageant au même moment dans le canal inguinal. Ceci arrive presque toujours lorsque les tissus destinés à former le *gubernaculum Hunteri* ne sont pas adhérents à leur partie supérieure au moment où le testicule descend dans les bourses. Lorsque la hernie paraît après la naissance, il existe toujours une des causes prédisposantes que j'ai indiquées.

Une différence essentielle sépare ces deux espèces de hernies : dans la première (la hernie congéniale), l'intestin et le testicule sont renfermés dans une même enveloppe; dans la seconde (celle qui est postérieure à la naissance), l'intestin est contenu dans un sac spécial et distinct. On reconnaît la hernie inguinale à la présence d'une tumeur dans l'aine, tumeur qui augmente par les efforts de la toux, les cris et par toute pression exercée sur l'abdomen. Cette tumeur devient douloureuse quand des gaz s'y engagent; elle est molle et cède à pression. Le testicule étant toujours alors descendu dans le scrotum, on peut constater sa présence. La peau qui recouvre la hernie conserve sa couleur habituelle. Enfin, au moment où l'on opère la réduction, le malade éprouve des coliques, et le chirurgien perçoit un bruit de gargouillement.

Traitement. — Les traités de chirurgie renferment de

longs détails relatifs aux diverses opérations que les hernies peuvent exiger. Je ne perdrai donc pas un temps précieux à décrire des procédés opératoires que tout médecin connaît et comprend aussi bien que je puis le faire moi-même. Je me bornerai à présenter quelques remarques sur les médicaments homœopathiques auxquels on peut être obligé de recourir.

Quand on entreprend de traiter, chez un enfant, une hernie congéniale ou autre, il faut toujours s'informer des circonstances qui ont pu agir comme causes prochaines, et diriger le traitement en conséquence. S'il est possible de rapporter cette maladie à la toux, aux cris de l'enfant, à des coliques flatulentes, il faut s'attacher à faire disparaître ces symptômes. Mais on ne peut toujours préciser la cause sous l'influence de laquelle l'intestin est sorti de l'abdomen. Le doute que l'on conserve à cet égard dans les hernies des adultes nous reste bien plus souvent encore lorsqu'il s'agit des hernies des enfants. Pendant les premiers temps de la vie, les muscles manquent de l'énergie nécessaire pour résister aux actions violentes ; ils se relâchent facilement et ne peuvent contenir tous les organes qu'ils doivent protéger. Toutefois, ce relâchement des fibres et des faisceaux musculaires n'est pas toujours aussi fortuit qu'on le pense ; l'hérédité joue ici un grand rôle. La santé des parents et les maladies dont ils sont porteurs nous révèlent bien souvent la véritable cause de cette affection. Ceci, du reste, ne doit pas nous inquiéter ; car les causes héréditaires ne sont pas inaccessibles à l'action de nos médicaments. Nous pouvons même en triompher avec de l'attention et de la persévérance. Ces remarques générales s'appliquent au traitement des hernies,

Un grand nombre de médicaments ont été recommandés en homœopathie, contre cette affection. Je ne crois pas utile de m'étendre longuement sur chacun d'eux. Le plus important est, sans contredit, *acidum sulfuricum*. On peut le donner à la 15°, à la 24° ou à la 30° dilution.

Il répond à toutes les circonstances accessoires que l'on peut trouver réunies en pareil cas, ainsi qu'à la spécificité de la lésion de texture. Il agit directement sur le foyer de la maladie et sur les symptômes accessoires qui résultent des troubles de la digestion auxquels donne lieu la compression de l'intestin. Une autre considération parle encore plus en faveur de l'emploi de ce médicament, c'est la propriété qu'il possède de détruire la psore latente. Celle-ci est, en effet, la cause essentielle, le *punctum saliens*, par lequel la hernie est entretenue. Cette assertion ne me semble entourée d'aucune obscurité. Plus d'une fois j'ai eu à la défendre contre ceux qui la considéraient, au premier abord, comme tout à fait hypothétique. J'avoue que dans un grand nombre de cas, je me suis élevé contre la théorie de la psore enseignée par Hahnemann. Je l'ai fait dans des circonstances où des recherches nouvelles et peut-être plus exactes, sur la naissance d'un grand nombre de maladies, auraient pu entraîner ma conviction. Mais, ici, aucune autre explication ne pouvant rendre compte du mode de développement des hernies congéniales, non plus que de celles qui sont postérieures à la naissance, je dois reconnaître que la théorie de la psore est la plus juste et la plus capable de donner l'explication que nous cherchons. La meilleure preuve que je puisse invoquer à l'appui de cette opinion est l'adage : *Post hoc ergo propter hoc ;* c'est-à-dire, le rapport de la cause à son effet.

Je ne prétends pas nier que d'autres influences, comme les cris répétés de l'enfant, les efforts de la toux, la distension de l'intestin par des gaz, une diarrhée habituelle, ne puissent concourir à la production de la hernie, mais aucune de ces causes ne serait suffisante s'il n'existait une prédisposition préalable. Or, cette prédisposition est l'effet de la diathèse psorique. Les seuls médicaments curatifs, en pareil cas, seront donc ceux dont l'action spécifique est en rapport direct avec la psore latente. *Nux vomica, aurum, antimonium crudum, sulphur, lycopodium,* conviendront de préférence à tous les autres. Ils devront être employés à de hautes puissances. Les symptômes accessoires seront très précieux pour nous aider à fixer notre choix sur l'une ou sur l'autre de ces substances. Lorsque ces symptômes seront confus et mal caractérisés, le médecin ne pourra trouver en eux le secours dont il a besoin, il restera dans le doute. Le mieux sera de chercher de nouvelles indications auprès de la mère, d'étudier son tempérament et son caractère moral. Enfin, lorsque le médecin ne pourra trouver les indications précises dont il a besoin, lorsque son choix restera indécis entre deux substances, il lui faudra se résoudre, comme ressource extrême, à les donner alternativement en mettant vingt-quatre heures d'intervalle entre chacune d'elles.

J'espère avoir posé, dans ce qui précède, les principes généraux du traitement médical des hernies : au moins sera-t-il maintenant facile pour le médecin de triompher, avec quelque attention, des difficultés qu'il présente.

CHAPITRE XI. — DE LA DESCENTE DES TESTICULES APRÈS LA NAISSANCE.

Les testicules descendent généralement dans les bourses vers le septième mois de la vie fœtale ; mais il n'est pas rare de voir cet acte physiologique retardé. Il s'accomplit alors plus ou moins longtemps après la naissance. Il y a des cas où les testicules ne sortent de l'abdomen qu'à un âge plus avancé ; on cite même des exemples d'hommes dont les testicules étaient toujours restés cachés dans l'abdomen sans aucun inconvénient pour leurs facultés génératrices.

Bien que la descente des testicules après la naissance soit une exception à la règle générale, elle s'observe encore assez fréquemment et se trouve presque toujours accompagnée de symptômes maladifs. Elle peut, en outre, donner lieu à des méprises que l'on commet faute d'examiner le malade avec assez de soin. C'est, surtout, dans le cas de hernie inguinale que la méprise est possible, parce que celle-ci est caractérisée par l'existence d'un gonflement de l'aine qui peut être dû également à la présence du testicule engagé dans le canal inguinal. Le meilleur moyen d'éviter cette erreur est d'examiner les bourses avec soin. Si le testicule du côté où existe la tumeur ne se trouve pas à sa place, il est à peu près certain que son passage au travers de l'anneau inguinal est la cause de ce gonflement. Aussi, quand on n'observe en même temps aucun symptôme dangereux, faut-il toujours laisser agir la nature. Mais si l'on a commis une erreur en confondant le testicule avec une hernie et que l'on tente la réduction, les manipulations auxquelles on se livrera ne seront pas sans danger ; elles pourront amener l'inflammation des organes, inflammation généralement liée à un surcroît de sensibilité. Le meilleur moyen de calmer et de guérir ces douleurs en peu de temps, est de donner au malade une petite dose d'*aconit* à laquelle on fait succéder une dose d'*arnica* quand il y a nécessité.

CHAPITRE XII. — MALADIES DE LA VESSIE.

Les nombreuses indications que j'ai réunies ailleurs (1) relativement au diagnostic des maladies de la vessie chez les adultes me dispenseront d'entrer dans de longs détails à leur sujet, en ce qui concerne les enfants ; d'autant plus que nous devons nous borner à constater les symptômes objectifs, l'examen physique des organes étant le plus souvent impossible ou très limité. L'inspection et la palpation pourront bien nous apprendre si la vessie est distendue par l'urine ; car il existe alors vers la partie inférieure de l'hypogastre, au-dessus du pubis, une tumeur sphérique, élas-

(1) *Thérapeutique homœopathique des maladies aiguës et des maladies chroniques,* traduit par Jourdan et Schlesinger-Rahier. Paris, 1848-1850, t. I, p. 531, 528, et t. II, p. 370, 525 et 713.

tique, obscurément fluctuante, exactement entourée par les intestins, tumeur qui est formée par la vessie elle-même. Mais l'examen des parties avec le plessimètre et le stéthoscope, le toucher rectal ou vaginal, le cathétérisme ne peuvent être ni employés ni conseillés chez les enfants. Il faut donc nous en tenir à la connaissance des symptômes sympathiques qui doivent nous suffire pour conclure à l'existence de telle ou telle maladie. Les caractères de l'urine sont même généralement perdus pour nous, à moins que nous ne puissions les reconnaître aux taches que ce liquide laisse sur les couches du petit malade.

§ I. Rétention d'urine (*ischuria vesicalis, retentio urinæ*).

La rétention d'urine doit être considérée chez les enfants comme le symptôme d'un état maladif plus étendu. Elle doit être traitée en conséquence. L'évacuation des matières contenues dans les intestins et de l'urine renfermée dans la vessie a généralement lieu, pour la première fois, peu après la naissance. S'il se passe un assez long espace de temps avant que ces excrétions s'établissent, on voit paraître les symptômes que j'ai indiqués. Ceux-ci se manifestent dans tous les cas, que la rétention d'urine soit complète ou incomplète; aussi reconnaît-on toujours cette maladie aux mêmes caractères. L'enfant a de la fièvre, de l'insomnie, il crie continuellement, surtout quand on vient à presser sur la région vésicale; il retire ses cuisses vers le ventre, se tortille et se replie sur lui-même. Enfin, des spasmes et des convulsions peuvent venir compléter ce tableau.

Traitement. — La rétention d'urine est rarement dangereuse pour les enfants qui en sont atteints; de plus, son traitement est facile. Cette maladie dépend ordinairement d'un état spasmodique ou inflammatoire, état qu'il n'est pas toujours facile de distinguer au début de la maladie. Lorsque le médecin est appelé à temps, il doit s'abstenir, tout d'abord, d'administrer des médicaments. Règle générale, il est nécessaire d'essayer les moyens purement hygiéniques, surtout les bains et les lavements chauds. Le mieux est de préparer les uns et les autres avec du lait; mais si l'on n'a pas ce liquide à sa disposition, on se sert d'eau. Le bain doit être alors préparé avec de l'eau de son. Pendant que l'enfant y est plongé, on frictionne doucement avec la main la région de la vessie; et, lorsqu'on n'obtient pas un bon effet de ce moyen au bout d'un quart d'heure, on retire l'enfant de la baignoire et on lui donne un lavement. J'avoue n'avoir jamais rencontré, dans le cours de ma longue pratique, de cas où cette méthode n'ait pas été couronnée de succès. Néanmoins, on peut trouver des malades (surtout parmi les sujets plus âgés) chez lesquels un traitement aussi simple n'est pas suffisant. Il faut alors recourir à d'autres agents et faire usage de médicaments. Mais avant de rien donner à l'intérieur, on peut encore essayer de quelques moyens externes, avec lesquels il m'est arrivé de calmer le malade; je les indiquerai rapidement. Je place en première ligne des frictions faites avec de l'huile de lin chaude, puis des passes magnétiques pratiquées par la mère ou par un des parents que l'enfant aime le mieux; il est souvent utile de recouvrir la partie malade de morceaux de flanelle chaude. Des cataplasmes de farine de graine de lin renfermés dans un morceau de toile et appliqués sur la région vésicale sont aussi très utiles.

Si l'enfant est en proie à une agitation extrême, que ses mouvements expriment une grande anxiété, s'il y a en même temps chaleur intense de la peau, sécheresse des lèvres et chaleur interne, désir continuel de boire, gonflement et rougeur du visage, il faut se hâter de donner une très petite dose d'*aconit*, afin d'arrêter l'état inflammatoire qui est sur le point d'éclater; autrement, de grands dangers pourraient naître, car on aurait à craindre de voir des accidents spasmodiques compliquer la maladie. L'*aconit* réussit généralement à faire disparaître tout danger dans l'espace de deux heures, et il est presque inutile d'employer après lui un nouveau médicament. Mais si la maladie avait fait de notables progrès, qu'il y eût d'autres symptômes, comme les mouvements convulsifs, des crampes, le froid des extrémités, une respiration difficile, le médecin homœopathe ne devrait pas attendre l'action de l'*aconit* pendant plus d'une demi-heure, et il devrait se hâter de faire succéder à ce médicament une petite dose d'*ipecacuanha*. Il faudrait qu'il observât la rémission de tous les symptômes sous l'influence du premier médicament, pour être en droit de temporiser au delà du temps que j'ai indiqué. Alors, si l'amélioration due à l'*aconit* se maintenait, on pourrait donner une nouvelle dose de cette substance ; mais si des symptômes convulsifs se manifestent, il faut recourir à l'*ipecacuanha*.

Les recettes populaires sont parfois utiles dans cette maladie, j'ai eu souvent occasion d'en faire usage pendant le cours de ma longue carrière, et j'en ai toujours retiré plus d'utilité que ne le font les laïques. Ceux-ci, employant ces moyens d'une manière trop générale, n'en obtiennent le plus souvent aucun résultat. Le persil commun (*apium petroselinum*) est celui dont j'ai fait le plus d'usage ; il est souvent employé en infusion dans les montagnes de la Silésie, où cette maladie est très commune chez les enfants. Pour moi, je n'ai jamais administré le persil qu'à dose homœopathique ; je l'ai trouvé spécifique dans les cas où l'enfant faisait, en criant, des efforts continuels d'expulsion, et lorsqu'il parvenait à la suite de cris violents à évacuer quelques gouttes d'urine.

L'infusion de *rosa canina* (cynorrhodon) peut être aussi recommandée. Je l'ai souvent employée avec succès sans avoir pu déterminer encore ses indications précises.

La rétention d'urine est aussi l'effet d'un spasme de la vessie, comme il arrive fréquemment chez les petits enfants lorsqu'on les a laissés longtemps avec des langes humides, et qu'ils se sont refroidis. Cette espèce d'ischurie réclame d'autres médicaments que ceux dont j'ai déjà parlé. Je me bornerai à les énumérer, laissant au médecin attentif le soin de décider lequel il doit administrer le premier ; car les signes pourraient bien me manquer pour faire moi-même cette différence. En un mot, le médecin homœopathe ne doit jamais se contenter des indications que les livres lui donnent, il lui faut toujours individualiser l'état morbide qu'il est appelé à traiter ; il ne doit pas craindre d'être considéré comme un collecteur de symptômes et il ne peut arrêter ses recherches qu'après avoir trouvé un médicament dont il puisse répondre. Or, je puis lui promettre d'arriver a cette certitude en suivant mes conseils.

La *pulsatilla* est un des médicaments les mieux indiqués en pareille circonstance ; il faut en donner un ou deux globules de la 30° dilution. Ce médicament convient très bien à l'organisation des enfants, surtout à ceux dont le caractère est doux, qui ont une tendance continuelle à se refroidir, dont la peau est pâle et chez lesquels toute souffrance est accompagnée de frissons. Enfin, il est plus profitable aux enfants qui gémissent et se lamentent qu'à ceux qui jettent les hauts cris, sont anxieux et ont une respiration courte et oppressée. L'existence d'une chaleur générale avec rougeur du visage et peut-être aussi de la région de la vessie, signes certains d'un état inflammatoire, ne contre-indiqueraient pas l'emploi de *pulsatilla*. Ces symptômes, au contraire, se trouvent au nombre de ceux qu'engendre ce médicament dans son effet primitif. Leur existence est un motif de plus pour compter sur son action curative. Nous ne devons pas oublier, du reste, qu'il existe un certain nombre de médicaments qui ont une tendance à guérir les états morbides inflammatoires, sans pouvoir être mis au rang des antiphlogistiques purs. Or, il est impossible de dire d'une manière exacte à quelle classe un médicament appartient, tant que nous n'avons pu tracer la limite de sa sphère d'action, et que nous sommes forcés de nous en tenir à des données incertaines. *Pulsatilla* s'adresse réellement aux symptômes inflammatoires, comme le prouve son efficacité dans le traitement des maladies catarrhales ou rhumatismales, dans lesquelles les symptômes de congestion sont bien tranchés. Aussi, ce médicament a-t-il des rapports très intimes avec les affections des membranes muqueuses, des bourses synoviales, des tendons et des muscles. *Pulsatilla* est aussi un agent spécifique de la maladie qui nous occupe; mais il doit être choisi seulement d'après le tableau exact des signes essentiels et des symptômes accessoires que présente le malade.

Mon intention étant de ne pas revenir sur ce sujet dans le cours de mon livre, je vais étudier avec tous les détails suffisants la rétention d'urine que l'on observe après la première enfance. De cette manière, j'éviterai des répétitions inutiles.

Lorsque la rétention d'urine est l'effet d'un refroidissement, *dulcamara* à la quinzième ou à la vingt-quatrième dilution est très utile, aussi bien pour les jeunes enfants que pour ceux dont l'âge est plus avancé. Ce médicament convient, en général, à toutes les affections que l'on contracte pour avoir eu les mains et les pieds mouillés, pour avoir traversé des mares de pluie, ou avoir conservé pendant longtemps des chaussures ou des bas humides. Or la strangurie est souvent l'effet d'un semblable refroidissement; elle présente alors une physionomie spéciale qu'il importe de connaître. Le malade rend seulement quelques gouttes d'urine après de longues souffrances, un écoulement muqueux a lieu par l'urètre; la petite quantité d'urine qui est expulsée est blanche comme du lait; elle laisse déposer par le refroidissement un abondant sédiment composé de mucus. Malgré cet écoulement d'urine goutte à goutte, la vessie reste très distendue; l'enfant éprouve un besoin continuel d'uriner et ne peut le satisfaire; ses pleurs et ses gémissements, la tension des parties génitales, la rétraction des cuisses, sont les signes de ces vives douleurs qu'il ne peut exprimer autrement. C'est dans cette espèce d'ischurie que *dulcamara* convient, et donne un succès assuré. Le plus souvent une ou deux doses suffisent pour calmer les douleurs, et, plus tard, les autres symptômes.

On peut administrer aussi *belladona* lorsque la rétention d'urine est l'effet d'un refroidissement. Toutefois, je dois reconnaître que cette proposition pourra paraître exagérée ; car les symptômes locaux de la maladie qui m'occupe ne se retrouvent pas d'une manière tellement exacte dans la pathogénésie de ce médicament qu'il puisse paraître absolument indiqué. Mais nous ne devons pas oublier que les symptômes dont les parents nous demandent la guérison ne sont pas toujours les plus capables de fixer notre choix. Celui qui n'est pas médecin regarde comme menaçantes les souffrances qui le frappent ; mais le médecin n'agit pas de même. Il compare tous les symptômes caractéristiques de la maladie avec les effets physiologiques du médicament, et, par ce moyen, il trouve le remède approprié ; alors, les caractères qui semblaient essentiels jouent pour lui un rôle subordonné ; ils sont tout à fait secondaires, mais disparaissent avec l'ensemble de la maladie. Ceci s'applique de tous points à l'action de *belladone* dans la rétention d'urine, maladie contre laquelle aucun médicament n'agit d'une manière plus brillante. Aussi, lorsque les symptômes secondaires de la maladie, même ceux qui sont dépourvus de toute espèce de spécificité, se retrouvent parmi les effets primitifs du médicament, on doit considérer son choix comme très heureux ; et il ne peut en être autrement quand sa vérification a été faite par un homœopathe instruit.

Nous trouvons parmi les effets physiologiques de la belladone : la strangurie accompagnée de l'émission de quelques gouttes d'urine à la suite de violents et douloureux efforts. Mais le trait caractéristique pour le choix de ce médicament est la complication de spasmes et de convulsions qui se manifestent au moment où l'enfant sort d'un sommeil agité, ou lorsqu'on vient à presser, même légèrement, sur la région vésicale ; surtout quand cette pression cause le hoquet; les spasmes avec une distorsion des membres qui peut être portée à un tel point que tout mouvement devienne impossible. Cet état de spasme, à lui seul, ne suffit pas, cependant, pour faire choisir la belladone; car l'*ipeca*, l'*ignatia*, surtout l'*hyoscyamus* et quelques autres médicaments y répondent tout aussi bien. Mais si une vive frayeur a concouru au développement de la maladie, que l'enfant soit fort et replet, la belladone est indiquée, surtout si le petit malade a le sang porté vers la tête, le visage boursouflé, une chaleur générale et brûlante, une soif inextinguible.

Un sommeil soporeux, fréquemment interrompu surtout au commencement, un caractère craintif et facile à effrayer, sont aussi des signes certains pour l'emploi de ce médicament; car, dans ce cas, aucune autre substance ne peut égaler ses effets.

Il existe encore plusieurs autres substances que nous pouvons recommander dans cette maladie, lorsqu'elle reconnaît pour cause un refroidissement ou d'autres influences qui auraient agi simultanément. Quand, par exemple, la rétention d'urine a été amenée par une forte pression, une chute, un coup ou toute autre violence extérieure, le malade présente plusieurs symptômes particuliers : les parties externes de la génération sont œdématiées, l'urètre est plus ou moins rouge; la douleur semble avoir son siége au col de la vessie, car en pressant avec le pouce sur le périnée, on fait cesser momentanément les envies d'uriner. J'ai vu plusieurs fois survenir ces symptômes sans cause occasionnelle appréciable; mais j'ai toujours trouvé l'*arnica* spécifique de cette forme de l'ischurie, à tel point même qu'il faisait disparaître en quelques heures toute trace de souffrance. J'employais ce médicament à la sixième, ou mieux à la douzième dilution.

Le *rhus* à la trentième dilution est parfaitement indiqué lorsqu'à la suite d'une chute ou d'un coup reçu sur les lombes, survient de la strangurie avec émission de quelques gouttes d'une urine foncée, presque sanguinolente, si surtout à ces symptômes vient se joindre une grande difficulté de r.... es membres inférieurs. La *pulsatilla* peut se tro.... ..... ement indiquée dans ces circonstances.

La présence de vers intestinaux et surtout des ascarides détermine, chez les enfants, une violente irritation qui les porte à toucher continuellement leurs parties génitales. Cette malheureuse disposition se rencontre encore plus souvent chez les adultes que chez les enfants d'un à deux ans. J'ai eu de fréquentes occasions d'observer ces habitudes vicieuses, et en recherchant leur cause avec soin, j'ai reconnu que le petit malade était aussi souvent instruit, sous ce rapport, par sa nourrice ou par sa gouvernante. Ces mauvaises habitudes entraînent, pour l'avenir, à de grands dangers ; je me bornerai à signaler celui de ses effets qui nous intéresse le plus en ce moment : la strangurie. Cette maladie, en effet, reconnaît rarement une autre cause. Ce qu'il y a de remarquable, c'est que la rétention d'urine devient à son tour une cause d'excitation qui porte les enfants à ces manœuvres contre-nature, et fait que l'habitude de la masturbation arrive à un tel degré de violence que le médecin a besoin de toutes ses forces pour lutter contre le malade et s'en rendre maître. Son premier soin doit être de calmer par tous les moyens possibles cet état d'excitation. Peut-être, les symptômes présentés par le sujet indiqueront-ils un des médicaments dont j'ai parlé, lequel suffirait à diminuer la maladie et même à la guérir. Mais si de nouvelles indications paraissent, il faut rechercher d'autres médicaments. Des cris violents, indicateurs de quelque souffrance profonde, le gonflement de la région pubienne ou des aines, la chaleur et la sensibilité exagérées du scrotum, le gonflement du pénis, les cris plaintifs qu'arrache à l'enfant l'émission de quelques gouttes d'urine, le froid de tout le corps avec pâleur du visage ; une soif ardente, que la difficulté de la déglutition empêche de calmer, indiquent les *cantharides*. Ce médicament répond à tous ces symptômes et réussit parfaitement contre ce ..... mmatoire. Il faut bien se garder, toutefois, de le prescrire à une dilution inférieure à la quinzième; le médecin doit même savoir qu'il guérira d'autant mieux qu'il adoptera une dilution plus élevée.

Cannabis doit être également recommandé dans ce chapitre, bien que ses effets physiologiques soient loin d'avoir l'importance de ceux de *cantharides*. Ainsi, on ne trouve dans sa pathogénésie qu'un très petit nombre de caractères se rapportant à l'inflammation de la vessie, et les symptômes sympathiques de cette affection y sont incomplétement retracés. Ce médicament a été, cependant, prôné contre l'ischurie; et si je n'ai pas pour lui le même enthousiasme, c'est peut-être que connaissant mal sa sphère d'action, j'ai eu moins souvent à reconnaître ses beaux résultats, parce que je ne savais pas déterminer d'une manière exacte les circonstances favorables à son application. La difficulté de rendre les urines, l'émission douloureuse de quelques gouttes de ce liquide, émission douloureuse que l'on reconnaît aux cris de l'enfant, sont les seuls symptômes locaux qu'il présente; mais l'un et l'autre se retrouvent parmi les effets physiologiques d'un grand nombre d'autres médicaments qui ne me semblent pas être pour cela suffisamment indiqués. En un mot, la pathogénésie de *cannabis* n'étant pas assez étendue relativement aux signes de l'ischurie, je ne dois pas m'arrêter davantage sur les indications dont ce médicament est susceptible; je laisserai à d'autres auteurs le soin de donner des renseignements plus précis.

Il m'est arrivé plusieurs fois de rencontrer, même chez des enfants de six mois, des rétentions d'urine produites par l'usage de l'eau-de-vie; les nourrices ayant fait boire de cette liqueur à leur nourrisson pour les endormir plus vite. Au commencement je ne pouvais m'expliquer l'origine de cette affection dont je ne saisissais pas la cause. Ne trouvant pas en elle les caractères d'un état spasmodique, je m'imaginais qu'elle devait être l'effet de la paralysie de la vessie; je le croyais d'autant mieux que je trouvais l'enfant plongé dans un sommeil léthargique, et que je ne lui reconnaissais pas, quand il était éveillé, sa vivacité habituelle. Je pensais avoir affaire à un commencement de méningite avec épanchement, mais ce n'était encore qu'une conjecture dont je n'étais nullement satisfait. Me laissant guider exclusivement par la similitude des symptômes, je choisissais *opium*, je donnais ce médicament à la sixième dilution, espérant avec lui éteindre dans son germe une maladie menaçante et dangereuse. J'y réussis quelquefois, mais ma joie ne fut jamais de longue durée; car au bout de quelques jours je voyais reparaître le même appareil de symptômes inquiétants. Je trouvais de nouveau l'enfant pâle, engourdi, plongé dans un sommeil soporeux dont rien ne pouvait le tirer, même les efforts de vomiturition; j'observais du ténesme vésical revenant à époque fixe et accompagné de la rétraction des cuisses. Les recherches auxquelles je me livrai alors me conduisirent à un heureux résultat. Je donnai *nux vomica* 30, qui était tout à fait indiquée, et j'obtins alors une guérison complète qui ne se démentît plus. Depuis lors, la cause occasionnelle de ces états morbides ne m'a jamais échappé.

La *noix vomique* s'est également montrée spécifique dans quelques espèces d'ischurie et de strangurie qui semblaient être l'effet d'un refroidissement ou de quelque trouble de l'estomac. Ceci ne doit nullement nous étonner, puisque la rétention d'urine est au nombre des effets primitifs de ce médicament.

D'après mes observations, les agents que je viens de passer en revue sont ceux auxquels il convient le mieux de recourir lorsqu'on est appelé à traiter l'ischurie chez un enfant. Mais si la maladie est chronique, c'est-à-dire, lorsqu'elle a de la tendance à reparaître sous la moindre influence, les médicaments qui précèdent ne suffisent plus pour la guérir d'une manière complète; il faut recourir à d'autres substances plus énergiques, qui doivent être alternées avec les premières ou données seules, selon les exigences de la maladie. Les médicaments qui peuvent être utiles alors, et parmi lesquels il faut choisir d'après les symptômes diathésiques présentés par le malade sont : *Sulphur, sassaparilla, phosphori acidum, lycopodium, causticum, sepia, nitri acidum, plumbum.*

§ II. Décomposition de l'urine, urodialyse des nouveaux-nés (1)
(urodialysis neonatorum).

Les nouveaux-nés sont sujets à une autre affection qui est caractérisée par les symptômes suivants : L'enfant ne rend son urine que goutte à goutte ; celle-ci est rouge et cause une douleur de brûlure en traversant le canal de l'urètre. Le malade exprime ses souffrances par ses pleurs et ses cris ; il se tord et ramène ses pieds près de son ventre. Il y a en même temps constipation ou évacuations composées de matière semblable à des œufs pourris. L'haleine exhale une odeur acide, il y a des rapports et des vomissements qui indiquent la formation d'acidités dans l'estomac. Plus tard, l'épiderme s'excorie en divers endroits ; ces excoriations suppurent, la matière qu'elles sécrètent répand une odeur urineuse et paraît être corrosive. Ces petits ulcères s'étendent rapidement. Il s'élève souvent près de ces

(1) Sous le nom d'*urodialyse* l'auteur décrit ici un état morbide que nous ne retrouvons pas dans les ouvrages de pathologie. J'ai cru, cependant, devoir conserver ce titre en raison des considérations thérapeutiques importantes auxquelles ce groupe de symptômes a donné lieu. On devra remarquer que l'urodialyse n'est point une maladie, mais seulement un état morbide symptomatique d'affections diverses. Ce mot signifie, en effet, décomposition de l'urine, disjonction, séparation de ses éléments (Διάλυσις, décomposition, disjonction, séparation). Considéré en lui-même, ce symptôme est important ; mais il tire surtout sa valeur des maladies qu'il accompagne. Il serait donc plus exact de dire que l'urodialyse est un effet de la péritonite, de l'hydrocéphale, etc., que de considérer ces dernières maladies comme des complications de ce symptôme. On doit, du reste, reconnaître le rôle immense que jouent la psore et la syphilis dans son développement ; et le lecteur tirera certainement avantage des indications précieuses réunies par l'auteur au sujet du traitement.

(Note du traducteur.)

pustules des vésicules d'eczéma ou des bulles de pemphigus qui laissent après elles des ulcérations superficielles. Les douleurs en urinant n'existent pas toujours. Lorsque le malade guérit, tous ces symptômes s'effacent peu à peu, mais il reste une grande tendance aux récidives.

L'urodialyse des nouveaux-nés peut être compliquée : 1° de péritonite : alors le ventre, jusque-là rétracté, gonfle et devient douloureux au toucher ; 2° d'une maladie du foie accompagnée d'un ictère dangereux ; 3° de l'irritation du nerf vague. Dans ce cas, on observe tout à coup des crampes de poitrine ; la respiration devient courte, haletante, abdominale ; il y a des accès de vomissements. La gastromalacie et l'hydrocéphale aiguë peuvent aussi accompagner cette affection. Toutes ces complications rendent la maladie mortelle. On observe ordinairement avant la venue de ces symptômes, que les plaies ulcérées et suppurantes se sèchent complétement.

Cette maladie paraît être particulière aux enfants à la mamelle. Ses causes occasionnelles se trouvent parfois dans la santé de la mère ou de la nourrice qui ont eu des éruptions herpétiques. La syphilis congéniale, une nourriture capable d'engendrer les acidités de l'estomac, un mauvais lait, de la bouillie mal préparée ou faite avec de la farine avariée, concourent au développement de cette affection. Enfin, d'après l'opinion de Hahnemann, que j'ai adoptée, la cause la plus fréquente de l'urodialyse est une psore congéniale. L'existence des éruptions herpétiques que l'on observe, en pareil cas, vient confirmer cette assertion.

Traitement. — Les données étiologiques et pathologiques ne sont pas d'un grand secours pour le traitement de cet état morbide ; et si nous voulons obtenir un heureux résultat, nous sommes forcés de chercher un appui plus solide. Avant de choisir un médicament, le médecin homœopathe doit savoir si la maladie a commencé avec la vie extra-utérine, ou si elle n'est venue que plus tard. Lorsque la difficulté pour uriner n'est pas continue, cela me semble indiquer que le développement de ce symptôme, considéré comme essentiel, est beaucoup plus fortuit qu'on ne croit, qu'il a une importance secondaire, et qu'il reçoit sa signification de la place qu'il occupe dans le tableau de la maladie. Néanmoins, j'ai cru ne pouvoir passer cette affection sous silence, lorsque je m'occupais des maladies des voies urinaires chez les enfants, sans encourir le reproche de légèreté. J'essaierai maintenant de satisfaire mes lecteurs sous le rapport thérapeutique; mais avant tout je ferai remarquer que je donne seulement des indications sans avoir la prétention d'entrer dans de longs détails, parce que les douleurs que cause l'émission des urines sont souvent les seuls symptômes que nous puissions constater. Quant aux complications dont j'ai parlé, elles seront décrites avec soin dans la partie de ce livre qui doit leur être consacrée.

Lorsque la maladie est le résultat de l'usage d'une mauvaise alimentation, comme il arrive pendant les premiers jours de la vie, le médecin doit se borner à tracer un régime doux et convenable. Il est inutile alors d'employer d'autres moyens, surtout si l'on est appelé avant que l'ischurie se soit compliquée de quelque autre forme morbide plus grave. Les médicaments donnés dans de semblables circonstances seraient même tout à fait impuissants, si l'on n'avait pas le soin d'imposer à la mère ou à la nourrice un régime alimentaire convenable. Lorsque les aliments sont mal choisis, les effets qu'ils produisent chez les petits enfants consistent presque toujours dans la formation d'acidités gastriques; rarement observe-t-on des symptômes plus graves. Si cette production trop abondante de suc gastrique coexiste avec les signes de l'ischurie, on doit préférer l'un des médicaments qui suivent : *ipecacuanha*, *pulsatilla*, *nux vomica* et peut-être aussi *china*. On fixera son choix sur l'un d'eux en tenant compte des symptômes généraux que présente le malade. Quant à la dose, c'est au médecin à la fixer d'après les indications qu'il rencontre. Si la malpropreté semble avoir engendré la maladie, il faut avant tout nettoyer

l'enfant. En général, quelle que soit la cause de cette affection, les bains de lait, d'eau de son, ou d'eau de savon, sont
d'une grande utilité : je dirai même indispensables. Lorsque
l'urodyalise est l'effet d'une syphilis congéniale, le virus
vénérien donne des preuves de son existence dès les premiers moments de la vie, et les excoriations de la peau ne
tardent pas à se former. Les préparations mercurielles sont
alors parfaitement indiquées, surtout le *mercurius vivus* et
le *sublimé corrosif*. Tous deux doivent être prescrits à de
hautes puissances. Le *calomel*, à la douzième dilution, peut
avoir aussi une grande efficacité, lorsque des symptômes
vénériens ont paru pendant la grossesse, ou quand l'enfant
a été infecté par sa nourrice peu de temps après sa naissance.
Il faut savoir que le ptyalisme est facilement déterminé
chez les jeunes enfants par le *calomel* ; la petitesse des doses
homœopathiques ne met même pas à l'abri de cet accident.
Je conseillerai donc de se bien garder d'employer des doses
plus fortes ; je crois même qu'il est souvent utile d'en administrer de beaucoup plus faibles. La psore congéniale (à
laquelle Habnemann donnait le nom de psore latente) peut
aussi engendrer de semblables accidents ; il est toujours facile de reconnaître quelques traces de ses effets peu de
temps après la naissance. Toutefois, son développement
n'est jamais aussi rapide que celui de la syphilis. Dans tous
les cas, on fera bien d'administrer le médicament à la nourrice, afin qu'il ait une action moins énergique sur le petit
malade. Quant à la substance qu'il convient d'employer,
tous les symptômes indiquent en première ligne *sulphur*
que l'on répète d'abord à de plus courts , puis à de plus
longs intervalles. S'il y a complication de psore et de syphilis, on interpose une dose de *mercure* que l'on peut faire
suivre d'une dose d'*hepar sulphuris* lorsque les caractères
de l'éruption cutanée l'exigent. Ces médicaments ayant
calmé les symptômes les plus menaçants, sans avoir fait
cesser absolument les douleurs qui accompagnent l'émission des urines, on donnera *lycopodium* 30, qui complé-

tera la guérison, d'autant mieux qu'il a la propriété de faire naître sur l'homme sain un grand nombre d'éruptions cutanées. Je ne veux pas rechercher si ce sont des observations publiées en homœopathie qui ont engagé les allopathes à faire prendre ce médicament à l'intérieur; eux qui, jusqu'alors, l'avaient considéré comme une poudre inerte, bonne seulement à saupoudrer les excoriations de la peau. Je constaterai seulement que Hufeland, Schoenlein et Canstatt ont recommandé de donner à l'intérieur la *semence de lycopode*.

§ XIX. Incontinence d'urine (*enuresis, incontinentia urinæ nocturna*).

On me dira peut-être que l'incontinence d'urine n'est pas une maladie chez les nouveaux-nés. Je le reconnaîtrai sans peine ; mais comme ce symptôme s'observe chez des enfants âgés de deux, trois ans et même plus, qu'il dure quelquefois jusqu'à la puberté, j'ai cru devoir en parler dans ce chapitre consacré à l'étude des maladies des voies urinaires. Le nom seul de cette affection résume ses symptômes ; mais on peut lui reconnaître deux formes distinctes qui n'ont pas la même signification. Tantôt l'urine coule d'une manière continue (c'est l'*enuresis passiva*); tantôt le malade ressent l'envie d'uriner, mais il lui est impossible de retenir ses urines, qui sont expulsées avec force (c'est l'*enuresis activa*). Quant à l'incontinence nocturne d'urine, son nom seul indique qu'elle consiste dans l'émission des urines pendant le sommeil de l'enfant. Les causes de cette infirmité sont : la faiblesse du sphincter de la vessie, une grande irritation du col vésical, un état de faiblesse générale, un sommeil trop profond, enfin des habitudes de malpropreté. Le *pronostic* est toujours favorable; car cette affection disparaît au plus tard d'elle-même vers l'époque de la puberté, quand elle n'est combattue par aucun traitement.

Traitement. — Cette maladie, comme la plupart des affections propres à l'enfance, reconnaît pour cause fondamentale

une prédisposition consistant dans un vice psorique, herpétique ou scrofuleux. En général, les sujets qui en sont
atteints ont une faible constitution ; leur visage est pâle et
maladif, leurs yeux entourés d'un cercle bleu, comme il
arrive aux enfants qui ont des vers. Du reste, l'helminthiase
complique fréquemment l'incontinence nocturne d'urine.
Une nourriture malsaine et insuffisante favorise le développement de la maladie. Aussi paraît-elle chez les enfants du
peuple à un âge déjà avancé, tandis que dans les hautes
classes de la société on l'observe de la troisième à la sixième
année.

Les *moyens hygiéniques* sont très puissants contre cette
maladie. L'enfant doit boire très peu à son repas du soir,
qui ne sera pas abondant ; il ne doit user ni de bière blanche,
ni de thé ; il couchera sur des matelas un peu durs, jamais
sur un lit de plumes. Chaque jour, on fera des lotions d'eau
froide sur toutes les parties du corps, principalement sur
les parties génitales, puis on essuiera le malade avec soin.
Enfin, celui-ci essaiera, pendant le jour, de garder son urine
aussi longtemps qu'il le pourra, afin de diminuer l'irritabilité des muscles constricteurs et de leur rendre un peu de
force. Par ce moyen, le sphincter s'habituera à résister davantage et à ne plus permettre l'ouverture du col de la
vessie ; par ce moyen aussi l'enfant sera forcé de veiller sur
lui-même avec plus de soin, ce qu'il continuera de faire involontairement pendant son sommeil. Il est également très
nécessaire, au commencement, de réveiller le malade après
l'avoir laissé dormir pendant plusieurs heures, et de l'obliger à uriner. On doit aussi, dans l'intérêt de sa guérison,
éviter qu'il dorme étant couché sur le dos ; il faut qu'il
se mette sur le côté. Lorsque le médecin a tracé toutes
ces précautions hygiéniques indispensables, il doit s'occuper du choix du médicament. Tous les signes pathologiques indiquent tout d'abord *sulphur* 30 : on commence
par en donner une dose tous les deux jours ; au bout d'une
semaine, on met entre chaque paquet quatre jours d'inter-

valle, et l'on continue de la sorte à répéter ce médicament à des distances de plus en plus éloignées. Le soufre ne ferme pas le cercle des médicaments curatifs de cette maladie; mais il est plus difficile de fixer son choix sur d'autres substances, si l'on considère isolément le symptôme principal, en négligeant les signes accessoires moins apparents qui existent en même temps que lui.

Si nous continuons le *soufre* pendant trop longtemps, il cesse d'améliorer le malade; son inutilité est pour nous un avertissement de réparer notre négligence, et d'analyser soigneusement l'état morbide que nous sommes appelés à traiter. Il nous arrive alors de rencontrer des médicaments qui ne renferment aucun des symptômes locaux de la maladie, et qui ont cependant sur elle un effet heureux et rapide. Cette circonstance explique pourquoi il est impossible au thérapeutiste d'indiquer nominativement tous les agents capables d'être donnés en pareil cas; car, en voulant tracer d'une manière complète le traitement de l'incontinence d'urine, il serait conduit à décrire la thérapie de presque toutes les formes nosologiques. Je me bornerai donc à indiquer ici un très petit nombre de substances, laissant au médecin le soin de compléter ce tableau.

La *pulsatille*, à la douzième dilution ou à une puissance plus élevée, peut être très utile, quand le malade a une constitution molle, des cheveux blonds, un caractère mou et sensible; elle convient principalement aux petites filles. *Sepia* 30 mérite aussi toute notre attention. Le symptôme essentiel capable de fixer notre choix sur ce dernier médicament est l'existence d'un écoulement muqueux ayant pour siége la vulve et le vagin. — *Graphites* 30 convient lorsque *sulphur* est resté sans effet; surtout s'il existe une dermatose dont les caractères spéciaux indiquent avec certitude l'emploi de ce médicament. Des circonstances analogues peuvent fixer notre choix sur *carbo vegetabilis, dulcamara* et *mercure*.

Les détails dans lesquels je viens d'entrer suffiront, je

crois, au médecin, pour commencer le traitement de cette maladie. Si, plus tard, il ne trouve pas ces indications suffisantes, il devra faire de nouvelles recherches. J'appellerai alors son attention de préférence sur *causticum*, *natrum muriaticum*, *belladona*, *cina*, *conium*, *hepar sulphuris*.

§ IV. De la gravelle et des calculs vésicaux.

Ces deux maladies peuvent se présenter aussitôt après la naissance ou se développer dans la suite. On les distingue toujours facilement des autres affections des voies urinaires. Les matières excrétées, en pareil cas, se forment en partie dans les reins et les uretères, en partie dans la vessie et le canal de l'urètre. Les symptômes de cette affection sont très tranchés. La miction est douloureuse; l'émission de quelques gouttes d'une urine rouge et sanguinolente, arrache des cris au malade; il se fait au fond du vase un dépôt muqueux et purulent. Tous ces caractères sont précis; mais le diagnostic devient tout à fait certain lorsqu'il sort des graviers ou des petits calculs par le canal de l'urètre; il est plus difficile quand le calcul reste engagé dans le rein ou dans l'uretère. S'il est dans la vessie, il est toujours possible de le reconnaître chez les garçons, en pratiquant le toucher rectal. Cette maladie n'est pas rare; mais elle est beaucoup plus fréquente dans certains pays que dans d'autres. Il semble que les influences telluriques et climatériques prennent une large part à son développement. On rencontre fréquemment chez les enfants des symptômes accessoires de la maladie principale, lesquels se rapportent seulement aux effets physiologiques secondaires du médicament. Ces symptômes sont rarement d'une grande importance pour le choix de l'agent thérapeutique, comme tout médecin pourra le reconnaître en essayant de les prendre pour guide. Parmi ces effets secondaires se trouvent les spasmes, la grande irritabilité du système nerveux, si commune pendant l'enfance, où l'on voit souvent le malade serrer les poings, avoir des tremblements de tout le corps, et surtout des extrémités, tandis que le visage se cyanose; enfin tomber dans de véritables convulsions dont la mort est la conséquence. Le canal intestinal peut être également le siége de ces symptômes sympathiques; on observe alors des coliques, des vomissements, la diarrhée qui devient chronique et amène l'étisie.

Le plus grand nombre des médicaments que j'ai indiqués à propos des maladies des voies urinaires précédemment décrites peuvent être d'une grande utilité pour le traitement des affections calculeuses. Mais il est une autre substance plus importante encore et dont je n'ai pas parlé : c'est la *salsaparilla* trentième dilution. Ce médicament a été prescrit avec succès par les homœopathes contre les calculs et contre la gravelle. Dans l'un et l'autre cas, il est utile de le répéter; car, d'après mon opinion, le sang doit être saturé de cette substance pour qu'elle agisse utilement; c'est-à-dire, pour qu'elle amène l'expulsion des concrétions calcaires déjà formées, et qu'elle empêche la production de nouveaux calculs. Lorsqu'on est arrivé à ce point, il faut laisser au malade un intervalle de repos, puis donner un remède intercurrent qui corresponde à l'état morbide lui-même. L'analyse chimique des calculs expulsés nous est alors d'un grand secours; car, d'après les éléments qui les composent, nous pouvons être conduits à choisir entre *phosphorus, silicea, calcarea carbonica, acidum phosphoricum, alumina*. En général, on trouve dans les concrétions de l'acide urique, du phosphate et du carbonate de chaux, de l'albumine, de l'alumine, etc. Lorsque cette analyse nous manque, il faut nous laisser guider par les symptômes physiologiques, et alors notre choix peut se porter sur *cannabis, lycopodium, zincum*. Dans tous les cas, nous ne devons pas oublier que cette maladie n'est jamais guérie par un seul médicament. L'*uva ursi* a été peu employé dans le traitement des affections calculeuses, et l'on s'est excusé de cette négligence sur ce que l'on ne connaissait qu'un très petit nombre de ses symptômes caractéristiques. Cette pénurie est réelle et nous oblige à tenir compte des effets cliniques obtenus à l'aide de cette plante, afin de l'employer dans les cas analogues à ceux où elle a réussi. Quand, par exemple, l'urine d'un calculeux devient sanguinolente et purulente, l'*uva ursi* est indiqué parce qu'il peut engendrer ces deux symptômes, et, par conséquent, les guérir. L'ancienne école considère le *carbonate de soude* comme le meilleur dissolvant des calculs vésicaux. Je ne puis nier que cette substance ait souvent réussi, et je ne vois aucun motif capable de nous empêcher d'en faire usage. Pourquoi, en effet, un homœopathe ne pourrait-il pas prescrire ce sel qui a été expérimenté sur l'homme sain et se trouve dans notre matière médicale ? Un seul motif pourrait nous éloigner de suivre les errements de l'allopathie, c'est la question de la dose ; mais je suis en mesure de rapporter de nombreux exemples prouvant que même dans cette maladie, on obtient davantage avec les doses homœopathiques qu'avec celles qui sont usitées en allopathie.

Il existe parfois des symptômes secondaires très dangereux qu'il faut avant tout combattre par des moyens palliatifs, par la seule raison qu'il ne nous est pas toujours possible d'en triompher avec des médicaments spécifiques choisis d'après les caractères essentiels de la maladie. Dans les affections calculeuses, il nous serait impossible, par exemple, de calmer promptement ces symptômes accessoires avec les médicaments indiqués par les souffrances des voies urinaires. Les affections spasmodiques doivent être rangées parmi ces complications secondaires et redoutables. La *teinture de camphre* (composée d'un grain de camphre pour cent gouttes d'alcool) est le meilleur médicament qu'on puisse leur opposer. Je donne une goutte de cette teinture dans un peu d'eau ou de lait chaud, en ayant soin de répéter cette dose toutes les cinq minutes, et de l'éloigner ensuite graduellement à mesure que les spasmes diminuent. L'expérience m'a également appris que la deuxième et la troisième dilution de ce médicament peuvent suffire, et que sous leur influence l'urine est rendue facilement et sans douleur. *Cicuta virosa* à la dose d'un ou deux globules de la trentième dilution est aussi très utile; elle peut être administrée dès le début, mais convient mieux encore après le *camphre*. On l'administre lorsque ce dernier médicament n'a pas soulagé le malade au bout d'une demi-heure à une heure. La ciguë est principalement indiquée lorsque les extrémités sont le siége de tremblements convulsifs violents, auxquels succède une roideur inaccoutumée. Je n'ai jamais donné ce médicament sans succès lorsque ces symptômes existaient; je ne répétais la dose que s'il survenait un nouvel accès. J'ai toujours observé que la ciguë avait, en même temps, une action très bienfaisante sur les organes malades. *Belladona, ipecacuanha, ignatia, hyoscyamus, stramonium, opium*, méritent tous d'être consultés lorsque la maladie revêt une forme convulsive.

Les symptômes sympathiques dont le canal intestinal devient le siége arrivent peu de temps avant la mort; ils accompagnent toujours les affections spasmodiques, en présentant une intensité variable. Les coliques nerveuses prouvent la vérité de cette assertion. Ces symptômes ne doivent pas être considérés abstraction faite des garde-robes qui les accompagnent. Il est, au contraire, important de tenir compte de ces deux indications, comme aussi de tous les autres signes qui pourraient exister. *Veratrum, colocynthis, chamomilla, ipecacuanha, arsenic* et quelques autres substances me paraissent devoir être utiles en pareil cas; mais il faut que le médecin connaisse assez exactement les propriétés de toutes ces substances, afin de fixer son choix rapidement; car il n'y a jamais de temps à perdre si l'on veut sauver le malade.

CHAPITRE XIII. — DU GONFLEMENT ET DE L'INDURATION DES MAMELLES CHEZ LES ENFANTS.

Intumescentia, induratio mammarum.

Cette maladie s'observe non seulement chez les petites filles, mais aussi chez les garçons. Aussi n'ai-je jamais pu croire qu'elle fût causée par l'accumulation du lait dans les mamelles. J'ai même reconnu que le liquide qui engorge le sein est de nature lymphatique. Cet engorgement disparaît souvent par voie de résorption. Mais si une sage-femme téméraire et imprudente a essayé de le faire écouler en pressant fortement sur la tumeur; si des vêtements trop serrés sont venus la comprimer trop violemment, elle s'irrite, s'enflamme, devient très douloureuse et peut passer à la suppuration. Dans ce cas, le malade présente toujours de la fièvre. Il arrive, parfois, que l'on ne peut reconnaître la cause de cet engorgement des mamelles, au moins ne doit-on pas le rapporter à une violence extérieure. En général, le pronostic est rassurant.

Le traitement de cette affection varie suivant qu'elle est de nature inflammatoire ou non. Dans cette dernière hypothèse, on doit toujours craindre l'influence des agents extérieurs. Lorsqu'on sort l'enfant du bain, par exemple, il faut lui essuyer doucement la poitrine, faire en sorte que ses vêtements n'exercent aucune pression sur les seins. Le mieux est, dans cette intention, d'interposer une plaque de coton entre le thorax de l'enfant et ses langes, afin d'éviter que ceux-ci serrent directement la poitrine. En prenant toutes ces précautions, on peut souvent faire résorber la tumeur; mais lorsqu'on n'y parvient pas, elle s'enflamme presque toujours. Cependant, il est juste de dire que nous évitons généralement une terminaison aussi fâcheuse, quand une garde-malade ou une sage-femme n'a exercé aucune pression maladroite. Dans le cas contraire, nous devons nous hâter de recourir à l'*arnica* que nous donnons à l'intérieur et à une haute puissance. Une seule dose de ce médicament suffit d'ordinaire à guérir cette maladie; c'est-à-dire, à empêcher que le gonflement devienne plus tendu et plus dur, et aussi à éviter qu'il rougisse. Si l'inflammation est déclarée, que le malade ait une fièvre assez vive, il faut donner une dose d'*aconit*. Ce médicament cesse, au contraire, d'être indiqué quand le frisson est passager, la tumeur chaude, tendue et légèrement rouge. L'existence de ces derniers symptômes indique *bryonia* 30. Si la rougeur inflammatoire devient plus vive, comme érysipélateuse, s'étendant au delà du sein sur le thorax, il convient de recourir à *belladona* 30. Aucun de ces médicaments ne peut être employé lorsque le pus a commencé à se former, soit à cause des manœuvres intempestives exécutées par les gardes, soit en raison de l'intensité de la maladie, intensité que la bonne constitution de l'enfant accroît encore. Il faut alors choisir d'autres substances et, en première ligne, *hepar sulphuris* 3, suivi de *lachesis* 30; tandis que *mercure, phosphorus, silicea*, conviennent mieux lorsqu'une longue suppuration et l'existence de trajets fistuleux ont amené une fièvre hectique.

CHAPITRE XIV. — ICTÈRE DES NOUVEAUX-NÉS.

Icterus neonatorum.

La peau des enfants prend souvent, quelques jours après leur naissance, une teinte jaune analogue à celle de l'ictère. Cette coloration se manifeste de préférence chez ceux dont le derme est d'un rouge vif ou d'un rouge foncé au moment où ils viennent au monde, et chez ceux dont la peau a la couleur du tan. J'ai déjà fait remarquer, en parlant du diagnostic en général, que cette teinte ictérique ne devait pas toujours être considérée comme un symptôme de maladie; qu'elle consistait essentiellement dans une métamorphose subie par la matière pigmentaire, qui devenait jaune. J'ajouterai que les enfants nés avant terme présentant fréquemment ce symptôme auquel on ne peut réellement accorder le nom d'ictère. Il diffère, en effet, de cette maladie par l'absence de ses signes pathognomoniques, à savoir : la teinte jaune de la sclérotique et le passage de la matière colorante de la bile dans l'urine.

Les changements importants que subissent les fonctions du foie au commencement de la vie extra-utérine nous expliquent pourquoi l'ictère est une maladie aussi commune chez les nouveaux-nés, parce que la sécrétion biliaire, commençant à s'établir, peut facilement amener un état spasmodique spécial de tous ses organes sécréteurs.

Cette maladie se manifeste du troisième au quatrième jour après la naissance. Elle diffère de l'ictère des adultes par des caractères tranchés. La peau du visage et la sclérotique se colorent en jaune, sans que l'on puisse constater l'existence d'aucun autre symptôme. Peu après, cette teinte s'étend sur toutes les parties du corps, devient de plus en plus foncée, puis disparaît graduellement. Sa durée ne dépasse guère alors un petit nombre de jours. D'autres fois, elle se prolonge davantage, persiste jusqu'au neuvième jour et même au delà. Cette affection dépend ou d'un simple vice de la sécrétion du foie ou d'une hypersécrétion de bile. L'enfant ne présente, dans ce cas, aucun autre signe de maladie; il est calme, dort bien; son ventre est souple, tout à fait insensible à la pression; sa respiration est complète. Quant aux évacuations alvines, elles sont généralement bilieuses et diarrhéiques. Il peut arriver que la diarrhée se présente comme symptôme critique au moment où la maladie disparaît. Lorsque le foie est plus profondément malade, l'ictère de l'enfant se rapproche davantage de celui des adultes. On retrouve alors, outre les symptômes que j'ai indiqués plus haut, le changement de couleur des excréments et les symptômes ordinaires de la dyscrasie ictérique.

Le *pronostic* est généralement favorable, tant que l'état ictérique n'est pas prononcé; des fautes de régime peuvent seules troubler la marche naturelle de cette affection. Tant qu'il n'y a pas de symptômes de processus bilieux, il est le plus souvent inutile d'administrer des médicaments; les précautions hygiéniques suffisent; on se borne à entretenir une douce température dans la chambre du malade, on veille à ce que les évacuations, surtout les évacuations alvines, soient régulières. Il faut que les vêtements de l'enfant soient propres et chauds; enfin, on se contente de faire teter le petit malade et l'on se garde surtout de lui laisser prendre des aliments solides.

Sous le rapport *thérapeutique*, le mieux est de se borner, autant que possible, à l'emploi des moyens hygiéniques que j'ai indiqués; mais des prescriptions aussi simples ne suffisent pas toujours à rassurer la mère. Celle-ci demande au médecin, dans sa sollicitude, d'ajouter au régime l'usage de quelque médicament. Les homœopathes sont souvent obligés d'accéder à ce désir, parce qu'ils se trouvent entourés de parents qui ont vu les allopathes employer en pareille circonstance la manne, la rhubarbe et la magnésie, dont ils ne peuvent assez faire l'éloge. La prudence veut que le médecin entre alors dans les vues des parents; ce qu'il peut faire, d'autant mieux qu'un médicament bien choisi abrège la durée du mal.

Les renseignements que je puis donner sur les causes de l'ictère des nouveaux-nés ne sont ni satisfaisants ni très concluants. Il est à peine utile de rappeler l'action des agents extérieurs; et, cependant, l'influence brusque et violente que le milieu dans lequel l'enfant est appelé à vivre (l'air atmosphérique) exerce sur la peau, le travail d'oxydation dont le sang devient le théâtre, ont des rapports tellement intimes avec le développement de cette maladie, qu'il est impossible de douter qu'ils puissent en être la cause. L'action violente de l'atmosphère amenant un changement brusque dans la température du corps, et produisant sur lui une impression de froid, cause fréquente de la maladie, *chamomilla* et *dulcamara* doivent être les premiers médicaments à lui opposer. L'un et l'autre seront prescrits à de hautes puissances ; il sera quelquefois utile de les alterner à douze heures d'intervalle. Des bains tièdes seconderont très bien leur action.

Malheureusement, nous rencontrons rarement dans la pratique des ictères aussi simples ; le plus souvent, ceux que nous sommes appelés à traiter sont venus sous l'influence de substances dont il fallait s'abstenir ; et ils sont d'autant plus tenaces que l'on méconnaît généralement le mauvais effet de ces agents, et qu'au lieu de les abandonner, on les emploie ensuite à titre de médicaments. Ce reproche ne peut atteindre l'homœopathie, qui ne sera jamais entraînée à commettre une semblable erreur, parce qu'elle connaît l'action physiologique des substances qu'elle prescrit. Je ne le ferai pas non plus au médecin de l'ancienne école, s'il évite avec soin pendant les premiers jours de la vie les préparations composées dont les mauvais effets ont été depuis longtemps reconnus ; mais je l'adresserai aux gardes-malades et à toutes ces matrones qui sont aveuglées par les préjugés et par l'erreur, et se livrent, malgré les défenses les plus expresses, à la pratique de la médecine, choisissant pour victime un enfant sans défense. Celui de tous ces mélanges qui est le plus capable d'amener l'ictère, chez les enfants nouveau-nés, est une infusion de camomille additionnée de sirop de rhubarbe, mélange qui passe pour favoriser l'expulsion du méconium et d'autres saburres. On le donne à la mère pendant sa grossesse, prétendant que l'infusion de camomille est une panacée toujours utile pour elle et pour l'enfant, un remède dont on ne peut attendre que d'heureux effets. L'abus de ce mélange est cependant une cause fréquente d'ictère pour les enfants, comme je l'ai bien souvent reconnu ; et je crois utile de diriger le traitement en conséquence. Il est presque superflu de rappeler qu'il faut, en pareil cas, proscrire l'infusion de camomille. J'ajouterai, pour ne rien omettre, qu'il est nécessaire de médicamenter en même temps la mère et l'enfant, en ayant soin de donner à la première une dose plus forte qu'au second. Nous ne rencontrons quelquefois aucun symptôme caractéristique propre à fixer notre choix, soit que nous prenions en considération l'état de l'enfant, soit que nous étudions celui de la mère. Nous sommes obligés alors de nous en tenir aux antidotes connus de la camomille, et de nous laisser guider par les expériences déjà faites. Pour mon compte, j'ai toujours trouvé les indications que j'ai posées très suffisantes; mais je crois que tout médecin ne trouvera pas inutiles les expériences qu'il pourra faire lui-même, et qu'il en retirera un grand profit. Il m'est arrivé de guérir cette espèce d'ictère avec *nux vom.* 12° ou 30°, lorsqu'un refroidissement avait concouru à son développement, et lorsque la mère avait des garderobes trop fréquentes. Si je constatais, chez les nouvelles accouchées, des accidents spasmodiques dont elles avaient ressenti les premières atteintes pendant leur grossesse, accidents qui continuaient, bien qu'à un moindre degré, pendant les premiers jours de couches, et dont l'enfant présentait les premiers symptômes, je donnais avec avantage *ignatia* 12 et 30. — Si aucun de ces deux médicaments n'avait soulagé le malade au bout de trente-six à quarante-huit heures, je les remplaçais par *china* 24. — L'*ipécacuanha* est indiqué lorsqu'une hypersécrétion des membranes muqueuses existe chez l'enfant. Cet état se reconnaît à l'existence d'un enduit muqueux de la langue, à une expectoration muqueuse, aux glaires qui entourent les fèces, au râle muqueux qui existe dans la poitrine. *Pulsatilla* répond à ces mêmes caractères.

Il y a peu de maladies que nous puissions guérir à l'aide d'un seul médicament; le plus souvent, nous sommes obligés d'en donner successivement plusieurs. L'ictère des nouveaux-nés est une de ces affections dans lesquelles il convient d'appliquer ce précepte et de varier nos moyens thérapeutiques; car il parcourt plusieurs phases dont les symptômes diffèrent, et il appartient à un groupe de maladies auquel nous reconnaissons plusieurs espèces. Cette variété de formes nous oblige à modifier notre thérapeutique en raison des différences que les malades nous présentent. Lorsque, par exemple, il est évident que la maladie a été produite par l'abus de la rhubarbe, une ou deux petites doses de *camomille* suffiront à guérir l'enfant; et si ce médicament ne peut à lui seul effacer tous les symptômes, *mercurius solubilis* 18 sera le médicament le mieux indiqué et le plus efficace.

Les préceptes thérapeutiques renfermés dans les paragraphes précédents pourront, je crois, guider le médecin dans le traitement des formes légères de la maladie; mais ils ne suffiront plus pour celui des formes malignes dans lesquelles les préceptes hygiéniques que j'ai tracés seront également insuffisants. Je crois, cependant, comme me l'ont appris mon expérience et celle de mes confrères, que l'ictère malin des nouveaux-nés peut être parfaitement et rapidement guéri par la méthode homœopathique. Je n'ai pas été certainement sans rencontrer, dans ma pratique, ces ictères dangereux; car si je savais éviter les circonstances capables de donner à la maladie ce fâcheux caractère, tous les médecins n'avaient pas le même bonheur. Or, des médicaments donnés à doses trop élevées, prescrits d'une manière vicieuse ou à contre-temps, un régime mal ordonné, sont les causes les plus capables de rendre l'ictère malin. Tant que la maladie est bénigne, les parents restent spectateurs de la conduite du médecin; mais lorsqu'elle s'aggrave et devient dangereuse, ils prennent l'alarme et réclament d'autres conseils. C'est à leur sollicitude que les homœopathes doivent souvent le bonheur de sauver le petit malade quand on les appelle assez tôt. Je dis le bonheur, et cette expression ne manque pas de justesse: car, je n'ai jamais perdu un seul des nombreux enfants qui m'ont été confiés en cet état. Ce succès constant m'engage à faire connaître la méthode que j'ai suivie; je l'indiquerai avec détail, après avoir sommairement rappelé les caractères pathognomoniques de cette affection.

La peau devient d'une couleur jaune analogue à celle du laiton ; le ventre est gonflé, dur, tendu, sensible à la pression ; l'enfant s'agite et gémit continuellement ; il retire ses jambes vers son ventre ; il a de la constipation, ou bien il rend des fèces dures, grises, d'une teinte argileuse, ou semblables à un jaune d'œuf gâté ; la fièvre se joint à ce tableau de symptômes : la tête et le tronc sont brûlants, le pouls accéléré. L'existence de ces signes indique presque à coup sûr une inflammation violente, la suppuration ou la désorganisation du foie, états dont le diagnostic est plus certain encore si l'on peut reconnaître les symptômes suivants : Des soubresauts pendant le sommeil d'abord, puis pendant la veille, le sopor, etc., enfin des vomissements violents. Règle générale : la maladie, arrivée à ce point, ne prend pas une marche favorable, surtout quand la sueur s'établit et que les garde-robes sont de nature bilieuse ; la mort causée par la compression du cerveau (hydrocéphale aiguë), ou annoncée par la paralysie des membres, met fin à ce triste tableau.

Le premier soin du médecin doit être de tracer un régime alimentaire rigoureux, ce qui est d'autant plus nécessaire que cette forme de l'ictère apparaît toujours plusieurs semaines après la naissance, et se trouve déterminée par quelque faute d'hygiène. Quand le lait de la mère n'est pas absolument bon, il faut le remplacer par celui d'une nourrice ; la bouillie et tous les aliments sujets à subir la fermentation acide doivent être formellement défendus. Le médecin homœopathe recherchera ensuite quel peut être le traitement le plus opportun ; il devra se faire représenter toutes les ordonnances qui auront été suivies ; car il y trouvera souvent des indications utiles sur la méthode qu'il convient d'appliquer. Il a le plus souvent, en effet, à tracer un traitement antidotique, pour lequel j'ai déjà donné d'amples renseignements, qui le mettront à même de formuler aisément ses prescriptions.

Mais il peut arriver que les antidotes les mieux choisis

restent sans effet, que l'on ne puisse les découvrir faute de savoir quels médicaments ont été employés, ou bien que la maladie, ayant été abandonnée à elle-même, soit arrivée à son plus haut période en raison de sa propre virtualité. Dans toutes ces hypothèses, une seule ressource nous reste, c'est de diriger notre traitement d'après les symptômes essentiels de la maladie. Nous trouvons alors *chine* indiqué, quand aux signes habituels de l'ictère malin se joignent un état de faiblesse des plus prononcés et une tendance à la syncope. Ce médicament doit être prescrit à la deuxième dilution, et à doses répétées. Lorsque le malade a *été* soulagé par cette substance, *mercurius solubilis* 12, est le médicament le plus convenable, il faut même quelquefois le préférer. Que l'on ne croie pas que je le recommande aveuglément; jamais je ne donne mes indications au hasard et sans de sérieux motifs. Or, il y a beaucoup de symptômes qui me feront préférer le *mercure* au *chine* : la coloration jaune laiton de la peau; la diarrhée muqueuse et sanguinolente accompagnée de tranchées et d'efforts inutiles d'expulsion, diarrhée qui se manifeste de préférence le soir et la nuit; le gonflement douloureux du ventre, une fièvre soporeuse avec sueur énervante, des escarres, ont les signes qui me feront donner *mercure* de préférence. La *digitale* est moins souvent utile au début de la maladie, tant que les symptômes généraux prédominent; mais elle est mieux indiquée lorsque la maladie se localise. On pourrait confondre la sensibilité de la région du foie et de la région précordiale que peut engendrer ce médicament avec celle du *mercure*; mais la sensibilité développée par la digitale est moins pénétrante et moins étendue; elle se limite à la région occupée par la vésicule biliaire. Les selles provoquées par elle diffèrent aussi des évacuations causées par le *mercure*; elles ont une couleur plus argileuse ou même tout à fait blanche; les urines sont rendues à de plus courts intervalles. Mais ce qui caractérise surtout la digitale, c'est l'absence de toute espèce de symptôme fébrile; le défaut de sensibilité au froid et le ralentissement du pouls. Je donne presque toujours cette substance à la sixième dilution, et je la répète plusieurs fois. Lorsque l'ictère résiste à un traitement actif, ou qu'il décroît lentement, on peut conclure à l'existence de quelque vice chronique dont il faut se débarrasser pour obtenir une guérison complète. *Sulphur* est le médicament indiqué par cette théorie; car il répond à toutes les indications que nous pouvons rencontrer. Lorsque l'ictère reconnaît pour cause un virus, aucun médicament n'est aussi utile que le soufre; au moins je n'en connais aucun qui guérisse aussi vite. Je le donne toujours à la trentième dilution, et j'ai l'habitude de le répéter au bout de deux jours, afin d'avoir une action plus soutenue.

Le lecteur reconnaîtra sans doute, comme il a dû le faire à propos du traitement des états morbides dont j'ai déjà parlé, que je n'ai pas la prétention de tracer la thérapeutique de toutes les formes d'ictère qui peuvent se présenter. Vouloir être aussi complet serait une erreur impardonnable, puisque cette maladie peut offrir des nuances infinies dont chacune réclame des médicaments divers. Je fais cette remarque pour les jeunes homœopathes, afin qu'ils soient attentifs à reconnaître les indications de la forme morbide qu'ils doivent traiter, et à modifier leur thérapeutique en conséquence. Si le jeune praticien individualise avec calme et attention les faits qu'il rencontre, il verra comment une légère différence dans les symptômes réclame un médicament nouveau, et il ne s'étonnera pas de trouver mes indications insuffisantes. Cette considération l'empêchera aussi de critiquer ma thérapeutique et de m'accuser d'être partial et incomplet. Je ne puis, en effet, tout prévoir, et il doit me suffire de poser des règles générales assez précises pour guider le praticien. On pourra employer encore dans le traitement de l'ictère les médicaments suivants : *acidum nitri, hepar sulphuris, calcarea, tartarus emeticus, veratrum, bryonia, squilla, colocynthides.*

CHAPITRE XV. — DE L'ÉRYSIPÈLE DES NOUVEAUX-NÉS.

Erysipelas neonatorum seu infantum.

L'érysipèle est une des maladies les plus fréquentes chez les nouveaux-nés ; il s'observe aussi pendant les premiers mois qui suivent la naissance. Sa plus grande fréquence se trouve du troisième au dixième jour de la vie extra-utérine ; et va toujours en diminuant jusqu'à la fin de la première année. L'érysipèle est toujours précédé de prodromes : l'agitation, l'insomnie, les vomissements, des coliques, le gonflement du bas-ventre, la constipation ou des selles vertes ou aqueuses, une teinte ictérique, enfin une urine rare et tachant les linges en jaune, des convulsions, des aphthes dans la bouche, composent tout le tableau de ses signes précurseurs.

L'exanthème paraît ensuite sur quelque point de l'enveloppe cutanée ; mais plus souvent sur les parois abdominales, autour du nombril. De là, il s'étend vers les parties génitales et les extrémités, ou bien du côté de la poitrine. Sa forme est variable ; il peut être phlycténoïde, érythémateux, œdémateux ou phlegmoneux. Il passe souvent d'une forme à l'autre, et change si rapidement de place qu'il a bientôt parcouru toute la surface du corps. Sa couleur devient foncée et livide ; il n'est jamais luisant comme chez les adultes ; la peau conserve toujours, au contraire, un aspect velouté. Les glandes voisines de la région où il existe s'engorgent habituellement. On doit redouter que cet érysipèle devienne gangréneux ou phlegmoneux. La gangrène se forme au troisième ou au quatrième jour de la maladie ; elle est à craindre quand l'exanthème occupe la région ombilicale, quand l'enfant est d'une faible constitution, ou encore s'il doit le jour à des parents syphilitiques. L'érysipèle passe plus souvent à la suppuration qu'à la gangrène ; il peut alors détruire dans une grande étendue le tissu cellulaire sous-cutané.

L'état général du sujet est toujours plus ou moins influencé dans cette maladie. L'enfant pleure et crie continuellement, sa respiration est pénible; il maigrit; le pouls est petit, fréquent; la peau prend une teinte ictérique et se couvre de pétéchies. Le corps est brûlant, tandis que les extrémités restent froides; puis, arrivent des vomissements, des garde-robes infectes; la région du foie devient douloureuse; l'urine est foncée, presque noire, le visage abattu; enfin, des convulsions ou un état comateux se manifestent.

La marche de la maladie est rapide et la mort peut arriver au septième jour. Souvent l'érysipèle parcourt la peau pendant plusieurs semaines. La guérison est une terminaison assez ordinaire de cette maladie; elle est annoncée par la cessation de la fièvre, la diminution de la rougeur et de la dureté de la peau, enfin par la desquamation. L'érysipèle se termine aussi par des crises, par des éruptions de furoncles ou par des abcès. On a également observé à sa suite l'induration du tissu cellulaire.

Quant aux *causes* capables d'amener cette maladie, il faut mettre en première ligne les influences miasmatiques et l'irritation produite par le milieu dans lequel l'enfant commence à vivre et qui lui était inconnu. Puis viennent les refroidissements, la malpropreté, les violences traumatiques, la constriction du cordon ombilical. Du côté de la mère, des passions violentes, comme la colère ou la frayeur; une hygiène mal entendue, et l'abus de boissons spiritueuses.

Le *pronostic* est toujours grave (Canstatt); il varie cependant, d'après le degré auquel l'érysipèle est arrivé et d'après son étendue. Il faut également prendre en considération les causes occasionnelles et prédisposantes de cette affection, sa durée et ses complications. L'érysipèle le plus dangereux est celui qui occupe le nombril et les parties génitales; c'est aussi celui que l'on rencontre le moins souvent dans la pratique privée : il est, au contraire, d'une extrême fréquence dans les hôpitaux et les maisons d'orphelins.

Ce qui précède renferme les données les plus importantes à connaître relativement à la pathologie de cette affection; mais je dois dire que les ouvrages d'allopathie sont bien moins riches sous le rapport thérapeutique. J'essaierai donc de tracer le traitement homœopathique de cette maladie; je ferai connaître, en même temps, les résultats de mon expérience personnelle. Malheureusement, tous ont été recueillis dans l'enfance de la doctrine homœopathique; car, je dois avouer que depuis vingt-sept ans que j'habite Leipsick, je n'ai pas observé d'érysipèle chez les nouveaux-nés.

Les prodromes doivent être traités d'après les caractères qu'ils présentent, aussi longtemps que l'éruption n'est point caractérisée, parce qu'il n'est pas possible de prévoir avec certitude quelle maladie leur succédera. Aussi, quand les symptômes que j'ai indiqués plus haut ne sont pas accompagnés de dérangements de l'estomac (gastro-ataxie), le médecin doit les considérer en eux-mêmes et les traiter sans tenir compte des affections qui pourraient les suivre. Comme j'aurai plus tard à revenir sur l'étude de ces caractères, je les passerai maintenant sous silence.

L'*aconit* est rarement utile contre cette maladie; au moins n'est-il jamais indiqué au début, puisqu'elle est presque toujours alors apyrétique. Les caractères locaux de l'érysipèle manquent dans la pathogénésie de ce médicament, ainsi que la plupart de ses symptômes généraux; on ne peut donc songer à son emploi. Plus tard, quand la marche envahissante de l'éruption amène une fièvre intense, l'*aconit* peut devenir utile; mais il n'agit jamais que comme médicament intercurrent s'adressant à ce symptôme pris en particulier. Il n'en est plus de même si la maladie est l'effet d'une frayeur ou d'une vive colère éprouvée par la nourrice; car, dans ce cas, l'*aconit* aux doses déjà indiquées, est un véritable spécifique dont l'action est des plus utiles.

L'*arnica* est indiquée quand la maladie a été produite par

une violence traumatique, surtout si la contusion a eu lieu de préférence au niveau de l'ombilic. Il faut donner cette substance à la sixième ou à la douzième dilution. Mais si la maladie a déjà fait de grands progrès, il faut recourir à un autre médicament qui soit plus en rapport avec la forme qu'elle aura revêtue.

Belladona m'a été fort utile chez deux malades que j'eus à traiter. Je parvins à suspendre à son aide la marche de la maladie ; mais je ne prétends pas dire que l'on ne puisse rencontrer d'autres médicaments tout aussi curatifs qui varieront d'après les symptômes accessoires et concomitants de l'exanthème. Je ferai remarquer, cependant, que la belladone serait un véritable spécifique de cette affection, si l'on tenait compte seulement des symptômes cutanés, surtout quand l'érysipèle est d'une rougeur scarlatineuse, rougeur qui est si bien décrite dans les propriétés de ce médicament. L'existence de bulles sur la surface de l'érysipèle n'est même pas une contre-indication, si les symptômes généraux restent les mêmes.

Le *lachesis* à la trentième dilution est parfaitement indiqué dans cette forme de l'érysipèle, surtout si la maladie est arrivée à un haut degré de développement ; et quand il y a gonflement des ganglions lymphatiques voisins, grande sensibilité de la peau, lividité de la face, couleur noire des lèvres et de la langue. Le gonflement qui accompagne cette inflammation de la peau à laquelle le *lachesis* convient est généralement œdémateux ; mais l'existence de phlyctènes ne pourrait empêcher de donner ce médicament, si tous les autres symptômes capables de le faire choisir restaient les mêmes.

Mercurius solubilis peut rivaliser avec les deux médicaments précédents. Je n'ai pas besoin de m'étendre longuement sur la dose à laquelle il convient de le donner ; tous les praticiens savent qu'il ne faut jamais l'employer à dose massive, parce que les enfants porteurs d'érysipèle sont presque tous faibles et menacés de tomber en étisie. Ce médicament est surtout favorable à ceux qui ont reçu de leurs parents quelque vice syphilitique ou herpétique. Lorsqu'ils sont porteurs de l'un de ces virus, on voit paraître, peu de jours après la naissance, des taches rouges qui naissent principalement à la face interne des cuisses, sur le scrotum et au périnée. Au début, ces taches sont d'un rouge pâle, mais elles deviennent ensuite de plus en plus vives, il se forme une espèce d'intertrigo dont le suintement, d'abord sans odeur, passe facilement à l'état de pus. Bientôt après, le bas-ventre, la région ombilicale, etc., se couvrent d'autres taches rouges et proéminentes, qui revêtent une apparence érysipélateuse et se joignent bientôt à celles qui existaient avant. Une diarrhée assez intense et un état fébrile variable viennent encore compliquer l'état du malade. *Mercurius* répond essentiellement à cette forme de la maladie ; aucun autre agent ne peut le remplacer. Seulement, quand il y a complication évidente du virus syphilitique et de la diathèse herpétique, on peut alterner le *mercure* avec le *soufre* 30° dilution. Enfin, si la maladie a un caractère herpétique tranché, *sulfur* est véritablement spécifique.

On peut, je crois, employer aussi dans l'érysipèle des enfants *hepar*, *rhus*, *graphites*, *pulsatilla*, et tous les autres médicaments auxquels on recourt généralement chez les adultes. Mais l'organisme de l'enfant n'ayant pas encore été altéré par les influences du monde extérieur ni par les passions, je crois que les maladies auxquelles il est exposé ne réclament pas d'aussi nombreux médicaments que chez les adultes qui sont dans des conditions toutes différentes. Je crois donc que le praticien instruit réussira le plus souvent avec les substances indiquées plus haut. Je signalerai, cependant, encore un autre agent employé avec succès par un observateur distingué, le docteur Wurgler de Bernbourg ; je veux parler du *taxus baccata*, dont les effets physiologiques font prévoir l'action curative dans l'érysipèle.

CHAPITRE XVI. — SCLÉRÈME.

Induratio tellæ cellulosæ, scleroderma, œdema neonatorum, compactum, durum.

Cette maladie est très commune dans les maisons d'orphelins de l'Angleterre et surtout de la France (1); nous l'observons bien moins souvent en Allemagne. La première description qui en ait été donnée a été faite par les médecins des hôpitaux de France et d'Angleterre; elle offre encore de nombreuses lacunes que le temps n'a pas comblées. Je vais essayer de décrire cette maladie avec assez de détails pour tracer d'une manière certaine le traitement qui lui convient. Il y a trente ans environ, je la rencontrai pour la première fois dans ma pratique; elle était arrivée à son terme le plus avancé, et je ne pus sauver le malade.

Symptômes. — C'est ordinairement huit, douze ou vingt-quatre heures après la naissance que paraissent les premiers signes de cette maladie; quelquefois elle commence du deuxième au septième jour, rarement plus tard. L'infiltration débute par les extrémités inférieures, vers le mollet; ces parties deviennent livides ou d'un rouge pourpré, ou même cireuses; elles sont froides, dures et roides comme du bois, de sorte que le doigt n'y laisse aucune empreinte, même après une forte pression. Le gonflement et l'induration s'étendent, d'une part jusqu'aux pieds, de l'autre jusqu'aux cuisses, aux parties génitales, au ventre; puis au cou, au visage et aux extrémités supérieures. La poitrine et le dos sont respectés. La peau est sèche comme du cuir ou comme celle d'une momie; la desquamation qui a lieu ordinairement après la naissance manque complétement. La peau ne se laisse tirailler en aucun sens, l'infiltration semble l'avoir transformée en une masse dure et compacte qui fait corps avec les muscles sous-jacents. Le gonflement des lèvres, la distorsion de la bouche qui est ronde et tirée

____
(1) Voyez Valleix, *Clinique des maladies des enfants nouveaux-nés.*
Paris.

en avant, le gonflement des joues qui restent luisantes, l'œdème transparent des paupières supérieures, qui oblige l'enfant à tenir les yeux fermés, et lui permet seulement de les entr'ouvrir de temps à autre, donnent au visage un aspect tout particulier. Le malade est fixe et immobile dans son lit, il a un air stupide et tourne seulement la tête d'un côté à l'autre. Mais le symptôme caractéristique est le froid de marbre de tout le corps, non seulement des parties extérieures qui sont infiltrées, mais de la bouche elle-même. La chaleur artificielle ne peut réchauffer le pauvre malade que pendant le temps où elle est appliquée.

La faiblesse se montre surtout du côté de la respiration et de la circulation. L'enfant cesse de pouvoir avaler; sa voix est faible, plaintive et quelquefois tout à fait perdue (symptôme qui n'est pas constant, car l'enfant crie parfois très fort et presque continuellement). La respiration est à peine perceptible, elle se compose d'inspirations rares et courtes auxquelles succède une expiration très lente; un très long intervalle sépare chaque mouvement respiratoire. Généralement, l'inspiration s'accompagne d'un soulèvement marqué du thorax, qui est bientôt suivi d'une immobilité complète. Quand il existe quelque complication du côté des poumons, la respiration s'accélère. Au début, le pouls est lent et petit (soixante, soixante-douze pulsations à la minute); il est tellement faible qu'on peut à peine trouver les artères; on distingue même très difficilement les battements du cœur avec le stéthoscope. Les urines et les selles sont très rares. (Canstatt.)

La *durée* de la maladie est généralement courte; le plus souvent sa terminaison est fatale et les enfants meurent vers le septième jour. Sa durée est d'autant moins longue que les symptômes se sont montrés à une époque plus rapprochée de la naissance. La mort arrive par épuisement dû à l'abstinence; rarement vient-elle à la suite de convulsions. Peu de temps avant d'expirer, l'enfant rejette par la

Lorsque le sclérème est arrivé à un degré moins avancé, il peut prendre une apparence plus favorable; les symptômes qui le caractérisent disparaissent peu à peu, mais la convalescence est lente à venir; les organes restent partiellement œdématiés, la respiration continue à être pénible, le pouls est irrégulier, et souvent une rechute ou quelque complication vient, après plusieurs semaines, enlever tout espoir de guérison.

Complications. — La *pneumonie* est une des plus fréquentes. Il est difficile de préciser le moment où elle commence; mais elle se forme généralement de bonne heure, vers le deuxième ou le troisième jour de la maladie. Il arrive souvent qu'aucun signe extérieur ne révèle son existence; mais on peut la soupçonner à l'accélération du pouls et des mouvements respiratoires, à la pâleur du visage et au timbre criard de la voix du petit malade. Enfin, lorsque l'hépatisation est étendue, la matité, que l'on reconnaît à la percussion, et l'absence du murmure respiratoire, font découvrir la pneumonie. Plusieurs médecins ont pensé que l'*ictère* précédait toujours le sclérème, et que l'œdème arrivait seulement lorsque la première maladie était parvenue à son plus haut point de développement. Mais l'observation m'a prouvé que ces deux affections étaient parfaitement distinctes et qu'elles pouvaient exister isolément. L'*inflammation du tube digestif* peut aussi compliquer le sclérème, les symptômes caractéristiques changent alors. Il y a de la constipation à laquelle succède la diarrhée; la peau change de couleur, l'œdème disparaît en grande partie, et dans l'espace d'un jour l'enfant maigrit d'une manière extraordinaire. Malgré tous ces symptômes, le petit malade traîne encore pendant quelque temps; son corps, au lieu d'être d'un rouge brun, se couvre de taches bleues semblables à des ecchymoses; la dureté des membres se modifie, elle prend la consistance de la graisse; la mort arrive peu de temps après. L'*ophthalmie purulente* et des *aphthes de mauvais caractère* peuvent com 1 uer aussi cette affection. Quelques auteurs ont voulu assimiler cette maladie à l'érysipèle des nouveaux-nés. Cette opinion est réellement inadmissible, et je m'étonne que des médecins aient pu confondre deux affections aussi différentes par leur siége et par leur marche.

L'anatomie pathologique n'a donné jusqu'à présent que des renseignements contradictoires sur cette maladie. Aussi, ne peut-elle émettre que des suppositions sur la nature du sclérème. Cependant les indications données par l'ouverture des cadavres ne sont pas tellement inutiles qu'elles ne puissent avoir, avec le temps, une grande influence sur la thérapeutique homœopathique. Je vais donc réunir ici les altérations anatomiques les plus importantes que l'autopsie nous révèle. Lorsqu'un enfant a succombé au sclérème, le cadavre conserve sa dureté pendant plusieurs heures après la mort; mais plus tard il se ramollit. La couleur des extrémités reste longtemps ce qu'elle était pendant la vie. Les joues sont dures et luisantes; les lèvres et lés paupières supérieures restent très épaisses. Lorsqu'on incise les parties infiltrées, il s'écoule une grande quantité de sang noir et fluide; en incisant plus profondément encore, il s'échappe des ouvertures une sérosité claire d'un jaune orangé, ou d'un rouge de sang, ou enfin une sérosité semblable à du blanc d'œuf, comme il arrive chez les hydropiques. Les parties indurées se ramollissent à mesure que ces liquides s'écoulent. L'analyse chimique de cette sérosité n'a jusqu'ici montré aucune différence entre elle et la sérosité des hydropiques. Ces épanchements se font non seulement dans le tissu cellulaire sous-cutané, mais aussi dans les cavités de la plèvre, du péritoine, de l'arachnoïde et dans le parenchyme de quelques organes.

Les autres appareils présentent des altérations diverses, qui n'ont pas de caractère constant. Les plus fréquentes existent dans les poumons, qui sont le siége d'une atélectasie plus ou moins étendue, d'une hypérémie, de congestions hypostatiques, de splénisation, ou qui ne présentent aucune lésion; preuve évidente de l'erreur dans laquelle vivent les médecins qui prétendent trouver dans les altérations de ces organes l'origine de la maladie tout entière. De semblables congestions s'observent dans le cœur, le foie, l'estomac et le canal intestinal, le cerveau et la moelle épinière. Les cavités du cœur, les cavités droites surtout et les gros vaisseaux sont gorgés d'un sang fluide et noir. Le foie est trop volumineux, congestionné, rarement ramolli ou altéré de quelque autre manière ; la vésicule biliaire est remplie d'une bile d'un brun foncé ou verte. L'estomac et le canal intestinal sont profondément désorganisés, comme nous l'observons dans la plupart des maladies des enfants ; mais ces lésions n'ont aucune importance pour l'existence de la maladie. — Les congestions et l'infiltration séreuse du cerveau et de la moelle épinière s'observent souvent.

Étiologie. — D'après Canstatt, la faiblesse générale du nouveau-né serait la cause prédisposante essentielle du sclérème, et l'influence du froid sur la peau serait la cause extérieure la plus capable de concourir au développement de cette maladie. L'existence de la première cause est très vraisemblable ; celle de la seconde est certaine ; car nous retrouvons des effets analogues dus à l'intervention du froid dans le cours d'autres maladies. Tout le monde sait qu'un refroidissement peut amener l'œdème chez les sujets arrivés à la période de desquamation d'un exanthème aigu. Or, il est bien remarquable que le sclérème se développe précisément à l'époque où l'épiderme du nouveau-né se desquame et tombe, et qu'il devienne très rare après le septième jour, époque à laquelle ce travail de régénération épidermique est terminé. De plus, cette maladie s'observe surtout chez les enfants faibles et nés avant terme ; elle se montre à Paris, depuis le mois d'octobre jusqu'au mois de mars, c'est-à-dire au moment où le froid est le plus à craindre. L'opinion de Canstatt est donc admissible à tous égards. Les auteurs ont indiqué encore un grand nombre d'autres causes ; mais l'action d'aucune d'entre elles n'est assez vraisemblable pour que je croie utile d'en parler.

Le *pronostic* est toujours sérieux. Plus la maladie paraît à une époque rapprochée de la naissance, plus le sujet est faible et plus le pronostic est grave, surtout si le petit malade est privé des soins de sa mère et s'il ne peut avoir le lait d'une nourrice. Dans des circonstances aussi malheureuses la mort est rapide et assurée.

Traitement homœopathique. — J'ai essayé d'étudier avec un soin scrupuleux tout ce qui pouvait nous conduire à une connaissance complète de cette maladie, et même des circonstances secondaires capables de nous donner quelque notion nouvelle. Je voudrais traiter avec un soin égal la thérapeutique de cette affection; mais ici mon expérience personnelle me fait défaut, et celle de mes confrères me manque aussi. Je n'ai donc pour m'aider à tracer la thérapeutique du sclérème que la connaissance des résultats de l'expérimentation pure, celle des propriétés caractéristiques des médicaments, la constitution du sujet, les causes qui ont pu le rendre malade, les lésions anatomiques et l'analogie. J'essaierai cependant, pour le cas où cette affection ne serait pas au-dessus de nos ressources, de mettre le commençant à même d'atteindre au but désiré.

La plupart des auteurs pensent qu'il est plus facile de prévenir cette maladie que de la guérir; aussi regardent-ils une bonne prophylaxie comme étant plus utile que la thérapeutique; celle-ci devant toujours être basée, selon eux, sur la connaissance hypothétique de la nature de la maladie. Je partage sans doute leur opinion; mais quand la maladie est une fois arrivée, il ne suffit pas de philosopher, il faut guérir. Les moyens prophylactiques consistent à garantir l'enfant du froid à l'aide de vêtements convenables, à le coucher dans un lit doux et chaud, à lui faire prendre quelques bains tièdes, après lesquels on frictionne doucement la peau, afin de faciliter la desquamation de l'épiderme; enfin, il faut avoir soin de donner à l'enfant une bonne nourrice.

L'allopathie ne pouvant fixer sa thérapeutique sans connaître la nature intime du mal, ne trouve aucune indication certaine pour le sclérème ; l'homœopathie est plus heureuse, puisqu'elle possède une loi thérapeutique fixe et certaine. C'est en me fondant sur ce principe que j'essaierai de poser mes indications.

Dulcamara, troisième dilution, est le médicament auquel nous devons donner la préférence, lorsque la maladie affecte une marche rapide et que l'œdème a envahi tout le corps, le visage excepté, dans l'espace de quelques heures. Ce médicament convient toujours en pareil cas, quelle que soit la constitution du sujet. En le recommandant, j'ai en vue, il est vrai, la cause la plus fréquente de cette maladie, le refroidissement ; mais je m'appuie encore plus sur la connaissance des effets physiologiques de cette substance, parmi lesquels je trouve : un gonflement œdémateux rapidement formé, l'agitation, des douleurs continuelles qui arrachent au malade des pleurs et des cris, enfin une diarrhée muqueuse ; tous symptômes appartenant aussi au sclérème. Je suis d'avis qu'il vaut mieux dans les maladies des enfants, et surtout dans celle qui nous occupe, donner les médicaments sous forme liquide ; par exemple un ou deux globules dissous pour chaque dose et répétée toutes les trois ou quatre heures. Je choisis la troisième dilution de préférence ; mais je ne prétends pas qu'il faille constamment s'y arrêter. Je laisse au médecin toute liberté à cet égard. Ce qui me fait pencher pour cette atténuation, c'est que j'ai eu souvent occasion de l'administrer, et que je l'ai toujours fait avec avantage.

Si aucune amélioration ne se manifeste vingt-quatre heures après l'administration de la douce-amère, ou si le médecin a été appelé tard, la maladie ayant fait de grands progrès, il n'y a plus rien de favorable à attendre de ce médicament. Dans ce cas, *china* 24 est utile, si l'enfant a peu de vitalité, s'il est né avant terme et anémique en raison d'hémorrhagies que sa mère aurait pu avoir. Dans ce cas, la peau a une teinte analogue à celle de l'ictère ; on aperçoit au niveau des parties infiltrées de larges taches

d'un rouge foncé ; au niveau du gonflement ou du sclérème, les tissus sont plus durs et la peau est d'un froid glacial. *China* répond très bien à cet ensemble de symptômes ;
il doit être répété au bout de huit ou douze heures, quand
on veut rendre durable l'amélioration qu'il produit. La faiblesse des réactions vitales curatives oblige à cette répétition, parce qu'il est impossible d'attendre un puissant
secours de la réaction vitale.

Il ne serait pas impossible que *ferrum met.* 6 fût très
bien indiqué après *china* et même avant. Toutefois ce médicament répond moins bien à l'ensemble des symptômes
caractéristiques de la maladie et à cette espèce d'œdème que
ne le fait *china*. Aussi, suis-je d'avis de regarder le fer seulement comme un remède intercurrent, qu'il est parfois
avantageux de donner après le *quinquina*.

Arsenicum album 30° est incontestablement utile dans les
cas les plus désespérés ; il faut en faire dissoudre quelques
globules dans un verre d'eau et donner quelques gouttes de
ce mélange toutes les demi-heures. Ce médicament est
préférable quand le visage et toutes les autres régions sont
déformées par l'œdème ; quand la faiblesse est extrême, le
pouls faible, la respiration embarrassée, etc. Je crois même
possible, à l'aide de ce médicament, d'arrêter la marche de
la maladie et de l'empêcher d'atteindre à un développement complet. Mais si ce médicament reste sans effet, la
maladie continuant à s'aggraver, on peut encore trouver
un moyen de salut dans *lachesis*, pourvu que le malade
présente les symptômes caractéristiques de ce médicament,
surtout l'écoulement d'une mousse sanguinolente par la
bouche et le nez. Il faut donner le *lachesis* à la trentième
dilution. On peut ajouter à la liste des médicaments qui
précèdent quelques autres substances comme : *Rhus, helleborus, phosphorus, mercurius,* etc. Tous peuvent être utiles ;
mais il est nécessaire de les soumettre à de nouvelles expériences avant de préciser d'une manière certaine les circonstances dans lesquelles il convient de les administrer.

Quant aux complications du sclérème, comme la pneumonie, l'ictère, l'entérite, il faut les traiter d'après leurs symptômes particuliers. Je donnerai en parlant de chacune de ces maladies les indications nécessaires.

CHAPITRE XVII. — DE LA SYPHILIS DES NOUVEAUX-NÉS.
Syphilis neonatorum seu congenita.

Tous les auteurs admettent que la syphilis peut être communiquée par la mère à son enfant; mais ils ne sont pas d'accord sur le moment où l'infection a lieu. Les uns croient qu'elle existe déjà pendant la grossesse; les autres pensent qu'elle a lieu seulement pendant le travail de la parturition. Le médecin homœopathe qui aura conservé quelque respect pour les opinions de Hahnemann, arrêtera bientôt son opinion sur ce sujet. Il saura que la syphilis se transmet dans les mêmes circonstances que la psore; et celle-ci pouvant rester à l'état latent, il en conclura que la syphilis peut être également latente dans l'organisme de l'enfant. Or, ce caractère des maladies chroniques explique comment le virus vénérien peut révéler son existence, dans la suite, par des symptômes locaux, sans qu'il y ait eu infection au moment de la naissance. Je n'ai pas l'intention de m'occuper ici des subtilités que les auteurs ont émises sur ce sujet, l'examen des discussions auxquelles ils se sont livrés ne pouvant trouver place dans un ouvrage de la nature de celui-ci (1). Je me contenterai donc de formuler mon opinion sans l'imposer comme article de foi, laissant à chacun le droit de la rejeter ou de l'admettre. Je le ferai d'autant mieux que cette théorie ne peut être d'une grande influence sur la thérapeutique.

Symptômes de la syphilis. Les symptômes de la syphilis se montrent peu de temps après la naissance, lorsque l'infection a eu lieu pendant l'accouchement. Mais s'il s'agit d'une

(1) Voyez la discussion qui a eu lieu à l'Académie de médecine sur la syphilis congénitale (*Bulletin de l'Académie de médecine.* Paris, 1851, t. XVI, p. 920 et suiv.).

syphilis secondaire, ou si l'enfant a été infecté plus tard, les premiers signes de la maladie se manifestent à une époque plus avancée. Dans tous les cas, ces symptômes envahissent de préférence les régions où la peau est plus fine : les paupières, les lèvres, la cavité buccale, l'ombilic, le pourtour de l'anus et les parties génitales. On les observe aussi entre les doigts. Il s'élève sur tous ces points de petites pustules d'un rouge cuivré, d'une teinte analogue à celle du plomb ou même bleuâtres. Ces pustules se rompent, laissent écouler une sérosité brune, corrosive et infecte ; des ulcères à fond blanchâtre, diphtéritique, ne tardent pas à les remplacer. Ces ulcères deviennent plus tard bleuâtres ou tout à fait noires, et s'étendent de plus en plus.

La peau peut aussi se couvrir de taches cuivrées, l'épiderme se ride en plusieurs points, des papules et des pustules cuivrées se forment et passent ordinairement à l'état de chancres. La commissure des lèvres, l'anus, les parties génitales, la langue et la membrane pituitaire se couvrent d'ulcérations caractéristiques. Les chancres du nez et ceux de la bouche s'enflamment plus que les autres. Ils conservent un aspect brillant qui leur est particulier. Le gonflement qu'ils amènent est un obstacle au passage de l'air dans les fosses nasales. L'œil devient souvent le siége de symptômes vénériens ; on observe alors l'ophthalmie syphilitique dans laquelle l'iris est souvent compromis. L'iritis est même le symptôme distinctif entre l'ophthalmie syphilitique et la blépharophthalmie ordinaire des nouveaux-nés.

Un autre symptôme caractérise davantage encore l'ophthalmie vénérienne : c'est une rougeur pâle de la sclérotique. Cette rougeur est plus vive au niveau du bord de la cornée que partout ailleurs, elle va toujours en s'affaiblissant à mesure qu'elle s'en éloigne. On observe, en même temps, la contraction de la pupille et l'obscurcissement de la cornée. La maladie fait-elle de nouveaux progrès, on rencontre des tumeurs sur la tête, aux doigts, aux orteils, à la racine des ongles. Ces tumeurs ont une tendance manifeste à passer à la suppuration et à l'ulcération. Des ulcères spécifiques se forment aussi aux talons où ils causent de violentes douleurs, détruisant quelquefois les parties molles jusqu'aux os. Arrivé à cette période, l'enfant maigrit, prend le visage d'un vieillard. Des végétations et des chancres remplissent sa bouche ; sa voix est rauque ; la déglutition et la respiration deviennent difficiles. Une sérosité brune, infecte, comme purulente, s'écoule des yeux, du nez et des oreilles ; tout le corps se couvre de tumeurs, de gerçures, de durillons et de fics. La peau à la région des lombes, à l'ombilic, sur la partie supérieure des cuisses, les grandes lèvres chez la femme, le scrotum chez l'homme, celle des mains et de la plante des pieds est rouge et tendue. Lorsque la maladie se prolonge, tous les appareils sont successivement envahis ; les os se gonflent et se carient (Meissner). Je dois ajouter que nous n'observons pas ordinairement tous ces symptômes réunis sur un même sujet. On ne rencontre généralement que quelques uns d'entre eux ; mais je devais présenter ici un tableau complet de cette affection ; j'ai essayé de le faire en suivant l'ordre d'apparition des caractères de la syphilis.

Il est souvent d'une grande importance pour le médecin d'avoir la certitude que la maladie qu'il est appelé à traiter est réellement syphilitique ; mais il n'est pas toujours possible de l'acquérir. Il faut, alors, s'en tenir aux symptômes objectifs présentés par le malade et aux renseignements que l'expérience de cas analogues peut nous offrir. Je veux, cependant, essayer encore de faire, ici, quelques remarques, afin d'aider le jeune médecin à poser son diagnostic, et de le mettre à même d'éviter de fâcheuses méprises. Je m'attacherai principalement à l'ophthalmie syphilitique qu'il est très important de distinguer de l'ophthalmie bénigne des nouveaux-nés, si l'on ne veut pas s'attirer le reproche de négligence. Plusieurs symptômes font reconnaître avec certitude l'ophthalmie syphilitique. Dans cette maladie, la sécrétion muqueuse des paupières devient purulente dès le commencement ; la marche du mal est rapide ; la cornée s'obscurcit en très peu de temps : les bords des paupières forment un bourrelet bleuâtre; les caroncules lacrymales se couvrent de taches grisâtres et les vaisseaux de la conjonctive deviennent variqueux. Enfin, il arrive fréquemment que la cornée se perfore. Les humeurs de l'œil s'écoulent peu à peu, et cet organe est complétement perdu dans l'espace de quelques jours.

Le *pronostic* de la syphilis est favorable, si la maladie est convenablement traitée dès le début; mais si l'enfant qui en est atteint est d'une faible constitution, ou né avant terme, si la force vitale n'a pas l'énergie nécessaire pour résister au virus vénérien, la maladie devient mortelle, même sous l'influence du traitement le mieux dirigé.

Thérapeutique. — La prophylaxie des maladies doit préoccuper le médecin tout autant que leur guérison. Tout le monde admet ce précepte, et l'expérience a prouvé, dit-on, depuis longtemps, que les avortements qui sont habituels à certaines femmes dépendent de la diathèse syphilitique. On ajoute que l'administration méthodique du calomel peut guérir cette fâcheuse disposition et mettre la mère à même de conduire sa grossesse à bonne fin. Je ne veux pas mettre en doute cette double assertion. Tant de chemins mènent à Rome, que la syphilis peut bien être la cause de quelques avortements, dont le calomel empêchera le retour! Toutefois, j'engagerai les homœopathes à ne point accepter légèrement cette opinion; je leur recommanderai surtout de recourir à des médicaments mieux éprouvés que le calomel; ce qu'ils feront d'autant mieux que l'homœopathie ne les oblige pas, comme l'ancienne thérapeutique, à prendre au hasard les médicaments dont ils ont besoin. Mais ce n'est pas ici le lieu de m'occuper de la prophylaxie de l'avortement; car j'aurai plus tard occasion de m'étendre davantage sur ce sujet dans le cours même de ce chapitre.

Lorsque l'accoucheur a reconnu sur les parties génitales de la femme qu'il existe des symptômes de syphilis, il doit mettre tous ses soins à éviter que l'enfant ne soit infecté.

Dans cette intention, on enduit avec un corps gras les parties génitales internes et externes de la mère, et l'on extrait le fœtus aussi vite que possible. Aussitôt après la naissance, on lave l'enfant avec soin. On nettoie surtout, avec la plus grande attention, ses yeux, sa bouche, les différentes ouvertures naturelles de son corps ; enfin, tous les replis de la peau. Le médecin s'assure les jours suivants que le nouveau-né ne présente aucun signe de syphilis primitive, et aussitôt qu'il aperçoit quelques uns des symptômes de cette maladie, il emploie les médicaments convenables.

Les médicaments homœopathiques utiles dans le traitement de la syphilis doivent être administrés à dose aussi faible que possible. Le mieux est, chez les enfants, de donner des globules ; mais je ne vois aucun motif qui puisse nous empêcher de faire prendre les médicaments au petit malade lui-même. Une seule raison pourrait nous engager à les donner à la mère ; ce serait le désir de la guérir en même temps que son enfant. Pour cela, il faudrait qu'elle nourrît elle-même. Je crois, du reste, qu'il vaut mieux agir directement sur le petit malade, afin d'avoir des effets plus prompts et plus curatifs. Il est également indispensable de remplacer le lait de la mère par celui d'une bonne nourrice.

Lorsque l'enfant présente des symptômes locaux de syphilis, c'est-à-dire de petits ulcères chancreux sur les lèvres, dans la bouche, au pourtour de l'anus, sur les parties génitales, le meilleur médicament que l'on puisse choisir est *mercurius solubilis*. Non seulement il soulage le malade, mais il le guérit dans un très court espace de temps. Il faut pour cela donner le *mercure* à doses répétées ; par exemple, une le matin et une le soir, ou à des intervalles plus éloignés si on le croit préférable. Dans les cas légers, une seule dose suffit ; mais cela est très rare. Aussitôt que nous avons à combattre une infection syphilitique primitive ou secondaire, un traitement aussi simple ne peut suffire ; il faut employer plusieurs doses d'un même médicament et les répéter souvent. Notre thérapeutique doit être encore plus active quand il s'agit d'une syphilis secondaire qui a été tirée de son état latent par une nouvelle infection. Enfin, lorsqu'il y a complication de psore, il faut toujours interposer une dose de *soufre* 30, entre les différentes doses de mercure. Ce dernier médicament n'est pas le seul spécifique de la maladie vénérienne. La grande variété des symptômes de la syphilis nous oblige, chez les enfants comme chez les adultes, à varier nos médicaments.

Il n'est pas également facile au médecin homœopathe de traiter un enfant depuis le commencement de sa maladie ou d'essayer de le guérir après qu'il a supporté un traitement allopathique. Dans cette dernière hypothèse, il est toujours difficile d'arriver à une connaissance complète de la maladie. Les antécédents sont inconnus, le médecin ne peut les recueillir que de la bouche des parents, et ceux-ci lui donnent des renseignements bien moins précis que ceux qu'il aurait pu recueillir lui-même. Ces renseignements sont cependant indispensables; car c'est par la comparaison de l'état présent du sujet avec les symptômes antérieurs que l'on reconnaît la fâcheuse influence de l'abus du mercure. La connaissance du traitement déjà suivi concourrait à nous donner toute certitude à cet égard. Mes confrères allopathes n'adopteront certainement pas mon opinion relativement aux effets du mercure dans le traitement de la syphilis; mais un bon nombre d'entre eux m'accorderont que beaucoup de praticiens considèrent l'aggravation des symptômes pendant le cours d'un traitement mercuriel, comme l'effet de la marche naturelle de la maladie et non comme une action du médicament; et que ces praticiens, suivant les conséquences naturelles de cette opinion, donnent des doses de plus en plus fortes. Il résulte de là un mélange des symptômes de la maladie avec ceux du médicament, mélange qui constitue un état complexe dans lequel il est impossible de distinguer ce qui appartient à la syphilis de ce qui est le propre du *mercure*. En pareilles circonstances le médecin doit porter son pronostic avec une réserve extrême. Perdu au milieu de symptômes variés et contradictoires, il doit tenir compte seulement des caractères qu'il lui est possible de constater. Tous les renseignements fournis par les parents ont une valeur secondaire, si le médecin ne peut exercer son contrôle d'une manière exacte. Quant au médicament, il faut toujours le choisir en raison des symptômes les plus dangereux. La substance à laquelle on s'arrête doit répondre à ces caractères et pouvoir les améliorer en peu de temps. Un grand nombre d'expériences m'a montré que le médicament le plus utile était *hepar sulphuris calcarea*. Je l'ai toujours donné à la deuxième ou à la troisième trituration, à la dose d'un demi-grain. J'administrais cette substance dans du lait en la répétant toutes les trois heures. *Hepar sulphuris* calme promptement les douleurs auxquelles l'enfant est en proie. Celui-ci cesse alors de pleurer et tombe dans un état de calme qui lui était inconnu. Ce résultat obtenu, on éloigne les doses, mais on insiste encore sur le médicament tant que l'amélioration continue. Je ne prétends nier en aucune façon que l'*hepar sulphuris* ne puisse agir à des dilutions plus élevées; mais je manque d'expérience à cet égard. Ayant cru reconnaître que ce médicament perdait une partie de son activité par son mélange avec l'alcool, je ne l'ai jamais employé en dilutions. Peut-être est-ce une erreur? Si le médicament n'améliore pas la maladie, si les symptômes vont en s'aggravant, ce résultat négatif prouve que le choix a été mal fait, il faut abandonner cette substance, et s'il n'y a pas de *periculum in mora*, laisser reposer le malade pendant vingt-quatre heures, avant de recourir à une autre substance.

Acidum nitri se trouve indiqué quand il existe des aphthes dans la bouche avec salivation abondante et que l'on redoute le développement d'une angine mercurielle. Il faut donner un ou deux globules de la trentième dilution. Ce médicament soulage le malade avec rapidité et peut même le guérir lorsque le tube digestif n'est pas couvert d'aphthes dans toute son étendue. S'il en était ainsi, il faudrait donner une dose de *tartarus emeticus* 15, entre plusieurs doses d'*acide nitrique*. Ces médicaments cessent d'être utiles quand il y a stomacace ou angine mercurielle; maladies qui s'accompagnent de la destruction des parties molles, puis des os. *Aurum metallicum* troisième dilution, est alors d'une grande efficacité. Il faut donner toutes les huit ou douze heures un demi-grain de cette substance. L'or est surtout utile dans le cas où il y a carie des os de la mâchoire et de ceux qui forment la charpente du nez; *acidum phosphoricum* a presque une importance égale dans le traitement de ces mêmes symptômes; mais le premier n'a aucune action sur les maladies mercurielles ou syphilitiques des autres os du squelette. *Asa fœtida* 12, mérite alors la préférence même sur l'*acide phosphorique*. Quand il y a stomacace, dysphagie avec gonflement fongueux des gencives, il faut choisir entre *belladona*, *dulcamara*, *carbo vegetabilis*, *sulphuris acidum* et même *sulphur*. Ces trois derniers médicaments sont indispensables si l'on peut constater chez les parents les signes d'une psore latente.

Les SYPHILIDES à formes variées que l'on observe chez les enfants réclament *nitri acidum*, *hepar sulphuris*, *acidum phosphoricum*, *dulcamara*, *thuja* et *sulphur*. L'existence de symptômes mercuriels ne contre-indique pas l'emploi de ces médicaments.

Les CONDYLÔMES se développent sur les parties recouvertes d'un mince épiderme et sur celles qui en sont entièrement privées. On les rencontre sur les lèvres, dans la bouche, à l'anus et sur les parties génitales. Ces végétations existent rarement isolées chez les jeunes sujets. Elles sont presque toujours accompagnées de petites ulcérations chancreuses. Aussi, le *mercure* est-il le meilleur médicament à leur opposer, celui dont l'action est la plus certaine lorsqu'on n'a pas abusé auparavant de ce métal. Si la maladie résiste à son action, il faut recourir à *thuja* 18. Ce médicament est toujours préférable à *nitri acidum* quand les chancres reposent sur une base rouge et indurée, et que les végétations sécrètent une sanie âcre et purulente. *Thuja* et *acid. nitricum* sont les spécifiques assurés des végétations, et il est bien rare que l'on soit obligé d'employer d'autres substances dans le traitement de la sycose des nouveaux-nés.

Il est presque impossible de traiter la syphilis chez les enfants sans faire usage de *china*; parce que la puissance curative de la force vitale est trop faible pour s'opposer à ce que la maladie envahisse tous les appareils. Le jeune médecin ne doit pas craindre, en donnant le *china* à titre d'intercurrent, de déranger le traitement qu'il voulait suivre. Il atteindra, au contraire, avec bien plus de facilité au terme de ses désirs ; car l'expérience a maintes fois prouvé que ce médicament était l'antidote le plus puissant du mercure. De plus, il a la propriété de répondre exactement à un certain nombre de symptômes secondaires qui accompagnent cette maladie. Aucun médicament n'est, en effet, plus précieux lorsque le petit malade présente, en outre des altérations spécifiques de la syphilis, quelques uns des symptômes suivants : le froid du corps allant jusqu'à donner la chair de poule, des accidents nerveux, l'anorexie et l'insomnie. Il convient également si le visage a une teinte terreuse, que le nez soit pincé et pointu, s'il y a une fièvre lente avec sécheresse des lèvres et désir continuel de boire. Des sueurs nocturnes abondantes indiquent *phosphori acid.* aussitôt après *china.*

L'OPHTHALMIE SYPHILITIQUE, chez les enfants, exige une grande attention; car on doit toujours craindre la perte de l'œil. *Mercurius solubilis* 3 est encore le médicament dans lequel nous puissions avoir le plus de confiance. *Thuja* convient quand il y a complication de syphilis et de sycose. Ce médicament est aussi souvent indiqué que le mercure ; il y a même des circonstances où il faut les alterner. Après eux, *nitri acidum et carbo vegetabilis* sont les plus dignes d'attirer notre attention.

CHAPITRE XVIII. — DES APHTHES.

Aphthæ.

Les aphthes ne constituent pas toujours une maladie bénigne; ils sont quelquefois tout-à-fait dangereux. Dans ce cas, on les désigne sous les noms de *muguet*, maladie dont je parlerai tout à l'heure.

Le mot *aphthe* a une signification tellement confuse, qu'on l'emploie pour désigner toute espèce de stomatite, et même toute maladie de la membrane muqueuse de la bouche. En Allemagne, le véritable muguet est très rare. Mes compatriotes comprendront, je l'espère, que ce soit là un motif qui m'engage à me servir de ce mot pour désigner exclusivement la forme la plus commune de cette maladie, celle qui est connue des mères et des nourrices.

Symptômes. — Quelques jours avant l'apparition des aphthes, le petit malade est souffrant et agité; son visage est tantôt rouge et tantôt pâle, il vomit, sa respiration est pénible, il a des spasmes; les évacuations alvines se composent de matières liquides, vertes, elles ont une très mauvaise odeur. Au moment où l'état fébrile diminue, la muqueuse buccale se couvre d'une éruption caractéristique. On aperçoit sur la face interne des lèvres et des joues, aux coins de la bouche, aux bords et à la pointe de la langue, sur le voile du palais, des petites élevures rougeâtres, qui deviennent d'un gris blanc et sont entourées d'une aréole rouge. Ces petites élevures sont grosses comme un grain de millet ou de chènevis, et peuvent atteindre au volume d'une lentille. Les vésicules qui leur succèdent couvrent quelquefois la membrane muqueuse de la bouche d'une manière si complète, qu'on ne reconnaît plus sa couleur. Lorsque la maladie prend une si grande extension, l'action de teter devient difficile et douloureuse. On voit souvent l'enfant abandonner le sein en pleurant, et il lui est tout aussi difficile de boire. La cavité buccale est alors chaude et sèche; la sécrétion salivaire augmente notablement.

Dans les cas ordinaires, le malade n'est pas très agité, il a peu de fièvre, les évacuations restent régulières, et sa maladie toute locale parcourt ses périodes dans l'espace de quelques jours, surtout si les aphthes ne sont pas en grand nombre. Mais si les ulcères sont plus nombreux, ou presque confluents, s'ils envahissent non seulement la bouche, mais aussi la gorge, le larynx et le canal intestinal, le malade présente d'autres symptômes. Sa voix est enrouée, son cou se gonfle, et il y a des vomissements. La nutrition est aussi en défaut; l'enfant maigrit, devient pâle; il a des garde-robes diarrhéiques; en un mot, la maladie peut devenir très dangereuse. Lorsque les amygdales et le larynx sont couverts d'aphthes, la déglutition est difficile, et la voix devient sifflante pendant que l'enfant crie.

Étiologie. — Les enfants d'une faible constitution, porteurs d'un tempérament lymphatique, mal nourris ou nés d'une mère déjà malade, sont très sujets à être tourmentés par les aphthes. Cette affection reconnaît encore d'autres causes parmi lesquelles il faut citer : la viciation de l'air, une mauvaise nourriture, la malpropreté, et, surtout chez les gens du peuple, l'habitation de chambres humides, mal aérées dans lesquelles le soleil ne pénètre jamais.

Marche de la maladie, terminaison, pronostic. — Dans les cas ordinaires, les aphthes durent pendant sept jours. Lorsqu'ils sont confluents, ils se renouvellent, et la maladie se prolonge quelquefois pendant un mois. Si elle dure au delà de ce terme et qu'il arrive de nouvelles souffrances, les aphthes peuvent se gangréner (*aphtha gangrenosa*). Ils prennent alors un aspect livide d'un brun presque noir, sécrètent une sanie âcre et infecte, et l'ulcération s'étend rapidement en largeur et en profondeur. La muqueuse buccale et le cou se tuméfient, il existe une salivation abondante et la fièvre prend un caractère adynamique. J'indiquerai comme complications possibles : l'extension de la maladie à l'œsophage, au larynx, à l'estomac et au canal intestinal; le ramollissement de la membrane muqueuse gastrique, les maladies des organes respiratoires. Ces complications hâtent la marche de la maladie et peuvent la rendre mortelle dans l'espace de cinq ou six jours.

Après tout ce qui précède, je ne crois pas utile de rien ajouter à propos du pronostic; il sera toujours facile de le porter.

CHAPITRE XIX. — MUGUET.

Stomatite pseudomembraneuse, aphthes.

Je n'ai rien dit de la thérapeutique des aphthes afin de la réunir à celle du muguet; me proposant d'exposer l'une et l'autre après avoir donné une description suffisante de cette dernière maladie. Il ne faudrait pas conclure de là que je veuille établir une identité absolue entre ces deux affections. Je n'ai jamais eu une prétention semblable; mais j'ai voulu profiter des analogies nombreuses qui existent entre elles, surtout lorsque les aphthes, à cause de quelques complications, affectent une forme dangereuse, pour éviter des répétitions inutiles auxquelles je ne pouvais échapper autrement.

La maladie dont je vais rappeler les symptômes a été décrite, pour la première fois, par les médecins français sous le nom de *muguet* (Billard) et de *stomatite crémeuse*. Elle est fréquente dans les hôpitaux, rare dans la pratique privée. Elle a pour caractère fondamental une exsudation pseudo-membraneuse de la muqueuse buccale (*stomatitis diphtherica*). Cette membrane muqueuse commence par se congestionner, puis au bout de deux ou trois jours, on voit paraître au sommet des papilles érigées, des petits points blancs ou jaunes d'une épaisseur variable. Ces points forment des taches irrégulières qui semblent formées par du caséum. Elles existent à la fois sur les bords et à la pointe de la langue, à la face interne des joues, sur les gencives, à la voûte palatine, sur le voile du palais et sur la luette. Ces taches s'étendent de plus en plus, deviennent confluentes et recouvrent peu à peu toute l'étendue de la muqueuse. La fausse membrane est blanche, semblable à de la bouillie, très adhérente au commencement, puis plus facile à enlever. La muqueuse sous-jacente est ordinairement intacte, conserve son épithélium; elle est seulement plus rouge que dans l'état normal. Tôt ou tard, la fausse membrane se détache sous forme de flocons; une nouvelle exsudation se forme, tombe et se reproduit. Ces alternatives peuvent se répéter pendant plusieurs semaines. La couleur de cette membrane est quelquefois brunâtre, mais plus souvent d'un blanc sale ou jaune. Cette couche pseudo-membraneuse ne s'étend jamais ni dans le nez ni dans la trompe d'Eustache.

Avant même que l'inflammation érythémateuse de la bouche ne paraisse, l'enfant s'agite et refuse le sein. Sa bouche est sèche et brûlante; la soif très marquée. Les petits malades sont tristes, gémissent et pleurent continuellement. Les mouvements continuels de leur corps et de leurs pieds font voir que les vents et les coliques les tourmentent. Leur ventre est météorisé : ils ont tantôt de la constipation, tantôt de la diarrhée; mais plus souvent la dernière que la première. Quand la maladie atteint à son plus haut point de développement, des ulcérations se forment aux talons et au niveau de quelques articulations; ces ulcères se gangrènent facilement. L'état général participe à la maladie lorsque l'enfant est faible et les symptômes très violents. La pâleur du visage, la chaleur et la sécheresse de la peau, la soif montrent que les petits malades ont de la fièvre.

Il n'est pas toujours facile de fixer le diagnostic au début de la maladie; car alors le muguet diffère peu des aphthes. Mais la diarrhée, un mouvement fébrile intense, l'éruption d'exanthèmes sur la peau des fesses, enfin le gonflement des papilles muqueuses de la bouche et l'exsudation viennent plus tard caractériser la maladie. Les enfants faibles, que l'on élève au biberon, sont naturellement prédisposés au muguet; surtout pendant les premiers jours et les premières semaines de leur existence. La malpropreté, une mauvaise nourriture, un air malsain favorisent le développement de la maladie.

Traitement. — Le muguet et les aphthes exigent souvent un traitement semblable; et il est aussi difficile d'indiquer à l'avance les médicaments convenables pour l'une que pour l'autre de ces affections. En général, le médecin doit conserver toute sa liberté, afin de fixer son choix au lit du malade.

Le moyen le plus sûr de préserver l'enfant de ces affections est de l'entretenir dans un état de propreté extrême. Il faut le baigner tous les jours, humecter souvent sa bouche avec des linges trempés dans de l'eau tiède; lui interdire l'usage des nouets. La nourrice doit tenir aussi son sein très propre, avoir une alimentation convenable; elle doit veiller à ce que le nouveau-né soit suffisamment nourri, et à ce que ses garde-robes soient régulières. Il est aussi très important de coucher l'enfant dans une chambre bien aérée et même de le porter au grand air quand le temps n'est pas trop rigoureux.

Les premiers symptômes de ces deux maladies sont facilement arrêtés chez les enfants dès le début, pourvu qu'on n'ait employé auparavant aucun topique dangereux. La guérison des aphthes peut être, alors, abandonnée à la nature, et le médecin doit se contenter de mettre le malade à l'abri de toutes les influences nuisibles qui ont pu concourir au développement de ces symptômes. Ce traitement hygiénique n'est applicable que chez les enfants forts et de bonne constitution.

Il est rare que le médecin se trouve dans des conditions aussi favorables. On l'appelle généralement quand la maladie a fait de notables progrès, ou bien lorsqu'elle s'est montrée intense dès le début, comme il arrive pour la stomatite pseudo-membraneuse. L'ancienne école emploie en pareil cas le *borax* que l'on étend sur les parties malades à l'aide d'un pinceau. Ce médicament réussit chez la plupart des malades, et la connaissance de ses effets physiologiques prouve qu'il guérit en vertu de la loi des semblables. On trouve, en effet, dans sa pathogénésie une foule de symptômes se rapportant au muguet : des aphthes sur la langue, de petites vésicules à base rouge, le plissement du palais, les cris de l'enfant lorsqu'il essaie de téter, signes certains de la douleur qu'il éprouve; la teinte terreuse et pâle du visage, des pleurs continuelles, enfin la répugnance pour le sein de la nourrice et les tressaillements anxieux pendant le sommeil. Tous ces symptômes appartiennent à la symptomatologie du *borax* et nous expliquent l'efficacité de ce médicament. Il réussit toujours d'une manière certaine dans les cas légers, sans qu'il soit utile de l'employer à dose massive ni de l'appliquer localement. Je puis affirmer qu'avec une très petite dose on pourra soulager le malade et le guérir plus vite et plus sûrement qu'on ne le fait en allopathie.

Acidum sulphuricum, trentième dilution, est, après *borax*, le médicament le plus utile. Il y a même des circonstances où il faut le donner en premier lieu. Ce n'est point au hasard que je le recommande; mais des observations attentives et répétées m'ont appris à lui donner quelquefois la préférence, en raison de l'efficacité évidente qu'il possède contre cette maladie.

Dans les premiers temps de l'homœopathie, lorsque le nombre de nos pathogénésies était encore très restreint, il n'était pas facile de reconnaître le médicament utile dans une affection donnée. Les substances capables de répondre à la maladie aphtheuse, étant très peu nombreuses, il était presque impossible de satisfaire à toutes les variétés de cette affection. Un seul médicament passait alors pour en être le spécifique, c'était le *mercurius solubilis* à la deuxième ou à la troisième trituration centésimale. L'efficacité de cette substance était si complétement admise que l'on confondait dans une même pensée thérapeutique les aphthes et le mer cure soluble. La maladie était traitée d'après cette notion. Le médicament réussissait parfois et guérissait le malade en peu de temps; mais, s'il était mal indiqué, il n'empêchait ni l'extension de la maladie ni ses récidives. Les symptômes s'aggravaient sous son influence malgré le régime le mieux ordonné et le mieux suivi, et le médecin homœopathe ne retirait aucune gloire de son traitement ou échouait contre cette affection peu importante. Il était alors forcé de revenir à la thérapeutique des écoles, et se trouvait fort heureux de pouvoir employer le *borax*; mais les sages-femmes et les gardes-malades le prévenaient quelquefois dans l'emploi de ce médicament. Ce qu'il y a de remarquable, c'est que le borax réussissait dans des circonstances où le mercure avait déjà échoué. Le médecin manquait absolument de certitude dans sa pratique. S'il échouait avec l'un de ces médicaments il donnait l'autre; et si tous les deux restaient sans action, la nature se chargeait de guérir malgré notre art et malgré nos moyens. Une observation attentive m'a permis de triompher de ces difficultés; car elle m'a fait reconnaître que le *borax* convenait aux aphthes accompagnés de chaleur et de sécheresse de la bouche, tandis que le *mercure* répond aux aphthes confluents accompagnés d'une salivation abondante. Ce dernier est tout-à-fait spécifique quand le malade est porteur de quelque trace de syphilis. Lorsque cette complication existe, les ulcérations s'étendent rapidement, couvrent les tonsilles, le pharynx et le larynx; ils gagnent toujours en profondeur. Le pus qu'ils sécrètent communique à l'haleine une odeur désagréable, la voix s'enroue, l'enfant s'affaiblit visiblement et une fièvre lente vient mettre un terme à sa pénible existence.

Je crois avoir indiqué, dans les paragraphes précédents, les caractères diagnostiques des médicaments; aussi bien pour les aphthes bénins que pour ceux qui ont une plus grande malignité. Toutefois, je dois faire observer que j'ai tenu compte exclusivement des symptômes organiques et locaux de la maladie. Si nous prenions en considération les symptômes généraux ou accessoires, nous trouverions d'autres médicaments dignes d'être cités. Des diarrhées fréquentes, la teinte ictérique de la face accompagnée d'une grande dépression des forces indiquent *china*, *chamomilla* ou *dulcamara*. Ces trois médicaments triomphent des symptômes généraux sans modifier les altérations locales. Celles-ci éprouvent, cependant, quelques changements dus au surcroît d'activité que prennent les tissus au moment où l'énergie de la force vitale se réveille.

Je me contentai des médicaments qui précèdent jusqu'au moment où je fus conduit à essayer l'*acidum sulphuricum*. Le conseil donné par quelques auteurs d'employer les acides végétaux dans le traitement des aphthes avait éveillé mon attention ; et je devins plus hardi encore quand je vis prôner l'acide sulfurique étendu dans le cas d'aphthes gangréneux. J'essayai donc ce dernier médicament, d'autant mieux que son efficacité me semblait plus probable que celle des acides végétaux. Sa pathogénésie ne m'étant pas connue, je ne l'employai que dans les cas où le *mercure* et le *borax* m'avaient fait défaut ; et à son aide je réussis à guérir la maladie en très peu de temps. Je donnais une ou deux gouttes d'*acide sulfurique* dans une once ou une once et demie d'eau à laquelle j'ajoutais une petite quantité de sirop de framboises. Je donnais à l'enfant une cuillerée à thé de ce mélange, la répétant toutes les trois ou quatre heures suivant les circonstances. J'ai longtemps suivi cette méthode ; je m'en sers même encore aujourd'hui dans les familles où je ne suis pas certain que mes ordonnances soient scrupuleusement exécutées. Dans mes expériences, je commençai par prescrire l'*acide sulfurique* après avoir échoué avec les deux autres médicaments ; plus tard je ne donnai le premier, quel que fût l'état du malade. Je reconnus alors que ce médicament guérissait plus souvent que les deux autres ; et, dans bien des circonstances, je dus lui donner le premier rang. Il me restait néanmoins un regret ; celui de ne pouvoir préciser les circonstances favorables à son emploi. Hahnemann mit un terme à mon incertitude par sa grande découverte des causes des maladies chroniques, et surtout par la publication de la pathogénésie de l'*acidum sulfuricum*. J'acquis alors toutes les lumières dont j'avais besoin pour diriger mon traitement : car il faut toujours savoir pourquoi on choisit une substance de préférence à toute autre. Je dois, cependant, convenir que, par ses effets sur l'homme sain, l'acide sulfurique ne semble pas répondre aux aphthes d'une manière plus spéciale que le *borax* ou le *mercure*. Ce dernier possède bien plus les caractères propres à cette maladie, ses symptômes sont beaucoup mieux caractérisés. Malgré tout, en mettant à part les cas dans lesquels il y a complication de syphilis, on n'obtient jamais avec lui les résultats brillants que donne l'acide sulfurique. La raison en est simple : elle se résume en un seul fait ; c'est que les aphthes sont presque toujours de nature psorique, et que ce médicament, comme les autres préparations de soufre, répondent admirablement à cette diathèse. Aussi, ne faut-il jamais omettre de le donner quand il s'agit de traiter les aphthes malins ou le muguet, car il peut guérir la maladie, ou, tout au moins, il prépare l'organisme à recevoir l'action du *soufre*, qui complète la guérison. Ce dernier doit être administré à la dose d'un ou de deux globules de la trentième dilution. *Sulphur* est toujours indiqué quand les aphthes sont entourés de petites vésicules transparentes ; que le malade a un goût acide dans la bouche et qu'il crache une salive sanguinolente. Un enduit épais blanc ou jaune de la langue, des garde-robes muqueuses, vertes, accompagnées d'un violent ténesme que l'on reconnaît aux efforts et aux cris de l'enfant, des éruptions cutanées de formes diverses comme les gerçures, les excoriations des fesses, des éruptions miliaires accompagnées d'une grande agitation nocturne caractérisent également le soufre. Les gerçures cèdent aussi à l'*acidum sulfuricum*, et, si ce dernier médicament ne suffit pas, à l'*hepar sulfuris*, que l'on donne à la douzième dilution ou à une puissance plus élevée.

L'existence d'une complication due à la syphilis rend le *mercure* utile ; mais ce médicament ne peut guérir à lui seul toute la maladie. Son impuissance est encore plus manifeste dans le traitement du muguet que dans celui des aphthes. Il faut y suppléer souvent. Si la salive a un goût âcre, qu'elle soit très corrosive et fasse naître des ulcérations sur les parties extérieures de la face, sur les lèvres, le menton, la peau des joues ; s'il existe en même temps sur diverses parties du corps des pustules entourées d'un cercle rouge ; pustules qui laissent des cicatrices indélébiles après leur guérison, et se reproduisent sans cesse sur des régions nouvelles, *nitri acidum* 30, est le médicament le plus utile. Il y a certains cas dans lesquels il faut, après lui, donner une ou deux doses de *tartarus emeticus*, lesquelles doivent parfois être alternées de nouveau avec l'*acide nitrique*. L'existence de la diathèse syphilitique ne doit pas faire non plus proscrire d'une manière complète l'*acidum sulphuricum* ou le *sulphur*. L'un et l'autre peuvent être utiles, ainsi que les substances dont je dois parler encore et qui sont indiquées dans des circonstances particulières.

Les médicaments que j'ai jusqu'ici recommandés ne sauraient nous suffire lorsque la maladie revêt sa forme maligne ou quand il s'agit du muguet. Dans ces deux hypothèses, il faut penser à *nux vomica* 30, surtout si aux symptômes indiqués se joignent la constipation, la fongosité des gencives, l'odeur putride de l'haleine, et la formation d'ulcères sanieux, d'efflorescences ou de vésicules douloureuses dans la bouche, sur les gencives, la mâchoire supérieure et sur la langue. *Nux* convient encore quand le visage est pâle, les yeux cernés et le caractère de l'enfant très irritable. Dans le cas où ce médicament ne réussirait pas à guérir entièrement le malade, il faudrait choisir *carbo vegetabilis* 30, qui est toujours utile quand la bouche est brûlante, que les mouvements de la langue sont difficiles et qu'il s'écoule de la bouche une salive sanguinolente.

Staphysagria, trentième dilution, répond aux symptômes

déjà décrits quand existent les caractères suivants : le saignement facile des aphthes, le gonflement des gencives, de la muqueuse buccale et de la langue sur lesquelles se forment de nouveaux ulcères, séparés par des papules; la sécrétion d'une salive teinte de sang, l'aspect terreux de la face, le gonflement des joues. Il convient également lorsque les yeux sont cernés et entourés d'un cercle noir, et que les glandes du cou sont engorgées.

Arsenic 30, est indiqué par ces mêmes caractères; il s'adresse aux formes les plus dangereuses de la maladie; lorsque tous les appareils participent à l'état de souffrance du malade, que les ulcères passent à la gangrène, que l'enfant est en proie à une fièvre hectique et que la dépression des forces rend la mort menaçante. Enfin, lorsque le petit malade semble prêt à succomber, si aucun autre médicament n'a pu réveiller l'énergie de la force vitale, il faut encore espérer dans l'*arsenic*.

CHAPITRE XX. — DE LA BLÉPHARITE ET DE L'OPHTHALMIE DES NOUVEAUX-NÉS.

Blepharophthalmia, seu blepharoblennorrhœa et ophthalmia neonatorum.

L'ophthalmie des nouveaux-nés a pour siége primitif la conjonctive palpébrale. C'est seulement après une longue durée et un traitement inopportun qu'elle envahit le globe de l'œil. Arrivée à ce point, elle constitue une affection des plus graves; et si un traitement bien dirigé n'est pas appliqué assez tôt pour arrêter sa marche, on voit la cornée s'obscurcir, s'ulcérer et l'œil se perdre.

Le chirurgien anglais James Ware (1) est le premier qui ait donné une description complète de cette maladie. Il l'avait nommée *ophthalmie purulente* en raison des carac-

(1) *Remarks on the ophthalmy, psorophthalmy and purulent eyes of new born children.* 5ᵉ édition. London, 1814. D'Arcet, *De l'ophthalmie purulente.* Paris, 1844.

tères et de l'abondance de la sécrétion des paupières. Ce titre d'*ophthalmie purulente des nouveaux-nés* est celui sous lequel on désigne le plus souvent cette affection. Les chirurgiens allemands lui ont donné des noms divers. Schœffer la nomme une *inflammation suppurative des glandes de l'œil*; Adam Schmidt, une *blennorrhagie palpébrale (blepharo-blennorrhœa)*; Ph. C. Watter, l'*epiphora des nouveaux-nés*.

Cette affection peut commencer quelques heures après la naissance; mais ordinairement elle paraît plusieurs jours ou plusieurs semaines après. C'est souvent vers le septième jour que l'on remarque de la rougeur sur le bord des paupières; l'œil devient très sensible à la lumière, de sorte que l'enfant le tient fermé, et l'ouvre seulement quand il est dans un endroit obscur. Règle générale: la paupière supérieure est la plus rouge; ce n'est même que par les progrès du mal que la paupière inférieure se trouve compromise. Toutes deux sont alors tuméfiées, la sécrétion des glandes de Meïbomius augmente et l'œil se trouve couvert par le pus. Lorsque la maladie atteint à un développement aussi avancé, les deux yeux sont également malades (ce qui n'arrive pourtant pas toujours), la conjonctive palpébrale se gonfle et prend une teinte rouge foncée. Les mucosités qui s'écoulent des paupières sont transparentes; quand elles sont rougeâtres on doit craindre pour le globe de l'œil. Quelquefois, cependant, cette petite hémorrhagie vient des paupières, diminue l'inflammation et le gonflement de la muqueuse; la sécrétion devient peu à peu plus épaisse et purulente. Lorsque la conjonctive oculaire participe à la maladie, la chaleur générale est vive, la fièvre et les douleurs augmentent. Il y a une exacerbation le soir, et les parties profondes de l'œil peuvent être envahies par la maladie. La cornée s'enflamme, s'obscurcit et s'ulcère; la pupille est contractée. L'iris se congestionne à son tour, fait une procidence à travers la cornée et forme un staphylôme. Enfin, les humeurs de l'œil peuvent devenir purulentes. L'inflammation des parties internes prend quelquefois une marche plus favorable; il faut pour cela que les liquides sécrétés puissent s'écouler facilement et que les paupières soient écartées de temps à autre. Lorsque la maladie reste bornée aux paupières, sa terminaison est plus heureuse. La sécrétion purulente diminue peu à peu, l'enfant commence à ouvrir les yeux dans une demi-obscurité, enfin les parties malades reprennent la couleur qui leur appartient (Meissner).

L'état général de l'enfant s'altère à mesure que la maladie s'aggrave. Le petit malade s'agite, crie sans cesse, perd l'appétit et le sommeil, maigrit d'une manière remarquable. S'agit-il d'un sujet faible, scrofuleux, cachectique? la marche du mal se ralentit par moment; des symptômes accessoires nombreux apparaissent sans avoir aucune influence sur l'inflammation de l'œil.

Les paupières deviennent fréquemment dures, se tuméfient au point de remplir toute la cavité de l'orbite; elles sont brûlantes et présentent une rougeur érysipélateuse. La maladie continuant ses progrès, la conjonctive palpébrale se boursoufle davantage encore, prend une teinte grisâtre, saigne facilement sans que ces hémorrhagies diminuent ni le gonflement ni l'inflammation. Lorsque la syphilis prend part à la maladie, le globe oculaire est presque toujours atteint; la sclérotique devient d'un rouge de sang, la cornée s'obscurcit, il se fait un épanchement de pus entre ses lamelles et dans la chambre antérieure; enfin l'œil éclate, l'humeur aqueuse s'écoule et le cristallin lui-même peut être expulsé.

Les *suites* les plus fâcheuses de l'ophthalmie purulente sont : le renversement des paupières, l'épiphora chronique, une rougeur vive habituelle de la conjonctive palpébrale; l'atrophie de l'œil, les adhérences de l'iris avec la cornée, ou avec le cristallin, l'irrégularité de la pupille et le staphylôme.

Cette maladie peut durer depuis un septénaire jusqu'à trois ou quatre semaines; et, quand rien ne s'y oppose, elle passe à l'état chronique. Sa *durée* dépend beaucoup de la constitution du sujet. Plus l'enfant est faible', scrofuleux, cachectique, plus la marche des symptômes est lente et plus la maladie se prolonge. Les agents extérieurs, surtout les changements de l'atmosphère, ont une grande influence sur toutes ces variations.

Étiologie. — On reconnaît comme causes de l'ophthalmie purulente certaines constitutions médicales épidémiques, l'action d'une lumière trop vive à laquelle l'enfant aurait été exposé peu de jours après sa naissance, l'habitation dans des chambres humides, froides, mal aérées; l'irritation causée par des grains de poussière qui seraient entrés dans l'œil, par des vapeurs salines, la fumée, les miasmes qu'exhalent les autres malades dans les hôpitaux. La leucorrhée qui baignait les parties génitales de la mère au moment de sa délivrance, le défaut de propreté des yeux et de tout le corps de l'enfant; la mauvaise habitude de couvrir le visage du nouveau-né, l'irritation causée par le méconium porté par hasard sur les paupières; enfin, une diathèse congéniale, syphilitique ou scrofuleuse, causent aussi l'ophthalmie purulente des nouveaux-nés.

Le *pronostic* est généralement favorable dans la pratique civile; car la guérison peut être obtenue par un traitement convenable appliqué à temps, sans que l'œil soit le moins du monde compromis. Il est beaucoup plus sérieux dans les maisons d'orphelins. Les mauvaises conditions dans lesquelles les enfants se trouvent placés dans ces hôpitaux, font que le globe de l'œil a une tendance continuelle à être atteint; les complications syphilitiques y sont nombreuses et il n'est pas toujours facile de les reconnaître. Enfin, la constitution du sujet et les causes occasionnelles de la maladie doivent toujours être prises en sérieuse considération quand il s'agit de fixer le pronostic.

THÉRAPEUTIQUE. 1° *Prophylaxie.* — Le meilleur moyen de préserver les enfants de cette maladie grave, est d'éviter qu'ils soient exposés à une lumière trop vive pendant les jours qui suivent la naissance. Il faut avoir soin également de leur laver souvent les yeux, de les tenir dans un état de grande propreté ; les faire vivre dans un air pur et éviter de leur salir le visage avec le méconium.

Traitement curatif. — Il est rare que le médecin soit appelé assez tôt pour assister au début de la maladie. Une seule circonstance peut le lui permettre, c'est la nécessité de venir chaque jour dans la maison, ce qui le met à même de constater fréquemment l'état de santé du nouveau-né. Le point essentiel est de bassiner les yeux de l'enfant plusieurs fois par jour, de les laver avec une éponge fine ou un linge de toile trempé dans de l'eau tiède ou dans du lait. On évite, ainsi, que des mucosités irritantes séjournent entre les paupières. On fait prendre, en même temps, à l'intérieur *aconit nap.* 30, qui répond à tous les caractères de la maladie. Il faut donner quelques globules de ce médicament dissous dans l'eau ; le malade prend une demi-cuillerée à thé de ce mélange toutes les deux ou trois heures. L'*aconit* doit être employé au début de la maladie et même plus tard, si les paupières sont rouges, dures, gonflées et tendues. Il diminue rapidement les douleurs que l'enfant exprimait par ses cris, les contorsions de son corps et par ses larmes ; douleurs qui troublaient son sommeil. Mais ce médicament guérit rarement à lui seul l'ophthalmie des nouveaux-nés. Il faut donner ensuite une dose de *sulphur* qui diminue la sécrétion muqueuse des paupières, laquelle était devenue habituelle. On peut également se rendre maître de ce symptôme avec une faible dose d'*hepar sulfuris*. Et si ces deux médicaments ne font pas cesser ce symptôme, *calcarea carbonica* 30, le guérit d'une manière certaine. Ce traitement simple et précis ne convient qu'aux cas les plus légers. Si la maladie se complique davantage, les difficultés augmentent. Comme il est très difficile d'entr'ouvrir les paupières, le médecin ne peut savoir jusqu'où s'étend la maladie, et si le globe de l'œil y participe. Le diagnostic du degré auquel cette affection est parvenue est d'autant plus difficile, qu'au moment où l'on parvient à écarter les paupières, le globe de l'œil se retourne convulsivement et la cornée se cache derrière la paupière supérieure, de sorte que l'on aperçoit seulement la partie inférieure de la sclérotique où se remarque une légère rougeur. Le médecin choisit donc un peu au hasard le médicament qui lui semble convenable ; et personne n'est en droit de le blâmer si, après *aconit*, il recourt à *belladona* 30, dans l'intention de prévenir l'inflammation des parties profondes de l'œil, ou de l'arrêter si elle a déjà commencé, afin d'éviter, s'il en est temps, des désordres plus étendus. Le médecin réussira même souvent avec cette substance, dont les effets purs répondent très bien à la grande photophobie qu'éprouve le malade et aux autres symptômes de l'ophthalmie purulente. Je ne blâmerai pas non plus l'emploi d'*ignatia amara* 12, médicament recommandé en pareil cas, et dont les effets physiologiques ont beaucoup d'analogie avec les symptômes essentiels de la maladie qui nous occupe. Je ferai, néanmoins, une remarque au sujet de ce dernier médicament, c'est qu'il ne réussit aisément que dans les cas légers. Lorsque la maladie est plus grave, *belladona* doit être préférée, d'autant mieux que ce médicament, fort utile par lui-même, a l'avantage immense de préparer les voies à l'action du *mercurius solubilis*. L'action de ces deux substances se complète : la première diminue l'intensité de l'inflammation, la seconde fait cesser les symptômes qui persistent, et surtout diminue l'hypersécrétion muqueuse dont les glandes des paupières sont le siége. *Mercurius solubilis* douzième ou trentième dilution est un médicament précieux pour les cas les plus désespérés ; il convient principalement lorsqu'il existe un état cachectique marqué, quelque dermatose ou de petits ulcères autour des yeux. Il est non seulement utile dans les formes graves de cette ophthalmie, lorsqu'elle reconnaît pour cause le contact de flueurs blanches pendant l'accouchement, mais il possède une vertu plus spécifique encore lorsque la syphilis vient favoriser le développement de cette affection et imprimer un caractère spécial à tous ses symptômes. Dans cette dernière hypothèse, il n'y a pas d'hésitation possible. Le médecin doit pouvoir apprécier rapidement l'état du malade; car c'est à cette seule condition qu'il pourra éloigner le danger. Toute espèce de temporisation serait, au contraire, dangereuse. Les praticiens ne s'accordent pas sur la dose à laquelle il convient de donner le *mercure*. Les uns emploient de préférence la deuxième ou la troisième trituration. Je n'ai point l'intention de leur en faire un reproche; car je sais que, dans la crainte de nouveaux progrès du mal, on est toujours porté à faire prendre des doses massives, et à ne pas compter sur l'effet des dilutions plus élevées. Mais je regarde cette opinion comme une erreur, parce que chez les jeunes sujets une excitation très faible suffit à réveiller la réaction vitale, et parce qu'il est inutile, pour obtenir ce résultat, de répéter souvent l'incitation médicamenteuse quand on emploie des dilutions élevées. Il en est autrement si l'on se sert de doses massives. Les médicaments peu divisés ayant une sphère d'action beaucoup plus restreinte, il faut répéter leur administration à des intervalles moins longs, et encore n'arrive-t-on pas aussi vite au but qu'on se propose. Je me sers toujours de hautes dilutions; une longue expérience m'ayant appris qu'elles guérissaient à moins de frais que les autres et que, sous leur influence, il était plus facile d'apprécier la marche, la durée et la terminaison d'une maladie.

Il arrive bien souvent au médecin homœopathe de n'être pas consulté au moment où l'ophthalmie commence, mais d'être appelé lorsque celle-ci est parvenue à une de ses périodes les plus graves. Il peut se faire, encore, que le *mercure* n'ait pas été épargné par les médecins qui le précédèrent. Il n'y a pas à hésiter en pareille circonstance; un seul médicament convient à cet état, c'est *hepar sulfuris*, troisième trituration. Aucun autre ne peut le remplacer. *Nitri acidum, belladona, sulphur, thuja, dulcamara, china, lachesis*, etc., seront quelquefois indiqués après lui, pour compléter la guérison; mais aucun ne devra le précéder. *Hepar sulfuris* convient encore de préférence à tout autre, même lorsqu'il y a complication de syphilis et de symptômes mercuriels. Dans le cas d'ophthalmie syphilitique pure, maladie que j'ai rarement rencontrée, il n'est pas nécessaire de déployer un grand appareil de médicaments; le *mercure* suffit à tout. Il est, cependant, quelquefois utile de donner après lui une dose de *sulphur* ou de *dulcamara* pour arrêter complétement la sécrétion muqueuse des paupières passée à l'état chronique.

Lorsque nous rencontrons une blépharophthalmie simple qui résiste à l'un des médicaments précédemment indiqués, il faut s'enquérir avec soin des circonstances occasionnelles qui lui ont donné naissance. En se livrant à cette recherche, on reconnaîtra souvent que le foyer où la maladie trouve un aliment continuel est une série de refroidissements que l'on peut éviter en prenant les précautions convenables. Mais si les soins hygiéniques ne suffisent pas, il faut donner au malade une dose de *dulcamara*, *euphrasia*, *nux vomica*, *chamomilla* ou *pulsatilla*, suivant les symptômes accessoires présentés par le malade.

Il est inutile pour les homœopathes en général, et surtout pour les commençants, de recommander ici un plus grand nombre de médicaments contre l'ophthalmie des nouveaux-nés. De plus grandes richesses seraient superflues. Le médecin qui possédera une connaissance exacte de l'action spéciale et des caractères généraux des substances dont j'ai parlé, les trouvera suffisantes et s'étonnera de pouvoir obtenir, à leur aide, des résultats aussi nombreux. Il reconnaîtra, en même temps, que j'ai puisé dans mon expérience seule les indications auxquelles je me suis arrêté. Or, j'ose dire que c'est là une condition essentielle pour la thérapeutique des maladies des enfants, dans lesquelles le médecin doit se laisser guider exclusivement par son expérience personnelle, source unique à laquelle il lui soit permis de puiser les principes qui le dirigeront dans ses traitements.

Je veux aussi qu'il évite de se laisser conduire par une routine mensongère; car je sais par moi-même combien on est peu satisfait des médicaments que l'on donne par habitude. Je ne puis trop le redire: que le médecin étudie toujours, et qu'il fasse connaître les résultats heureux de son travail, ceux qui peuvent avoir de l'intérêt pour l'avenir. Enfin, je crois encore que le praticien obtiendra des résultats plus heureux s'il possède une connaissance complète d'un petit nombre de médicaments dont il fera une application exacte, que s'il a de vagues notions sur des agents thérapeutiques beaucoup plus nombreux, mais bien moins connus. C'était aussi l'opinion de *Hornburg* qui nous a été trop tôt enlevé pour l'intérêt de la science; de Hornburg qui avait un tact médical si développé et dont les heureuses guérisons étaient connues de tous ses contemporains.

CHAPITRE XXI. — CYANOSE CARDIAQUE.

Morbus caeruleus, cyanosis cardiaca.

La cyanose, dans le sens propre du mot, est une coloration bleu foncé de la peau, coloration tout à fait maladive. A ce titre, elle est bien plutôt un symptôme fréquent d'états morbides divers qu'une maladie spéciale bien caractérisée. Ce n'est pas, cependant, comme état symptomatique que je veux l'envisager ici; mais comme une affection tellement commune chez les enfants que tous ceux qui trouveront son nom dans cet ouvrage sauront par avance quelle maladie l'auteur a voulu désigner.

Cette affection est caractérisée par une coloration bleue des téguments, coloration que l'on observe de préférence au visage, aux parties génitales, à l'extrémité des doigts, sur les ongles. Elle paraît peu de moments après la naissance, ou seulement au bout de quelques jours. La cyanose est plus marquée sur les lèvres, dans la cavité buccale, sur les paupières, autour du nez, aux mains et aux pieds que partout ailleurs; elle s'accroît sous l'influence d'une basse température, par les efforts musculaires et pendant une respiration forcée : l'action de téter et les cris de l'enfant l'augmentent nécessairement. Lorsque la maladie est complétement développée, les extrémités sont froides, les battements du cœur et ceux du pouls deviennent irréguliers; les premiers sont tumultueux et accompagnés d'un bruit de souffle plus ou moins intense; l'enfant a des syncopes et des accès d'étouffement. Le moindre effort corporel rend sa respiration pénible et haletante; le visage se gonfle, les yeux deviennent saillants, le pouls est tremblant et intermittent. Tantôt ces accès ne durent que peu de moments, tantôt ils se prolongent pendant plusieurs heures. Ils se terminent par une inspiration profonde et suspirieuse. La respiration devient alors plus facile et la couleur cyanique se limite aux points que j'ai indiqués; mais l'enfant reste abattu et frissonnant; ses mouvements n'ont aucune énergie; il a la peau flétrie, le visage abattu, la voix enrouée; enfin le visage exprime un état de souffrances internes et profondes. Les accès se rapprochent graduellement, se répètent avec les mêmes caractères; mais deviennent chaque jour plus dangereux. Les enfants atteints de cyanose cardiaque ont une dentition difficile et tardive. La difficulté avec laquelle la respiration s'accomplit chez eux cause de fréquentes interruptions pendant le sommeil; l'appétit est ordinairement bon; les sécrétions des intestins, de la peau et celle des reins sont peu abondantes. Enfin, les syncopes, l'épistaxis, les hémorrhagies pulmonaires et intestinales, des signes d'hydropisie accompagnent cette maladie, comme il arrive pour toutes les autres affections organiques du cœur.

Les vices de conformation auxquels est due la cyanose sont assez nombreux. Leur description complète et détaillée ne peut trouver place dans ce manuel, dont elle dépasserait les bornes. Je me contenterai donc de signaler les altérations anatomiques suivantes : 1° la persistance du trou oval et du trou de Botal; 2° la naissance de l'aorte du ven tricule droit au lieu du ventricule gauche ; 3° la persistance du canal artériel après la naissance ; 4° la perforation de la cloison interventriculaire ; 5° la naissance de l'aorte du ventricule droit avec persistance du trou de Botal ; 6° la naissance de l'artère pulmonaire du ventricule gauche ; 7° plusieurs autres vices de conformation qu'il est inutile d'indiquer (1). Quelques auteurs admettent un habitus cyanique caractérisé par le développement imparfait du corps de l'enfant, l'air languissant de celui-ci, sa maigreur, une longueur disproportionnée des membres ; une forme particulière des articulations des doigts, lesquelles sont larges et noueuses, surtout celles de la première phalange ; une forte courbure des ongles qui sont constamment bleus, la mollesse du système musculaire et la rareté des cheveux. Cet habitus est loin d'être constant ; on observe même les vices de conformation dont j'ai parlé sur des sujets bien développés ; de plus, la conformation des phalanges en baguettes de tambour se retrouve dans certaines maladies du poumon.

Étiologie. La cause prochaine de la cyanose est la communication constante qui existe entre les oreillettes, au moyen de la persistance du trou de Botal, l'existence du canal artériel et le rétrécissement de l'artère pulmonaire. — Souvent les enfants qui naissent porteurs de cette anomalie doivent le jour à des femmes tourmentées elles-mêmes par des maladies organiques du cœur. Quant aux causes occasionnelles capables de faire éclore cette affection encore à l'état latent, elles se trouvent dans les efforts musculaires et respiratoires, mais surtout dans l'accroissement de l'organisme à certaines époques. La dentition, la puberté, les maladies fébriles, le catarrhe, la coqueluche, des coups reçus sur la poitrine, des exanthèmes, etc., peuvent également en amener le développement.

Pronostic, terminaison. La cyanose cardiaque se termine rarement par la guérison. Celle-ci peut, cependant, avoir

______

(1) Voy. Bouillaud, *Traité des maladies du cœur.* Paris, 1835, 2 vol. in-8 ; et Bouchut, loc. cit., p. 444 et suivantes.

lieu lorsque les ouvertures fœtales du cœur parviennent à s'oblitérer pendant la vie extra-utérine. Règle générale : les sujets porteurs de cette maladie meurent jeunes. Ils succombent quelques jours après leur naissance. S'ils résistent à la mort pendant les premiers moments, ils rencontrent bientôt une foule de circonstances critiques pour eux, lesquelles mettent souvent un terme à leur frêle existence. On cite néanmoins d'assez nombreux exemples de malades qui auraient atteint un âge avancé, quarante ou cinquante ans par exemple. Les hommes meurent plutôt que les femmes, et l'hiver fait plus de victimes que le temps chaud. Les sujets atteints de cyanose cardiaque sont toujours plus souffrants quand il fait froid. La fréquence et l'intensité des accès d'étouffement rendent le pronostic grave ; ils doivent faire craindre une mort prochaine qui peut être également l'effet d'une hémiplégie ou d'une hémorrhagie pulmonaire.

Traitement. Les détails dans lesquels je suis entré montrent combien la thérapeutique de la cyanose est difficile. Cependant, du moment où des hommes porteurs de cette affection ont pu parvenir à un âge avancé, il est permis d'espérer que sa guérison n'est pas absolument impossible avec le secours de l'homœopathie. Et quand même nous parviendrions à sauver seulement dix malades sur cent, nos peines seraient, je crois, largement récompensées. Je ne sais si je m'abuse, mais en tenant compte des résultats que j'ai obtenus, je crois pouvoir dire que notre doctrine réalisera toutes ces espérances. Je ne puis assurer, il est vrai, que les malades dont j'ai dirigé le traitement atteindront jusqu'à la vieillesse ; mais ce que je puis affirmer, c'est que je suis parvenu, à l'aide de nos moyens, à les mettre en état de remplir les devoirs ordinaires de la vie. Les deux enfants qui m'ont été confiés sont âgés aujourd'hui, l'un de dix ans, l'autre de treize. On reconnaît encore, chez eux, à l'auscultation, un bruit de souffle musical. Les mouvements brusques et les efforts de l'esprit rendent leur respiration courte; mais ils n'éprouvent jamais d'accès de suffocation. La teinte livide de la peau a disparu; la sérénité de leur visage et la chaleur naturelle de leur corps indiquent qu'ils sont dans un état de bien-être physique complet.

Je recommanderai au médecin homœopathe, lorsqu'il commence le traitement d'une semblable maladie, de ne pas s'abandonner à la crainte et d'éviter une trop grande confiance en lui-même et dans ses moyens. Toute pusillanimité diminuerait ses forces en le convainquant, par avance, de l'inutilité de son traitement; trop de confiance lui ferait porter un pronostic qui pourrait ne pas se vérifier. En général, lorsqu'on traite une maladie grave, il ne faut pas se laisser entraîner à des espérances d'une réalisation impossible, et vouloir guérir avec un seul médicament. Il y a, en effet, fort peu de maladies qui cèdent à une thérapeutique aussi simple; un médecin qui voudrait trouver un traitement homœopathique précis et infaillible pour chaque maladie, prouverait par ce désir même qu'il ne connaît ni les lois de la pathogénie ni celles de la guérison. Une thérapeutique aussi simple et aussi rigoureuse serait très utile sans doute, et cependant elle enlèverait au médecin et le droit de penser et celui de se livrer à de nouvelles recherches. Le seul moyen de se mettre à l'abri d'une semblable prétention, c'est de ne pas méconnaître le sens du mot *spécifique*, par lequel on caractérise notre belle doctrine; de ne pas chercher à introduire dans une science expérimentale la rigueur des mathématiques. On évitera, par ce même moyen, de soutenir une opinion fausse par une hypothèse injustifiable, mode de raisonnement toujours dangereux pour les jeunes médecins. Je rappellerai encore que l'art ne peut modifier les vices de conformation si l'on n'éloigne du malade toutes les causes occasionnelles capables de favoriser leur développement. Pour la cyanose, il est indispensable de rendre les accès de suffocation aussi rares que possible; et comme ils dépendent d'obstacles apportés à l'action du cœur, au jeu des poumons, ou au libre cours du sang, on devra tenir le petit malade dans un état de repos complet, lui donner une alimentation douce mais nourrissante, en évitant la surcharge de l'estomac; cette dernière précaution est toujours utile, même à une époque plus avancée de la vie. On ne permettra ni les boissons fortes ni les aliments excitants. Il faut également veiller à la régularité des garde-robes, et s'il y a de la constipation, il vaut mieux provoquer des selles à l'aide de lavements d'eau tiède que de laisser l'enfant faire de violents efforts de défécation, ceux-ci pouvant ramener de la dyspnée. Le médecin emploiera aussi avec avantage, pour faire cesser la torpeur de l'intestin, une petite dose de *bryonia* 12, d'*opium* ou de *nux vomica* 12. L'état cyanique ne contre-indique aucun de ces médicaments. Ce symptôme est même heureusement modifié par leur influence. Enfin il est indispensable d'aider à la vivification artérielle du sang. Pour cela on fera vivre le malade dans un air pur, chaud et sec, on le couvrira de vêtements également chauds. La température du milieu qu'il habite doit être constante; il faudra seconder par des frictions, faites avec des morceaux d'étoffe de laine et par des bains chauds, l'action des moyens hygiéniques dont je viens de faire l'énumération.

Avant d'entreprendre le traitement d'une maladie, le médecin doit fixer clairement son diagnostic, puis tracer dans son esprit la marche qu'il se propose de suivre. Nous pouvons adopter cette méthode même dans la cyanose cardiaque, qui est pourtant une de ces affections dans lesquelles l'apparition de nouveaux symptômes nous oblige à modifier nos prévisions. Il faut reconnaître, toutefois, que ces caractères accessoires ne sont pas tellement importants qu'ils nous forcent à négliger entièrement les caractères essentiels de la maladie, même lorsque ces derniers ont une intensité moins grande. L'homœopathie nous offre en pareille circonstance un immense avantage; en ce sens qu'elle nous fait connaître l'action physiologique des médicaments et nous met à même de fixer notre choix d'après cette notion. La certitude que nous trouvons dans les résultats de l'expérimentation pure établit ici une différence énorme entre la doctrine de Hahnemann et la thérapeutique des écoles ; car cette connaissance de l'action des médicaments sur l'homme sain nous permet de ne pas employer de *palliatif*, dans le sens ordinaire de ce mot, lorsque dans le cas de cyanose nous sommes obligés de combattre les accès d'asthme et les syncopes, symptômes inévitables de ce vice de conformation. Nous pouvons toujours, en effet, choisir alors un médicament en rapport avec l'état pathologique du sujet, médicament dont l'action sera rapide et assurée. Cet agent aura même la double propriété de calmer les symptômes accessoires et dangereux, et d'éloigner leur retour. Les paroxysmes étant moins fréquents, le petit malade sera dans une position plus favorable et sa vie sera moins en danger.

Lorsque l'enfant est en proie à un accès de dyspnée ou qu'il tombe en syncope, il est facile de calmer ces symptômes effrayants en lui faisant quelques passes magnétiques sur la poitrine ou sur la tête ; si les circonstances l'exigent, on peut même les répéter un peu plus tard. Des frictions pratiquées sur la poitrine avec des flanelles chaudes, des cataplasmes très chauds dans lesquels on enveloppe les pieds, réussissent aussi à calmer ces crises. D'autres fois, il faut jeter de l'eau froide sur la poitrine et sur le visage du petit malade pour le rappeler à lui, et, avant tout, l'étendre dans son berceau. Veut-on attaquer la cause prochaine de toutes ces douleurs, c'est-à-dire, le vice de conformation du cœur et de l'origine des gros vaisseaux, il faut user des médicaments les plus capables d'engendrer sur un homme sain l'asthme ou la syncope, par le trouble qu'ils occasionnent dans la circulation. Malheureusement l'étude des symptômes pathogénétiques des médicaments ne peut nous donner des résultats aussi perturbateurs ; nous sommes obligés de nous contenter des signes approximatifs. Le médecin ne devra donc pas s'étonner de me voir baser toutes mes indications sur des analogies et sur les résultats fournis par l'observation clinique. Ce point une fois établi, je crois que l'habitus cyanique et les symptômes qui l'accompagnent nécessairement indiquent l'emploi des *médicaments qui contiennent de l'acide prussique*. Je signalerai entre autres l'*acide hydrocyanique* et le *prunus laurocerasus* comme étant bien connus des homœopathes sous le rapport de leurs effets physiologiques. L'expérience a confirmé ces prévisions, et bien que je ne puisse apporter un très grand nombre de faits confirmatifs de ce que j'avance, je puis citer au moins deux exemples dans lesquels ces médicaments ont eu un effet beaucoup plus favorable qu'aucun autre. Je les ai employés tous les deux à la troisième dilution, en les alternant. Toutes les huit minutes je faisais prendre au malade une très petite partie d'une goutte de ces atténuations. Peut-être aurai-je trouvé une action plus rapide aux dilutions plus élevées. Je dois avouer que la crainte seule m'a conduit à user de doses aussi massives ; mais mon excuse se trouve dans ce fait que l'expérience de cas analogues me manquait complétement. *Opium* 6 pourrait convenir aussi contre ces accès, lorsque le visage est tuméfié en même temps que livide, surtout s'il existe un râle muqueux, une toux d'irritation et un sommeil soporeux.

Lorsque ces deux médicaments ne parviennent pas à régulariser la circulation, il convient de choisir une nouvelle substance dont l'action soit moins superficielle. *Digitalis purpurea* 12 est fort utile en pareil cas, surtout si l'accès de suffocation ou la syncope, a été causé par le balancement que l'on imprime au petit malade en le berçant, ou par tout autre mouvement brusque. Ces accès s'accompagnent presque toujours d'efforts de vomissement. Ce symptôme n'est pas le seul qui indique la *digitale* ; car ce médicament contient dans sa pathogénésie d'autres signes non moins importants : une grande impressionnabilité au froid, le froid des extrémités, la cyanose des paupières, des lèvres, de la langue et des ongles. Sous son influence, le pouls devient irrégulier ;

tantôt il s'accélère, tantôt il se ralentit. La *digitale* est un médicament si bien caractérisé que nous ne trouvons dans la matière médicale homœopathique aucune autre substance qui réponde mieux à tous les symptômes extérieurs de la cyanose. Malgré cela, nous ne pouvons obtenir avec elle une guérison radicale, comme avec tout autre médicament. Nous devons, cependant, nous estimer heureux de posséder une substance dont les effets physiologiques se rapportent d'une manière aussi exacte aux symptômes d'une maladie ; parce que nous pouvons espérer d'obtenir, à son aide, un effet palliatif certain, lequel étant fréquemment renouvelé conduit à une amélioration durable. L'action du médicament est alors d'autant plus certaine que nous savons mieux la soutenir par l'administration de quelque autre substance. Quant à la dose à laquelle il convient de faire prendre la *digitale*, j'avoue ne pouvoir l'indiquer d'après ma propre expérience ; mais je crois que les dilutions élevées seront toujours préférables aux basses atténuations. — Les médicaments qui ont le plus de rapport avec la maladie sont, après *digitalis*, *lachesis* et *sulphur* que l'on doit donner à la 30° dilution. Du moment où le malade n'éprouve plus de crises d'oppression ou de syncope, il faut considérer sa guérison comme complète, et ne pas pousser plus loin l'individualisation de ses symptômes. Le médecin ne doit plus avoir qu'un désir : celui de rendre durable le bien-être qu'il a pu procurer et d'éviter de nouvelles rechutes. Il continuera, dans cette intention, à faire prendre de temps à autre une dose du médicament qui lui a réussi, en ayant le soin d'intercaler une autre substance, afin de ne pas laisser épuiser la réaction de la force vitale, afin aussi d'éviter qu'elle ne devienne absolument insensible à l'action du premier agent.

La cyanose cardiaque ne donne pas toujours lieu à des accès d'asthme et à des syncopes ; elle cause parfois des épistaxis ou des hémorrhagies abondantes de la bouche. Ces deux dernières formes de la maladie sont également ·

dangereuses. Souvent, sans cause appréciable, au moins sans que l'enfant ait beaucoup crié, son visage devient tout à coup d'un rouge violacé, coloration plus marquée autour des lèvres et dans la cavité buccale que partout ailleurs. En même temps, l'hémorrhagie commence : d'abord le sang coule goutte à goutte; plus tard, l'hémorrhagie devient continue; une partie du sang tombe dans la gorge et cause une toux d'irritation. Le sang est rouge foncé dans les premiers moments; il devient successivement plus clair et tout à fait aqueux ; le malade tombe dans un état de collapsus complet, auquel la mort vient souvent mettre un terme. Dans des circonstances aussi graves, il peut être nécessaire d'employer les styptiques à l'extérieur, tandis que l'on donne intérieurement les médicaments spécifiques appropriés. Je recommanderai , comme moyen externe, l'emploi du vin blanc et du vinaigre étendu d'eau, avec lesquels on lotionne le nez ou la bouche à l'aide d'une éponge. Comme médicament interne, j'emploie l'*arnica*, à la première dilution. Je donne deux ou trois gouttes de cette teinture dans une once d'eau, et je fais prendre au malade une demi-cuillerée à thé ou une cuillerée entière toutes les cinq minutes. On peut aussi appliquer l'*arnica* extérieurement quand les deux topiques dont j'ai parlé restent sans effet. Lorsque, au bout de quelques minutes, l'*arnica* n'a point diminué l'hémorrhagie, il faut cesser de le faire prendre à l'intérieur et continuer seulement son application externe, qui est rarement couronnée de succès. On le remplace alors par d'autres substances ; par l'*aconit* 30, si la turgescence vitale est très prononcée , les lèvres sèches et brûlantes. L'aconit et la belladone sont quelquefois indiqués avant l'arnica lui-même. Si le malade a eu d'abondantes hémorrhagies, et que celles-ci aient amené un état de collapsus complet, avec pâleur et froid glacial de la peau de tout le corps, *china*, donné à petites doses, peut être fort utile. *Secale cornutum* 12° mérite toute notre attention lorsque les accès dont j'ai parlé sont intermittents; ce médicament est même préférable à tout autre si l'enfant éprouve des convulsions, une distorsion des membres, s'il se réveille tout à coup et en criant; enfin si la chaleur de la peau est augmentée. *Crocus* et *Bryonia* sont parfois utiles dans les accès mêmes; mais je ne puis donner d'indications précises à leur sujet; c'est au médecin à rechercher si le malade présente quelques uns des caractères particuliers à ces médicaments. La couleur du sang est souvent un signe déterminant; du reste, le praticien habile saura toujours reconnaître les symptômes auxquels il devra s'arrêter.

Les accidents aigus une fois calmés, il faut continuer à faire prendre à l'enfant, à des intervalles plus éloignés, les médicaments qui lui ont le mieux réussi. On peut recourir aussi à quelques unes des autres substances dont j'ai parlé. Enfin, lorsque chaque accès s'accompagne d'hémorrhagies abondantes, il faut songer à *carbo vegetabilis*, *phosphorus*, *phosphori acidum*, *sepia*.

CHAPITRE XXII. — DE LA DYSPEPSIE DES NOUVEAUX-NÉS.

Dyspepsia neonatorum, gastrostaxis, indigestio.

A parler en toute rigueur, la dyspepsie n'est pas une maladie spéciale, mais bien un symptôme que l'on peut observer dans un grand nombre d'affections diverses. Chez les enfants, ce symptôme est très fréquent; je crois donc nécessaire de le décrire ici avec ses formes les plus variées, afin d'établir aussi exactement que possible le traitement homœopathique qui lui convient. — Ces accidents s'observent surtout chez les enfants élevés au biberon, quand on ne choisit pas leurs aliments avec tout le soin convenable. Le lait d'une nourrice trop âgée peut aussi faire naître des symptômes dyspeptiques chez les sujets délicats, dont les forces digestives sont trop faibles pour élaborer un aliment aussi gras et aussi nourrissant.

Il y a plusieurs espèces de symptômes dyspeptiques. Je les décrirai toutes sous des noms distincts, afin de pouvoir établir avec grand soin leur traitement homœopathique. Mais je dois prévenir le lecteur que je ne pourrai remplir qu'incomplétement cette seconde partie de ma tâche, me trouvant obligé de considérer isolément ce groupe de symptômes tandis que nous l'observons toujours accompagné d'autres souffrances, lesquelles modifient notre thérapeutique ou même la changent complétement.

§ Iᵉʳ. Coliques venteuses, flatulentes, tranchées, coliques.

Les douleurs que l'on indique par ces mots sont les premiers symptômes de la dyspepsie ; ils montrent une grande faiblesse de l'estomac, qui s'observe chez les enfants les plus délicats. Ces coliques se caractérisent par des signes divers : l'enfant tourne les yeux en dormant, son visage se tire ; d'abord il continue de dormir ; mais son sommeil est très agité. Tout à coup, il se met à crier, se replie sur lui-même, ramène les cuisses vers le ventre, les étend, pour les replier encore. Les hypochondres se gonflent d'une manière remarquable, la respiration devient anxieuse et haletante. L'enfant s'agite de plus en plus. Lorsqu'on le fait teter, il abandonne le sein en criant ; rien ne peut le calmer. Ses cris lui font porter le sang à la tête et son visage devient violet. Tout son corps tremble. Le ventre est manifestement gonflé et tendu ; il y a des borborygmes, et l'émission des vents est toujours suivie d'un moment de repos. Mais celui-ci est de courte durée ; les douleurs ne tardent pas à reparaître ; une sueur générale inonde le petit malade, qui, épuisé de souffrances, tombe dans l'assoupissement. Bien que l'hypogastre soit également douloureux, on procure toujours du soulagement en frictionnant l'abdomen avec des flanelles chaudes, parce qu'on favorise, par ce moyen, l'expulsion des flatuosités. Lorsque les enfants souffrent de ces coliques, leurs garde-robes sont vertes et répandent une odeur acide. Le petit malade est soulagé quand on le tient droit ; il souffre davantage quand on le couche. Ses douleurs deviennent même assez aiguës pour amener des spasmes et des convulsions qu'il n'est pas facile de calmer.

Les *causes* de cette affection sont très variées ; il est indispensable de les connaître pour obtenir une guérison rapide. Les détails dans lesquels j'entrerai à propos de la thérapeutique prouveront la vérité de ce que j'avance. Les refroidissements, surtout s'ils portent leur action sur l'abdomen, sont la cause essentielle de cette maladie, qui peut aussi dépendre d'impressions morales ressenties par la mère, comme seraient le chagrin, la haine, la peine, la colère, etc. L'abus fait par elle ou par son enfant de l'infusion de camomille, la constipation, l'usage d'aliments d'une digestion difficile peuvent causer également des coliques flatulentes chez les nouveaux-nés.

Traitement. Tout le monde sait que la camomille est un médicament essentiel contre les coliques venteuses des enfants. Les tantes, les grand'mères, les gardes-malades connaissent l'efficacité de ce médicament et l'étendent à l'infini. Mais aucune d'elles ne sait apprécier ses dangers. Les médecins eux-mêmes tombent parfois dans les mêmes erreurs, et j'ai déjà eu occasion de les désapprouver. Il appartient au médecin homœopathe de réparer les funestes effets de cette pratique vicieuse. Il suffit pour cela de quelques antidotes. Le meilleur est le café noir sucré ; on en donne au malade une ou deux cuillerées à thé par jour. On peut se servir également de *coffea*, deux globules de la troisième dilution. J'ai remarqué que l'action de ce médicament ainsi dynamisé était toujours plus prompte et plus efficace. Si l'abus de la camomille a été poussé assez loin pour amener des douleurs continuelles, des spasmes et des convulsions, il faut faire prendre au malade *ignatia* 12, à la dose d'un ou deux globules répétés toutes les demi-heures. — Des tranchées violentes, accompagnées de nausées, de vomissements et de diarrhée, indiquent *pulsatilla* 12 ; tandis que la constipation qui existe en même temps que les coliques venteuses réclame *nux vomica* 30.

Lorsqu'une mère qui nourrit son enfant éprouve une impression morale un peu vive, son premier soin doit être d'éviter de donner le sein à son nourrisson. Il faut avant tout qu'elle se remette, et qu'elle essaie de se débarrasser par quelque moyen du lait qui a monté après son émotion. Ce précepte, je dois le reconnaître, est bien rarement observé ; son oubli cause à l'enfant une multitude de souffrances, et entre autres les douleurs dont je viens de parler. Celles-ci acquièrent même parfois un développement dangereux. Les accidents dyspeptiques, suite d'un accès de *dépit* ou de *colère*, se composent de coliques venteuses, accompagnées de diarrhée, d'oppression, même d'accès de suffocation, et d'accidents convulsifs. Le malade est en proie à une vive chaleur fébrile, son visage est rouge et gonflé. *Chamomilla* 12/00 fait cesser très promptement tous ces symptômes. Si la mère a déjà fait usage d'une infusion de cette plante et que l'enfant présente les signes d'une grande excitation nerveuse, *coffea* 6 est indiqué en première ligne. On trouvera aussi *bryonia*, *ignatia*, *colocynthis* et *staphysagria* d'une grande utilité.

La *joie* et la *frayeur* éprouvées par la mère engendrent chez son enfant des symptômes analogues à ceux de la camomille, et cependant celle-ci reste sans effet. Une petite dose d'*aconit* calme, au contraire, toutes ces douleurs en très peu de temps. Si elle laisse debout quelque symptôme, il faut en répéter l'administration. Et dans le cas où la maladie résisterait encore, en se compliquant de la surexcitation du système nerveux, *coffea* 6/00 serait d'une grande utilité. *Opium* 6 devrait lui être préféré si le malade, plongé dans un sommeil soporeux, avait des garde-robes involontaires et de l'oppression.

Les *chagrins* et la *tristesse* de la mère influent aussi sur son nourrisson et déterminent chez lui des symptômes dyspeptiques. *Ignatia* 12 est le véritable spécifique en pareil cas ; il guérit promptement toutes les douleurs, pourvu que les émotions ressenties par la mère soient arrivées à leur terme. L'action curative de ce médicament est certaine, même quand il s'agit de vomissements, de convulsions ou d'accès épileptiformes. *Acidum phosphoricum* 12 est très utile lorsque l'*ignatia* n'a pas complétement réussi et qu'une fièvre lente vient compliquer la dyspepsie elle-même. *Colocynthis* 30 doit être prescrit après ces deux derniers médicaments, si leur effet n'a pas été complet. Mais il est bien rare qu'on soit obligé d'y recourir, parce que l'action de l'*ignatia* et de l'*acidum phosphoricum* est presque toujours curative.

Comme je l'ai déjà indiqué en parlant de l'étiologie, le froid est bien souvent la cause des coliques venteuses, surtout chez les sujets faibles et délicats. *Chamomilla* convient encore en pareil cas. Une seule dose de ce médicament fait généralement disparaître tous les symptômes; parfois il est utile d'insister davantage sur son emploi et de le répéter toutes les deux ou trois heures. *Dulcamara* 6 doit être préférée à la camomille si la dyspepsie est jointe à une diarrhée non douloureuse. *Colocynthis* 30 convient, au contraire, lorsque les contorsions de l'enfant, ses cris, la rétraction des membres inférieurs, etc., montrent qu'il éprouve de violentes coliques, et que camomille n'a produit aucun soulagement. Un seule dose de coloquinte suffit à guérir; il est rarement utile de la répéter. Mais si l'on échoue avec cette dernière substance, *jalappa* 3 sera d'une grande utilité. On pourra calmer à son aide l'agitation et les douleurs de l'enfant. Je recommanderai, enfin, *senna* 3, que j'ai trouvé très efficace lorsque les coliques étaient le résultat d'une production abondante de gaz et de leur accumulation dans les intestins; lorsqu'elles étaient accompagnées d'une grande ébullition de sang et d'insomnie. Le défaut d'une plus grande expérience, relativement aux propriétés du séné, m'empêche de pouvoir préciser davantage ses indications. De nouvelles expérimentations pures sont encore nécessaires pour nous donner plus de certitude dans son emploi.

Le médecin qui n'est pas encore complétement initié à la

connaissance de notre matière médicale pourra aisément conclure des principes thérapeutiques précédents que l'homœopathie n'est pas aussi facile que le prétendent les professeurs des universités. Il verra aussi que nous ne négligeons pas, comme on le dit, l'étude de l'hygiène. S'il veut suivre les préceptes que j'ai posés et mériter le titre de praticien habile, il ne devra craindre ni les veilles ni un travail assidu. Le seul moyen d'obtenir des résultats heureux est, en effet, de travailler toujours et de se livrer à de nouvelles expériences. Mais le bonheur que l'on éprouve à guérir un enfant d'une maladie grave compense bien amplement les peines et les soucis que nous trouvons dans la pratique.

Je crois utile de parler ici des *cris que poussent les enfants sans qu'il soit possible de reconnaître chez eux aucun symptôme de maladie.*

Les cris des enfants nouveau-nés sont dus le plus souvent aux liens qui les entourent, à une trop forte chaleur qui les accable ou à des épingles mal placées et qui les piquent. Rien n'est plus facile que de remédier à tous ces accidents; il est inutile d'en parler davantage. Mais il arrive que des enfants vont crier nuit et jour pendant une semaine entière, sans qu'il soit possible de reconnaître en eux un symptôme de maladie. Un tel état inquiète beaucoup les mères et les parents qui réclament l'assistance du médecin. *Chamomilla* 12, ou mieux *belladone* 30, calment rapidement le petit malade. Je conseille cependant, de commencer toujours par camomille et de donner belladone en second lieu. Il peut également arriver que, faute de soins, l'enfant soit réveillé plusieurs fois de suite, et qu'il arrive à un tel état d'excitation qu'il lui soit impossible de se rendormir. Le petit malade, agacé par cet état, crie sans cesse, ce qui le réveille davantage encore. Le meilleur moyen de le calmer est de lui faire prendre quelques globules de *coffea* 6, médicament dont l'action est tout à fait spécifique dans ces circonstances.

Je parlerai aussi d'un symptôme que l'on a coutume de désigner sous le nom d'*oppression des enfants*. Ce symptôme peut avoir plusieurs significations pathologiques. Quelquefois il est causé par une congestion sanguine des organes thoraciques ou abdominaux ; mais il est plus souvent l'effet de l'accumulation de gaz dans l'estomac et la partie supérieure des intestins. Des symptômes de dyspepsie et des accidents spasmodiques l'accompagnent fréquemment. Je l'ai observé à la suite d'un refroidissement, surtout lorsque l'enfant avait été porté au grand air pendant que le vent soufflait avec violence. La région précordiale et les hypochondres sont tellement distendus que la moindre pression suffoque l'enfant. Celui-ci est très agité, se roule sur lui-même, ramène ses cuisses vers le ventre, les étend après et crie sans cesse. Une très petite dose de *chamomilla* suffit à calmer tous ces symptômes. On peut aussi, pour soulager le malade, recommander à la mère de lui faire avec la main de légères frictions ; mais il ne faut jamais les laisser pratiquer par les sages-femmes ou par les personnes antipathiques à l'enfant, parce qu'elles lui seraient alors très défavorables, comme je l'ai souvent observé.

§ 11. De la constipation chez les enfants.

La constipation est un symptôme fréquent, surtout chez les enfants qui ne sont pas élevés par une nourrice ou par leur mère. La nourriture artificielle qu'on leur donne étant presque toujours composée plutôt d'aliments solides que de liquides, leur estomac ne peut complétement l'élaborer, et la constipation est la conséquence de cette alimentation vicieuse. La faiblesse des forces digestives, des spasmes, un rétrécissement congénial de l'intestin, un état de constipation habituel de la mère, peuvent aussi amener cette maladie chez les enfants.

La constipation est rarement un symptôme isolé ; elle est le plus souvent accompagnée d'une foule d'autres souffrances. Le ventre, par exemple, est dur et tendu ; l'enfant s'agite sans cesse, crie beaucoup, respire avec peine, perd l'appétit, et enfin tombe en convulsions. L'ictère ou quelque maladie inflammatoire fébrile peuvent compliquer cet état et rendre sa marche très incertaine. C'est surtout pendant la dentition qu'il importe de veiller à la régularité des évacuations alvines, parce que la rétention des matières fécales peut avoir pour conséquences : des coliques, des hernies, l'amaigrissement et l'entérite.

Traitement. — Cette maladie est, en général, facile à guérir si elle est isolée et si elle n'a pas encore influé d'une manière fâcheuse sur l'état général du malade. Dans tous les cas, il faut essayer de remonter jusqu'à sa cause afin de diriger le traitement avec plus de certitude. Du reste, il est toujours bon de commencer par faire prendre au petit malade un lavement d'eau tiède, qui enlève toutes ses souffrances en moins de vingt-quatre heures. Il faut, en même temps, modifier son régime et proscrire tous les aliments difficiles à digérer. Le lavement pourra être répété le lendemain, sans craindre de disposer les intestins à une plus grande inertie. Cette crainte serait déplacée, comme un grand nombre d'observations m'en ont donné la preuve, et je suis convaincu d'avoir prévenu bien des obstructions intestinales par le moyen que j'indique, tout aussi bien que je l'aurais fait avec des médicaments. C'est, en effet, à l'abus de ces derniers, presque toujours prescrits à dose allopathique, que l'on doit rapporter l'inertie de l'intestin et la constipation qui en est la suite. Lorsqu'il en est ainsi, ou bien quand l'enfant a reçu cette prédisposition de sa mère, le traitement si simple que je viens d'indiquer ne peut réussir ; il faut recourir aux médicaments suivants dont j'ai souvent reconnu les heureux effets.

Nux vomica 30 doit être préféré à tous les autres, aussi bien au début de la maladie que plus tard, lorsque la constipation amène des troubles du côté de l'estomac, comme la perte de l'appétit, les vomituritions, le gonflement et la tension du ventre, produisant à leur tour l'insomnie, l'oppression, une agitation continuelle, des efforts de défécation violents et inutiles. Quand ce médicament ne suffit pas, il faut donner *bryonia* 18, comme intercurrent, et revenir après à *nux vomica*. *Opium* 6 convient lorsqu'existent tous les symptômes de la noix vomique, excepté les efforts inutiles de défécation, et que ce dernier médicament a échoué. L'absence de ténesme prouve que l'intestin est complétement inactif, et cet état de paralysie est tout à fait caractéristique d'*opium*, après lequel il est parfois utile de donner un intercurrent pour revenir plus tard à son emploi. Par ce moyen, on rend plus durable l'action du médicament.

Les substances que je viens d'indiquer sont généralement suffisantes ; elles n'échouent que dans les cas les plus graves, lesquels sont heureusement assez rares. Il m'est souvent arrivé dans les constipations rebelles auxquelles *nux* n'apportait aucun soulagement, de donner avec avantage *platina* 6, surtout lorsque les évacuations n'arrivaient qu'après de violents efforts, nécessitaient même l'extraction manuelle, et se composaient de petits morceaux noirs et durs. Dans les cas les plus désespérés, les médicaments qui précèdent ne réussissant pas toujours à rendre aux intestins la contractilité qu'ils ont perdue, *lycopodium* est très utile. Il faut donner un ou deux globules de ce médicament au plus, et se servir de la trentième dilution. Il réussit non seulement lorsque la constipation est des plus opiniâtres, mais aussi quand le malade fait des efforts inutiles de défécation ; efforts qui lui causent une douleur assez violente pour altérer ses traits, et qui peut même se changer en un véritable ténesme. Je me suis fréquemment assuré dans ma pratique de l'utilité de cette substance, et je l'ai trouvée telle que je ne crois pas possible de guérir, sans son secours, la constipation chronique des nouveaux-nés. L'énergie du lycopode m'était déjà connue à une époque où ses propriétés physiologiques m'étaient moins familières. Les sceptiques, les matérialistes et les médecins peu observateurs, sont les seuls qui ne consentent pas à l'employer, parce que, disent-ils, son action est nulle quand on le prescrit à dose massive, et parce que la puissance des doses infinitésimales est entourée de mystères qu'il leur est impossible de pénétrer. Ils oublient en cela, que l'observateur le plus attentif ne peut pas découvrir *comment* se passe toute chose, et que sur cette terre il y a bien des mystères dont nous ne pouvons nier la réalité. Je maintiens donc ma proposition : la trentième puissance de *lycopode* est la seule capable d'avoir une action efficace. Si je suis accusé d'émettre une hypothèse sans fondement, je répondrai une seule chose à ceux qui me feront un pareil reproche : c'est que j'ai été comme eux sceptique à cet égard, refusant d'accepter l'affirmation de Hahnemann ; et que mon incrédulité m'a conduit à frapper au hasard jusqu'au moment où de nombreuses observations m'ont convaincu de mon erreur et m'ont forcé à reconnaître la vérité de l'assertion émise par le fondateur de l'homœopathie. L'action du lycopode est lente à se produire ; il faut savoir se résigner à l'attendre. Au moins doit-on, pendant les quatre premiers jours qui suivent son administration, se garder de faire prendre au malade une autre substance. Si les parents s'inquiètent et demandent une médication plus active, on donne à l'enfant quelque poudre inerte et des lavements d'eau tiède. L'état du malade s'améliore presque toujours sous l'influence de ce médicament ; il faut alors le laisser agir aussi longtemps que le mieux continue. S'il reste ensuite quelques traces de la maladie, *veratrum album* 12 pourra les faire disparaître. Cette dernière substance est aussi utile que les deux précédentes, si les mouvements péristaltiques de l'intestin étant rétablis, le rectum reste seul dans une inactivité qui va presque jusqu'à la paralysie. Enfin, lorsque le *veratrum* ne suffit pas à la guérison, qu'il ne peut triompher de l'inertie du gros intestin, *sulphur* et *alumina* doivent être pris en sérieuse considération. L'un et l'autre seront prescrits à de hautes puissances.

§ III. Diarrhée des enfants.

La diarrhée est une des maladies les plus ordinaires aux jeunes enfants. Tantôt elle est tout à fait indolente, tantôt de vives coliques l'accompagnent. Les petits malades montrent leurs souffrances par leurs cris et la rétraction de leurs jambes. Cette affection est sans danger ; elle ne devient grave qu'autant que son intensité et sa longue durée épuisent les forces du sujet. On doit aussi concevoir de l'inquiétude quand elle se supprime tout à coup.

La fréquence de cette affection s'explique par l'état d'irritation causé par le développement du tube digestif. Ses *causes* se trouvent dans un régime vicieux, des impressions morales, un refroidissement. La mauvaise qualité du lait de la mère ou de celui de la nourrice, une alimentation trop abondante, les acidités des premières voies, le sevrage trop brusque et l'emploi d'une nourriture trop pesante pour la délicatesse de l'appareil digestif, la dentition, un état inflammatoire des intestins, peuvent aussi amener la diarrhée.

Les évacuations se composent de matières semblables à de la bouillie, demi-fluides, grisâtres, comme cendrées, ou semblables à des œufs brouillés. Elles sont d'autres fois verdâtres, muqueuses, ou d'un brun foncé, mêlées de flocons caséeux, et répandent une très mauvaise odeur. Les selles *acides* sont d'une couleur grisâtre, semblables à du caséum ou à du blanc d'œuf, et répandent une odeur aigre. Ces évacuations s'accompagnent fréquemment de coliques et de ténesme, ce qui fait pleurer et crier périodiquement les petits malades et les oblige à ramener leurs pieds vers le ventre.

La *diarrhée causée par la dentition* se reconnaît à l'existence des signes ordinaires qui accompagnent la sortie des dents ; la bouche du petit malade est brûlante, ses joues sont colorées ; il existe une salivation continuelle ; les gencives sont rouges et gonflées. Cette diarrhée exerce généralement une heureuse influence sur le travail de la dentition. Elle empêche le sang de se porter vers la tête et vers la moelle épinière, favorise la sortie de la dent et prévient les convulsions. Si elle persiste trop longtemps et si elle est trop abondante, les malades tombent dans la faiblesse et présentent d'autres accidents.

La diarrhée des enfants peut affecter une marche suraiguë et se dissiper en quelques jours; elle peut aussi dégénérer et devenir une entérite, ou causer des altérations dont on retrouve les signes sur le cadavre. La mort arrive lorsque les évacuations deviennent séreuses et sanguinolentes. Les enfants tombent alors en convulsions ou dans un état comateux causé par un épanchement séreux dans les ventricules cérébraux. D'autres fois, la diarrhée passe à l'état chronique, des aphthes se forment dans la bouche, une fièvre lente s'établit et le malade meurt en éthisie (Canstatt).

Traitement.—La plupart des diarrhées guérissent chez les enfants par les seuls efforts de la nature; il est rare que le médecin soit consulté, si ce n'est lorsque la durée de la maladie et l'amaigrissement qui l'accompagne éveillent l'attention des parents. Il faut, avant tout, en rechercher la cause, l'éloigner si elle vient de la mère; si le régime diététique est mal ordonné, le modifier entièrement. Quant aux médicaments, *chamomilla* convient à la diarrhée simple, récente, qui reconnaît pour cause un refroidissement; si les selles sont aqueuses, semblables à des œufs brouillés, que l'enfant crie continuellement, se jetant de côté et d'autre, et voulant toujours être porté. Ce médicament est toujours très efficace, excepté dans le cas où le malade en aurait déjà fait abus sous forme d'infusion. En pareille circonstance, c'est à ses antidotes qu'il faut s'adresser, comme je l'ai déjà plusieurs fois indiqué. Son action curative est presque toujours éclatante; mais souvent il faut répéter sa dose, en ayant soin toutefois de ne pas le donner à des intervalles trop rapprochés. Règle générale: il ne faut pas répéter ce médicament tant que l'amélioration fait des progrès. Le médecin ne doit pas oublier, non plus, que la seconde dose a une action plus intense que la première. Le temps pendant lequel la maladie décroît est en rapport avec celui pendant lequel elle a augmenté. Il est rare que la diarhée cède à l'action d'une seule dose de médicament ; celle-ci a généralement besoin d'être répétée ; son action n'est pas non plus instantanée, mais la maladie diminue peu à peu et s'efface insensiblement.

Lorsque la camomille reste sans effet, on doit songer au *mercurius solubilis*, surtout si la diarrhée dure depuis quelque temps. Des garde-robes aqueuses, composées de mucosités abondantes, verdâtres, plus fréquentes la nuit, indiquent le *mercure*, surtout quand les matières sont rouges comme si elles étaient teintes de sang. On sera plus certain encore de son efficacité si l'âcreté des matières rendues engendre des excoriations autour de l'anus, et si la démangeaison et la douleur de brûlure qui en sont la conséquence obligent l'enfant à se frotter continuellement contre ses couches et le font crier sans relâche. Le succès sera plus certain si le malade éprouve des besoins inutiles d'aller à la selle et qu'il ait du ténesme, des tranchées qui le font pâlir, l'agitent et lui arrachent des cris. Ce médicament est encore indiqué quand la maladie, durant depuis long-temps, a fait de notables progrès, que l'enfant est dans un état d'épuisement extrême, qu'il tremble de douleur et transpire abondamment. Lorsqu'une ou deux doses de *mercure* à la douzième dilution n'ont pas été suivies d'un succès complet, *sulphur* 30 peut les remplacer, si les évacuations ont une odeur aigre et que l'amaigrissement soit très rapide.

Je parlerai maintenant des *selles d'une odeur acide*, que l'on observe très fréquemment. J'indiquerai, d'abord, contre elles quelques autres médicaments dont je n'ai pas parlé jusqu'ici. Le plus utile de tous est *rheum* 12, que l'ancienne école emploie sans indications précises. Les signes déterminants pour le choix de ce médicament sont: des garde-robes liquides, muqueuses, comme fermentées, d'une odeur acide, avec ténesme et coliques, vomissements, agitation et cris continuels du malade, dont le visage est pâle et qui est d'une faiblesse extrême. La rhubarbe enlève quelquefois la maladie tout entière, ou prépare les voies à la camomille avec laquelle elle a une grande affinité. Cette dernière complète alors la guérison. — Je signalerai aussi *calcarea acetica*, troisième dilution, dont j'ai souvent fait usage dans cette espèce de diarrhée et dont j'ai retiré grand profit, lorsque tous les médicaments qui précèdent avaient échoué. Cette substance est principalement utile quand la maladie dure depuis longtemps, que le malade est très faible et très affaibli, bien que l'appétit persiste. J'appellerai enfin l'attention sur *magnesia carbonica*, *hepar sulfuris* et *graphites*.

La diarrhée âcre, causant des excoriations, réclame *mercurius* et *sulphur;* mais ces médicaments ne sont pas les seuls auxquels on puisse s'adresser. Il en existe un grand nombre d'autres qui sont tous efficaces. Je désire en indiquer quelques uns; car cette espèce de diarrhée est très fréquente chez les enfants. Elle dépend presque toujours, comme je l'ai dit, de la production d'acidités dans les premières voies; la couleur des évacuations et les symptômes accessoires présentés par le malade sont des signes décisifs pour fixer le choix des médicaments. *China* et *arsenicum*, tous deux à une haute puissance, sont les plus utiles. Le premier convient quand la maladie a déjà duré depuis longtemps, que l'enfant est d'une grande faiblesse, et que les évacuations commencent à devenir âcres. Le second doit être préféré si le petit malade a des aphthes, une fièvre hectique et s'il est très amaigri. Dans le cas où aucun de ces médicaments ne réussirait, *acid. phosphoricum*, *pulsatilla* et *lachesis* pourraient encore ramener l'enfant à la vie.

Il est bien rare que le médecin homœopathe soit appelé à traiter un malade atteint de cette espèce de diarrhée avant que celui-ci ait pris de la rhubarbe. Ce médicament donne à la maladie des caractères si tranchés, que l'on est toujours porté à le prescrire quand on ignore qu'il a été déjà administré. Sous son influence, le malade éprouve de violentes coliques accompagnées d'efforts inutiles de défécation et d'un véritable ténesme; ou bien ses évacuations sont grises, prennent une odeur acide, sont très peu abondantes et ne procurent aucun soulagement. Il est donc toujours nécessaire de s'informer avec soin du traitement qui a été suivi, si l'on ne veut pas faire des essais inutiles; car du moment où la diarrhée dure depuis longtemps, en s'accompagnant de douleurs abdominales, on est toujours porté à choisir de préférence *mercurius solubilis*, *chamomilla*, *colocynthis* et à compter sur leur action efficace. Or *chamomilla* et *pulsatilla* méritent la préférence, si le malade a déjà fait usage de rhubarbe mêlée à quelque préparation de magnésie; tandis que *rheum* est tout aussi important que *pulsatilla*, quand le petit malade a fait abus de magnésie seulement. — Il peut encore arriver que la diarrhée ait été brusquement supprimée par l'emploi de la rhubarbe donnée à dose massive, et que l'enfant souffre davantage de la suppression instantanée d'évacuations qui étaient devenues habituelles. En pareil cas, il perd l'appétit, le sommeil, etc., et une foule d'autres symptômes inquiétants sont la conséquence de cette constipation. *Nux vomica*, douzième dilution, est le médicament dont l'effet est le plus prompt et le plus favorable; il est même rare que l'on soit obligé de donner ensuite une dose de *bryonia* 12 ou de *sulphur* 30.

Il existe plusieurs autres médicaments dont l'utilité est incontestable quand la diarrhée se trouve sous la dépendance de quelque trouble de l'estomac dont la cause occasionnelle ne peut pas toujours être reconnue. *Antimonium crudum* 6, *coffea* 3, *ipecacuanha* 6, sont les substances dont je veux parler. — *Antimonium crudum* répond à la diarrhée aqueuse, avec anorexie, lorsque la langue est couverte d'un enduit blanc et que le malade a des renvois et des nausées. — *Coffea* sera choisi de préférence s'il existe une grande surexcitation, de l'irritabilité et de la sensibilité, et que les douleurs arrachent à l'enfant des pleurs continuelles. — *Ipecacuanha* couvre les mêmes symptômes que l'*antimonium crudum*; la seule différence, c'est qu'il convient mieux quand les selles ont une couleur jaunâtre et que les nausées vont jusqu'au vomissement. En pareil cas, l'abattement accidentel du sujet se reconnaît bien plus à la pâleur extrême de son visage et au cercle bleu qui entoure ses paupières, qu'à la faiblesse de ses mouvements. Je répète ordinairement *coffea* et *ipeca* toutes les deux ou trois heures; il y a cependant des malades chez lesquels il faut éviter de multiplier ainsi les doses. L'expérience seule peut permettre de distinguer les circonstances qui exigent cette répétition. Quant à l'antimoine, s'il est bien choisi, il n'est jamais nécessaire de le donner deux fois. — *Jalapa* 3 et *senna* 6 méritent d'être consultés quand la diarrhée s'accompagne d'insomnie. — *Valeriana* 12 est indiquée par une diarrhée aqueuse mêlée de petits grumeaux semblables à des caillots caséeux; ou bien par des selles vertes, de la consistance de la bouillie, et mêlées de sang; surtout quand celles-ci s'accompagnent de ténesme, de cris, et quand le ventre est fortement ballonné.

La diarrhée causée par le travail de la dentition cède aux médicaments que j'ai indiqués jusqu'ici; ceux-ci répondent aux mêmes caractères. Je ferai remarquer seulement que si la diarrhée n'est accompagnée d'aucun symptôme accessoire important, et que le médicament, répété de trois à six fois dans les vingt-quatre heures, n'ait pu soulager le malade, il vaut mieux attendre les crises que la marche naturelle de la maladie peut amener, et ne pas tourmenter l'enfant de mille manières. Il arrive souvent, en effet, que la sortie de la dent suffit à calmer toutes les souffrances.

§ IV. Choléra.

Le *choléra* doit trouver place à côté des diarrhées d'espèces diverses auxquelles les enfants sont sujets. Nous l'observons fréquemment chez eux, mais toujours sous forme
sporadique. C'est pendant les temps chauds et la saison des
fruits que cette affection se rencontre. Chez les petits enfants, elle paraît de préférence au moment où la dentition
commence. Le malade a de la diarrhée avec des coliques
violentes, il vomit. Plus tard, lorsque le choléra dure depuis
quelque temps, il se joint aux symptômes qui précèdent des
crampes. des convulsions et un mouvement fébrile bien caractérisé. A cet âge, on ne doit pas parler du choléra épidémique; car celui-ci ne s'observe guère que chez les
enfants de douze et de quatorze ans, encore faut-il qu'ils
mènent une vie tout à fait efféminée, que l'on soit en un
temps d'épidémie, et que leurs parents les abandonnent à
eux-mêmes sans aucune prévoyance. Les matières qui sont
rejetées ont des caractères différents. Au début, les vomissements se composent d'aliments mal digérés, mêlés à des
mucosités et plus tard à un peu de bile. Les évacuations
alvines sont d'abord glaireuses, puis tout à fait aqueuses ou
bilieuses, et mêlées de flocons blancs. Tantôt elles sont
brunes, infectes et liquides; tantôt elles se composent de
mucosités sanguinolentes. Ces évacuations sont très fréquentes et très copieuses. Les forces du malade diminuent
rapidement, les muscles maigrissent, la peau se flétrit; la
température du corps baisse d'une manière remarquable;
les yeux sont ternes et les paupières supérieures les recouvrent en partie. Le petit malade est tourmenté par la soif;
il lui vient souvent des aphthes dans la bouche; le visage et
les extrémités s'œdématient, le ventre se tympanise. La
respiration est pénible et anxieuse, enfin l'enfant tombe
dans le sopor; la respiration devient anxieuse et pénible, il
a de légères convulsions; les battements du cœur et ceux

du pouls deviennent irréguliers, et la mort vient mettre un terme à toutes ces douleurs.

Cette affection est plus dangereuse pour les enfants que la diarrhée. Elle acquiert bientôt tout son développement si, dès le premier jour, on ne lui oppose un traitement convenable et des médicaments parfaitement choisis.

Traitement. — Le traitement homœopathique du choléra des enfants est très simple; le médicament approprié est facile à reconnaître. *Ipecacuanha* 6 convient au début de la maladie, quand les symptômes ne revêtent pas une grande intensité, que les vomissements sont plus violents que la diarrhée, ou qu'ils alternent avec des selles aqueuses précédées de coliques. *Ipeca* répond aussi aux crampes qui se manifestent dans les doigts, les orteils et même les joues. *Chamomilla* est indiquée quand la diarrhée domine et se trouve accompagnée de vomissements acides, la langue étant couverte d'un enduit muqueux jaunâtre. Cette forme du choléra est généralement accompagnée d'une respiration courte et anxieuse. Dans le cas où la maladie aurait déjà fait des progrès rapides avant l'arrivée du médecin, ou si elle a débuté avec une grande violence, aucun des deux médicaments qui précèdent ne peut guérir. Le mieux est de les éviter, de ne pas perdre le temps à essayer leur action, et de commencer aussitôt par le *veratrum album* à la trentième dilution. Celui-ci est surtout indiqué par des vomissements violents et réitérés, une sueur partielle avec froid glacial du corps. Le *veratrum* convient encore quand les évacuations alvines sont aussi fréquentes que les vomissements, sans odeur et composées de matières aqueuses tenant en suspension des flocons blanchâtres sans le moindre mélange de matière fécale. Il existe encore, dans cette forme de choléra, d'autres symptômes plus caractéristiques du *veratrum :* par exemple, la pâleur du visage, les yeux cernés et enfoncés dans leurs orbites, la face hippocratique, le froid de l'haleine et de la langue, de très violentes coliques, la contraction spasmodique des doigts, des orteils et de la plupart des muscles. *Veratrum* guérit cette forme de la maladie; mais il en laisse parfois subsister quelque trace, surtout une diarrhée qui a toujours de la tendance à reparaître. *Chamomilla* fait cesser aisément ces légères douleurs. Lorsqu'une ou deux doses de ce médicament ne procurent aucune amélioration, que la maladie tend à revêtir de nouveau une forme dangereuse, *arsenicum album* 30 est seul efficace. Ce médicament convient quand la plus petite quantité de boisson provoque les vomissements et la diarrhée, que les lèvres et la langue sont sèches, noirâtres, gercées, que le pouls est presque insensible, intermittent et tremblotant, que la peau est d'un froid glacial et couverte d'une sueur visqueuse. L'effet de l'*arsenic* sera de réveiller l'énergie de la force vitale, s'il en est temps encore. Si je ne me trompe, *gratiola* 12 doit être utile dans le choléra des enfants. Au moins parvient-elle à calmer les vomissements et les évacuations alvines composées de matières jaunâtres et accompagnées de gonflement du ventre, de vertiges, de borborygmes et de tranchées. Quand la maladie est guérie, il est souvent utile de faire prendre au malade une dose de *china*, afin de relever ses forces.

§ V. Vomissements.

Les vomissements sont très ordinaires aux enfants à la mamelle, et n'entraînent pour eux aucun danger. Ils arrivent peu de temps après que l'enfant a tété, et empêchent la surcharge de l'estomac. Des mouvements, même légers, la toux et le rire, les favorisent. Ce symptôme mérite une plus grande attention quand il se manifeste chez des sujets plus âgés ou chez des enfants soumis à une nourriture artificielle. Ils indiquent toujours, en pareil cas, que les aliments sont mal choisis ou que l'enfant en prend une trop grande quantité. Le froid, les acidités de l'estomac, l'irritation causée par le travail de la dentition, la constriction de l'abdomen par des langes trop serrés, les impressions morales éprouvées par la mère ou par la nourrice, surtout la haine, impressions qui altèrent leur lait et le rendent trop lourd pour l'estomac de l'enfant, l'hydrocéphale, peuvent aussi être la cause de ce symptôme. Les vomissements accompagnent la coqueluche; ils se retrouvent dans les prodromes des exanthèmes, et parmi les signes des affections vermineuses.

Des vomissements nombreux paraissant peu de jours après la naissance, et accompagnés de constipation et de douleur en allant à la garderobe, indiquent un rétrécissement de l'intestin. Si l'enfant vomit chaque fois qu'il tette et qu'il rende le lait à demi caillé, ce symptôme est absolument sans danger; il indique même que le suc gastrique possède toutes ses propriétés. Mais si l'enfant vomit tout le lait qu'il prend sans l'avoir altéré en aucune manière, cela indique une grande faiblesse des fonctions disgestives et une mauvaise disposition physiologique de l'estomac.

La *guérison* de ce symptôme dépend de la connaissance exacte de la cause qui l'a engendré; c'est d'après cette notion que le traitement homœopathique doit être conduit. Le lecteur trouvera au chapitre consacré à l'hygiène des enfants (1) tous les principes que j'ai posés, et qu'il devra modifier suivant les circonstances. Il y verra aussi tout ce qu'il est utile d'observer relativement à la santé de la nourrice. Les effets funestes de la colère seront calmés par les médicaments que j'ai eu l'occasion de recommander plusieurs fois. Le médecin devra également observer tous les préceptes qui s'accorderont avec le plan général de son traitement. Je n'indiquerai ici qu'un très petit nombre de substances, parce que le vomissement est presque toujours le symptôme d'une maladie plus générale, et que j'aurai occasion de revenir sur son traitement à propos de chacune des affections qu'il accompagne. Le médecin doit toujours y faire grande attention chez les nouveaux-nés, lorsque ceux-ci rendent tout le

____
(1) Voy. p. 13 et suiv,

lait qu'ils ont pris, et qu'ils le rejettent sans l'avoir élaboré ; il s'y attachera davantage encore si le régime n'a aucune influence heureuse sur ce symptôme. *Ipecacuanha*, *nux* et *pulsatilla* sont les médicaments les plus utiles contre cette maladie. Lorsqu'ils échouent, il faut s'adresser au *metallum album* 30, et enfin à *ferrum aceticum* 6, quand l'arsenic ne suffit pas. *Ferrum aceticum* est indiqué si les vomissements recommencent avec une nouvelle intensité, chaque fois que l'enfant revient à une nourriture substantielle. *Bryonia* 12 est un remède intercurrent très souvent utile. Si les matières vomies ont une odeur aigre que possède aussi l'haleine de l'enfant, les médicaments que je viens de nommer pourront être efficaces ; mais *chamomilla* et *acidum sulphuricum* 6 le seront davantage encore. Il me serait impossible d'indiquer les caractères capables de fixer notre choix sur l'un ou l'autre de ces deux médicaments ; chaque fois que je les ai employés, je me suis laissé guider par l'inspiration pratique que je ne puis communiquer au lecteur. Le docteur Kallenbach vante l'*æthusa cynapium* comme un véritable spécifique des vomissements des nouveaux-nés ; cependant il ne donne aucun signe caractéristique de ce médicament, si ce n'est l'amaigrissement et un état de faiblesse générale. Les enfants rendent quelquefois le lait aussitôt après l'avoir pris ; dans ce cas, ils le vomissent sans l'avoir digéré. D'autres fois, ils vomissent seulement au bout de dix ou quinze minutes, mais très violemment, et tombent aussitôt dans un état de faiblesse qui les porte au sommeil, après quoi ils redemandent de la nourriture. Ce symptôme s'observe chez les enfants qui tettent, et chez ceux qui prennent du lait de vache ; il est plus fréquent chez ces derniers. Il peut enfin arriver que l'enfant se dégoûte tout à coup du sein de sa mère et du biberon ; il faut alors lui donner un autre aliment que le lait. *Æthusa cynapium* guérit dans toutes ces hypothèses.

CHAPITRE XXIII. — ATROPHIE MÉSENTÉRIQUE.

Atrophia infantum, pædotrophia.

L'atrophie mésentérique constitue une forme morbide spéciale, et, à ce titre, exige une description particulière.

Canstatt signale comme premier symptôme de cette maladie une insomnie insurmontable dont il est impossible de reconnaître la cause, et un amaigrissement continu qui se reconnaît d'abord au cou. L'enfant a la physionomie d'un vieillard ou celle d'un singe; ses yeux sont enfoncés, le nez se pince et le menton est très proéminent. Les extrémités maigrissent aussi, tandis que le ventre gonfle et durcit. D'autres fois, l'abdomen est vide et rentré, de sorte que l'on peut sentir la colonne vertébrale à travers ses parois. La peau est sèche, ridée, sale et terreuse. L'enfant devient très irritable et très faible; il est tourmenté par une boulimie continuelle et montre une grande préférence pour les farineux. Il vomit souvent ses aliments mêlés à des matières acides. Il est tourmenté tantôt par la constipation, tantôt par une diarrhée composée de matières d'un blanc grisâtre, acides et muqueuses. Enfin, une fièvre hectique complète ce tableau. Le développement d'acides dans l'estomac, l'helminthiase, les scrofules, modifient les symptômes de cette affection.

Causes. — L'atrophie mésentérique se développe de préférence depuis la première jusqu'à la troisième année; on l'observe cependant quelquefois chez des sujets plus âgés. Dans ce cas, elle est causée par le développement de tubercules; mais cette espèce de scrofule mésentérique n'est qu'une variété de la maladie. Il ne serait pas exact de regarder cette affection comme étant toujours le résultat de la tuberculisation, non plus que de la considérer comme l'effet constant d'une maladie des glandes du mésentère. L'atrophie des enfants peut, en effet, dépendre de causes diverses et constituer des variétés d'une même affection. Je reconnais, par exemple :

1° *L'atrophie dépendant d'un état de faiblesse congéniale.* Elle s'observe chez les enfants nés de parents cachectiques, ruinés par la phthisie, la syphilis ou par une maladie mercurielle. Elle peut être aussi le résultat de la faiblesse des fonctions digestives et du développement d'acides dans les premières voies;

2° *L'atrophie dépendant de causes externes,* parmi lesquelles il faut ranger: le manque de soins; une nourriture trop abondante ou composée d'aliments difficiles à digérer, comme seraient de la bouillie mal faite, des aliments contenant une grande quantité d'albumine, des pommes de terre, de la pâtisserie, le mauvais lait de la mère; des aliments trop excitants ou le défaut de nourriture si la mère ou la nourrice n'a pas assez de lait pour satisfaire l'enfant. Cet état d'abstinence se reconnaît à la petite quantité de l'urine et des matières fécales, aux cris continuels que pousse l'enfant et au calme instantané qui leur succède quand il parvient à se rassasier. Des boissons légèrement purgatives, la malpropreté, le défaut d'exercice, l'habitation dans des endroits humides et mal aérés peuvent engendrer cette grave affection. Aussi se rencontre-t-elle très souvent chez les enfants pauvres et chez ceux qui sont élevés dans les maisons d'orphelins;

3° *L'atrophie dépendant d'une dyscrasie ou d'une maladie désorganisatrice* comme les scrofules, les bronchites, l'atrophie mésentérique. Celle-ci se reconnaît aux bosselures formées par les ganglions; les vers intestinaux (atrophie vermineuse); la syphilis congéniale;

4° *L'atrophie* causée par la dentition ou par une diarrhée chronique.

Durée, pronostic, terminaison. — La durée de cette maladie varie de quatre à huit semaines. Il est rare qu'on en guérisse; mais la mort arrive toujours lentement, par faiblesse, par étisie; ou bien à la suite de la phthisie pulmonaire, de la phthisie mésentérique ou d'une hydropisie. Le *pronostic* diffère en raison des conditions dans lesquelles l'enfant se trouve placé; il est plus favorable quand on peut le soustraire à toutes les influences extérieures nuisibles. Le degré auquel la maladie est arrivée fait aussi varier nos prévisions : la fièvre hectique, les vomissements, la diarrhée, sont des signes fâcheux. La connaissance de la cause occasionnelle modifie le pronostic; celui-ci est toujours plus grave quand l'atrophie est produite par la faible constitution de l'enfant ou par une dyscrasie, que si elle était l'effet de quelque agent morbide externe.

Traitement homœopathique. — La terminaison redoutable que je viens d'indiquer est moins à craindre avec l'homœopathie qu'à la suite d'un traitement allopathique; aussi le pronostic est-il plus favorable pour nous, principalement si la maladie a été reconnue à temps, et qu'on lui ait opposé, dès le début, des médicaments convenables. Si elle a déjà fait des progrès étendus quand nous sommes appelés, il faut mettre toute notre attention à choisir les agents que nous voulons employer. Ce travail présente de nombreuses difficultés; mais la guérison du malade est une large récompense à toutes nos peines.

Une condition essentielle pour arriver à un heureux résultat, est de changer le régime de l'enfant, et de faire que l'alimentation vicieuse à laquelle il était soumis soit modifiée en raison de son âge et de sa faiblesse. *Berends* a posé, sur ce sujet, des principes importants qu'un homœopathe ne doit pas négliger et auxquels il aura bien peu de changements à faire. Voici les paroles de cet auteur: « Il faut donner à l'enfant une bonne nourrice, choisie de préférence à la campagne, et continuer l'allaitement aussi longtemps que l'exige l'âge du nourrisson. Le lait de la femme est nécessaire aux enfants alors même qu'ils ont passé l'âge auquel cette alimentation est suffisante. Il faut y ajouter plus tard une autre nourriture proportionnée à leurs besoins. Au bout de quelques mois, par exemple, il est bon de leur faire boire, par petites portions, un mélange composé d'une partie de lait de vache, de chèvre ou d'ânesse, pour deux parties d'eau bouillie. Ce mélange doit être tiède et sucré. A mesure que l'enfant grandit, on augmente peu à peu la quantité du lait, et à l'âge d'un an, on le donne pur. *Hohnbaum* prétend que le lait froid et qui n'a pas bouilli est plus léger pour l'estomac de l'enfant et plus nutritif que tout autre (1). A partir du quatrième mois, on peut donner au nourrisson une soupe faite avec du biscuit cuit dans l'eau et bien passé. Si l'enfant est faible, il faut de temps à autre préparer cette soupe avec du bouillon. Après le sevrage, le bouillon de bœuf, les légumes légers et la viande rôtie, sont les aliments les plus convenables; mais il faut éviter avec soin la viande de porc et celle des oiseaux aquatiques. Les sujets faibles parvenus à cet âge doivent boire un peu de bon vin mêlé d'eau. »

Je renvoie, du reste, le lecteur au chapitre que j'ai consacré à la diététique, et dans lequel il trouvera un grand nombre de préceptes qu'il appliquera en raison des circonstances dans lesquelles l'enfant est placé, et en raison de son âge.

En considérant d'une manière générale les symptômes de l'atrophie des enfants, on pourra se convaincre que cette maladie est loin d'être toujours identique à elle-même. Or, les formes variées sous lesquelles on la rencontre rendent très difficile de tracer son traitement. Il arrive ici, comme pour un grand nombre d'autres affections, que le médecin qui n'est pas tout à fait familier avec la doctrine de Hahnemann, trouve avec peine le médicament approprié. S'il réfléchit un moment, il ne tarde pas à reconnaître qu'en adoptant le principe *similia similibus*, il lui est impossible de traiter son malade, sans individualiser avec soin la forme morbide que celui-ci lui présente, et sans vérifier chaque jour ses médicaments. Je vais essayer néanmoins d'établir d'une manière plus fixe et plus certaine la thérapeutique de cette maladie ; pour cela je suivrai la division admise par *Canstatt*, division que j'ai indiquée plus haut.

(1) Schmidts, *Jahrb.*, vol. XXIX, p. 246.

Je dois supposer que le lecteur ne se contentera pas de feuilleter ce livre, et de le consulter comme on le fait d'un manuel ou d'un répertoire de formules; mais qu'il l'étudiera en comparant entre elles les maladies analogues. S'il en était autrement, je serais forcé à des répétitions sans fin, aussi fastidieuses pour le lecteur que pénibles pour moi. Il sera donc utile de comparer ce que je vais dire avec les détails dans lesquels je suis entré au sujet de la phthisie mésentérique, dans ma *Thérapeutique des maladies aiguës et chroniques* (1). — Cette affection s'observe chez les enfants à la mamelle, et elle dépend alors de quelque vice originel qui amène son développement. Parler de ces virus, c'est indiquer la psore (atrophie tuberculeuse), la syphilis et la cachexie mercurielle, toutes trois très aptes à engendrer une semblable maladie. Plusieurs fois, déjà, j'ai nommé les médicaments qui sont en rapport avec chacune de ces diathèses; je n'y reviendrai pas en ce moment. Je ferai la même remarque au sujet des acides des premières voies. Souvent, ils existent comme cause de l'atrophie des enfants; et je renvoie au chapitre précédent pour tout ce qui regarde leur pathologie et leur thérapeutique. Les cachexies dont j'ai parlé sont très fréquemment la cause de la faiblesse des fonctions digestives dont l'atrophie est le résultat; ce qui explique comment il nous est presque impossible de guérir radicalement cette affection sans recourir à *sulphur, calcarea carbonica, mercurius, hepar sulfuris, baryta carbonica;* c'est-à-dire aux antipsoriques, aux antisyphilitiques et aux antidotes de mercure. Il peut arriver, sans doute, que le grand nombre de symptômes ou quelque complication indique *chamomilla, belladona, nux vomica, bryonia, ferrum,* et d'autres encore dont l'action palliative est plus ou moins

<hr>

(1) Voy. *Loc. cit.*, t. II, p. 143 et suivantes.

favorable ; mais ces médicaments n'auront jamais une action radicalement curative.

Sulphur est sans aucun doute l'antipsorique le plus puissant. Son action est d'autant plus énergique que sa dose est plus faible ; il convient au début de la maladie, au milieu de son traitement et vers la fin. Il est indiqué par les symptômes suivants : Un appétit impérieux, avec dureté et gonflement de l'hypogastre, des diarrhées muqueuses alternant avec la constipation, l'insomnie ; la physionomie de l'enfant qui ressemble à celle d'un vieillard, les rides et la teinte terreuse de la peau ; des éruptions variées, comme des vésicules, auxquelles succèdent des croûtes, le pourpre, des éruptions lichénoïdes rouges, des gerçures, etc. Un écoulement nasal permanent comme dans le coryza, une chaleur extraordinaire avec tendance continuelle à la transpiration, caractérisent aussi ce médicament. *Sulphur* est indiqué quand la maladie reconnaît pour cause la syphilis ou la cachexie mercurielle, et que *mercurius* 12, ou *hepar sulfuris* 6 ont amélioré le sujet sans le guérir. Le soufre est, en pareille circonstance, l'ancre sacrée qui conjure tous les périls.

S'il ne suffit pas à lui seul à guérir la maladie, il faut le remplacer par *calcarea carbonica* dont l'action curative est certaine. Ce médicament n'est jamais aussi utile quand on le donne le premier, que dans le cas où on l'a fait précéder de *sulphur* ; ce qui s'explique par ce fait que le soufre est un médicament radical pour toutes les cachexies chroniques dont j'ai parlé. Dans cette maladie et chez les enfants, il ne faut jamais donner *calcarea* à une dilution inférieure à la trentième, encore est-il nécessaire de n'employer qu'un petit nombre de globules que l'on fait dissoudre dans l'eau afin de pouvoir diviser encore la dose. Ce médicament sera continué d'un à trois jours suivant les circonstances. Il se montrera efficace si la maladie est arrivée à une période assez avancée, et s'il existe, en outre des symptômes indiqués pour le soufre, un gonflement des glandes du mésentère que l'on peut reconnaître au toucher, un amaigrissement extrême et une grande faiblesse, qui est augmentée par une diarrhée abondante composée de matières semblables à de l'argile. Ce médicament est encore indiqué lorsque la peau est sèche et ridée, les cheveux secs et cassants, le système nerveux très irritable, très sensible, et surtout lorsque des palpitations viennent se joindre à ces symptômes et rendre l'état du malade plus fatigant.

Bien que de nombreuses observations m'aient convaincu de la puissance curative des médicaments que je viens d'indiquer, je ne prétends pas, cependant, qu'il soit possible de guérir à leur aide tous les cas de cette espèce qui se présenteront. La nature est si variée dans la production des maladies de l'homme, que l'on rencontre chaque jour des formes nouvelles, et qu'une maladie offre toujours quelque caractère spécial quand elle frappe sur des sujets différents. Une longue pratique m'a enseigné que *baryta carbonica* 12 était très utile pour le traitement de l'atrophie mésentérique, et qu'elle pouvait même être curative quand il y avait gonflement du ventre et engorgement des glandes. Les malades auxquels ce médicament convenait le mieux présentaient une grande faiblesse corporelle et intellectuelle, et une dépression du système nerveux. Ces enfants ne pouvaient s'endormir le soir ; le sommeil de la nuit était très agité ; ils avaient un goût prononcé pour les friandises, mais refusaient néanmoins les fruits et les sucreries. Ils étaient tourmentés par une faim insatiable, et, pendant le repos, il leur arrivait d'éprouver tout à coup une grande faiblesse avec un besoin pressant d'aller à la garde-robe et de violentes douleurs dans les lombes. Ces petits malades perdaient leurs cheveux, des croûtes faveuses se formaient sur le cuir chevelu et sur les joues ; ils avaient des gerçures dans le nez, etc.

§ II. Atrophie dépendant de causes externes.

La guérison de cette forme d'atrophie ne peut être obtenue si les conditions fâcheuses qui l'ont produite, le mauvais régime de l'enfant, etc., ne sont modifiés. Dans de bonnes conditions, cette maladie est, au contraire, facile à traiter ; sa guérison est certaine à moins que l'enfant n'appartienne à des parents pauvres ou négligents. Dans ce cas, la paresse, la mauvaise volonté, l'impossibilité d'améliorer le régime du petit malade, l'avarice et, plus souvent, l'impuissance des parents mettent un obstacle invincible à la guérison. Le médecin est presque toujours appelé lorsque la maladie est arrivée à une période avancée ; *chamomilla* 6 peut être, cependant, fort utile si le malade a des selles diarrhéiques, vertes, comme hachées, d'une odeur acide, et s'il est tourmenté par des vomissements composés d'une matière aigre. La camomille convient encore, lorsque l'enfant étant plus âgé, se trouve poursuivi par une faim insatiable et demande toujours les aliments qui lui sont interdits. *China* 6 répond également à la faim canine et à tous les symptômes accessoires qui l'accompagnent ; tandis que *nux vomica* 15 et *bryonia* 12 sont plus utiles si le malade vomit ses aliments peu de temps après son repas et s'il est plus sujet à la constipation qu'à la diarrhée. *Pulsatilla* 12 mérite la préférence si la diarrhée est plus fréquente que la constipation. Dans le cas où la boulimie alternerait avec une indifférence complète pour les aliments et les boissons, et où le malade aurait des selles diarrhéiques muqueuses, accompagnées de tranchées, plus fréquentes après minuit, le médicament le plus utile serait *rhus* 12, qui répond également au gonflement des glandes du mésentère. *Ferrum aceticum* 6 est très puissant pour arrêter les vomissements d'aliments ; mais il faut qu'il réponde à tous les symptômes qui accompagnent cet état. Il serait, en effet, impossible de calmer les vomissements à son aide, s'il était impuissant à modifier les douleurs dont les autres organes peuvent être le siége.

Il existe encore une foule d'autres substances auxquelles il nous est permis de recourir et qui sont indispensables dans les formes les plus graves de cette maladie. *Arsenic* 30 est le plus important. Il convient quand la maladie a résisté à tous les autres médicaments, et à l'observance rigoureuse d'un régime bien ordonné, surtout si le malade a des selles diarrhéiques contenant des aliments non digérés et des vomissements semblables, une agitation extrême, un sommeil court et interrompu par des sursauts et des convulsions, une soif vive mais facile à calmer, des sueurs nocturnes avec froid des pieds et des mains, et que le visage est bouffi. Il peut arriver qu'une dose de ce médicament améliore la maladie sans la guérir d'une manière absolue. Le mieux est, alors, de choisir une nouvelle substance en rapport avec l'état actuel du sujet. *Mercurius corrosivus* 12 répond à tous les signes que je viens de relater; il est indiqué quand le malade éprouve des tranchées violentes suivies d'évacuations exclusivement composées de mucosités sanguinolentes qui amènent des contractions violentes et inutiles du rectum. Cet état s'accompagne presque toujours d'une fièvre lente. Quand ce médicament a épuisé toute son action, ce qui a lieu dans l'espace de deux fois vingt-quatre heures, il est parfois utile de répéter l'*arsenic*, mais celui-ci ne donne le plus souvent aucun résultat heureux. Aussi me semble-t-il préférable de relever de nouveau le tableau de la maladie, afin de trouver par ce moyen quelque autre substance. Je ne crois pas me tromper en disant que l'on reconnaîtra ainsi que l'état du malade a été profondément modifié. Le relâchement du ventre sera remplacé par une constipation bien marquée, l'appétit vorace du malade se réveillera, faisant un véritable contraste avec l'état des intestins; contraste qui sera bientôt expliqué par le gonflement du ventre. S'il se joint à ces symptômes un engorgement des glandes du cou, un coryza violent, des ulcérations aux angles de la bouche, des sueurs nocturnes infectes; *staphysagria* 12 sera bien plus utile que l'arsenic. *Acid. phosphor.* 6 sera préféré si la diarrhée continue, si la faiblesse augmente et si le malade a, chaque nuit, des sueurs qui l'épuisent. *China* 12 répond aussi à tous ces symptômes.

Sulphur et *calcarea* nous restent comme dernière ressource, lorsque les médicaments qui précèdent n'ont pu produire une guérison complète.

§ III. Atrophie dépendant d'une dyscrasie ou d'une maladie dite organisatrice.

Je n'ai rien à dire de spécial relativement à cette forme de l'atrophie; j'engagerai seulement le médecin à mettre tous ses soins à diagnostiquer la diathèse ou la maladie organique qu'il doit combattre; je lui recommanderai aussi d'individualiser avec rigueur la forme symptomatologique présentée par le malade. Quant aux détails qu'il sera nécessaire de donner relativement à la thérapeutique, je les réserverai pour le moment où je parlerai de chacune des diathèses auxquelles appartient l'atrophie; c'est-à-dire, des scrofules, du rachitisme, de la syphilis congéniale, etc. Il en sera de même pour la quatrième espèce: c'est-à-dire pour l'*atrophie produite par le travail de la dentition et par la diarrhée chronique.* Le lecteur trouvera toutes les indications nécessaires dans les chapitres consacrés à l'étude de la dentition et à celle de la diarrhée.

CHAPITRE XXIV. — RAMOLLISSEMENT DE LA MEMBRANE MUQUEUSE DE L'ESTOMAC.

Gastromalacia ; Malaxis ventriculi, gastrobrosis, perforatio ventriculi spontanea.

Armstrong et Hunter ont le mérite d'avoir appelé les premiers l'attention des médecins sur cette maladie; Hunter surtout est celui qui en a donné pour la première fois une bonne description. Ce ramollissement s'observe dans un grand nombre d'affections propres à l'enfance, affections dans lesquelles se rencontre une altération cadavérique constante : la désorganisation de la membrane muqueuse de l'estomac.

Ce ramollissement existe presque toujours dans les parties du viscère qui avoisinent la rate, ou à sa face antérieure. Il constitue donc une exception à la règle générale, puisque toutes les autres maladies gastriques ont leur siége au centre du viscère ou au niveau du pylore. Le tiers inférieur de l'œsophage participe presque toujours à la maladie. Quant aux caractères anatomiques, je ne les décrirai pas avec détail; je renverrai seulement le lecteur aux traités d'anatomie pathologique de Rokitansky et de Cruveilhier (1).

Symptômes. — Bien que la symptomatalogie de cette affection ne soit pas très précise, je vais cependant essayer de la décrire, ou tout au moins de réunir les symptômes qui l'accompagnent le plus souvent. Je ferai remarquer d'abord que l'on trouve fréquemment sur le cadavre l'estomac ramolli, sans qu'il ait existé pendant la vie aucun signe capable de le faire supposer.

C'est presque toujours depuis l'âge de quelques semaines jusqu'à la fin de la deuxième année, que les enfants sont sujets à cette maladie. Celle-ci ne se présente pas sous une forme constante; elle débute tantôt avec l'apparence du choléra, tantôt sous la forme d'une gastrite, d'une hydrocéphale ou d'une fièvre nerveuse lente. Lorsque sa marche est suraiguë, elle dure à peine vingt-quatre heures; débute, sans prodromes, par une fièvre violente, une agitation et des cris continuels. Le pouls est fréquent, la soif inextinguible; le ventre se ballonne, la région épigastrique devient brûlante, très sensible surtout à la pression. Le petit malade indique la douleur par la rétraction de ses jambes. Il existe des vomissements répétés, quelquefois continuels, composés de matières muqueuses, vertes et d'une odeur acide.

Les évacuations alvines sont également abondantes, aqueuses et verdâtres; elles excorient l'anus et ont une odeur aigre très prononcée. La respiration est gênée, et le

(1) *Handbuch der Pathologischen anatomie.* Vienne, 1844, t. III, p. 15. — *Anatomie pathologique du corps humain, avec planches,* par M. Cruveilhier, t. I, 10ᵉ et 17ᵉ livraisons.

petit malade est tourmenté par une toux sèche et fréquente. L'haleine et la peau restent fraîches. Le visage est profondément abattu et le malade maigrit. Ses cris se changent peu à peu en un gémissement plaintif; enfin, l'assoupissement arrive, le pouls devient insensible et si rapide qu'on ne peut le compter, et la vie de l'enfant s'éteint au milieu d'une faiblesse toujours croissante ou au milieu de convulsions.

Sous une forme moins *aiguë* (*gastromalacia subacuta*), la maladie peut durer de trois à six jours et même davantage; elle est toujours alors précédée de *prodromes*. L'enfant perd l'appétit, devient maussade, abattu; il a d'abondantes éructations et des aphthes parfois nombreux. Cet état dure pendant quelques jours avec des intervalles de mieux, après lesquels l'enfant est repris de vomissements et de diarrhée. Le sommeil est toujours agité, le visage pâle et souffrant. Du moment où la fièvre commence, les vomissements et la diarrhée deviennent plus fréquents et plus intenses; ils se composent de mucosités liquides, d'une mauvaise odeur, mêlés de filaments et de flocons verdâtres. Le ventre est gonflé. Au début, la tête est brûlante, bien que le visage et les extrémités soient froides; le reste du corps est aussi très chaud, le ventre surtout. L'amaigrissement est rapide : il se reconnaît d'abord au cou. Il y a souvent aussi des symptômes céphaliques tellement intenses qu'ils attirent toute l'attention du médecin. Les enfants semblent sommeiller; ils sont plongés dans un état de demi-assoupissement d'où on les tire cependant avec facilité.

Cette maladie se prolonge quelquefois pendant plusieurs semaines. Les symptômes essentiels sont toujours la diarrhée, des vomissements, une soif intense, des douleurs à l'hypogastre, la toux et un affaiblissement graduel, avec ou sans fièvre; mais tous ces symptômes ont une marche moins rapide que dans les cas précédents.

Les *signes caractéristiques* du ramollissement de la membrane muqueuse de l'estomac se résument donc dans les symptômes suivants : les vomissements, la diarrhée, le gonflement et la sensibilité de l'abdomen, un collapsus rapide, une fièvre à caractère torpide, et des souffrances sympathiques du côté de la respiration et du système nerveux.

Variétés. — Cette maladie étant décrite d'une manière générale, je pourrais me contenter du tableau qui précède; d'autant plus que ce manuel est exclusivement consacré à la thérapeutique homœopathique, et que je m'adresse à des lecteurs assez instruits pour qu'il soit inutile d'entrer dans de longs détails au sujet de la pathologie. Mais la difficulté du diagnostic et la complication des symptômes m'oblige à entrer encore dans quelques développements afin de pouvoir donner plus de certitude aux indications thérapeutiques que je me propose de tracer. Je dois prévenir, enfin, que ces dernières ont besoin d'être soumises à de nouvelles expériences. — Je suivrai, pour la description des variétés, l'ordre établi par Canstatt auquel j'ai emprunté tout ce qui précède.

Les *vomissements* constituent le symptôme le plus constant; ils se manifestent une ou deux fois au début, et souvent se prolongent pendant toute la durée de cette affection. Tout ce que le malade prend les excite, rien ne peut les calmer. Ils cessent ordinairement avant la mort, quelquefois seulement ils manquent tout à fait ou n'arrivent qu'à la fin de la maladie. Chaque accès est suivi de faiblesse. Les matières vomies sont acides, aqueuses, jaunes ou vertes, mêlées de flocons blancs et de lait caillé. Ces vomissements ne sont jamais suivis d'amélioration, comme il est facile de le reconnaître à l'agitation permanente et à la faiblesse du sujet.

La *diarrhée* s'observe longtemps avant tous les autres symptômes; elle ne manque presque jamais, mais diminue toujours quelque temps avant la mort. Le nombre des garde-robes est ordinairement considérable; celles-ci sont vertes, semblables à de l'herbe hachée, muqueuses ou comme de l'eau; parfois mêlées de points et de flocons gris ou noirâtres; leur odeur est infecte et elles réagissent à la manière des acides. Les garde-robes peuvent avoir d'autres caractères, être d'un blanc sale, comme si elles se composaient d'argile délayée dans l'eau ; souvent elles sont mêlées de mucosités intestinales rougeâtres qui s'attachent aux langes comme de la colle. Elles sont encore, ou semblables à de la lie de vin, ou séreuses et couvertes de mousse. Généralement, les évacuations ne sont pas abondantes ; mais de vives douleurs les accompagnent, comme le prouvent les gémissements et les contorsions de l'enfant. La faiblesse augmente après chaque garde-robe. A mesure que la maladie fait des progrès, la quantité des évacuations diminue. Le petit malade rend des vents infects avec lesquels les matières sortent involontairement. Il y a presque toujours du ténesme. ʻ

La *sensibilité et le gonflement du ventre* sont des symptômes moins constants que les *vomissements* et la *diarrhée*. La chaleur et le ballonnement de l'épigastre ne s'observent pas toujours. L'abdomen est presque constamment empâté ; quant à la tension, elle est tantôt limitée à la région de l'estomac, tantôt étendue au ventre tout entier. Celui-ci est très sensible à la moindre pression ou presque indolent. Les coliques existent toujours, comme le prouvent les cris et les gémissements du malade, ainsi que la rétraction des cuisses vers le ventre.

Le *collapsus* ne manque jamais. L'amaigrissement n'est pas en rapport avec la quantité des évacuations ; la peau du cou est ridée ; quand on la pince elle conserve le pli qu'on a formé. Les yeux sont profondément enfoncés dans les orbites, le nez devient pointu et bleuâtre. La peau et les muscles sont pendants, comme paralysés. Le visage conserve un peu de rougeur au début ; mais il pâlit bientôt, et la physionomie est très abattue. La faiblesse est telle que le petit malade ne peut soutenir sa tête qui est trop pesante pour lui ; les paupières sont entr'ouvertes et le globe de l'œil convulsé vers le haut. Le visage et les extrémités se refroidissent longtemps avant la mort ; la respiration se ralentit, elle est faible et l'air exhalé donne une impression de froid quand on met la main devant la bouche; enfin l'enfant est étendu dans un état de demi-évanouissement.

La *fièvre* revêt un caractère asthénique. Au début, le pouls est quelquefois dur et d'une fréquence extraordinaire, il va toujours en s'affaiblissant à mesure que la maladie fait des progrès. On ne le trouve jamais aussi lent que dans la période d'exsudation de l'hydrocéphale aiguë; il est, au contraire, fréquent, petit, irrégulier. La fièvre redouble vers le soir; elle manque parfois complétement pendant quelques jours, elle peut être continue et accompagner la maladie de son début à sa terminaison; on voit aussi le ramollissement revêtir tout d'abord une forme aiguë et passer à l'état chronique quand la fièvre vient à céder. L'appétit se perd dès les premiers jours, la *soif* est désordonnée, elle n'est nullement en rapport avec l'intensité de la fièvre. L'enfant suit de l'œil le verre dans lequel on prépare sa boisson, il le saisit avec avidité, le porte à ses lèvres et ne l'abandonne qu'après l'avoir complétement vidé. Il se forme très fréquemment des aphthes dans la bouche.

Les *symptômes sympathiques des organes de la respiration* se composent de dyspnée accompagnée d'une toux sèche. Ils ne s'observent pas dans tous les cas; mais ils paraissent être plus fréquents lorsque la marche de la maladie est plus lente; ils n'arrivent pas seulement à la dernière période de cette affection et comme symptômes annonçant l'agonie, on les observe au début du mal. La toux est très fatigante, suivie d'une hypersécrétion de mucus bronchique. D'autres fois la respiration est courte et pénible, mais la toux manque complétement.

Symptômes nerveux sympathiques. — Les enfants expriment leurs vives souffrances par une agitation continuelle; ils crient, gémissent, se plaignent le jour et la nuit, demandent toujours à être tenus dans les bras, sans trouver nulle part le repos. Il n'y a pas de maladie qui les rende aussi maussades; on ne peut ni les approcher ni les regarder sans qu'ils crient aussitôt. Leurs traits expriment la souffrance et l'anxiété. Ils sont étendus sans mouvement et semblent plongés dans un état de demi-assoupissement qui alterne avec des cris, des pleurs et des vomissements ; enfin le malade devient complétement insensible à la douleur ; alors la peau du front et celle de l'occiput sont froides au toucher. Cet état se distingue du coma, effet d'une hydrocéphale, par l'absence de certains caractères. Ainsi, dans le ramollissement de la muqueuse gastrique, l'enfant n'enfonce pas sa tête dans l'oreiller, il n'y porte pas continuellement les mains, ses pupilles ne sont pas dilatées. Les cris continuels, la rétraction du ventre, la lenteur du pouls et de la respiration, symptômes caractéristiques d'un épanchement séreux, suite d'une méningite, manquent absolument. Enfin, lorsque dans la gastromalaxie l'assoupissement est complet et continuel, on peut être certain qu'il s'est formé un épanchement dans les méninges. Vers la fin de la vie arrivent les contractions des membres, la convulsion des yeux, et les mouvements convulsifs des extrémités qui se bornent parfois à des spasmes légers, précurseurs de la mort. La déglutition devient aussi très difficile.

Étiologie. — Je ne veux parler ici que du ramollissement gélatineux de l'estomac, qui est en quelque sorte l'apanage des enfants à la mamelle, et s'observe bien rarement passé la seconde année. Cette affection se développe immédiatement après le sevrage ou presque à sa suite. Il dépend ou de l'influence de la nouvelle alimentation à laquelle il est soumis ou des altérations subies par le lait de la mère ou de la nourrice, lorsqu'une impression morale vient à frapper sur elles et ramène la menstruation ; ou lorsqu'une maladie fébrile modifie les propriétés de la sécrétion laiteuse. Une nourriture artificielle dans laquelle les aliments sont mal choisis, le mauvais usage des purgatifs peuvent conduire au même résultat. Mais la circonstance la plus capable de favoriser le développement de cette maladie, est le travail de la dentition et l'irritation du tube digestif dans il est accompagné. Les influences *telluriques* prennent également part à sa production : aussi est-elle plus fréquente au printemps et à la fin de l'été, époque à laquelle les gastrites et les fièvres intermittentes sont très nombreuses. Cette affection est aussi engendrée par la salive irritante qui est sécrétée dans le cas de stomacace, d'angine gangréneuse ou de muguet, lorsque l'enfant avale cette salive. On rencontre souvent chez les sujets qui succombent au ramollissement de l'estomac, des altérations matérielles du côté du cerveau et de la moelle épinière. Rokitanski explique cette coïncidence en disant que cette affection est presque toujours sous la dépendance d'une maladie du cerveau, de l'hydrocéphale ou d'une hypertrophie de ce viscère qui se reconnaît pendant la vie à la stupidité de l'enfant, à l'irritabilité de son caractère et surtout à la saillie des pariétaux (Münchmeyer). Le nerf vague est parfois très injecté. On rencontre aussi les altérations caractéristiques de la fièvre typhoïde, le gonflement des glandes de Peyer et de Brunner, et une éruption pustuleuse varioliforme dans le gros intestin, éruption qui est caractéristique du typhus.

Quant aux signes distinctifs de l'hydrocéphale et de l'atrophie du mésentère, je les ai indiqués tout à l'heure en comparant ces deux affections.

Pronostic. — Le danger de cette maladie ressort de sa description même. Nous ne devons pas, cependant, la regarder comme nécessairement mortelle ; car on a vu guérir des malades porteurs de symptômes extrêmement graves, et, de plus, on n'est pas encore absolument convaincu que le ramollissement de l'estomac existe pendant la vie et qu'il ne soit pas l'effet exclusif de la putréfaction. Les médecins ont même été jusqu'à nier absolument l'existence de cette maladie, parce qu'ils ne rencontraient pas toujours après la mort les altérations qu'ils avaient prévues en raison des symptômes présentés par le malade. Les signes précurseurs d'une terminaison favorable sont : l'apparition d'une transpiration chaude et générale, l'éloignement, puis la cessation définitive des vo-

missements et de la diarrhée, la diminution de l'état soporeux. La forme aiguë est moins grave que la forme chronique. Les enfants faibles et mal nourris sont incurables.
Enfin, le pronostic est toujours plus favorable quand la
maladie est à son début que si elle est arrivée à une période avancée.

Traitement. Les détails dans lesquels je suis entré relativement à la pathologie du ramollissement de l'estomac,
autoriseront le lecteur à penser que je serai également
précis sous le rapport thérapeutique. Je ne devrai donc pas
être étonné si la déception que je lui prépare me fait accuser d'avoir promis au delà de ce que je pouvais tenir. Quoi
qu'il en soit, il me semble que la description de la marche
de la maladie et de ses nuances nombreuses ne peut être
inutile ; car le médecin homœopathe y trouve un guide pour
sa thérapeutique, et, de plus, la preuve que le temps consacré aux études d'anatomie pathologique n'est pas toujours
bien employé. L'inconstance des symptômes de cette maladie, les variétés infinies qu'elle présente prouvent que
les médicaments ne doivent pas être choisis d'après des
données toujours identiques, et que si l'on veut obtenir
une guérison assurée, il faut individualiser avec soin la
forme à laquelle on s'attaque. Cette individualisation sera
plus facile au médecin homœopathe qu'à tout autre, parce
qu'il ne prend pas pour base de son traitement la notion de
la cause essentielle des maladies, mais bien ce qu'il y a
d'appréciable en elles, c'est-à-dire les symptômes. Il nous
importe fort peu aussi que la maladie ait une marche suraiguë, sub-aiguë ou chronique ; car nous dirigeons notre
traitement d'après les signes morbides caractéristiques, et
non d'après la rapidité avec laquelle ils se succèdent. Le
succès est ainsi plus assuré. C'est en suivant cette méthode
que nous guérissons plus souvent que l'ancienne école, et
cependant nous n'avons pas le bonheur de sauver tous nos
malades ; notre art aussi a ses limites ; car nous ne pouvons changer la nature humaine. Malgré cela, il faut recon-

naître que nos ressources sont nombreuses. J'essaierai de les indiquer clairement ; mais avant tout je m'arrêterai un moment au traitement *prophylactique* qu'il est possible d'opposer à cette affection.

La prophylaxie consiste à tracer au nouveau-né une hygiène convenable, dans laquelle on s'attache à lui procurer un air pur, une nourriture proportionnée à ses besoins et à entretenir la peau dans un état de propreté extrême. Je passerai sous silence le détail de ces soins, parce qu'ils se trouvent dans tous les traités d'hygiène. Mais comme l'époque du sevrage est aussi celle où le développement de cette maladie est le plus fréquent, il est utile d'entrer dans de mûres considérations à ce sujet. Tout le monde reconnaît que le lait d'une mère ou d'une nourrice est la nourriture la plus convenable pour le nouveau-né, et qu'il est très rare que les enfants élevés de cette manière soient exposés au ramollissement d l'estomac. Quand l'enfant appartient à une famille dans laquelle cette affection est héréditaire, le lait de la mère pouvant hâter son développement, il faut choisir une nourrice parfaitement saine, et veiller l'enfant de très près au moment du sevrage. Du reste, on ne doit jamais retirer le sein à un enfant faible avant qu'il ait acquis une force suffisante, et qu'il ait triomphé de toute espèce de tendance aux dérangements des intestins ; au moins ne doit-il jamais être tourmenté par ce symptôme au moment où l'on entreprend de le sevrer. L'hiver étant la saison durant laquelle cette maladie est le plus rare, c'est aussi celle qu'il faut choisir pour commencer le sevrage. Celui-ci ne doit pas être brusque ; il faut habituer peu à peu l'enfant à sa nouvelle alimentation. Le lait des animaux est le premier auquel il faut s'arrêter quand les circonstances s'opposent à ce que la mère nourrisse. Le mieux est de laisser reposer le lait et de l'écrémer avant de le présenter à l'enfant. Quand on lui donne de la soupe, il est utile de la lui préparer au moment de ses repas, qu'elle soit au lait ou au bouillon. La bouillie est indispensable quand le malade est sujet à la dyspepsie ou aux acidités de l'estomac. Les heures de ses repas doivent être très régulières. — Si la maladie se développe après le sevrage, il est souvent utile de rendre le sein à l'enfant et de lui donner une bonne nourrice; mais ce procédé ne peut pas être toujours suivi, à cause de la répugnance que l'enfant sevré manifeste pour cette nourriture. Je ne crois pas qu'il soit prudent de suivre le précepte donné par M. Cruveilhier de faire teter l'enfant très rarement, toutes les six heures, et de lui laisser le sein pendant quatre à cinq minutes seulement. Ce précepte est en effet inadmissible, parce que la privation de nourriture n'a jamais ni empêché le développement de la maladie, ni favorisé sa guérison.

Thérapeutique spéciale. Pendant la période des prodromes (où existent déjà, selon moi, tous les signes du ramollissement de l'estomac), les symptômes se rapprochent tellement de ceux de la dyspepsie que les médicaments sont les mêmes pour l'une et l'autre affection. Je renvoie donc le lecteur au chapitre dans lequel j'ai étudié cette dernière maladie et à celui que je lui ai consacré dans mon *Traité de thérapeutique.* Tous les médicaments que j'ai indiqués alors conviennent au ramollissement de l'estomac; tous peuvent être choisis d'après les indications que j'ai posées; il est donc inutile d'entrer ici dans de plus longs détails. Du moment que les signes de la maladie sont bien tranchés et qu'ils indiquent d'une manière positive le commencement de la désorganisation, le choix du médicament ne doit plus être douteux. Mais comme cette détermination peut encore présenter certaines difficultés, je vais essayer de relater les symptômes caractéristiques de chacun d'eux. — Lorsque la fièvre est violente, que la marche très aiguë de la maladie et tous les symptômes qui l'accompagnent révèlent sa gravité au médecin, il faut lui apporter un prompt secours que nous demanderons tous à l'*aconit*. Plus ce médicament sera donné à faible dose, plus l'amélioration sera prompte. Il faut tenir grand compte de cette dernière, afin de ne pas trop se hâter de passer à une autre substance qui répondrait peut-être moins bien à la maladie. Mais, lorsqu'au bout d'une heure l'aconit n'a point déployé son action, les symptômes gastriques augmentant, la pensée se porte naturellement sur la possibilité d'une inflammation d'intestins, surtout si le ventre est très ballonné, chaud, sensible à la pression, que le malade soit tourmenté par une soif horrible et que ses mains et ses pieds soient froids, *Bryonia* et *Belladona* 30 sont alors parfaitement indiquées. La première répond surtout aux symptômes précédents, c'est-à-dire à l'entérite ; la seconde est préférable s'il se joint à ces phénomènes la dilatation des pupilles, le coma vigil et l'obstruction de la gorge causée par des mucosités, tous symptômes qui prouvent que le cerveau est profondément atteint et qu'une encéphalite aiguë est menaçante. En général, le médecin doit toujours avoir en vue ces deux substances lorsque la maladie se développe peu de temps après le sevrage, ce qui arrive le plus souvent. J'ai pu faire céder ces symptômes avec ces deux médicaments et guérir, à leur aide, des ramollissements de l'estomac d'une forme très aiguë.

Quand la maladie est intense et que l'*aconit* n'est point curatif, il faut passer à l'*arsenic*. Ce médicament est le seul dont nous puissions attendre un bon effet ; ni *veratrum* ni *tartarus emeticus* ne peuvent égaler sa puissance. Il est très utile de le donner à doses répétées ou mieux de fractionner cette dose et de la faire prendre en plusieurs fois.

Mais si la gastromalacie est moins aiguë, qu'elle puisse durer pendant plusieurs semaines, elle ne se manifeste jamais sans prodromes ; lesquels trouvent presque toujours leur spécifique dans *antimonium crudum* 6. Ce médicament répond à tous les symptômes que j'ai indiqués, et il a le pouvoir d'étouffer dès le commencement ceux qui pouvaient devenir dangereux. Quelquefois, il suffit à guérir radicalement la maladie ; au moins enlève-t-il la plus grande partie de ses symptômes, ceux qui étaient le plus à redouter. Dans ce cas, on parvient à faire disparaître les dernières traces de cette affection avec quelques unes des médicaments que j'ai plusieurs fois indiqués : avec *ipeca.*, *pulsat.*, *nux vom.*, et surtout avec *antimonium tartaricum* 6. Ce dernier est caractérisé par des vomissements acides et abondants, ou par des efforts violents de vomiturition avec tendance à la diarrhée ; ou encore par une diarrhée muqueuse, avec coma vigil et contraction des pupilles. Ces deux derniers caractères sont absolument déterminants pour le choix du tartre émétique ; ils le séparent en même temps de la *belladone*, qui convient seulement lorsque l'assoupissement est tout à fait soporeux. L'émétique est également indiqué par une respiration calme et par la mauvaise humeur de l'enfant qui pleure sans cesse. Si les intestins sont plus malades que l'estomac, c'est-à-dire si la diarrhée est plus intense que les vomissements, les garde-robes ayant une odeur acide et une teinte argileuse, *calcarea* est le médicament le mieux indiqué, surtout s'il se joint à ces symptômes de l'anorexie, de l'agitation, une grande excitation nerveuse, beaucoup de faiblesse et un amaigrissement rapide. Ce médicament doit être préféré à tout autre, lorsque la maladie se développe au moment de la dentition, époque à laquelle il est tout à fait spécifique. Au début de ma pratique, j'employais toujours *calcarea acetica*, troisième et sixième dilution, comme je l'ai recommandé dans mon *Traité de thérapeutique* (1) ; mais de nouvelles observations m'ont prouvé que *calcarea carbonica* était tout aussi curative, et qu'il ne fallait pas toujours la prescrire à une très haute dilution. *Acidum phosphoricum* doit être mis en première ligne, lorsqu'il existe depuis longtemps une diarrhée non affaiblissante, qui se répète tous les quarts d'heure, par des évacuations muqueuses d'un blanc-grisâtre. L'acide phosphorique répond aux prodromes de la maladie et aux symptômes qui persistent après sa guérison, pourvu qu'il existe parmi eux quelques uns de ses effets caractéristiques. Il convient

(1) Voy. *loc. cit.*, t. II, p. 453.

à cette époque, même lorsqu'il n'y a pas une correspondance exacte entre ses propriétés et les symptômes de la
maladie.

Quelques homœopathes ont recommandé *Kreosotum*
comme médicament essentiel dans la gastromalacie. Je n'ai
aucune expérience relative à l'action de ce médicament;
seulement, je dois dire que les résultats de l'expérimentation pure ne justifient pas cette indication. Mais nous
devons convenir que les propriétés de la créosote sont loin
d'être entièrement connues. Je n'ai donc aucun reproche à
faire aux médecins qui nous la recommandent, je ne veux
nullement mettre en doute leur véracité, et l'occasion se
présentant, je m'empresserai de prescrire cette substance
afin d'éprouver sa valeur.

CHAPITRE XXV. — MÉLÉNA.

Vomitus cruentus, hæmatemesis.

Cette maladie est assez rare chez les jeunes enfants pour
qu'il soit suffisant de la relater comme objet de simple curiosité. Je renvoie, du reste, le lecteur à mon *Traité de thérapeutique*, dans lequel il trouvera tous les renseignements
nécessaires au chapitre consacré à l'étude des hémorrhagies
intestinales (1). Je dois dire, cependant, que d'après l'opinion de Meissner cette maladie, sans être commune, s'ob-
serverait aujourd'hui plus souvent qu'autrefois, et se mon-
trerait dans les premières heures ou dans les premiers jours
qui suivent la naissance. Il la décrit sous le nom de *méléna*,
que Schönlein réservait pour désigner l'hémorrhagie de
l'intestin grêle, et sous celui de *proctorrhagie*, sous lequel cet
auteur désignait celle du gros intestin. Du reste, cette différence est très difficile à saisir et tout à fait inutile pour le
traitement; car celui-ci sera dirigé d'après l'ensemble des
symptômes offerts par le malade, et d'après les signes ca-

(1) Voy. *loc. cit.*, t. II, p. 209 et suiv.

ractéristiques du médicament, et non pas en raison du siége plus ou moins hypothétique de la maladie.

Plusieurs causes peuvent, chez les nouveaux-nés, donner naissance à l'hématémèse. Ainsi, il se fait parfois pendant l'accouchement une hémorrhagie à la surface de la bouche ou de l'estomac. Le sang provient d'autres fois d'une lésion de la cavité buccale, du nez ou de la gorge; l'enfant peut l'avaler en tétant un sein excorié; enfin, elle est parfois l'effet d'une épistaxis qui aurait eu lieu pendant la nuit. D'un autre côté, au moment de la dentition, les enfants ont souvent des hémorrhagies intestinales. Ces deux espèces d'hématémèses sont l'effet d'un spasme, de la présence d'acides dans l'estomac, de la chaleur, de vomissements répétés, du scorbut, etc. Chaque espèce doit être traitée d'après ses caractères, l'hémorrhagie devant être exclusivement considérée comme le symptôme d'un état morbide plus général.

S'il y avait quelques médicaments à consulter de préférence, ce serait, je crois, à *nux*, *ipeca.*, *arnica*, *china*, *arsen.*, *sulphur*, *phosphor.*, qu'il faudrait s'adresser. Je ne m'arrêterai pas à l'étude des caractères distinctifs de chacun; car, dans mon opinion, cette maladie est essentiellement mécanique; c'est seulement chez les adultes qu'elle dépend de lésions plus profondes. Peut-être, suis-je ici dans l'erreur; je le reconnaîtrai toujours quand on me prouvera la vanité de mon opinion.

CHAPITRE XXVI. — MALADIES CHRONIQUES DE LA PEAU.

Exanthemata chronica.

On doit compter parmi les maladies chroniques de la peau toutes les éruptions non contagieuses dont la marche est irrégulière, mais qui ont une longue durée, ne s'accompagnent pas de fièvre, non plus que de symptômes généraux, à moins que ceux-ci ne soient l'effet de quelque autre affection. Comme la plupart de ces dermatoses paraissent pendant le cours de la première période de la vie, Meissner pense qu'elles sont presque toujours l'effet du défaut de soins convenables et surtout d'un manque de propreté. Je ne puis partager cet avis, et la plupart des homœopathes se rangeront, j'en suis convaincu, à l'opinion que j'émets. La peau des enfants est, sans doute, d'une extrême délicatesse, et, par conséquent, très exposée à ressentir l'effet des mauvaises influences qui agissent parfois sur elle; mais la longue durée des exanthèmes chroniques prouve qu'ils ne dépendent pas d'une cause extérieure dont l'effet est toujours passager, mais bien d'un vice diathésique dont l'enfant était déjà porteur au moment de sa naissance. Ce virus, nous le nommons *psore*; il peut être mis en action par les irritants externes, mais il n'est jamais engendré par eux. Meissner ne semble-t-il pas professer une opinion analogue à la mienne, lorsqu'il met au nombre des causes prédisposantes de ces affections : la diathèse scrofuleuse, la faiblesse de l'enfant, un état de langueur et une tendance à l'atrophie mésentérique, et lorsqu'il insiste sur le danger de la répercussion de cette maladie par un traitement externe? N'est-il pas évident, d'après cela, que cet auteur rapportait lui aussi ces exanthèmes chroniques à une diathèse profondément enracinée dans l'organisme; diathèse qui était la cause efficiente de la maladie, tandis que les agents extérieurs n'étaient que des causes occasionnelles?

Les dermatoses dont il convient de parler ici sont : l'*intertrigo*, les *tannes*, le *pemphigus*, la *teigne*, l'*impétigo*, la *miliaire*, l'*eczéma* et les *suintements de la peau*, surtout ceux qui s'établissent derrière les oreilles.

§ I. Intertrigo.

L'intertrigo est une maladie fréquente chez les enfants, surtout chez ceux qui sont forts et replets. Il est produit par le frottement qu'exercent l'une sur l'autre les deux surfaces contiguës des plis de la peau; aussi l'observe-t-on de préférence sous les aisselles, entre les cuisses, au cou, à l'anus, dans les aines. Cette maladie a toujours de la tendance à s'étendre vers les parties génitales, vers le sacrum, sur les cuisses et, du côté de la tête, sur toute la surface du cou. Elle débute ordinairement par une éruption de vésicules, dépend toujours d'un vice profond, héréditaire ou de quelque maladie dangereuse ; et, quand on la néglige, elle prend une marche inquiétante, tandis qu'elle est tout à fait bénigne quand on la traite avec attention. La malpropreté est une des causes secondaires qui participent à son développement, surtout quand on n'a pas la précaution de laver l'enfant avec soin et de lui enlever l'urine, la sueur et la crasse qui couvrent son corps. L'intertrigo peut aussi se développer quand la mère ou la nourrice suivent un mauvais régime, faisant usage d'aliments épicés ou trop salés ainsi que de boissons spiritueuses.

Quand les fissures de l'intertrigo dégénèrent en ulcères malins, pruriants, d'un bleu noirâtre, semblables à la plaie causée par une brûlure, la fièvre s'allume et le danger devient plus grand. Dans ces circonstances, il arrive souvent au médecin de confondre cette maladie avec une syphilide. Ces deux affections se distinguent aisément ; car, dans l'intertrigo, la peau est complétement rouge, tandis que les exanthèmes syphilitiques débutent sous forme d'excroissances verruqueuses d'un rouge bleuâtre, cuivré ou brun, rarement verdâtres. L'intertrigo est très fréquent au moment de la dentition ; cela tient à ce que l'urine et la sueur sont très âcres durant cette période et que la première contient une très forte proportion d'ammoniaque.

Le *traitement* de l'intertrigo, comme celui de toutes les autres maladies, exige l'éloignement des causes occasionnelles qui ont pu lui donner naissance. On prescrira, dans ce but, un régime régulier à la nourrice, et l'enfant sera tenu avec la plus grande propreté, c'est-à-dire que chaque jour il sera lavé à l'eau tiède ; ou, ce qui vaut mieux encore, chaque jour on lui fera prendre un bain. Ce moyen est, en effet, le meilleur pour enlever l'humidité âcre qui est due en partie à l'urine, en partie au liquide sécrété par les fissures, lequel a toujours de la tendance à former de nouvelles excoriations. Comme médicaments internes, il faut choisir *chamomilla* en premier lieu, à moins qu'il n'ait été déjà fait usage de cette plante en infusion ou en bains; et dans le cas où le développement et l'aggravation de la maladie tiendraient au mauvais emploi de cette substance, on y remédierait avec *ignatia* ou *pulsatilla* 12. Il sera toujours difficile pour les jeunes homœopathes de trouver le médicament approprié, en se laissant guider exclusivement par le symptôme local qui n'est presque jamais accompagné d'autres souffrances. Nous avons heureusement, pour parer à ce désavantage, une grande expérience de cette maladie, de sorte qu'il est difficile de se tromper dans son traitement. Quand on a soumis le malade à un régime bien entendu et que la camomille n'a pas guéri tous les symptômes dans l'espace de trois à quatre jours, il faut passer à *sulphur* 30, qu'on laisse agir pendant cinq à six jours, c'est-à-dire tant que l'amélioration fait des progrès. Lorsqu'elle s'arrête, on fait succéder au soufre une dose de *lycopodium* 30. Je dois faire remarquer, cependant, que ce dernier médicament ne peut pas être souvent employé par nous, vu qu'on en fait un grand usage pour saupoudrer les gerçures de la peau, ce qui est parfois la cause de la persistance du mal. Dans cette hypothèse, une très petite quantité de café détruit la plus grande partie des symptômes ; et, s'il reste encore quelque trace de la maladie, *graphites* 30 complète la guérison.

Lorsque la maladie est plus étendue, qu'elle couvre une grande partie de l'enveloppe cutanée, la sérosité que sécrètent les surfaces malades répand une odeur rebutante, les forces de l'enfant diminuent, le sommeil est troublé par la douleur que causent les gerçures ; le tube digestif participe à cet état de souffrance ; l'appétit se perd et il s'établit des selles diarrhéiques d'une odeur acide. *Mercurius solubilis* 12, est alors le médicament le plus efficace; il faut le répéter plusieurs fois. On doit surtout le prescrire quand l'éruption porte le cachet de la syphilis dont j'ai indiqué plus haut les caractères. Mais dans le cas où le virus vénérien ne prendrait aucune part au développement de la maladie, *mercure* ne guérissant pas complétement, une dose de *sulfur* doit lui succéder.

Le médecin homœopathe est-il appelé après que la maladie a pris une grande extension, il est de son devoir de s'enquérir avec soin du traitement qui a été suivi; car il arrive bien souvent que la maladie a pris une aussi funeste apparence sous l'influence d'un traitement mercuriel. Dans ce cas, *mercure* ne peut rien; il faut donner le *lycopodium* qui est l'antidote le plus assuré de ce médicament. Il arrive aussi qu'il est utile de recourir à une dose d'*hepar sulfuris* ou à *sulphur. China, nitri acidum, iodium*, etc., ne sont jamais utiles. Il peut se faire qu'*aconit* soit indiqué; toutefois ce n'est jamais dans la première période de la maladie, mais seulement dans la seconde qu'il faut songer à ce médicament. Il convient quand une fièvre synoque se joint aux autres symptômes et indique que la maladie est parvenue à son plus haut période. Il pourrait peut-être arriver que l'aconit fût un médicament radical avec lequel on obtiendrait la guérison en répétant la dose.

Je laisse au médecin le soin de rechercher si l'intertrigo peut se présenter avec des complications accidentelles autres que la psore et la syphilis; et aussi de fixer le traitement le plus convenable en pareil cas. Je n'ajouterai rien à ce qui précède, pensant avoir dit tout ce qu'il est important de savoir pour traiter cette maladie.

§ II. Tannes.

Bien que les tannes s'observent à tout âge, elles sont cependant beaucoup plus communes chez les enfants que chez les adultes. Au début elles consistent dans l'accumulation d'une matière graisseuse analogue à du suif, laquelle remplit les glandes sébacées, et dépend ou de l'obstruction des conduits excréteurs de ces glandes ou de la consistance anormale du produit de leur sécrétion. Cette dernière est la cause la plus vraisemblable de cette maladie; elle nous explique pourquoi les tannes sont si communes chez les scrofuleux, dont le système ganglionnaire a une tendance continuelle à être obstrué par une matière caséiforme.

Les tannes se reconnaissent à l'existence de petits points d'abord jaunes, puis noirs, lesquels bouchent l'ouverture des conduits excréteurs des follicules cutanés. Peu à peu, ils se gonflent et forment de petites nodosités dont la couleur ne diffère pas de celle de la peau et qui portent un point noir à leur centre. Quand on presse entre ses ongles une de ces petites tumeurs, la tanne sort sous la forme d'un ver long d'une ligne, se terminant par un appendice noir et cylindrique. La coloration noire de l'extrémité supérieure est presque toujours due à une couche de crasse. Lorsque le follicule a été ainsi comprimé, son orifice reste dilaté et visible, ou bien il se remplit d'un nouveau dépôt. Les tannes s'observent de préférence autour des oreilles, sur les épaules, dans le dos et à la partie supérieure des cuisses. — Cette maladie est connue sous ce nom depuis les temps les plus reculés. Autrefois, on croyait que la tanne était un animalcule qui se nourrissait aux dépens de l'enfant, ce qui semblait d'autant mieux prouvé que l'on expliquait ainsi pourquoi les sujets qui en étaient atteints maigrissaient toujours, aucune autre cause que l'existence de la tanne ne pouvant expliquer ce dépérissement. Lorsque le follicule s'enflamme et suppure, la maladie se transforme et prend le nom d'*acné*. Il arrive souvent qu'il se développe dans le follicule même une espèce de mite (*acarus folliculorum*). Celui-ci semble être tout à fait sans influence sur le développement des tannes et sur leur inflammation consécutive; c'est un parasite qui ne peut être nuisible.

Les causes de cette maladie que l'on admet le plus généralement sont : la malpropreté, le changement trop rare de couches, l'absence de bains et de lotions, une mauvaise alimentation, surtout l'abus des farineux; une prédisposition à l'atrophie, au rachitisme et aux scrofules. Cette affection est très fréquente chez les enfants de la classe pauvre.

Un point très important pour la thérapeutique de ce symptôme, est de tenir compte des maladies qui l'accompagnent. Une fois qu'il les aura reconnues, le médecin homœopathe devra rechercher dans ce manuel les médicaments qui leur conviennent et qu'il doit choisir de préférence. Il faut ensuite tracer le régime. Cette recommandation est tellement essentielle que l'on peut dire qu'une bonne hygiène est la moitié du traitement; car elle est très propre à empêcher le développement de la maladie. A ce titre, elle mérite absolument le nom de *traitement prophylactique*. Les causes que j'ai indiquées disent au médecin ce qu'il doit faire sous ce rapport, car l'expérience a maintes fois prouvé qu'en tenant l'enfant très propre, en l'entourant de soins, en lui donnant le lait de sa mère ou celui d'une bonne nourrice, en lui faisant habiter un endroit sain, on prévenait le développement des tannes, et, en même temps, celui des scrofules et de l'atrophie mésentérique. Mais si les tannes sont déjà formées, il faut donner à l'enfant des bains tièdes que l'on répète souvent, afin d'enlever toutes les saletés qui existent sur sa peau, et afin d'éviter que les conduits excréteurs des follicules ne viennent à s'obstruer. Il faut mêler du son à l'eau du bain, et frotter l'enfant, au moment où il en sort, avec un linge bien doux sur lequel on retrouve ensuite une grande quantité de tannes. Il peut aussi être utile, avant de mettre l'enfant au bain, d'enduire de miel les places où se trouvent les tannes. (Heim.) Comme celles-ci sont toujours les symptômes d'une maladie plus profonde, il est impossible d'indiquer un médicament spécifique capable de les détruire à coup sûr; elles disparaissent seulement lorsque cette maladie est guérie. Aussi, faut-il presque toujours recourir à *sulphur*, *calcarea*, *bryon.*, *graphit.*, *selen.*, *natrum muriat.*, *sabina* et d'autres encore qui ont sur l'organisme une action profonde. Le médecin homœopathe fixera son choix d'après les signes concomitants des tannes.

§ III. Pemphigus infantile.

Le pemphigus s'observe chez les très jeunes enfants; quelques uns l'apportent même en naissant. Les bulles qui le forment varient en grosseur depuis le volume d'une lentille jusqu'à celui d'une noisette. Ces bulles paraissent tout à coup, sans inflammation préalable de la peau et sans prodromes; elles sont arrondies, pleines de sérosité jaunâtre; la peau qui les entoure est absolument saine. Le liquide renfermé dans la bulle se trouble bientôt, fonce en couleur, devient brunâtre, et au bout de quelques jours se dessèche en formant une croûte mince et foncée. Celle-ci est environnée d'un cercle étroit et rouge. D'autres fois, la bulle se rompt et laisse à découvert une surface excoriée qui se couvre bientôt d'une croûte très mince. L'éruption du pemphigus se fait sans aucun ordre; elle paraît tantôt à la tête, tantôt sur les extrémités, tantôt sur d'autres régions. On le rencontre de préférence à la plante des pieds, dans la paume des mains, sur les extrémités, au cou, sur la poitrine et dans le dos. L'éruption sur ces diverses parties n'est pas simultanée: elle se forme, au contraire, sur un point pendant qu'elle se dessèche sur un autre; et elle devient toujours de plus en plus abondante tant que la maladie s'accroît; leur nombre, au contraire, diminue quand la maladie décroît.

Il n'y a point de symptômes généraux tant que l'éruption reste discrète; si elle devient confluente, les réactions se manifestent. En pareille circonstance, les enfants s'agitent, ont de la fièvre, maigrissent; la douleur leur arrache des cris, surtout au moment où on les panse, parce que les linges s'attachent aux plaies, ce qui détermine de l'inflammation.

On range parmi les causes du pemphigus la disposition aux maladies scrofuleuses, cachectiques et à l'atrophie, les enfants sains, florissants et replets, n'étant presque jamais atteints de cet exanthème. La psore latente joue également ici un rôle important; on la reconnaît aux signes diathésiques présentés par la mère ou par la nourrice. L'habitation dans une chambre malsaine et mal aérée, une température exagérée de l'air ou de l'eau dans laquelle on baigne l'enfant, favorisent le développement de cette affection; la malpropreté et le défaut de soins prédisposent également à cette éruption. — Quand il n'existe aucune autre maladie, et que le pemphigus est traité avec soin, il ne dure pas plus de sept à neuf jours; la négligence, au contraire, fait qu'il se prolonge pendant plusieurs semaines, et même pendant plusieurs mois. Dans ce cas, le nombre des bulles va toujours en augmentant, et l'enfant maigrit avec rapidité.

Traitement. Plusieurs médicaments ont été recommandés comme étant spécifiques de cette maladie; malgré cela, je rappellerai au médecin de s'attacher avant tout à reconnaître si l'éruption dépend de quelque lésion fondamentale, susceptible de lui indiquer le médicament approprié. — Les règles hygiéniques établies dans le chapitre précédent sont parfaitement applicables ici. La plupart des meilleurs praticiens considèrent, avec Gœlis, le *pemphigus infantilis* comme un symptôme de la maladie scrofuleuse. Mais je crois que tous les homœopathes reconnaissent avec moi qu'il dépend uniquement d'une psore latente qui se manifeste sous la forme de scrofules, de tubercules ou de dartres. En se plaçant à ce point de vue, il deviendra fort indifférent pour le médecin homœopathe de décrire le pemphigus avec toutes ses variétés de pemphigus simple, érysipélateux, scrofuleux, etc., car il donnera toujours à son traitement une base plus certaine et moins contestable. S'il veut arriver à un heureux résultat, il devra tenir compte de l'état général du malade, ainsi que de la maladie principale, et fort peu de la forme des symptômes locaux. Il reconnaîtra bientôt, en suivant cette méthode, que *ranunculus sceleratus* 12 convient au pemphigus croûteux et aux symptômes accessoires qui l'accompagnent, tandis que *rhus toxicodendron* 18 s'adresse au pemphigus, dont les bulles sont entourées d'un cercle rouge. *Belladona*, *sepia* et *dulcamara* sont également bien souvent utiles parce qu'ils répondent à un grand nombre de symptômes essentiels de la maladie. *Clematis erecta* 6 est moins à recommander, bien que l'on ne doive pas la négliger absolument.

Quand les bulles se développent sur des enfants faibles et cachectiques, elles dégénèrent fréquemment en ulcérations. *Mercur.*, *hepar sulf.*, *sulph.*, *graphit.*, *calcar.*, *zinc.*, *sepia*, sont les médicaments les plus utiles en pareil cas.

§ V. Croûtes de lait (*tinea recens natorum*).

La plupart de mes lecteurs se demanderont sans doute quelle maladie j'entends désigner sous le nom de *croûtes de lait*; la description suivante va bientôt la leur faire connaître. Les enfants qui en sont porteurs ont le cuir chevelu couvert d'écailles jaunes, plus épaisses au sommet de la tête que partout ailleurs. Ces écailles ressemblent à de la crasse; elles ont une tendance continuelle à s'accroître. Elles sont formées par une matière oléagineuse que sécrètent les follicules du cuir chevelu; cette matière est tellement abondante, que la peau semble couverte d'une sueur grasse. Quand elle se dessèche au contact de l'air, la tête est comme couverte d'une couche de graisse. Cette croûte laiteuse se forme presque toujours chez les enfants nouveau-nés, dure pendant les premiers mois de la vie, mais cesse de se former à la fin de la première année. La malpropreté favorise beaucoup son développement. Elle se détache sans forme d'écailles. Quand on n'a pas le soin de l'enlever, elle s'épaissit de plus en plus, quelques croûtes se soulèvent et la vermine se cache dessous, ou bien la maladie dégénère en un véritable favus.

Sa *cause* essentielle consiste dans le manque de propreté nécessaire à l'enfant.

Le *traitement* est simple; il consiste à employer quelques moyens externes dont il faut favoriser l'action avec des médicaments donnés à l'intérieur. On enlève les croûtes avec des lotions répétées d'eau tiède, d'eau de savon ou d'une légère solution alcaline. Quand ces moyens ne suffisent pas, il faut tous les soirs oindre les croûtes avec de l'huile ou du beurre frais, et recouvrir la tête d'un bonnet ou d'un serre-tête de toile. Le matin, on lave le cuir chevelu avec de l'eau de savon, après quoi les croûtes s'enlèvent facilement avec un petit peigne. Généralement ces moyens suffisent; il faut seulement les employer pendant plusieurs jours. L'été, les onctions d'huile ou de beurre donnent à l'enfant une odeur insupportable; aussi est-il mieux de frotter seulement la tête avec un jaune d'œuf. On lave ensuite le cuir chevelu avec de l'eau de savon, comme je l'ai recommandé tout à l'heure. Il faut recommencer cette onction au bout de quelques jours; car il est très rare qu'une seule suffise.

§ V. Impetigo faciei.

Cette maladie est très commune chez les enfants à mamelle et pendant le travail de la dentition; elle se prolonge même jusqu'à la fin de la troisième année. Les enfan forts, replets, qui ont une peau blanche et délicate, sont exposés à cette éruption. Celle-ci a toujours de la tendanc à s'étendre; mais elle est partielle. Elle se montre de préfé rence sur le front, les joues, les tempes, les lèvres, le men ton; parfois sur tout le visage, à l'exception du nez.

La forme de cette dermatose est celle de l'*impetigo fi rata*. Elle débute par des pustules psydraciées, c'est-à-dir par de petites pustules, pointues et jaunes, qui sont toujours agglomérées sur un petit espace et causent un violent prurit. Ces pustules se rompent bientôt et laissent écouler une épaisse sérosité qui, en se desséchant, forme des croûtes molles, jaunes, vertes ou noirâtres, sous lesquelles le suintement continue. Les croûtes ressemblent à du miel desséché. En examinant de plus près, on trouve que les pustules impétigineuses se réunissent en groupes parfaitement limités, qui reposent sur une ou plusieurs taches érythémateuses; chaque groupe est entouré d'un cercle rouge. La sécrétion continuant sous les croûtes, celles-ci se détachent peu à peu et tombent eu laissant à découvert des plaques rouges, enflammées, couvertes d'une multitude de petits points d'où s'écoule une sérosité puriforme. Le prurit est alors tellement intense, que l'enfant s'arrache la peau avec les ongles, et le sang qui s'écoule de ces petites blessures se dessèche et donne aux croûtes une teinte brunâtre. D'autres fois, le prurit est nul au début de la maladie, les vésicules ne sont pas déchirées par les ongles de l'enfant; elles se rompent d'elles-mêmes et laissent écouler leur sérosité. Lorsque celle-ci vient à toucher des régions où la peau est saine, elle y amène d'autres vésicules; de là vient que la maladie a une tendance continuelle à s'étendre aussi bien vers le haut que vers le bas. La peau conserve pendant longtemps de la rougeur et l'épiderme reste très mince; il s'écaille plusieurs fois de suite avant que la peau reprenne son aspect naturel. Un impétigo très intense détermine parfois le gonflement de la face, de violentes douleurs, l'engorgement et la suppuration des ganglions lymphatiques du cou. Souvent aussi l'éruption s'étend jusqu'aux paupières, qu'elle envahit : parfois celles-ci, se gonflent, deviennent rouges et se couvrent de vésicules; mais l'œil reste presque toujours intact. La fièvre accompagne rarement cette maladie; l'état général du sujet reste toujours bon, même quand l'éruption est très étendue.

Le pronostic de l'impétigo des enfants est toujours

favorable; il faut que l'on ait suivi un traitement externe vicieux, ou qu'une maladie grave soit venue compliquer cet état, pour qu'il devienne inquiétant. Lorsque la maladie décroît, l'urine se trouble et prend une odeur forte, analogue à celle de l'urine de chat. Meissner attribue ce changement à l'emploi fréquent de viola tricolor. Il ne faudra donc pas être étonné si ce signe critique ne s'observe pas à la suite de notre traitement. Son existence, au contraire, devra nous faire administrer ce médicament. La brusque suppression de cet exanthème à la suite de l'application de préparations saturnines ou autres est toujours suivie d'accidents graves comme les convulsions, la consomption, l'asthme, l'hydropisie et même la mort.

Traitement. — Le médecin peut abandonner cette maladie aux ressources de la nature, pourvu qu'il impose un régime sévère à la mère, à la nourrice, ou à l'enfant, si ce dernier est déjà sevré. La nourrice doit avoir une alimentation simple, éviter les aliments gras, et, chaque jour, prendre de l'exercice au grand air. Si elle est trop âgée, ou si elle nourrit depuis longtemps, il faut la remplacer par une autre femme plus jeune et bien portante. Quant à l'enfant, il faut le mettre à l'abri de tous les irritants qui pourraient agir sur sa peau, surtout sur celle du visage, et le tenir avec la plus grande propreté. Lorsque ses fonctions digestives ne s'accomplissent pas régulièrement, qu'il y a formation d'acides dans l'estomac, diarrhée, constipation, etc., il faut traiter avec soin chacun de ces symptômes, d'après les règles que j'ai indiquées dans les chapitres précédents.

Mais il arrive souvent que l'expectation est insuffisante, tantôt parce que le malade n'observe pas régulièrement son régime, tantôt parce que la maladie reconnaît pour cause fondamentale la diathèse scrofuleuse, qui est masquée par la force apparente de l'enfant. En pareille circonstance, le régime ne peut guérir à lui seul, il faut que l'art intervienne; sans son secours la maladie se prolongerait trop longtemps.

Il faut alors, si l'enfant est très agité, que l'éruption repose sur un fond érythémateux et engendre une vive excitation nerveuse, débuter par une dose d'*aconit*, laquelle calme cette irritation dans l'espace de vingt-quatre heures et prépare les voies au *rhus toxicodendron* 30. Ce médicament est indiqué lorsque l'éruption repose sur des taches rouges qui produisent un violent prurit que l'enfant essaie de calmer en se grattant. J'ai employé *staphysagria* 18, avec succès, lorsqu'il se faisait sous les croûtes une sécrétion jaunâtre et rougeâtre; ou bien lorsque les croûtes étant tombées, de nouvelles vésicules se formaient sur les plaques excoriées qu'elles laissaient à découvert; que ces vésicules, en se rompant, répandaient une sérosité jaune et corrosive déterminant de nouvelles éruptions, ce qui obligeait la maladie à s'étendre toujours.

Lorsque l'enfant a été soumis à un traitement allopathique, dont la pensée sauvage a fait tous les frais, on ne peut plus songer à ce médicament. Mais il n'en est pas toujours ainsi, et, malgré l'avis contraire émis par plusieurs homœopathes, je crois que *viola tricolor* méritera souvent d'être préférée à tous les autres médicaments, et que son emploi sera suivi d'un succès certain. Ce n'est pas la première fois que nous voyons l'allopathie s'emparer d'un remède populaire, le prôner d'abord, puis l'abandonner peu à peu jusqu'à ce qu'il soit tout à fait tombé dans l'oubli. Elle le néglige de la sorte parce qu'elle ne sait pas en faire une application exacte; ce qu'elle n'apprendra jamais, tant qu'elle négligera l'étude de l'expérimentation pure. Un fait reste prouvé : c'est que la pensée sauvage a dû se montrer utile dans le traitement de l'impétigo, puisqu'elle a été considérée pendant longtemps comme le spécifique de cette dermatose. Du reste, ce médicament guérit à coup sûr, lorsque l'éruption est accompagnée d'un prurit brûlant, plus fort pendant la nuit, et que l'urine critique est trouble et répand une odeur analogue à celle de l'urine de chat. — *Dulcamara* possède des propriétés analogues; aussi a-t-elle été employée par les allopathes sous forme d'infusions, dans lesquelles on la mêlait à la pensée. La plupart des homœopathes reconnaissent sa puissance dans le traitement des dermatoses; mais tous n'ont pas encore exactement déterminé les formes auxquelles ce médicament répond. Un grand nombre d'observations m'ont prouvé que l'impétigo était une de celles où il était le plus utile; toutefois, en le recommandant, je conseillerai à mes confrères d'étudier ses effets avec soin. Selon moi, *dulcamara* agirait très favorablement sur les éruptions impétigineuses caractérisées par des croûtes épaisses, d'un jaune brunâtre, enchâssées les unes dans les autres, existant sur le visage, au front, sur les tempes et au menton; et aussi quand les croûtes sont petites, d'un jaune foncé, entourées d'un cercle rougeâtre, saignant presque toujours quand on les gratte. Le gonflement des glandes qui avoisinent le siége de l'éruption n'est point une contre-indication capable de nous arrêter dans le choix de cette substance. *Cicuta virosa* 30 est caractérisée par l'existence de croûtes épaisses, jaunes, occupant les joues, le menton et la lèvre supérieure, causant une douleur de brûlure et un suintement habituel; par l'engorgement des ganglions sous-maxillaires et la formation de croûtes dans les narines.

Lorsque aucun des médicaments précédemment indiqués n'améliore le malade, il faut recourir au *sulphur*, dont l'efficacité ne se dément pas, surtout s'il existe quelque complication scrofuleuse. Après lui, une dose de *calcarea* est souvent indispensable pour compléter la guérison, comme il est facile de le reconnaître en étudiant avec soin chacun de ces deux médicaments, et en évitant de les donner par routine. — *Baryta carbonica* 18 sera employée avec certitude, si les glandes voisines du siége de l'éruption s'engorgent sympathiquement et s'indurent, comme on l'observe pour les ganglions sous-maxillaires, pour ceux des oreilles et de la nuque. J'emploie rarement le *mercure*, à moins qu'il n'existe quelques complications de syphilis. On sera, au contraire, souvent obligé de vérifier avec soin et de prescrire *mezereum*, *lycopodium*, *graphites*, et même *arsenicum*, quand les agents que j'ai indiqués jusqu'ici seront restés sans effet.

Je ne puis terminer ce chapitre sans parler d'une autre espèce de croûtes impétigineuses qui ont une grande analogie avec celles que je viens de décrire. Cette éruption a été considérée par Wichmann comme une forme morbide spéciale, tandis que les médecins l'avaient toujours confondue avec les véritables croûtes de lait. La forme dont je veux parler n'est autre que l'IMPÉTIGO SERPIGINEUX (*crusta serpiginosa*).

Wichmann est le premier qui ait distingué cette éruption de l'impétigo, et qui l'ait rangée parmi les affections herpético-syphilitiques (1). Elle présente cependant beaucoup d'analogie avec les croûtes de lait, se forme comme elles pendant les premiers mois de la vie, durant l'allaitement, et occupe de préférence les régions dépourvues de poils. Autenrieth considère cette affection comme une forme de la gale modifiée par l'âge de l'enfant.

Il se fait des plaques rouges et pruriantes sur les joues, en avant des oreilles, au niveau de la région parotidienne. Ces plaques se couvrent rapidement d'une foule de petites papules foncées auxquelles succèdent des vésicules entourées d'un cercle rouge et accompagnées d'une vive démangeaison. Ces vésicules se rompent, laissent écouler une sérosité âcre et corrosive qui excite les enfants à se gratter sans cesse. Cette sérosité enflamme les parties voisines et cause une nouvelle éruption. La maladie, trouvant ainsi un aliment continuel, s'étend de plus en plus, envahit les paupières, le cou, le dos, les lombes et les extrémités. Les croûtes sont petites, molles, mais moins épaisses et moins foncées que celles de l'impétigo.

Cet exanthème s'accompagne d'une agitation continuelle, d'insomnie, d'un affaiblissement général avec amaigrisse-

(1) Voyez le *Traité de thérapeutique* de Hartmann, vol. II, p. 69.

ment et trouble les fonctions digestives. Autenrieth a observé le gonflement des ganglions de l'aisselle et de ceux de l'aine; des abcès sur le tronc et sur les extrémités, abcès qui laissaient une cicatrice bleuâtre et très persistante.

Cette éruption se rencontre de préférence chez les enfants confiés à une nourrice. Quand elle paraît, on ne doit pas admettre facilement qu'elle puisse être spontanée. Si le virus psorique ne peut être reconnu ni chez la mère ni chez la nourrice, il faut essayer de constater l'existence des causes habituelles des croûtes de lait. — Cet exanthème abandonné à lui-même peut durer pendant de longues années.

Traitement homœopathique.—La plupart des médicaments indiqués pour l'impétigo sont utiles contre les croûtes serpigineuses tant que la maladie n'est pas trop étendue. Mais lorsqu'elle a jeté de profondes racines dans l'organisme, ces médicaments ne suffisent plus, il faut les remplacer par d'autres. *Salsaparilla*, donnée à une haute puissance, doit alors être mise en première ligne; elle est toujours utile si la maladie est très étendue, reposant sur une surface enflammée, si l'enfant est d'un caractère maussade et intolérable, si les croûtes tombent aisément par l'action de l'air, et si la peau qu'elles recouvrent se montre gercée et couverte de rides. L'action de la salsepareille donnée à une haute puissance, est toujours plus lente à se produire que celle des dilutions moins élevées, et l'on en est encore à se demander s'il convient ou non de la répéter. J'ai retiré des résultats extraordinaires de son emploi dans le cas de croûtes serpigineuses, mais beaucoup moins dans l'impétigo. — L'*arsenicum album* est aussi utile que la salsepareille quand la maladie est arrivée à un degré fort avancé. Ce n'est pas l'éruption seule qui nous détermine à choisir l'un ou l'autre de ces médicaments, car sa nature et sa forme sont toujours les mêmes. Ce qui fixe notre choix, ce sont les symptômes concomitants. Parmi ceux auxquels l'*arsenic* répond, il faut mettre les troubles toujours croissants des fonctions digestives, l'amaigrissement et la diminution des forces. — Je crois ne m'être pas suffisamment expliqué dans mon *Traité de thérapeutique*, t. II, p. 27, en parlant des croûtes serpigineuses, au sujet de *clematis erecta* 6 ; au moins l'opinion que j'ai émise me semble-t-elle exiger de nouvelles expériences. Je crois cependant avoir bien établi que l'éruption à laquelle ce médicament convient est moins pustuleuse que les précédentes et se rapproche davantage de la miliaire. Comme celle-ci, elle est très pruriante, composée de vésicules qui renferment une certaine quantité de lymphe, qui se répand à la surface de la peau et forme, en se desséchant, des croûtes minces et d'un brun noirâtre. Une petite portion de cette sérosité coule sur les parties saines dont les vésicules sont entourées, irrite et favorise l'extension de la maladie. Cette éruption s'accompagne d'un léger gonflement des parties malades, avec augmentation de la chaleur et de la rougeur de la peau. *Sepia* 30, est souvent utile lorsque l'éruption a une tenpance marquée à envahir le visage. Je dois convenir, du reste, que les indications auxquelles on reconnaîtra l'utilité de ce médicament n'ont pas encore été bien nettement précisées. — Cette remarque s'applique également à l'*acidum phosphoricum* 30, et au *natrum muriaticum* 30.

Il existe encore un dernier médicament dont l'efficacité me paraît certaine pour la maladie qui nous occupe, et qui a cependant été laissé dans l'oubli le plus complet par des homœopathes qui étaient prévenus contre lui et qui ne savaient peut-être pas en faire une application exacte. Je veux parler de *psoricum*. Il m'est souvent arrivé de m'élever contre l'emploi des médicaments isopathiques, et je m'opposerai toujours à ce que l'on étende la rareté de leurs applications ; mais je dois reconnaître qu'il nous arrive souvent de ne pouvoir remplacer le *psoricum* par aucune autre substance. Il existe certainement beaucoup de médecins qui ont vu les croûtes serpigineuses leur résister, bien qu'ils employassent les médicaments les mieux choisis :

sulphur, calcarea, graphites, et ne pouvoir obtenir avec leur aide une guérison complète. Ceci arrivait presque toujours quand la maladie dépendait d'une psore profondément enracinée, contre laquelle cependant *sulphur* est une arme si puissante. Celui-ci restant sans action, il n'y avait plus de chances de salut que dans l'administration de *psoricum,* dont je donnais un seul globule. Il m'est souvent arrivé de voir la maladie s'améliorer rapidement sous son influence; sinon, une dose de *sulphur* donnée ensuite, produisait les meilleurs résultats. Il faut seulement avoir soin d'employer de bonnes préparations de ces deux substances.

§ VI. Miliaire (*Miliaria*).

Cette maladie est très commune chez les petits enfants, surtout pendant l'été, lorsqu'on les tient trop chaudement, parce qu'alors la peau est baignée par une sueur continuelle. Cette éruption est presque toujours apyrétique, à moins qu'elle ne soit accompagnée d'une autre maladie; mais les picotements et les démangeaisons qu'elle amène donnent à l'enfant une agitation incessante. Il faut avoir grand soin d'éviter que l'urine, les fèces ou toute autre malpropreté ne restent sur la peau, parce qu'elles pourraient causer de la douleur, et faire naître des exanthèmes auxquels succèdent parfois de véritables ulcères. Ceux-ci se forment d'autant plus aisément qu'il y a dans l'organisme un vice chronique à l'état latent.

La *durée* de la miliaire est très variable. Quand elle n'est pas très étendue, et qu'il n'existe aucune cause constitutionnelle, quelques jours suffisent à sa guérison. Mais si elle occupe une grande surface, et qu'elle ait été favorisée par la chaleur dont il a fallu entourer l'enfant à cause de sa faiblesse, elle peut se prolonger au delà de plusieurs semaines.

Un traitement médical est presque inutile quand le malade observe les prescriptions hygiéniques nécessaires; au moins peut-on facilement se passer de médicaments. Le mieux est de se borner à tenir le sujet moins chaudement, à lui mettre chaque jour du linge propre, et à lui faire prendre tous les matins un bain d'eau tiède. La miliaire cède promptement à tous ces moyens. Il faut alors donner des bains tous les deux jours seulement et les composer d'une légère décoction de cumin sauvage. Enfin, quand l'éruption est très abondante et qu'une grande agitation l'accompagne, une dose aconit calme promptement le malade, si l'on observe en même temps les précautions hygiéniques nécessaires. Lorsque l'aconit ne suffit pas, il faut lui faire succéder *chamomilla* 12, et *sulphur* 30, si la camomille est sans effet.

§ VII. Eczéma.

Cette affection se montre pendant les premiers mois de la vie, aussi bien chez les enfants forts et bien portants que chez les enfants faibles et déjà malades; aussi a-t-on raison de la considérer comme le résultat d'une hygiène vicieuse. L'eczéma consiste dans une éruption de petites vésicules acuminées, d'un rouge assez vif, lesquelles sont toujours isolées, jamais confluentes. Leur siége de prédilection est le visage, le dos et la face antérieure de l'avant-bras. Elles ne s'accompagnent ni de fièvre, ni d'autres symptômes accessoires. Leur durée n'a rien de précis; elles disparaissent parfois sans qu'on s'y attende.

Le développement de cette maladie est favorisé par l'usage d'une mauvaise alimentation et par les accidents dyspeptiques qui en sont la conséquence; on ne sera donc pas étonné de l'observer chez les enfants sujets aux souffrances de l'estomac. Pour la guérir, il suffit de changer ces habitudes vicieuses, de tenir la peau avec tous les soins nécessaires, et de traiter les souffrances intestinales d'après les règles que j'ai posées en étudiant les affections du tube digestif. — Cependant, il me semble que le froid ne peut pas être sans influence sur la peau irritable du nouveau-né, et qu'il doit favoriser cette éruption ; il me paraît également incontestable que l'eczéma est souvent la première manifestation de la diathèse psorique. Cette remarque me semble d'autant plus juste qu'il m'est souvent arrivé, lorsque l'éruption se répétait et que la maladie traînait en longueur, d'y mettre fin avec *dulcamara* 6, à doses répétées, ou avec *sulphur* 30, si la douce-amère ne suffisait pas. — Je crois inutile d'indiquer ici d'autres médicaments, car l'eczéma des enfants diffère trop de celui des adultes pour qu'il faille étudier plus longuement les substances que ceux-ci réclament.

§ VIII. Suintement de la peau.

Ce symptôme existe souvent derrière les oreilles, s'observe de préférence à l'époque de la dentition pendant laquelle la plupart des liquides de l'économie se portent vers la tête. Il n'a rien de commun avec l'impétigo, comme on peut le juger par la tendance qu'il possède de s'étendre vers le cou et vers les yeux, après s'être séché derrière les oreilles. Ce suintement peut aussi envahir le cuir chevelu et s'étendre comme le fait la teigne. — Au début, il se forme derrière les oreilles une sécrétion analogue à la sueur, qui va toujours en augmentant de quantité et de consistance et se rapproche tout à fait de la lymphe. L'épiderme se ramollit et tombe sous l'influence de ce suintement, et des gerçures se forment derrière les oreilles. D'autres fois, le liquide se dessèche, forme des croûtes extrêmement minces sous lesquelles le suintement continue.

Le traitement de cette maladie se confond avec celui des symptômes qui accompagnent la dentition ; je serai donc forcé d'y revenir dans le dernier chapitre de cette première partie. Je rappellerai seulement qu'une propreté extrême et des lotions répétées sont des conditions indispensables à remplir, si l'on veut éviter qu'il se fasse des ulcérations. Quant aux croûtes, il est parfois utile de les ramollir avec de l'huile, afin de pouvoir les enlever facilement avec de l'eau de son. Plusieurs médicaments seront également nécessaires, tous devant répondre à l'ensemble des symptômes présentés par le malade. Les substances les plus importantes sont : *calcarea, sulphur, lycopod., graphit., aurum, mercurius, hep. sulph.*, etc.

Je ne puis passer sous silence un remède externe dont j'ai maintes fois retiré un grand avantage, lorsque j'avais inutilement employé une foule de médicaments internes : je veux parler du coton. Je l'employai lorsque la maladie existait derrière et autour des oreilles, dans le conduit auditif externe, dont les parois étaient tellement gonflées qu'il y avait à craindre qu'elles devinssent adhérentes, et lorsqu'il y avait un écoulement séreux d'une mauvaise odeur. En pareille circonstance, le malade perdait le repos et le sommeil. Je couvrais alors l'oreille et les parties voisines avec de la ouate que j'introduisais dans le conduit auditif même. Par ce moyen, je calmais presque instantanément les douleurs, je rendais au malade le repos et le sommeil ; quant à la ouate, elle tombait d'elle-même lorsque toutes les parties étaient cicatrisées.

CHAPITRE XXVII.—MALADIES SPASMODIQUES DES ENFANTS.

L'enfance prédispose aux affections spasmodiques, ce qui tient à la suractivité que possède à cet âge le système nerveux. Les spasmes arrivent brusquement chez les enfants, mais ils disparaissent aussi vite. La grande mobilité du système nerveux nous explique ce changement rapide. — Un spasme est une contraction excitée par l'influence nerveuse ; tantôt il est continu (spasme tonique), tantôt il est intermittent (spasme clonique). Ces deux espèces ne sont pas tellement distinctes qu'elles ne puissent se transformer l'une dans l'autre. Pendant le spasme, les fonctions de l'organe qui en est le siège sont suspendues, et le médecin doit faire tous ses efforts pour les rétablir ; moins pour lui (car il sait que toutes les maladies de cette nature ne sont pas mortelles) que pour les parents que de semblables accidents effraient toujours. Dans cet ordre de maladies, l'action des médicaments s'épuise très vite, en raison de la grande mobilité du système nerveux; il est donc nécessaire de les répéter ou de les changer bien plus souvent que dans toutes les autres maladies.

§ 2. Trismus et tétanos des nouveaux-nés (*Trismus et tetanus neonatorum*).

Les affections spasmodiques de l'enfance comprennent: le *trismus* et le *tétanos*, les *spasmes internes* ou *éclampsie* et les *convulsions*.

Canstatt n'a point séparé ces deux maladies dans l'étude qu'il en a faite, et il a été fondé à agir de la sorte, car elles dépendent l'une et l'autre d'une névrose active de la moelle épinière et s'expriment par des actions nerveuses identiques. J'imiterai d'autant mieux cet auteur, que les symptômes de ces deux affections diffèrent seulement par leur intensité. Le tétanos se montrant parfois seul chez les enfants avec la forme de l'opisthotonos, Meissner a cru devoir le décrire comme une maladie séparée. Je ne puis partager cette opinion, par la raison simple qu'elle me semble étendre au delà de toutes limites la valeur d'un phénomène dont le traitement homœopathique ne diffère pas, quant aux médicaments, de celui du trismus. Séparer ces deux affections m'entraînerait à des répétitions inutiles que je ne pourrai toujours éviter dans le cours de ce chapitre, en étudiant séparément les différentes espèces de spasmes que j'ai indiquées.

Symptômes. — Le tétanos débute instantanément; quelquefois cependant il est annoncé par des prodromes. Ceux-ci se composent d'agitation, de pleurs continuels, de bâillements fréquents, de tremblements de la mâchoire inférieure. En même temps, un cercle bleu se forme autour des yeux et des lèvres; le sommeil est interrompu par des soubresauts, des cris aigus. L'enfant demande sans cesse à teter; mais il abandonne aussitôt le sein avec une expression de frayeur et en pleurant. Les garderobes sont rares, composées de matières verdâtres et muqueuses, ou de fèces endurcies. La sclérotique prend une teinte jaune et l'urine communique aux langes cette même couleur. Schœnemann regarde comme symptômes constants la tension, la dureté, la chaleur du ventre et sa sensibilité à la pression, symptômes qui sont plus marqués au niveau de l'hypochondre droit que partout ailleurs. Ces prodromes sont tantôt continus, tantôt rémittents.

L'invasion du trismus se reconnaît aux violentes contractions des muscles du visage et des extrémités. Les mâchoires sont violemment serrées l'une contre l'autre, ou bien elles restent distantes de quelques lignes et absolument immobiles. Les muscles masticateurs sont contractés, durs comme du bois; de l'écume sort de la bouche. Pendant l'accès, le visage est bleu, cuivré, le regard est fixe, les yeux sont troubles et larmoyants, les pupilles dilatées. Dans les intervalles de repos, le visage est pâle; il a une expression de souffrance toute spéciale que Robert Finckh décrit en ces termes: La peau du front semble gonflée, elle forme des plis transverses qui s'étendent jusqu'aux tempes; les paupières sont spasmodiquement fermées, entourées de rides circulaires qui se retrouvent autour de la bouche, qui semble plus petite, et du nez, qui est très pincé. — La contraction des muscles du dos amène l'opisthotonos, et quand elle s'étend aux muscles du ventre déjà distendu, surtout au niveau de la région ombilicale, la respiration devient difficile, anxieuse et suspirieuse. Les accès tétaniques se répètent à des intervalles irréguliers; pendant toute leur durée, les muscles restent rigides, les doigts et les orteils sont crochus et immobiles. L'enfant ne peut teter; il est plongé dans un demi-sopor; son pouls est petit, il bat cent dix à cent trente fois par minute. Les accès reviennent tous les quarts d'heure ou toutes les demi-heures; au début, ils sont plus violents et plus longs, mais ils diminuent successivement.

Cet état peut durer pendant vingt-quatre heures et même de deux à huit jours. La maladie continuant ses progrès, l'enfant tombe dans un état de collapsus général ; les battements du pouls et ceux du cœur deviennent petits et presque insensibles. Les paroxysmes vont toujours en se rapprochant, ils se répètent même de cinq en cinq minutes, mais leur durée est moindre. Le corps de l'enfant est froid et roide, la respiration courte, haletante, intermittente, le coma devient complet. Une éruption miliaire paraît au cou et au visage quelque temps avant la mort, sans être précédée de sueurs (Canstatt).

Étiologie. — C'est surtout depuis le premier jour jusqu'au neuvième après la naissance, que les enfants sont exposés à cette affection, qui devient plus rare après le onzième jour, mais se trouve plus commune au septième. La fréquence de la maladie à cette époque, l'étiologie du tétanos des adultes, qui est presque toujours l'effet d'une blessure, ont porté les auteurs à penser que le travail de suppuration dont l'ombilic est le siége chez les enfants, était pour eux la cause habituelle de cette maladie, surtout quand le cordon avait été coupé ou trop serré, et que l'ombilic s'ulcérait. Cette opinion a été professée par un grand nombre de médecins, et l'autopsie est venue la confirmer en montrant que les artères ombilicales étaient fréquemment dilatées, rouges, ramollies et même adhérentes ; qu'elles contenaient alors du pus ou de la sanie, et qu'il se faisait dans leur enveloppe externe une suffusion purulente. Schœemann a trouvé le foie d'un brun noir, rempli de points purulents et de véritables abcès ; il a même une fois rencontré du pus dans toute l'étendue de la veine ombilicale. D'autres lésions traumatiques peuvent aussi engendrer le trismus chez les nouveaux-nés ; la section du frein, la petite opération qui consiste à percer les oreilles des filles sont de ce nombre (Hufeland). Mais les blessures ne sont pas les seules causes capables d'amener le tétanos ; en fait, il est nécessaire que d'autres influences nuisibles interviennent pour que des plaies aussi insignifiantes amènent des accidents semblables. Les miasmes qui sont si abondants dans les maisons d'accouchement, et qui résultent aussi de l'entassement des sujets dans une même chambre, comme il arrive chez les pauvres; le froid que l'enfant peut ressentir quand on le lave, ou quand on le baigne; une mauvaise alimentation (quand le sujet ne tette pas), la rétention du méconium sont des causes secondaires capables d'amener d'aussi dangereux effets. En Allemagne, le tétanos est toujours sporadique; il est fréquent surtout quand le temps est humide; pendant l'été, lorsque les jours sont très chauds et les nuits froides, pendant l'hiver et au commencement du printemps. Les impressions morales éprouvées par la mère pendant sa grossesse ou lorsqu'elle commence à nourrir, surtout le chagrin et la colère, déterminent aussi des accès tétaniques.

Cette espèce de trismus guérit rarement, et il ne se termine jamais d'une manière favorable sans des sueurs abondantes et une diarrhée bilieuse. La mort arrive par asphyxie ou à la suite d'un état comateux. Tout ce qui précède prouve combien le pronostic doit être grave : plus la marche de la maladie est aiguë, moins on doit espérer la guérison; plus cette affection se rapproche du moment de la naissance, plus elle est dangereuse.

Traitement homœopathique. — Bien que l'homœopathie, comme je viens de le dire, ne puisse sauver tous les malades atteints du tétanos, il est cependant incontestable qu'elle possède contre cette maladie un traitement plus rationnel que celui de l'ancienne école, et qu'elle offre plus de garanties que cette dernière. L'expérience vient à l'appui de cette assertion. L'homœopathie devra être, en effet, plus puissante, puisqu'il lui sera toujours facile de faire prendre au malade des médicaments. Si les mâchoires sont violemment serrées, les doses massives des allopathes ne pénétreront pas, mais nos globules entreront aisément; et en admettant que ce mode d'administration soit impossible, il nous restera toujours la ressource de l'olfaction. On regardera peut-être comme exagérés les effets de ce dernier procédé; il est cependant pour nous d'une grande valeur; car il oblige le médicament à porter toute son action sur les nerfs de l'odorat et sur ceux du goût, qui perdent rarement leur sensibilité pendant les accès. « La thérapeutique de cette affection, dit Meissner, se compose presque exclusivement de moyens externes, parce qu'il est impossible de faire pénétrer dans la bouche les préparations qui devraient être prises intérieurement. » Cette remarque n'est juste qu'à l'égard de l'allopathie.

Avant d'aller plus loin, je dois parler d'un accident très fréquent chez les nouveaux-nés et qui inquiète beaucoup les mères, surtout celles qui le sont pour la première fois; je veux parler du *hoquet*. Dans les premiers temps de la vie, le moindre refroidissement, le plus petit changement de température amène ce symptôme qui disparaît presque toujours de lui-même, n'entraîne aucun danger, et devient moins fréquent à mesure que l'enfant prend de la force. Quand on veut le calmer promptement, il faut faire téter le petit malade ou lui donner quelques cuillerées d'eau sucrée.

Le mot d'irritation spinale dont on parle si souvent et à tort, quand il s'agit de maladies nerveuses dont le médecin ne peut assez se rendre compte, trouve ici une application exacte; car c'est le plus souvent à une irritation de la moelle épinière qu'il faut attribuer le tétanos. Les lésions matérielles que présente le système nerveux dans le cas de trismus nous sont tout à fait inconnues; mais les symptômes extérieurs qu'elles produisent sont pour nous d'une grande importance; car ils suffisent à caractériser les médicaments auxquels il faut avoir recours. Les prodromes aussi bien que les symptômes de l'accès doivent être pris en considération; car les uns et les autres renferment des caractères assez précis, assez spécifiques pour déterminer notre choix. Lorsque l'enfant se réveille brusquement comme s'il avait peur, que ses yeux sont convulsés, son regard exprimant l'anxiété et la frayeur, que ses pupilles sont très dilatées, que tout son corps est roide et froid, tandis que les mains et le front restent brûlants; lorsqu'enfin le malade tombe dans un état d'assoupissement, aussitôt que les convulsions cessent, *belladona* 30 est indiquée. Ces caractères nous autorisent évidemment à l'employer et l'observation clinique vient confirmer les données de l'expérimentation pure. Ce médicament serait même absolument spécifique dans cette maladie, si nous n'étions pas obligés de tenir compte de toutes les causes secondaires occasionnelles qui peuvent concourir à son développement, et si nous n'étions pas forcés de les combattre tout d'abord à l'aide des médicaments qui leur correspondent, lesquels suffisent parfois à guérir complétement la maladie. Nous devons, par exemple, mettre tous nos soins à faire cicatriser l'ombilic; ce que nous obtenons avec l'*aconit* et l'*arnica* quand l'inflammation est très violente, avec le *mercure soluble* quand la plaie est ulcérée, et à l'aide de ce dernier médicament, alterné avec *hepar sulfuris*, quand l'ulcération est étendue et le danger menaçant. Il faut toujours prendre en sérieuse considération l'inflammation de l'ombilic, comme l'anatomie pathologique nous l'apprend; il le faut d'autant mieux qu'il nous est impossible de reconnaître, chez les jeunes enfants, les cas dans lesquels le foie participe à la maladie, et de prévoir si cette plaie engendrera ou non le tétanos. Nous devons seulement être toujours sur nos gardes, connaître la possibilité de semblables accidents, et, par conséquent, ne point négliger l'état de la plaie qui peut leur donner naissance.

J'ai dit, en parlant de l'étiologie, que d'autres blessures pouvaient être la cause occasionnelle d'accidents analogues et appeler l'attention du médecin. Dans ce cas, lorsqu'on redoute l'apparition du tétanos, il faut donner au malade une dose d'*arnica*. Si la maladie est due à la rétention du méconium, le mieux est de la traiter comme une simple constipation; leur vomica est alors très efficace. Chamom., ignatia, aconit, calment le trismus qui est l'effet d'une impression morale ressentie par la mère ou la nourrice. Les autres agents extérieurs, comme les miasmes, les refroidissements, etc., veulent être exactement reconnus par le médecin, pour qu'il puisse faire un choix exact des médicaments capables de détruire l'état morbide qu'il a sous les yeux; médicaments qui se trouvent toujours en rapport avec la cause elle-même.

Je disais tout à l'heure que la belladone était le spécifique de cette forme de maladies convulsives, ce que tout le monde pourra facilement vérifier; mais il arrive parfois que les médicaments curatifs ne sont pas suffisants et que nous avons besoin d'un palliatif capable d'agir avec rapidité et de dominer l'accès à son début. Ces palliatifs sont indispensables quand les convulsions débutent sans prodromes et avec une grande violence, et qu'ils peuvent devenir dangereux en se prolongeant. Le camphre est le médicament le mieux approprié dans ces circonstances. Étant très volatil, son action est passagère; elle se dissipe aussitôt que le médicament a atteint son but, et il est alors possible de donner immédiatement la substance la plus convenable. On doit employer le camphre à la deuxième ou à la troisième trituration centésimale; il suffit de le faire respirer à l'enfant; c'est-à-dire, de tenir sous les narines, pendant une seconde, un flacon rempli de ce médicament, et de recommencer toutes les deux ou trois minutes. Quand il est possible de la faire, on peut aussi introduire quelques globules dans la bouche. Je ne rappellerai pas les symptômes auxquels on reconnaîtra que le camphre est indiqué, parce que ces signes ne sont autre chose que ceux de l'accès, lesquels ont été décrits avec soin.

Il m'est une fois arrivé d'être témoin d'un accès de tétanos qui survint dans les circonstances suivantes : L'enfant tetait au moment où sa mère fut très effrayée. Il lâcha aussitôt le mamelon; malgré cela, le tremblement que la frayeur avait produit sur la nôtre se communique au nouveau-né comme une action électrique, et un accès de convulsions se manifesta aussitôt. Celui-ci acquit une telle violence qu'il devint immédiatement très dangereux. Comme j'étais présent, je me hâtai de faire prendre au petit malade un globule d'opium 6. L'enfant tomba aussitôt dans un état de somnolence pendant lequel il n'eut conscience de rien, et qui se transforma peu à peu en un sommeil paisible qui dura un quart d'heure. A son réveil, l'enfant était très gai; il ne lui survint pas d'autre accident. En général, opium est très efficace quand l'accès paraît tout à coup, annoncé seulement par un violent tremblement de tout le corps, qui dure quelques minutes et se trouve interrompu par des pandiculations et des cris perçants.

J'ai indiqué à propos du trismus un médicament qui est souvent d'une grande utilité quand les accès naissent sous l'influence de quelque cause psychique; c'est l'*ignatia*. Mais ce médicament est aussi très efficace dans d'autres circonstances. Les symptômes de la maladie l'indiquent assez souvent pour que le médecin soit autorisé à le prescrire en premier lieu, lorsqu'il n'existe aucun signe capable de fixer notre choix sur un médicament de préférence à tout autre. Il faut aussi songer à son emploi quand les accès convulsifs reparaissent à des intervalles réguliers, ou bien lorsqu'ils sont interrompus par des cris perçants et le tremblement de tout le corps. (*Opium* répond à ces deux derniers caractères; mais non à l'intermittence des symptômes.) Il faut donc toujours attendre plusieurs accès pour reconnaître la régularité de leur retour, et pour acquérir la certitude de l'utilité d'*ignatia*.

Les médicaments que je viens d'indiquer suffisent tant que les spasmes sont toniques; mais s'ils deviennent chroniques, il faut vérifier ceux dont je parlerai dans le chapitre suivant.

§ II. Éclampsie (*Eclampsia*).

L'éclampsie des enfants que l'on désigne aussi sous le nom d'*épilepsie aiguë*, à cause de la similitude de leurs symptômes, diffère pourtant de l'épilepsie véritable ; car la première est très aiguë, tandis que la seconde est essentiellement chronique. Les accès de l'éclampsie se succèdent rapidement sans être presque séparés par aucun intervalle. Ce caractère de demi-continuité, ainsi que les symptômes de la maladie, prouvent que celle-ci est moins une névrose qu'une anomalie de la circulation (1).

On reconnaît les spasmes internes à un *léger tremblement* des muscles du visage et à leur distorsion, au rire qu'ont les enfants pendant leur sommeil (*risus sardonicus*) (ce qui fait dire aux nourrices que le petit malade joue avec les anges), à la distorsion des yeux, aux cris que les enfants poussent tout à coup, à l'agitation qu'ils ont pendant leur sommeil et aux contorsions de leur corps. Très souvent les malades ramènent leurs cuisses vers le ventre ; puis ils les étendent brusquement et avec force. Le visage change de couleur ; un cercle bleu se forme autour des yeux et de la bouche ; celle-ci exécute des mouvements continuels de mastication ; les yeux louchent par moments. La respiration s'accélère et devient pénible. De temps à autre l'enfant obtient quelques instants de calme ; mais alors ses paupières restent entr'ouvertes, le globe de l'œil est tellement convulsé que l'on n'aperçoit plus la pupille. Quand on lui présente le sein, il le saisit avec avidité, tette pendant un moment, puis l'abandonne tout à coup en jetant de hauts cris et en se tordant sur lui-même. Quelques minutes après il reprend le mamelon pour l'abandonner de nouveau.

Lorsque ces convulsions internes augmentent, l'enfant tombe dans un véritable accès d'éclampsie, lequel res-

(1) Voyez le *Traité de thérapeutique*, t. II, p. 532. — Dugès, *De l'éclampsie des jeunes enfants comparée avec l'apoplexie et le choléra* (Mémoires de l'Académie de médecine, Paris, 1833, t. III, p. 303). — Ossann, *Recherches cliniques sur l'éclampsie des enfants* (Archives de médecine. Paris, 1850).

semble beaucoup aux accès épileptiques modifiés par la constitution du sujet. Le visage est contracté, tout à fait défiguré; les yeux sont fixes, ou bien roulent dans l'orbite et se dévient; la tête est rejetée en arrière, la poitrine et l'abdomen sont le siége de soulèvements convulsifs, la respiration devient haletante. Le cri de l'enfant est enroué ou plaintif; ses membres sont roides et immobiles, ou exécutent des mouvements énergiques; le pouls est petit, fréquent, irrégulier. Il est rare que le malade écume et que sa langue sorte de la bouche.

Il faut distinguer deux espèces d'éclampsie: l'*éclampsie* avec *hyperémie*, et l'*éclampsie anémique*. La première s'observe chez les enfants pléthoriques et replets; la seconde chez les sujets faibles, délicats, épuisés. Dans la première espèce, le visage se boursoufle, devient bleu foncé ou d'un rouge de pourpre; les artères du cou et des tempes battent avec force; la peau prend une teinte brune et livide; les spasmes sont plutôt toniques et se rapprochent de ceux du tétanos. La température de la peau augmente; les mains et les pieds seuls restent froids. Entre les accès, le pouls est plein et dur. Locock prétend que, dans ce cas, les fontanelles gonflent et deviennent convexes. — Lorsque l'éclampsie est accompagnée d'anémie, le visage est pâle, abattu, la peau est froide; les vaisseaux semblent vides de sang; les conjonctives et la cornée sont sans éclat; les convulsions se rapprochent des spasmes cloniques, et les fontanelles sont concaves et déprimées.

Les accès durent quelques minutes ou quelques secondes, quelquefois pendant un quart d'heure et même plus. Un état d'épuisement et de sommeil comateux leur succède; les enfants refusent de téter. L'intervalle qui les sépare est généralement court, encore le petit malade ne cesse-t-il pas de présenter des signes de congestion cérébrale: la chaleur du visage, l'injection des yeux, l'agitation ou un sopor fréquemment interrompu. Plus les accès se répètent, plus ils deviennent dangereux. La mort peut même arriver pendant le premier paroxysme.

Ce n'est pas sans raison que l'on accorde aux souffrances venteuses le pouvoir d'amener une semblable maladie, car on voit bien souvent des accès de spasme cesser tout à coup quand le malade a pu rendre quelques gaz, et aussi à la suite de vomissements spontanés ou de selles verdâtres abondantes. Je puis assurer, avec Meissner, que cette espèce d'éclampsie n'est pas dangereuse quand on ne la traite pas trop légèrement. Autrement elle pourrait, aussi bien que les autres, devenir plus intense et dégénérer en de véritables convulsions comme les médecins ont eu de fréquentes occasions de le reconnaître. Quand cette maladie prend sa racine dans les troubles du système digestif, on reconnaît toujours que ceux-ci dépendent du mauvais régime suivi par la mère ou par la nourrice, et même quelquefois par le nouveau-né. Plus l'âge de l'enfant se rapproche de la période consacrée à l'allaitement, plus il est irritable et plus il se trouve prédisposé à l'éclampsie. Cette tendance est encore très marquée jusqu'à la fin de la deuxième et de la troisième année ; elle reparaît ensuite plus tard au moment de la seconde dentition. — Cette prédisposition est parfois héréditaire ; elle se reconnaît alors à des signes certains : l'enfant a une tête très volumineuse ; ses fontanelles se ferment tardivement ; sa peau est blanche et délicate ; ses muscles sont faibles. Le regard a une fixité caractéristique ; les mouvements sont brusques ; le nouveau-né s'effraie et tremble facilement ; enfin l'intelligence est chez lui très précoce. L'enfant reçoit presque toujours cette prédisposition de sa mère, celle-ci étant très nerveuse, hystérique ou même atteinte d'épilepsie. Les impressions morales, la frayeur, les accès de spasme que la mère peut avoir ressentis pendant sa grossesse laissent aussi à l'enfant une tendance aux convulsions. Selon Rosenberg, les enfants forts et bien développés y sont plus sujets que les sujets faibles, pâles et cachectiques.

On reconnaît deux espèces d'éclampsie, l'une *idiopathique*, l'autre *symptomatique*. — La première est l'effet des violences mécaniques éprouvées par l'enfant durant le travail de l'accouchement ; elle s'accompagne de chaleur à la tête, de sopor, et porte en général le cachet de l'hypérémie. — La seconde est le plus souvent produite par l'irritation du tube digestif, sur laquelle il est inutile que j'insiste en ce moment. Cette irritation est favorisée par le travail de la dentition que l'on peut considérer en toute rigueur comme une phase du développement de l'appareil digestif, au moins en ce qui regarde la sortie des dents. Le froid, l'humidité, comme aussi la brusque suppression d'une sécrétion morbide, peuvent amener d'aussi funestes effets. — On décrit également une *éclampsie fébrile exanthématique*, laquelle se montre au moment de l'invasion des maladies fébriles. Cette espèce est toujours passagère et se dissipe par les progrès de la maladie principale.

Le pronostic de l'éclampsie est très grave. Plus l'enfant est jeune et plus cette maladie est dangereuse. Elle l'est davantage encore quand elle est transmise par voie d'hérédité, parce qu'elle dépend alors presque toujours d'un vice de conformation des centres nerveux, vice congénital et incurable. L'éclampsie est également très grave quand elle est métastatique ; c'est-à-dire quand elle survient à la suite de la suppression d'une sécrétion habituelle, et aussi quand elle dépend de la mauvaise qualité du lait de la mère ou de la nourrice. Les accès qui surviennent au début des maladies fébriles ou exanthématiques sont les moins graves. Plus les prodromes sont courts, plus la maladie est dangereuse ; plus ses accès sont violents, prolongés, moins l'intervalle qui les sépare est franc et durable. Les enfants robustes sont les plus menacés.

Traitement. — Avant d'entrer dans le détail de la thérapeutique, je recommanderai au lecteur de recourir au chapitre consacré à l'étude des affections dyspeptiques, et d'observer les préceptes hygiéniques et pharmacodynamiques que j'ai posés. Lorsque la maladie est complétement développée, je crois, comme Meissner, qu'il faut débarrasser le ventre et le nombril des lieux qui les entourent, parce que la moindre pression exercée sur l'estomac augmente les douleurs. Il est également très utile de couvrir l'abdomen de linges chauds et de le frictionner avec de la flanelle; mais ces procédés ne sont pas suffisants pour calmer la sollicitude des parents. Il n'est pas toujours facile de décider si les convulsions internes sont l'effet de coliques venteuses ou si elles sont le symptôme d'une fièvre cérébrale; car dans ces deux affections, l'enfant est toujours plongé dans un sommeil comateux. Quoi qu'il en soit, le médecin homœopathe doit tenir compte de tous les symptômes, s'il veut arriver à un diagnostic rigoureux et faire un choix exact parmi les médicaments qui se trouvent indiqués. Si ce médecin tient un compte suffisant de toutes les circonstances, il reconnaîtra que la *chamomilla* donnée à petites doses est le meilleur médicament. Cette substance répond, en effet, non seulement aux coliques venteuses, mais à tous les symptômes spéciaux de la maladie. Nous devons savoir que les vomissements, la diarrhée et d'autres souffrances de cette espèce peuvent se calmer d'eux-mêmes; mais cela ne doit pas nous empêcher de faire prendre au malade le médicament approprié, si nous ne voulons pas nous attirer le reproche de négligence. *Chamomilla* convient quand la diarrhée domine; si les vomissements la surpassent en fréquence et en quantité, *ipecacuanha* 6 est préférable. Quand les signes d'une congestion cérébrale commençante ou d'une méningite sont bien tranchés, ce qu'il est facile de reconnaître aux symptômes que j'ai relatés plus haut, *belladona* est indiquée; *stramonium* 12, doit lui être préféré si la maladie du cerveau est plutôt nerveuse qu'inflammatoire. Le strabisme est un signe très caractéristique de ces deux médicaments.

Il nous arrive souvent de ne pouvoir reconnaître aucune des causes que j'ai indiquées, et d'être obligé de diriger notre traitement seulement d'après les symptômes. Je recommanderai, en pareil cas, un médicament dont j'ai souvent fait usage avec succès, bien qu'il ait été peu employé jusqu'à présent : c'est le *secale cornutum* 12. Les symptômes caractéristiques de cette substance sont : des palpitations passagères de quelque muscle du visage, de la bouche ou des paupières, et aussi des doigts et des orteils ; palpitations qui envahissent parfois les muscles du cou et causent un mouvement continuel de va-et-vient de la tête. La distorsion des pieds et des mains ; la gêne de la respiration, qui devient pénible, anxieuse, sanglotante ; une suffocation commençante et des soubresauts de tendons, sont aussi tout à fait spécifiques pour le choix de ce médicament.

Ce chapitre est assez important pour que je me croie autorisé à signaler encore quelques autres médicaments fort utiles dans le traitement de la véritable éclampsie. *Ignatia amara* 12 est un de ceux que je recommanderai de préférence ; il répond aux symptômes que je viens de décrire et de plus à une autre forme de la maladie. Les signes indicateurs de ce médicament sont assez nombreux. Il faut mettre en première ligne la nature du spasme qui peut être tonique ou clonique ; les mouvements convulsifs des membres, des yeux, des paupières, des muscles du visage et des lèvres, mouvements très caractéristiques ; le rejet de la tête en arrière ; la couleur du visage, qui est bleuâtre ou très rouge (symptôme que présente aussi la belladone), ou bien la rougeur alternant avec la pâleur de la face, ou même encore la rougeur d'une joue et la pâleur de l'autre ; les spasmes du larynx et du pharynx amenant des accès de suffocation ; la perte de connaissance accompagnée de cris involontaires ; enfin, le retour fréquent d'accès caractérisés par tous ces symptômes.

Arsenicum album 30 est tout aussi important lorsque l'accès se présente sous la forme suivante : L'enfant frappe tout à coup avec ses bras tout ce qui l'entoure, perd connaissance et semble privé de vie ; il est pâle, mais conserve sa chaleur ; ses mains sont contournées ainsi que ses bras. Au bout de quelques minutes, la bouche se dévie tantôt à gauche, tantôt à droite ; le souffle semble éteint. Au bout d'un quart d'heure l'accès se termine brusquement par une secousse à laquelle tout le corps participe, et qui est suivie de l'extension des mains et des pieds, et du retour à la vie. L'arsenic couvre ce tableau de symptômes. Il convient au début de la maladie avant que l'on puisse prévoir l'explosion d'un accès d'éclampsie ; et l'observateur attentif pourra se rendre alors le témoignage d'avoir arrêté dans sa marche une maladie qui pouvait devenir dangereuse. Une chaleur brûlante et générale, des lèvres sèches et gercées que le malade humecte sans cesse avec sa langue, une soif vive qui le force à boire avec avidité, le soubresaut des membres pendant le sommeil qui est toujours agité, sont les signes auxquels il est possible de reconnaître qu'un enfant va être atteint de spasmes internes. Cette maladie est également annoncée par l'expression du visage qui est très anxieux ou absolument changé.

Cuprum met. 30 est le médicament préférable à tous les autres, lorsque l'éclampsie est très violente et que ses accès se rapprochent de ceux de l'épilepsie ; surtout si toute la tête semble enflée, que le visage soit rouge et bouffi, que l'enfant criaille sans cesse. Avant le paroxysme il y a des efforts de vomiturition joints à un état léthargique, et même de légers vomissements glaireux. Au moment où il recouvre sa connaissance, l'enfant se replie sur lui-même, crie, son ventre est gonflé, tendu, il a des garderobes involontaires et liquides. Les soubresauts et la distorsion des membres persistent jusqu'au retour d'un paroxysme nouveau.

Le zinc métallique est un agent capital même entre les mains des allopathes. Je crois donc de mon devoir de le signaler ici, d'autant plus que les homœopathes en retireront aussi un grand avantage, quand ils le donneront dans des accès d'éclampsie encore mal caractérisés. C'est toujours la trentième dilution qu'il faut choisir. *Zincum metallicum* convient surtout aux cas légers, mieux encore aux prodromes, quand les convulsions sont internes, que l'enfant crie et gémit pendant son sommeil sans en avoir conscience, quand on lui trouve à son réveil l'air effrayé, et qu'un mouvement continuel et pénible agite sa tête. D'autres caractères peuvent encore appeler l'attention du médecin sur cette substance : par exemple, une chaleur brûlante générale qui s'empare de l'enfant le soir, aussitôt qu'il se couche, une agitation anxieuse, des palpitations et des tremblements musculaires partiels qui se montrent même le jour, occupant de préférence la moitié droite du corps, un caractère irritable et pleureur, le gonflement du ventre qui semble rempli de vents, gonflement qui se manifeste après des mouvements brusques; enfin des envies fréquentes d'uriner.

Désirant n'avoir plus à revenir sur ce sujet dans le cours de ce chapitre, ou lorsque j'aurai à m'occuper de la dentition, pendant laquelle ces accès sont très fréquents, je vais mettre tous mes efforts à être aussi complet que possible. Je ferai donc encore mention de quelques autres médicaments, et d'abord de *cicuta virosa*, trentième dilution. La ciguë est indiquée lorsque l'enfant, qui était gai et bien portant, s'arrête tout à coup et tombe sans mouvement, état qui dégénère promptement en un véritable sommeil, et dans lequel les accès, se répétant avec la même forme, se prolongent de plus en plus. Ce médicament s'adresse également aux véritables accès d'éclampsie, quand les membres, la tête et la partie supérieure du corps sont agités et contournés au dernier point, que le visage est bleuâtre et gonflé; il convient aussi quand les convulsions cessent, que l'enfant tombe sans connaissance, comme s'il était mort, et que les membres affectés par la maladie deviennent le siége d'un violent tremblement.

On rencontre souvent des cas d'éclampsie provoqués par une frayeur : soit que celle-ci ait agi directement sur le malade, soit que la mère l'ait ressentie la première et que son influence se transmette à l'enfant par le lait. Quand le médecin est appelé en de pareilles circonstances, il calme promptement l'accès avec *opium* 6. Ce médicament suffit même quelquefois à guérir ; mais s'il reste sans action, il faut donner une très petite dose d'*aconit* presque aussitôt suivie d'une dose d'*hyoscyamus niger* 12. Ces médicaments sont indiqués par la cause occasionnelle de la maladie, et par les symptômes suivants : l'afflux du sang vers la tête, la rougeur et la bouffissure du visage, la contraction spasmodique des muscles abdominaux, alternant avec des mouvements convulsifs et la distorsion de quelque partie ou du corps tout entier, une grande vivacité et l'émission involontaire des urines. La jusquiame est également très utile dans le cas de convulsions.

Datura stramonium 12 est plus important, parce que sa pathogénésie renferme les symptômes les plus caractéristiques d'un accès d'éclampsie : les spasmes des mâchoires, la roideur du corps, la contraction spasmodique des membres alternant avec de véritables convulsions, un sommeil soporeux et l'émission fréquente des urines ; une vive chaleur générale avec rougeur et gonflement de la peau, etc.

Je citerai encore *cina* 12, et *nux moschata* 3. J'ai employé le premier avec un très grand avantage, dans une espèce d'éclampsie où les accès étaient précédés d'une toux sèche et spasmodique qui durait pendant plusieurs jours, et dont l'intensité déterminait les convulsions. Ces accès ressemblaient beaucoup à ceux de l'épilepsie, le malade commençant par pousser un cri très aigu. Je ne possède aucune expérience relative au second médicament.

§ III. Convulsions.

Les convulsions se composent de mouvements alternatifs de contraction et d'extension involontaires des muscles; mouvements qui se trouvent sous la dépendance de l'irritation du cerveau et de la moelle épinière. Les muscles volontaires en sont presque toujours le siège, surtout ceux des extrémités. Ces convulsions s'accompagnent de pertes de connaissance et de spasmes internes. Elles sont plus souvent sympathiques qu'idiopathiques, paraissent de préférence à l'époque de la dentition, et dépendent de la suractivité du cerveau.

Les accès sont presque constamment précédés de prodromes : l'enfant est agité, perd le sommeil, se précipite vers le sein de sa nourrice, mais l'abandonne aussitôt en pleurant et en jetant les hauts cris. Dans les moments de calme il ferme incomplétement ses paupières ; de sorte que l'on peut voir le globe de l'œil rouler dans l'orbite ou se convulser vers le haut. Les doigts sont le siège de légers tremblements ; le petit malade se réveille à chaque instant, effrayé et en pleurs ; il change fréquemment de couleur, est abattu, anxieux ; sa respiration est intermittente. Alors arrivent les *convulsions;* l'enfant bâille, s'étire, ses yeux roulent sans cesse et ont une expression sauvage, ou bien son regard est fixe ; enfin les extrémités s'agitent. Ces convulsions sont partielles ou générales. Elles n'ont pas toujours pour point de départ le même groupe de muscles ; mais elles envahissent tantôt ceux du visage, tantôt ceux du ventre ou de la poitrine ; il arrive même qu'elles débutent par plusieurs de ces points à la fois. Le sang se porte à la tête avec violence, le visage devient rouge et se gonfle, les lèvres et la langue se cyanosent ; la langue claque contre le palais, une sueur abondante couvre tout le corps. On observe aussi l'opisthotonos et le claquement des dents, comme dans le frisson. Lorsque les convulsions ont duré pendant un certain temps, l'enfant se calme, sa respiration devient pénible, il tombe dans un profond sommeil, pendant lequel son visage est pâle et ses yeux se cernent. La strangurie, les renvois et les coliques venteuses compliquent souvent cette maladie (Meissner).

Les enfants délicats, faibles et irritables sont plus exposés que d'autres aux convulsions ; celles-ci s'observent plus souvent dans les climats très chauds que dans les pays froide. Leur division en convulsions aiguës et en convulsions chroniques, actives (sthéniques), ou passives (asthéniques), en convulsions de nature inflammatoire, gastrique et nerveuse, est d'une importance très secondaire; au moins n'est-elle d'aucune utilité pour le traitement homœopathique. Pour celui-ci, l'important est de tenir compte de tous les symptômes.

Les causes occasionnelles de cette maladie sont très nombreuses. En première ligne se placent les fautes de régime commises par la mère ou par la nourrice; les impressions morales gaies ou tristes, les maladies d'estomac auxquelles l'enfant est sujet, les affections inflammatoires du bas-ventre et le refroidissement. Après l'époque de la dentition, elles s'observent pendant la période d'irritation d'un exanthème aigu, ou comme conséquence de la rétrocession d'une éruption aiguë ou chronique. Les congestions cérébrales, la méningite et la myélite, la compression et la commotion cérébrales, etc., engendrent aussi ces graves accidents.

Le pronostic est toujours grave. Bien qu'il le soit beaucoup moins avec un traitement homœopathique, nous devons cependant être très réservés dans nos promesses, si nous ne voulons pas compromettre notre réputation : car il arrive souvent que les circonstances les plus insignifiantes en apparence aggravent tout à coup un malade qui semblait être dans de bonnes conditions. De plus, il n'est pas toujours facile de prévenir la venue d'un état apoplectique ou la formation de fausses membranes à la surface des méninges, complications que j'ai eu déjà l'occasion d'observer. La durée de la maladie ne peut pas non plus être prévue d'une manière certaine. J'ai vu la mort survenir après quelques minutes de souffrances, tandis que j'ai guéri des convulsions qui duraient depuis plusieurs heures et même depuis plusieurs jours. Celles qui résultent de la compression du cerveau sont les plus graves; elles le sont moins quand des fautes de régime leur ont donné naissance;

enfin les convulsions qui arrivent au début des exanthèmes sont les moins dangereuses de toutes.

Traitement. — Le traitement homœopathique de cette affection doit être conduit d'après la considération de ses causes occasionnelles, dont il faut empêcher les mauvais effets. Quand ceux-ci sont déjà développés, il ne nous reste plus qu'à les détruire à l'aide des médicaments appropriés. À ce propos, je pourrais me borner à renvoyer le lecteur au chapitre précédent où j'ai parlé de ces causes occasionnelles, de leurs effets et des médicaments spécifiques qui leur conviennent. Je reviendrai néanmoins sur ce sujet, préférant m'exposer à des répétitions plutôt que de laisser mon travail incomplet. Je prierai seulement le lecteur de me traiter avec indulgence, s'il me voit revenir sur des médicaments déjà étudiés. Je suis du reste fondé à continuer cette étude, car ces mêmes substances seront ici caractérisées par de nouveaux symptômes.

Belladona doit être mise en première ligne ; car on l'ordonne très fréquemment. Elle mérite une très grande attention quand il s'agit d'enfants vigoureux et sanguins, lorsque les convulsions sont plus fréquentes et plus fortes le soir et la nuit, et quand le moindre mouvement les renouvelle. Elle convient aussi lorsque la tête et les membres sont dans une agitation continuelle, que le sommeil est interrompu par des cris, des gémissements, des soubresauts et des secousses comme électriques. Une chaleur brûlante et générale, la rougeur de la peau, le tremblement des membres, l'anxiété, une respiration courte, fréquente et bruyante, une oppression marquée indiquent aussi ce médicament. Lorsqu'au début l'enfant devient tout à coup roide, ses yeux étant déviés, les muscles de la face étant contractés, les membres agités en tous sens, entraînés par des mouvements spasmodiques, rejetés de côté ou en arrière, et que le visage est rouge et bouffi, *belladona* ne peut être remplacée par aucune autre substance.

Ignatia, qui est indiquée surtout par le tremblement de

la mâchoire inférieure ; chamomilla, ipecacuanha et tous les autres médicaments que j'ai nommés dans le chapitre précédent, s'adressent aussi aux convulsions des enfants et répondent toujours aux mêmes caractères. Il est une autre substance très importante que le médecin homœopathe ne doit pas négliger en pareille circonstance, d'autant plus qu'elle est très efficace dans un grand nombre d'états morbides, c'est l'*aconit*. Celui-ci n'est pas exclusivement caractérisé par un état de fièvre synochale accompagnée de ses symptômes secondaires ; car si le médecin ne l'employait que dans ces circonstances il n'obtiendrait souvent qu'un effet palliatif. L'*aconit* s'adresse très bien aux symptômes nerveux, qui réveillent, il est vrai, le consensus du système artériel, mais le dominent toujours. Il m'est souvent arrivé au commencement de ma pratique, de n'employer ce médicament que dans le cas où la suractivité du système circulatoire me semblait rendre son choix inévitable et d'arriver alors à une simple palliation ; tandis qu'aujourd'hui les nombreux succès que j'ai obtenus à son aide m'ont engagé à étendre le cercle de ses applications. L'expérience m'a également appris qu'un symptôme unique, quelque important qu'il soit, ne pouvait représenter la sphère d'action d'un médicament ; mais qu'il fallait, au contraire, savoir utiliser toutes ses propriétés. Ceci s'applique de tout point à l'*aconit*, lequel est caractérisé par la suractivité du système artériel et aussi par beaucoup d'autres symptômes que je vais énumérer. Une grande sensibilité générale qui fait que le moindre mouvement ou l'attouchement le plus léger cause à l'enfant une vive douleur qu'il exprime par ses cris, une grande surexcitation nerveuse plus marquée pendant la nuit, surexcitation qui amène des secousses dans les membres, et arrache un cri violent ; la roideur et l'immobilité du corps, le serrement des mâchoires, la distorsion des yeux, les alternatives de rougeur et de pâleur du visage, les convulsions, constituent autant de signes caractéristiques de cette substance. Ces symptômes d'irritation nerveuse indiquent aussi d'autres médicaments et en particulier *coffea* : celui-ci convient lorsque les symptômes fébriles manquent absolument et que l'enfant est faible et irritable. Du reste, il est rarement nécessaire de le donner au début de la maladie, parce que celle-ci dépend presque toujours de ce que la mère ou la nourrice ont fait abus de café. Dans ce cas, il faut commencer par l'*aconit*, après lequel *coffea* se montre très utile. Si les convulsions ont été produites par une joie subite, ressentie par la mère, *coffea* est toujours préférable.

J'ai rarement employé le *lachesis* 30, l'occasion ne s'étant pas présentée ; mais je crois que c'est un agent précieux dans les convulsions et, en général, dans les spasmes des enfants, lorsque les contractions musculaires sont très violentes, qu'elles occupent le visage et déterminent la roideur du corps entier. Les accès auxquels ce médicament s'adresse viennent ordinairement vers minuit, débutant par un cri violent qui éveille le malade et dégénère peu à peu en un gémissement plaintif. *Causticum* 30, est caractérisé par des mouvements convulsifs, des secousses et des tremblements qui occupent de préférence la partie supérieure du corps, sont accompagnés d'une chaleur fébrile générale, les mains et les pieds seuls restant froids. Ces convulsions occupent les bras et les jambes, paraissent le soir au lit, pendant un sommeil léger. A ce moment, les yeux se dévient et la chaleur se change en un froid de glace. *Acidum hydrocyanicum* 3, doit être consulté dans cette même forme de la maladie, surtout si les muscles du dos, du visage et de la mâchoire sont violemment contractés, et que la face prenne une teinte cyanique. *Laurocerasus* 6, se rapproche sous tous les rapports de l'acide hydrocyanique. *Cina* 6, *mercurius solubilis* 12, et *assa fœtida* 12 méritent une grande attention quand l'enfant est d'un certain âge et que les vers le tourmentent. *Cicuta virosa* 30, est également très efficace dans le traitement des convulsions les plus violentes ; lorsque les membres sont contournés en tous sens, jetés de côté et d'autres, lorsque la tête est agitée par des secousses jalouses, que les bras et les jambes se courbent par secousses, que le corps est le siége d'une roideur spasmodique, et que le dos est courbé en avant ou en arrière.

Solanum nigrum 6, ne doit pas être non plus oublié; il se rapproche sous beaucoup de rapports du *scale cornutum*, et guérit, en général, les convulsions que celui-ci n'a pu faire entièrement cesser. Le premier de ces deux médicaments doit toujours être pris en sérieuse considération dans les années de disette, alors que le blé étant rare, on le mêle souvent à de l'ergot de seigle. Le pain fait avec cette farine altérée, sert de nourriture à la mère ou à la nourrice, et ne manque pas d'agir sur l'enfant et de déterminer chez lui des convulsions. C'est alors que le *solanum nigrum* réclame la préférence sur le seigle ergoté dont il est l'antidote.

CHAPITRE XXVIII. — DENTITION DIFFICILE.

Dentitio difficilis.

On nomme *période de développement* toute cette partie de la vie de l'enfant qui est consacrée à la naissance, au sevrage et à la première dentition. Il s'établit pendant son cours un changement remarquable dans la distribution et l'intermittence de l'activité organique, de sorte que certains organes ou certains appareils deviennent le siége prédominant d'une activité fonctionnelle extraordinaire ou de changements matériels importants. Certains organes et même l'économie tout entière arrive alors à un état d'irritabilité et d'impressionnabilité tel qu'il en résulte une *véritable disposition à devenir malade*. La dentition par elle-même ne constitue pas un état pathologique, elle appartient comme la parturition à la classe des transformations physiologiques qui constituent le développement naturel de l'enfant. Il peut arriver, cependant, que sous l'influence de causes accidentelles, cet acte se trouble et s'accomplisse d'une manière anormale; le nom de *maladie de croissance* leur convient alors parfaitement. Il faut seulement retenir que nous désignons sous ce titre une maladie qui accompagne la sortie des dents et non la dentition elle-même, maladie pour laquelle la marche du développement organique constitue en faveur de l'économie ou en faveur de quelques organes pris en particulier, une véritable prédisposition. On a coutume de désigner ces affections sous le nom de *maladies des dents*, expression très répandue dans le monde et que le médecin conserve pour se faire comprendre des parents et pour calmer leurs inquiétudes. Voyons maintenant à quel état il s'applique.

La première et la deuxième année sont consacrées au développement successif, mais continu du système nerveux et de l'appareil digestif, comme le prouvent les maladies communes à cet âge, maladies dont je viens de faire la description. Or, la formation et la sortie des dents est une partie du développement des organes de la digestion, ou au moins se trouve dans un rapport intime avec celui de toutes les autres portions de ce vaste appareil. Aussi observe-t-on à cette époque, les congestions céphaliques, la méningite, les convulsions, les éruptions de la peau et du cuir chevelu, les maladies de la bouche, le ramollissement de l'estomac, l'entérite, la diarrhée, les scrofules, etc. Une dentition difficile s'annonce par plusieurs symptômes locaux ; le visage de l'enfant est rouge et chaud, la muqueuse buccale est brûlante, la gencive rougit, gonfle, ou devient blanche, dure et sensible à la pression sur le point où la dent va percer ; l'enfant salive beaucoup et mord avec plaisir les corps durs et même le doigt qu'on lui met dans la bouche. Dans les cas plus graves encore, les amygdales et les glandes parotides se gonflent, les yeux s'enflamment, la bouche devient le siège d'éruptions diverses. L'enfant est capricieux, agité pendant le sommeil, il maigrit, se ride, ne peut soutenir sa tête et l'appuie sans cesse sur l'épaule de celle qui le porte ; il n'a aucun appétit, et répugne particulièrement aux boissons et aux aliments chauds.

La période pendant laquelle sortent les dents s'étend depuis le cinquième mois jusqu'au quinzième ou au seizième. Celles-ci poussent dans l'ordre suivant : les deux incisives moyennes de la mâchoire inférieure paraissent les premières ; les dents correspondantes de la mâchoire supérieure viennent ensuite ; puis, vers la fin de la première année, poussent les quatre premières molaires. Les dents canines et les quatre grosses molaires viennent en dernier lieu. Ces vingt dents sont complétement sorties vers la fin de la deuxième année ; on les nomme *dents de lait*. Je dois dire qu'elles ne se montrent pas toujours dans l'ordre précédent ; mais cette irrégularité n'entraîne aucun danger pour l'enfant.

Tout bien considéré, les symptômes locaux que j'ai passés en revue sont toujours l'effet de la sortie des dents ; aussi se rencontrent-ils aussi bien lorsque la dentition est facile, que dans le cas où elle est plus difficile. Je ne crois pas non plus qu'il faille tenir grand compte de la méthode suivie par les médecins anglais et américains, lesquels scarifient la gencive afin de faciliter l'éruption de la dent et de prévenir les maladies qui sont la conséquence d'une dentition difficile ; car on amène souvent par ce procédé l'inconvénient que l'on se proposait d'éviter. A la suite de l'incision, il se fait une cicatrice plus résistante que la gencive elle-même ; et qui gêne par conséquent la sortie de la dent au lieu de la favoriser. Aussi est-il très rare que ce procédé donne quelque bon résultat.

Si nous observons en dehors de toute idée préconçue, nous reconnaîtrons, je pense, qu'à l'exception des symptômes des gencives et de l'impressionnabilité morale, il n'y a aucune des maladies communes à cette époque que nous devions rapporter à la dentition elle-même. Presque toutes dépendent, au contraire, d'influences morbifiques extérieures dont les effets sont d'autant plus intenses que le sujet se trouve très prédisposé à ressentir leur influence.

Ce serait une erreur de croire que le diagnostic de ces

maladies soit plus difficile parce qu'elles arrivent au moment de la dentition; le médecin attentif pourra les reconnaître alors tout aussi bien qu'aux autres âges. Il en est autrement, sous le rapport du *pronostic* que l'on ne peut établir avec la même certitude, parce que la grande réceptivité qui accompagne la dentition, rend le sujet très sensible à des influences qui seraient sans effet à d'autres moments, et qui suffisent pour donner à la maladie un surcroît d'activité, et, par conséquent, doivent faire varier le pronostic.

La *thérapeutique* des maladies qui accompagnent la dentition se réduit pour nous à fort peu de choses, parce que la plupart de ces symptômes ont été étudiés dans les chapitres précédents, ou le seront dans la suite de cet ouvrage. La sortie des dents est par elle-même un acte tout physiologique dans lequel la médecine n'a pas besoin d'intervenir, à moins qu'il n'y ait quelque danger menaçant ou déjà développé. Le rôle de médecin expectant convient du reste beaucoup moins aux homœopathes qu'aux allopathes, aussi ces derniers recommandent-ils à leurs jeunes confrères une conduite tout à fait passive, se fondant sur ce que l'observation et l'expérience leur ont prouvé que les médicaments prescrits en pareilles circonstances avaient toujours une action violente, même quand ils les donnaient à faible dose; mais chacun sait ce que l'on entend par ce mot en allopathie. Je ne ferai pas aux homœopathes une position aussi difficile, parce qu'il leur sera toujours possible d'employer leurs médicaments même les plus énergiques et de les donner en quantité convenable. Cet avantage est précieux pour nous; car il fait que l'homœopathie doit être réellement considérée comme la méthode la plus convenable pour les enfants.

Il arrive quelquefois que plusieurs dents percent à la fois; cet état ne constitue pas une irrégularité dans la marche de la dentition. Il en résulte seulement un surcroît d'irritabilité nerveuse qui se manifeste par une grande agitation, de l'insomnie et un caractère très capricieux. Le médecin doit s'attacher d'abord à calmer tous ces symptômes, afin d'éviter que les causes les plus innocentes en d'autres temps n'amènent des accidents plus graves. Je ne connais pas de médicament plus utile, en pareil cas, et plus spécifique que *coffea*. Cet agent fait cesser rapidement tous ces symptômes, à moins que la mère n'ait la mauvaise habitude de prendre du café. S'il en est ainsi, on ne doit pas s'étonner si le médicament que j'indique reste sans action, et s'il ne produit pas tout le bien qu'on était en droit d'en attendre. Il faut alors recourir à l'*aconit*, auquel il est souvent nécessa.. e de faire succéder une petite dose de *chamomilla*. — Lorsque la grande impressionnabilité de l'enfant est évidemment produite par l'abus que la mère aurait fait du café, et lorsque les médicaments précédents ne suffisent pas ; l'enfant ayant le visage rouge, sans chaleur fébrile, *opium* 6 réussit parfaitement. — Souvent l'insomnie résiste, l'enfant devient mou et maigrit. Lorsque ces accidents persistent et que l'on ne peut prévoir une prompte sortie de la dent, le médecin doit s'attacher à rendre le sommeil à son malade. Il parvient à ce but avec *belladona* 30, ou avec *borax* 30.

On peut abandonner à elles-mêmes les affections locales qui accompagnent habituellement la dentition, surtout la diarrhée quand elle n'est pas excessive, et les éruptions composées de petites vésicules rouges qui occupent différentes parties du corps et même le visage, parce que tous ces symptômes sont sans danger pour l'enfant. Mais lorsque le travail de la dentition se prolonge outre mesure, que les souffrances qui l'accompagnent persistent, les maladies dont j'ai parlé devenant de plus en plus graves, il est du devoir du médecin d'intervenir et d'aider aux efforts que déploie la force vitale, ce qu'il peut faire avec une ou deux doses de *calcarea carbonica*. J'emploie ce médicament à la sixième ou à la douzième dilution, et je n'ai jamais vu cette dose être trop forte.

La constipation, la diarrhée, la dysenterie, les spasmes

et les convulsions qui se manifesteront pendant cette période seront traités conformément aux principes que j'ai posés plus haut.

La fièvre qui accompagne le travail de la dentition ressemble pendant ses accès à la fièvre synoque, et se rapproche de la fièvre rémittente par ses retours fréquents et par ses rémissions incomplètes. Elle réclame toujours un traitement médical, sans lequel on la verrait dégénérer peu à peu en une fièvre lente. On observe très souvent cette *fièvre de dentition* chez les enfants parfaitement sains du reste, forts et bien nourris. *Aconit* 12, est le véritable spécifique de cette maladie; mais il faut le donner à doses répétées ; il convient même lorsqu'il existe un état d'extrême irritation nerveuse. — Quand il existe de la constipation et une toux sèche, il faut, après avoir calmé le mouvement fébrile, donner une dose *nux vomica* 12, ou bien *chamomilla* 6, quand la fièvre est accompagnée d'une diarrhée affaiblissante. *Ipecacuanha* 3, convient quand la fièvre étant tombée, les vomissements et la diarrhée persistent. — *Belladona* est toujours indiquée quand l'*aconit* a peu modifié l'état fébrile, que l'enfant est très agité, surtout le soir et la nuit, que son sommeil est fréquemment interrompu par des cris, des soubresauts, des secousses de tout le corps; les spasmes, les convulsions, le tremblement des membres, l'anxiété caractérisent aussi ce médicament. — Quand la fièvre se complique d'un état catarrhal, caractérisé par la toux, l'enrouement, un râle trachéal , etc., il faut après l'aconit, donner tantôt *chamomilla*, *ipeca*, *nux vom.*, tantôt *pulsatilla*, *bryonia*, *antimonium crudum* ou d'autres médicaments encore.

DEUXIÈME PARTIE.

Maladies de la seconde période de l'enfance, s'étendant depuis la première dentition jusqu'à la chute des dents de lait.

—

CONSIDÉRATIONS GÉNÉRALES.

Vouloir renfermer les maladies de l'homme dans des périodes nettement déterminées, leur imposer des limites au delà desquelles il ne leur serait pas permis de s'étendre, est une œuvre difficile et aventureuse. Il est regrettable sans doute que la nature ne se plie pas aux caprices des hommes et aux divisions établies par les savants; qu'elle suive les sages lois que la providence lui a tracées, lois que nous pouvons reconnaître dans leurs effets, sans être à même de comprendre leurs motifs et de pénétrer leur essence. Mais lors même que nous pourrions expliquer tous les mystères dont elles sont entourées, nous ne serions pas pour cela en droit de chercher à les gouverner, à intervertir l'ordre de leur développement, non plus que de fixer leur étendue, leurs limites, ou de les suspendre. Cette impuissance nous explique pourquoi il nous est impossible d'établir une classification des maladies, et pourquoi le groupe que je vais étudier maintenant est si mal défini. Je suis même convaincu que beaucoup de médecins penseront que je me trompe en voulant tracer aux maladies des enfants des limites dans lesquelles il est impossible de les contenir, puisque la plupart de celles que je vais étudier actuellement se rencontrent dans la première période, jouent un rôle important dans la troisième, et se retrouvent même dans un âge plus avancé. Cette objection ne saurait me surprendre; mais je n'ai point l'orgueilleuse prétention de dominer les lois et l'ordre de la nature; car même si j'avais la certitude que les maladies réunies dans la première partie de ce livre, se montrent presque exclusivement chez les enfants à la mamelle, je n'aurais pas à en conclure qu'il ne faudra pas parler encore d'accidents analogues dans les chapitres suivants. Le seul motif qui m'engage à diviser ces affections en plusieurs groupes, est le désir de suivre l'exemple de mes devanciers, la route qu'ils ont tracée; route que tout le monde connaît, et sur laquelle tous se retrouveront aisément. J'espère, du reste, que le plus grand nombre de mes lecteurs connaît assez mon opinion relativement à ces divisions artificielles, pour savoir que je leur accorde d'autant moins d'importance que l'observation clinique n'en retire aucun avantage. Or, cet ouvrage étant essentiellement pratique, c'est l'observation au lit du malade qui doit surtout nous occuper.

Il importe peu, du reste, que je renferme une maladie dans une classe ou dans une autre, si le praticien peut trouver facilement ce qu'il cherche, et si les indications qu'il rencontre lui permettent de suppléer à ce qu'il ne trouve pas. — Le médecin homœopathe sait aussi que l'organisme de l'enfant diffère essentiellement de ce qu'il sera plus tard; il sait que la suractivité de la vie végétative départie tantôt à un organe, tantôt à un autre, joue un rôle important dans la production des maladies et leur imprime une plus grande intensité ou une marche plus rapide que celle qu'elles auront plus tard, lorsque, les organes étant complétement formés, les fonctions s'accompliront en restant dans un rapport tout à fait harmonique. Du reste, ces conditions n'exigent pas un traitement différent de celui qui conviendra aux autres époques de la vie; elles n'imposent aucun changement, ni quant au choix du médicament, ni quant à la doctrine des doses; sur tous ces points, les prescriptions sont ce qu'elles devront être toujours. Seulement, l'importance des symptômes et leur succession rapide exigent de la part du médecin un coup d'œil sûr, une grande présence d'esprit, aussi bien pour faire le choix du médicament que pour fixer les moments de repos qui doivent succéder à des modifications tumultueuses.

Les maladies que nous devons mettre en première ligne, pendant cette période, sont les troubles des fonctions digestives. Ceci ne doit point nous étonner, car le changement de nourriture, que l'enfant doit supporter au moment où on le sèvre, engendre nécessairement, du côté des organes de la nutrition, des souffrances nombreuses que la force médicatrice de la nature ne peut pas toujours calmer à elle seule. Ainsi, il arrive quand on abandonne ces maladies à elles-mêmes, qu'elles se jugent par des symptômes critiques tellement violents que l'on doit toujours plus les craindre que les rechercher. Les affections les plus communes à cette époque sont donc la réplétion de l'estomac, les vomissements, la constipation ou la diarrhée, et surtout les maladies vermineuses. Ces dernières sont plus fréquentes à cet âge qu'à tout autre, les entozoaires trouvant un aliment très approprié à leurs besoins dans le mucus intestinal et les fèces, deux substances organiques très convenables pour favoriser leur multiplication.

Nous observons aussi très souvent, depuis la deuxième jusqu'à la septième année, des maladies du système circulatoire, dépendant d'une suractivité nécessaire au développement, à la perfection des organes et de l'économie tout entière. Aussi les maladies fébriles sont-elles très communes chez les enfants. Les causes les plus futiles et les plus légères peuvent déterminer leur apparition, et quand on les néglige, elles tendent toujours à dégénérer en inflammations véritables.

L'organisme de l'enfant n'étant pas encore accoutumé aux influences telluriques, surtout aux changements de température dont il est vivement impressionné, il existe continuellement chez lui une tendance marquée aux refroidissements et, par conséquent, aux maladies des membranes muqueuses des organes respiratoires, comme seraient la toux, la coqueluche, l'asthme, etc.

Meissner indique comme étant le signe d'une *croissance maladive* des symptômes qui appartiennent à des affections dont le développement coïncide avec l'accroissement du corps, maladies que le médecin homœopathe doit considérer comme étant tout à fait indépendantes de cet acte physiologique et qu'il doit traiter en conséquence de cette opinion. L'ancienne école peut difficilement agir contre ces affections, parce que le médecin ne peut leur donner un nom bien déterminé contre lequel il dirigerait sa thérapeutique. Le médecin homœopathe n'est pas aussi embarrassé ; il trouve toujours aisément, à l'aide des données de l'expérimentation pure, l'agent approprié au fait spécial qu'il traite, sans être obligé de dépenser son temps à la recherche d'un nom de maladie. — Meissner signale, comme étant le caractère d'une croissance maladive, le trouble qui survient dans l'harmonie des organes et des appareils lorsque le corps s'accroît trop rapidement. On voit alors certaines parties s'allonger démesurément ; les muscles maigrissent, deviennent jaunes et mous, ainsi que les autres tissus ; la pâleur du visage et la faiblesse vont toujours en augmentant. Les enfants arrivés à cet état sont lents dans leurs mouvements ; ils aiment le repos, dorment longtemps, recherchent de préférence le sommeil du matin et dorment encore plusieurs fois dans la journée. Ils se plaignent de douleurs articulaires qui dépendent de l'extension que prennent les tendons et les ligaments. Il se joint souvent à ces douleurs des garde-robes et une miction involontaires, lesquelles arrivent aussi bien le jour que la nuit, reviennent tôt ou tard à un état régulier quand le développement des fonctions est redevenu plus harmonique. La nature fait quelquefois les frais de cette guérison que l'on est si souvent obligé de confier à la médecine. Les facultés intellectuelles éprouvent aussi un temps d'arrêt, pendant lequel les enfants oublient ce qu'ils avaient auparavant appris avec facilité. Les fonctions digestives s'affaiblissent de plus en plus, l'appétit diminue, le sujet maigrit et tombe dans l'anémie. La fièvre accompagne rarement cet état, au moins au début; je puis même dire qu'à cette époque le pouls devient plus lent qu'il ne l'était dans l'état normal. Pendant ce temps, le corps grandit; il gagne en longueur, mais non en largeur, et la poitrine reste étroite. Le développement de certaines parties semble s'arrêter; la dentition se ralentit, comme le fera plus tard l'accroissement des organes génitaux. C'est surtout dans la dernière période de l'enfance que l'on reconnaîtra le danger de ce développement incomplet de la poitrine. Car si le médecin n'a rien pu obtenir, ou si cet état a été négligé, il n'y a que peu d'espoir à conserver : on voit alors se développer avec une rapidité désespérante, la dyspnée, l'hémoptysie et la phthisie tuberculeuse.

Lorsque les symptômes que je viens de décrire se rencontrent chez un enfant, et que, dès le début, on n'y a pas fait une attention suffisante, parce que l'on n'avait pas prévu sa gravité, on voit survenir une *faiblesse musculaire* extrême. Ce symptôme indique toujours que dans le cas où l'on ne viendrait pas au secours du petit malade, cette période d'évolution ne se passerait pas sans danger. Cette faiblesse ne dépend pas toujours de la diminution de volume des muscles, mais bien de la diminution graduelle de leur contractilité qui s'affaiblit au lieu de s'accroître. C'est alors que les enfants apprennent si difficilement à marcher, ou qu'ils cessent de pouvoir le faire, lorsqu'ils savaient déjà courir. Si le travail de la dentition n'est point terminé, les malades sont très longs à reprendre leurs forces. Cette croissance rapide et maladive est combattue avec succès par *calcarea carbonica* que j'ai déjà recommandée pour la dentition, et dont l'emploi se trouve justifié par tout ce qui précède. On peut aussi favoriser l'action de ce médicament en donnant au petit malade des bains tièdes de lait que l'on fait prendre d'abord tous les deux jours, puis à des intervalles de plus en plus éloignés. Cette faiblesse musculaire est souvent aussi le premier signe d'une mala-

die scrofuleuse qui ne se trahit encore par aucun autre
symptôme, mais que l'on verra se caractériser plus tard.
On est ainsi naturellement porté à croire qu'elle cédera à
l'action curative des médicaments que l'on sait être efficaces
dans le traitement des scrofules. Je compte parmi ces derniers le *pinus sylvestris* dont j'ai fait souvent une application empirique justifiée par un grand nombre de succès.
Ayant habité dans une ville aux environs de laquelle le pin
commun pousse admirablement, j'ai pu étudier sa valeur
thérapeutique. Les maladies scrofuleuses trouvaient en cet
endroit un aliment favorable dans la pauvreté d'un grand
nombre de familles, et aussi dans les conseils donnés par
les médecins; et, la nécessité avait depuis longtemps fait
reconnaître que le médicament capable de guérir cette
maladie se trouvait dans la forêt et que les pauvres pouvaient
aller le ramasser autant qu'ils en avaient besoin; on commença en conséquence à faire des bains avec une infusion
des jeunes pousses de ces arbres. Les enfants soumis à ce
traitement reprirent bientôt de la force, recommencèrent
à marcher, et de plus les autres symptômes scrofuleux se
dissipèrent promptement. J'interrogeai moi-même l'expérience sur ce sujet; j'employai ces bains et je guéris. Ayant
plus tard à traiter des malades dans cet état, et ne me
trouvant plus en position d'user de ces mêmes bains, je
préparai la teinture de *pinus sylvestris* et je l'employai à la
troisième dilution. Il m'est bien souvent arrivé avec ce
médicament de rendre aux enfants la fermeté et l'agi-
lité de leurs jambes. Je ne puis malheureusement justifier l'emploi de cette substance que par les résultats de
l'observation clinique, car son action physiologique nous
est encore inconnue; je crois cependant que le médecin
homœopathe trouvera en lui un auxiliaire précieux qui lui
évitera bien des inquiétudes. *Belladona* appartient aussi à
la classe de médicaments dont nous pouvons tirer avantage.
Elle doit être mise en première ligne quand l'intelligence de
l'enfant se développe d'une manière exagérée, qui est tou-

jours préjudiciable à l'accroissement du corps, lorsque la force musculaire diminue et que la faiblesse des jambes va en augmentant ainsi que la maigreur; tandis que les facultés intellectuelles croissent de plus en plus et qu'une expression de sagesse prématurée se peint sur les traits de l'enfant, *Belladona* est en pareilles circonstances le précurseur nécessaire de *sulphur*; aucune autre substance ne peut la remplacer; mais aussi aucun autre médicament ne peut suppléer au soufre. Celui-ci procure presque toujours la guérison lorsque la belladone n'avait rien produit; et s'il échoue, on réussit avec une petite dose de *silicea*. Je recommanderai encore *causticum* 30, qui est principalement indiqué lorsque la démarche de l'enfant est vacillante, qu'il chancelle et tombe à chaque pas.

Bien que *sulphur* et *calcarea* soient très utiles contre les souffrances qui accompagnent une croissance trop rapide, nous trouvons encore un auxiliaire précieux dans *acidum phosphoricum* 6, qui correspond à la fois aux lésions physiques et aux symptômes psychologiques. *Silicea* 30, calme les douleurs des membres, surtout celles des articulations, quand leur violence est telle qu'elles dominent tous les symptômes. La grande susceptibilité que montrent les enfants à ressentir, durant cette période, tous les changements de température fait que le froid aggrave souvent tous leurs symptômes, que les parents rapportent exclusivement à son influence; cependant, ces états morbides existaient auparavant, mais ils ne leur accordaient aucune attention. Le froid peut, il est vrai, aggraver les souffrances qui accompagnent une croissance maladive; aussi m'est-il souvent arrivé de guérir cette affection avec *dulcamara* 3. D'autres signes morbides plus graves peuvent exister aussi à ce moment. L'incontinence d'urine et les scrofules sont de ce nombre. Je ne m'arrêterai pas en ce moment à les décrire, me proposant de leur consacrer des chapitres spéciaux.

Les déviations de la colonne vertébrale et du thorax, la

séparation des os du crâne, etc., sont aussi des symptômes qui existent dans cette dernière période, et qui souvent aussi accompagnent les affections scrofuleuses. J'aurai occasion d'y revenir dans la suite.

Je vais décrire séparément chacune des formes morbides qui s'observent pendant la seconde période de la vie. Je commencerai par les maladies des organes digestifs, affections que l'on observe le plus souvent. Le lecteur rencontrera dans leur thérapeutique beaucoup d'indications que j'ai déjà données à propos de la dyspepsie des nouveaux-nés. Mais désirant être aussi complet que possible, je ne pouvais éviter ces répétitions.

CHAPITRE XXIX. — MALADIES DE L'APPAREIL DIGESTIF.

Ces affections se développent pendant la seconde période de la vie, au milieu de circonstances différentes de celles qui les engendrent chez les nouveaux-nés. Elles dépendent le plus souvent du changement de nourriture auquel l'enfant est soumis, mais plus encore d'un sevrage trop brusque; c'est-à-dire du passage instantané de l'usage du lait de la mère à celui d'aliments solides. Quand il n'en est pas ainsi, on reconnaît d'autres erreurs diététiques commises sans connaissance de cause, ou même dans la meilleure intention. Ainsi, il arrive qu'on a donné à l'enfant de la nourriture parce qu'il était agité, qu'il criait et qu'on le croyait à tort tourmenté par la faim, ou qu'on lui a fait manger des aliments trop lourds et nullement proportionnés à la faiblesse de sa constitution, sous le prétexte qu'on doit habituer l'estomac à tout digérer; ou bien encore qu'on a donné les aliments sans aucune distinction, sans observer aucun ordre, et, on peut le dire, dans une extrême confusion. Je ne veux pas cependant, par esprit de parti, prétendre que ces causes soient les seules capables d'engendrer ces affections, et les rapporter toutes à la faiblesse de l'homme et à l'amour exagéré des parents; je sais trop bien que tous les commencements sont entourés de difficultés, et que chaque progrès dans la vie s'accompagne ce souffrances spéciales. Je sais aussi que la tendance que nous avons à vouloir tout expliquer nous entraîne à rechercher des causes ou à les supposer, afin de donner plus de poids à notre opinion. Je ne veux pas nier la réalité d'aucune de celles que j'ai précédemment indiquées ; elles existent toutes et beaucoup d'autres encore ; mais on ne niera pas non plus que l'impressionnabilité d'un organe ne puisse être accrue par une irritation médiate ou immédiate, et que sa force organisatrice ou celle d'un système ne puisse en recevoir un plus grand degré d'activité. Là se trouve la cause de l'anomalie, du désaccord ou de l'irritation morbide présentée par un organe, lesquels font qu'une faute diététique très légère amène une maladie parfois très grave. Toutes ces remarques trouvent leur application à la genèse des maladies du tube digestif, dans lesquelles nous voyons la mobilité extraordinaire et l'irritabilité de tous les organes, de tous les systèmes, être la cause du développement simultané de symptômes sur chacun d'eux ; l'action fâcheuse que développe une alimentation trop forte pour la délicatesse du petit malade, ayant en raison de cette susceptibilité même une tendance continuelle à troubler leurs fonctions. Ainsi s'expliquent les affections sympathiques du foie, de la rate, de la vésicule du fiel, etc.

Le pronostic varie en raison de la constitution du sujet, en raison de la cause efficiente de la maladie, du degré auquel elle est arrivée, de sa durée, des symptômes sympathiques qui l'accompagnent, et aussi en raison de ses complications. On sait que les maladies des enfants sont généralement très aiguës et qu'elles s'accompagnent presque toujours d'une fièvre violente. Les affections des organes digestifs sont dans ce cas. Néanmoins le médecin ne doit pas porter un pronostic plus sérieux à cause de l'intensité des symptômes généraux, parce que ceux-ci se calment avec rapidité. Le praticien qui étudiera avec soin les maladies de l'enfance reconnaîtra bientôt l'exactitude de mon opinion.

Enfin, le médecin fera bien d'observer encore ici les principes que j'ai posés en parlant de la thérapeutique des autres maladies ; c'est-à-dire qu'il devra essayer d'abord d'un régime bien ordonné auquel il joindra l'usage de médicaments convenables, lorsque la cause occasionnelle lui semblera devoir être combattue avec plus d'avantage par ceux-ci que par le régime seul. Il emploiera aussi des médicaments quand la maladie sera dangereuse, ce qui arrive constamment lorsqu'on ne peut soustraire l'enfant à l'influence de la cause qui l'a rendu malade.

§ Ier. *Dyspepsie apyrétique des enfants* (*status gastricus*, *gastroataxia suburralis de Schönlein*).

Cet état est très fréquent chez les enfants ; il dépend presque toujours de la surcharge de l'estomac causée par une trop grande quantité d'aliments et de boissons. Aussi cette maladie est-elle caractérisée par des nausées, la perte de l'appétit, des vomituritions ou des vomissements véritables, des selles liquides et une urine sédimenteuse. Quand ces évacuations ne suffisent pas à débarrasser l'estomac, la *dyspepsie* se prononce ; la langue se couvre d'un épais enduit blanc ; l'enfant refuse les aliments qu'on lui présente, il est sans appétit, a souvent des rapports qui amènent des gorgées d'un liquide âcre ; la région précordiale devient douloureuse à la pression, tendue, surtout quand le malade prend quelque nourriture. Il a du dégoût, des nausées, des vomissements muqueux ou bilieux ; il veut toujours rester couché, parce que la tête lui fait mal. Cet état catarrhal de la muqueuse de l'estomac cède souvent à la suite de vomissements répétés ; mais sous certaines influences épidémiques favorables, il peut dégénérer en fièvre bilieuse.

Lorsque l'enfant présente un *état gastrique bilieux*, toutes les sécrétions renferment une certaine quantité de bile ; la langue est couverte d'un enduit jaune tirant sur le brun ; la bouche est sèche ; le malade trouve de l'amertume à tout ce qu'il prend et à tout ce qu'il vomit. Les vomissements et les garde-robes renferment de la bile jaune ou verte. Tous les autres symptômes sont les mêmes que ceux de l'état gastrique simple : malaise général, abattement, frisson ; seulement ils sont plus intenses. La conjonctive oculaire et la surface cutanée prennent une teinte ictérique ; l'urine devient d'un rouge foncé. Cet état morbide se transforme rapidement en fièvre bilieuse.

L'*état pituiteux* se confond avec l'état gastrique dont il est le plus haut développement. Les membranes muqueuses sont plus spécialement affectées dans cette dernière forme que dans la première. La langue est couverte d'un enduit muqueux, épais et adhérent ; la bouche est remplie de glaires très visqueuses qui étranglent le petit malade ; les garde-robes sont très pâles et recouvertes de mucosités. Cette forme a une marche plus rapide que les deux autres ; elle affecte aussi l'organisme de l'enfant d'une manière plus profonde. Le petit malade prend bien vite un aspect cachectique ; ses forces diminuent rapidement ; le pouls devient faible ; les extrémités froides. L'urine reste limpide ; mais elle forme plus tard un sédiment muqueux.

Nous ne retrouvons pas dans les autres périodes de la vie cette affection aussi nettement caractérisée et aussi bien dépourvue de complications que chez les enfants. Elle se présente alors comme prodrome d'une foule de maladies, tandis que chez les jeunes sujets, elle est le résultat d'un régime mal entendu dont les effets peuvent être aggravés par des influences endémiques ou épidémiques, par les temps chauds et humides, par les climats où règne cette température, mais surtout par l'état de faiblesse des forces digestives.

Traitement. — Tout ce que j'ai dit à propos de la thérapeutique générale de ces affections s'applique également à leur thérapeutique spéciale. Mais ce serait trop demander que de vouloir me faire passer en revue tous les cas possibles et m'obliger à les étudier sous le double rapport de l'hygiène et de la thérapeutique. Le régime a une trop grande influence sur la chymification, et l'individualité du sujet joue un trop grand rôle dans la production de ces maladies, pour qu'il soit possible de prévoir toutes leurs nuances. La narration des parents ou les plaintes de l'enfant lui-même ne peuvent remplacer, dans aucun cas, l'observation directe ; car, c'est seulement par l'appréciation qu'il fait de l'état du malade et par la connaissance des circonstances accidentelles, que le médecin fixe le choix du médicament.

La dyspepsie est le plus souvent l'effet de la surcharge de l'estomac par une nourriture simple ; aussi obtient-on bien vite le rétablissement du malade en évitant de lui donner des aliments trop abondants ou trop recherchés. Je ne veux pas recommander, cependant, le traitement par la faim dans le sens habituel de ce mot ; mais je crois que l'on fera toujours bien de tenir le petit malade à la diète absolue pendant quelques heures, et ensuite de lui donner, seulement quand il le demandera avec instance, un peu de soupe au gruau, ou un petit morceau de pain et de beurre. Enfin, quand il existe des nausées continuelles, on aide beaucoup au rétablissement du sujet en lui faisant boire une très petite quantité de *café noir* que l'on répète de temps à autre aussi longtemps que ce symptôme persiste. Cet agent est encore d'une grande utilité lorsque la nature ne débarrasse pas l'estomac par des vomissements spontanés, que la sensibilité à la pression persiste et que la plénitude du viscère se trahit par le gonflement de l'épigastre. Je ne connais pas de moyen palliatif qui réussisse mieux et plus vite que le café ; j'arrive toujours avec lui au but désiré ; c'est-à-dire à débarrasser l'estomac. Mais si le trouble des fonctions gastriques a été porté plus loin, il est rare qu'on parvienne à le calmer avec cette infusion, ou même avec un autre évacuant ; il faut donc recourir à d'autres médicaments que l'on choisira d'après la constitution de l'enfaut, entre *pulsatilla* 12, *ipecacuanha*, *nux vomica* ou *bryonia* 12, *antim. crud.* 6, *arsenic.* 30.

On observe plus souvent chez les petits malades une autre espèce de dyspepsie dépendant, non plus de la surcharge de l'estomac, mais de la faiblesse des organes digestifs. Cet état se manifeste sous l'influence de causes extérieures légères, et se transforme facilement en un état gastrique grave. Les fruits, l'eau et tous les aliments froids amènent souvent cette affection chez les enfants. Elle est tenace et longue à guérir. Les médicaments les plus utiles contre elle sont, d'une part, *pulsatilla* et *arsenic*; de l'autre, *bryonia* et *carbo vegetabilis* 30.

L'usage du café ou de l'infusion de camomille engendre des symptômes analogues. Dans le premier cas, il faut recourir à *chamomilla*, *nux vom.*, *ignatia*, *pulsatilla*, *cocculus*; dans le second, à *pulsatilla*, *nux vom.*, ou *ignatia*.

Quand la dyspepsie est l'effet d'un refroidissement, il faut choisir de préférence *cocculus*, *belladonna*, *ipecacuanha*, *dulcamara* 6. — Si elle est venue parce que l'enfant a eu trop chaud, *bryonia* est toujours utile. — Lorsque le sujet est délicat et que la faiblesse de l'estomac est arrivée à un point tel que la cause la plus insignifiante peut amener une dyspepsie, le médecin doit mettre tous ses efforts à faire disparaître cette faiblesse elle-même. Il arrive à ce but en partie avec *hepar sulphur* 12, en partie avec *sulphur* 30. Seulement il faut donner plusieurs doses de ces médicaments et les répéter à des intervalles convenables.

Lorsque l'*état gastrique* est porté très loin, qu'il se manifeste par des indigestions ou de toute autre manière, il est toujours caractérisé par les mêmes symptômes, anorexie, dégoût, etc. *Ipecacuanha* est précieux en pareil cas; il enlève promptement l'ensemble de la maladie, ou l'améliore assez pour que *antimonium crudum* termine la guérison. Mais si les vomissements et la diarrhée résistent à l'action d'*ipeca*, *pulsatilla* est parfaitement indiquée. *Arsenium* convient mieux que l'antimoine quand la faiblesse est extrême, tandis que les vomissements accompagnés de diarrhée trouvent un remède spécifique dans *nux vomica*, et plus rarement dans *bryonia. Chamom.*, *veratrum*, *mercurius*, *tartarus emeticus* ne doivent pas non plus être oubliés en pareille circonstance ; *hepar sulph.*, *carbo vegetabilis* sont aussi des agents précieux.

Quand les souffrances gastriques s'accompagnent de symptômes bilieux, et que ces derniers sont dominants, de sorte que la maladie peut être justement appelée une *dyspepsie bilieuse*, tous les médicaments que je viens de nommer pourront être utiles, mais il faudra néanmoins s'adresser de préférence, surtout au début, à ceux qui suivent : *mercur. sol.*, *china*, *digitalis* 12, *chamom.*, *nux v.*, *sulphur*, *rheum*.

Dans la *dyspepsie pituiteuse*, il n'y a qu'un très petit nombre de médicaments qui méritent d'être préférés à ceux que je viens d'indiquer. Les seuls que je puisse recommander sont *dulcamara*, *rhus*, *belladonna*, *spigelia*, *cina*, *acid. sulphur.* 6.

Je ferai, en terminant, une remarque générale, c'est qu'il est impossible de séparer dans la pratique ces diverses espèces de dyspepsie, comme je viens de le faire dans leur description, parce qu'elles se confondent ou se compliquent presque toujours, surtout chez les enfants. Quand elles s'aggravent, elles constituent le premier élément des fièvres qui portent leurs noms (1).

§ II. Diarrhée des enfants.

Je me suis suffisamment étendu sur cette maladie dans la première partie de cet ouvrage pour n'avoir pas besoin d'y revenir en ce moment. Au moins, ai-je fort peu de chose à dire sur ce sujet, d'autant mieux que les médicaments indiqués au chapitre précédent sont très utiles dans cette

(1) Voy. *Traité de thérapeutique homœopathique des maladies aiguës et des maladies chroniques*, t. I, p. 154 et *passim*.

affection. Les substances indiquées comme étant efficaces contre la dyspepsie simple, conviennent à la *diarrhée stercorale*; ceux qui s'adressaient à la dyspepsie bilieuse sont tout-puissants contre la *diarrhée de ce nom*; enfin les agents utiles contre la dyspepsie pituiteuse doivent être employés contre la *diarrhée muqueuse* elle-même. Quant à la constipation et aux vomissements, ils n'exigent pas, durant cette période, un traitement différent de celui qui leur convient chez les adultes. Le lecteur trouvera donc toutes les indications nécessaires dans mon traité de thérapeutique (1). Je crois, au contraire, très important d'étudier avec détail la dyssenterie, qui joue un rôle très important à cet âge, et se trouve produite ou entretenue chez les enfants par leur gourmandise, leur désobéissance et leur constitution. Aussi m'occuperai-je de cette affection en temps opportun, c'est-à-dire en décrivant l'inflammation du tube intestinal.

CHAPITRE XXX.—DES VERS INTESTINAUX ET DES AFFECTIONS VERMINEUSES.

Les vers intestinaux naissent comme les infusoires d'une matière organisée (2). Certaines circonstances favorisent leur développement, et ils meurent quand ils cessent d'appartenir au corps qui leur a servi de germe. Cette proposition est fondamentale; elle est, de plus, d'une immense utilité pour le médecin qu'elle garantit au lit du malade contre une thérapeutique vicieuse. Malheureusement, le traitement de cette affection a été longtemps mal compris, et personne, je le crois, ne m'accusera d'erreur ou d'exagération si je prétends que les procédés barbares que l'on employait pour expulser les vers à l'aide de médicaments héroïques ont bien souvent causé la mort de l'enfant. Nous

(1) Voy. *loc. cit.*, vol. I, p. 221 et suiv.
(2) Voyez l'important ouvrage de Bremser, *Traité zoologique et physiologique des vers intestinaux de l'homme*, trad. de l'allemand avec des notes par D. de Blainville. Paris, 1837.

ne devons pas, cependant, blâmer la thérapeutique des anciens médecins; car elle était conforme aux connaissances qu'ils possédaient relativement à la genèse de cette maladie. Mais aujourd'hui que la science a fait de nouveaux progrès et redressé bien des erreurs, on est blâmable de ne pas se conformer à ses découvertes, et de ne pas soumettre ses opinions à un nouvel examen; on est bien plus répréhensible encore, quand cette étude intéresse l'humanité au salut de laquelle le médecin doit être entièrement dévoué. Ce n'est pas là une opinion qui me soit particulière; en la formulant, j'obéis au sentiment d'équité qui ne peut se plier, sans un grave préjudice, à notre bon plaisir. Les entozoaires servent d'exemple à cette opinion; car il ne suffit pas de provoquer leur expulsion pour guérir la maladie; il faut, en outre, rendre le travail de la chymification plus régulier, afin d'empêcher leur reproduction. Il est vraiment remarquable que les nombreuses observations faites à ce sujet n'aient pas encore prouvé aux médecins combien l'ancienne thérapeutique est défectueuse sous ce rapport : il est plus étrange encore que les nombreuses découvertes de la physiologie moderne n'aient pas conduit les praticiens à la connaissance de ce qu'il était utile de faire pour modifier l'état morbide sous l'influence duquel les vers intestinaux croissent et se multiplient. Je ne m'arrêterai pas à la solution de ce problème; car mes collègues mépriseraient peut-être la voix d'un homme qui pense, parle et agit en se conformant aux principes formulés par Hahnemann.

Les vers se trouvent toujours dans l'intestin. On en rencontre trois espèces différentes chez les enfants : les *ascarides*, les *lombrics*, le *tænia*.

Les *ascarides vermiculaires (oxyurus, ascaris vermicularis)* sont des petits vers, minces, filiformes, ayant une tête obtuse, une queue pointue et très déliée; ils ont de deux à cinq lignes de long, sont plus épais à leur partie antérieure, et semi-transparents. Chez les femelles l'extrémité postérieure est très effilée; elle est plus large et tournée en spirale chez les mâles. Ces vers se trouvent dans le gros intestin, surtout dans le rectum; ils vont quelquefois se placer dans le canal de l'urètre et dans les parties génitales où ils causent un prurit violent et une sécrétion muqueuse. Souvent la mauvaise habitude de l'onanisme ne reconnaît pas d'autre cause. Du côté de l'anus, ils donnent des démangeaisons intolérables, des douleurs et même du ténesme, symptômes qui sont plus intenses le soir et la nuit à la chaleur du lit; ils amènent aussi un écoulement muqueux par le rectum. Leur présence donne rarement de la fièvre; mais elle détermine plus souvent des accidents nerveux analogues à ceux de la chorée.

L'*ascaride lombricoïde* est l'helminthe que l'on rencontre le plus souvent dans les intestins de l'homme, et celui qui ressemble le mieux au ver de terre. Il est cylindrique, va toujours en s'amincissant vers ses extrémités; sa tête est formée de trois tubercules, il a une verge double. Sa couleur est blanche, brune ou rouge; sa longueur varie entre six et douze pouces, son épaisseur est d'une ou deux lignes; il porte quatre sillons qui parcourent toute la longueur de son corps; son extrémité postérieure est arrondie. Le lombric habite de préférence l'intestin grêle.

Le *ver solitaire* est rare chez les enfants; tantôt il est long et étroit (*tænia solium, seu cucurbitiva*), tantôt il est large (*botryocephalus latus*). Le tænia est large, plat, articulé, dentelé sur ses bords. Il présente quatre mamelons arrondis à sa partie antérieure; son museau est extensible, il se termine par une couronne de cils; le cou s'épaissit vers la tête, les articles antérieurs sont très courts, ceux qui viennent ensuite sont presque carrés, les autres sont allongés, tous sont arrondis sur leurs angles. Les articles postérieurs ressemblent à des pepins de citrouille. Cet helminthe réside comme le précédent dans l'intestin grêle.

La plupart des symptômes présentés par le malade sont l'effet de la présence du tænia dans les intestins; ils se com-

posent de troubles des organes digestifs, lesquels entraînent un amaigrissement rapide. Le seul caractère pathognomonique qui puisse vous donner la certitude de la
présence du ver est l'expulsion de quelques unes de ses
parties ou de sa totalité. Les autres symptômes sont incertains, parce que tous se rencontrent dans d'autres maladies.
Du reste, cette remarque est peu importante pour le médecin homœopathe; car elle n'apporte aucun changement important à sa thérapeutique. Elle l'intéresse uniquement sous
le rapport du diagnostic et du pronostic; s'il doit en tenir
compte, c'est afin de ne commettre aucune faute contre la
science et l'art; fautes que ne manqueraient pas de lui reprocher ses confrères de l'ancienne école.

CANSTATT classe de la manière suivante les symptômes
produits par les vers :

1° *Les symptômes les plus favorables à la production des vers
intestinaux*. Ceux-ci appartiennent à la constitution lymphatique. Ils se composent des caractères de ce tempérament.
L'enfant est mou et bouffi, son teint est pâle et plombé, un
cercle bleu entoure ses yeux, les muscles sont mous, l'habitus est faible et scrofuleux; le ventre se tend et devient
pâteux, les extrémités maigrissent, le pouls est faible, les
mains et les pieds sont froids. Un état gastrique pituiteux
se joint à ces symptômes; il est augmenté par l'usage d'aliments glutineux et sucrés, par ceux qui renferment de
l'amidon, par les farineux, par les substances grossières et
d'une digestion difficile. Le pain, les pommes de terre et la
bouillie l'augmentent également. La digestion est lente. Un
enduit muqueux couvre la langue. Les enfants rendent une
salive acide ou infecte; ils ont des vomissements glaireux :
les petites filles sont souvent atteintes de leucorrhée. Les
garde-robes sont irrégulières; il y a tantôt de la constipation, tantôt de la diarrhée; les matières rendues ont une
très mauvaise odeur, elles sont blanchâtres ou grises, et
renferment une grande quantité de matières muqueuses,
grenues, semblables à du frai de grenouilles. Les urines

pâles et troubles, rendues par les enfants vermineux sont aussi des symptômes de cet état muqueux général.

2° *Les symptômes produits par l'irritation du tube digestif*, irritation qui est due à la présence des vers. Ils se composent de douleurs erratiques, rongeantes, fouillantes ; de coliques ou d'un prurit dont le siége est dans l'intestin. Ces douleurs n'augmentent pas par la pression ; le malade éprouve un sentiment de vacuité, il lui semble qu'une boule remue dans le tube digestif, surtout au niveau de l'ombilic, ou qu'une bête s'y promène. Cette sensation se fait sentir jusque dans le cou. Toutes les douleurs augmentent quand l'estomac est vide. La présence des vers cause une boulimie continuelle ; aussi les douleurs augmentent-elles par l'abstinence, l'usage d'aliments épicés, d'oignons, etc. Le lait et le sucre les apaisent. Ces sensations insupportables amènent en dernier lieu des nausées et des vomissements. L'irritation locale est caractérisée aussi par une hypersécrétion muqueuse, par des garde-robes mêlées de sang ou de stries sanguinolentes ; état qui peut s'aggraver au point de devenir une entérite muqueuse et parfois ulcéreuse. Les vers ne demeurent pas constamment dans les intestins, ils remontent jusqu'à l'estomac et amènent des douleurs épigastriques, des vomissements et le hoquet ; ils peuvent, enfin, s'engager dans l'œsophage et parvenir jusqu'à la bouche et aux fosses nasales.

3° D'autres symptômes sont l'effet *mécanique* de la présence des vers : ainsi, quand ces helminthes se roulent ensemble, ils forment une pelote qui obstrue l'intestin, amène la constipation et même l'iléus. D'autres fois, l'ascaride pénètre dans un conduit étroit comme l'appendice vermiculaire du cœcum, le canal cholédoque ou le canal pancréatique, l'enflamme et produit l'ictère, etc.

4° On compte parmi les effets qui dépendent de l'*action réflexe du système nerveux* : le prurit du nez, l'éternument, la dilatation des pupilles, la cécité temporaire, la diplopie, les convulsions des yeux, le strabisme, la surdité, l'aphonie, le bégaiement, le tressaillement, le grincement des dents. L'enfant porteur de ces entozoaires parle en dormant, il a des songes anxieux, il peut être somnambule, se plaint de vertiges, il est triste et entêté, il délire. On observe aussi des accès d'épilepsie, de catalepsie, des spasmes généraux ou partiels, le tremblement des membres, la paralysie, ou des symptômes sympathiques d'organes divers, comme serait une toux sèche, provoquée par une démangeaison dans la gorge, la dyspnée, les palpitations de cœur, le hoquet, la strangurie, l'ischurie, etc.

5° On rencontre chez les sujets irritables et très disposés à l'orgasme sanguin, des symptômes fébriles qu'on a désignés sous le nom de *fièvre vermineuse.* Ceux-ci se montrent surtout quand existe quelque influence endémique ou épidémique, ou bien lorsque l'irritation de l'intestin arrive jusqu'à l'inflammation. Cette fièvre est le plus souvent l'effet de la présence de l'ascaride lombricoïde, ou bien de la putréfaction de ce ver dans l'intestin; décomposition suivie de l'absorption de la sanie et de son passage dans tous les liquides de l'économie. Du reste, cette fièvre ne présente rien de spécial; elle est surtout éréthique et rémittente.

Un caractère essentiel des maladies vermineuses consiste dans l'aggravation de tous leurs symptômes quand le malade fait usage de certains aliments comme les oignons, le poisson de mer, le hareng, etc., et sous l'influence de la nouvelle lune; tandis que le malade est constamment soulagé au dernier quartier et par l'usage du lait et de l'eau sucrée.

Étiologie. — La circonstance la plus capable de favoriser le développement des vers est l'âge même du malade. Des causes physiques vicieuses concourent aussi à leur développement : surtout l'usage d'aliments mal organisés, grossiers, farineux, muqueux, gras ou presque exclusivement végétaux ; les pommes de terre, la pâte de froment, le pain noir, le lait, la graisse, le beurre, le fromage, les fruits, les légumes. L'habitation d'endroits humides, sombres, mal aérés, comme aussi celle de contrées marécageuses favorisent aussi la formation des vers intestinaux. La diathèse pituiteuse, scrofuleuse, le rachitisme sont également très propices à la genèse de ces parasites.

Quant au *pronostic*, il faut bien retenir que les vers intestinaux ne sont pas dangereux pour la vie de l'enfant, s'il ne survient pas de maladies intercurrentes dangereuses, ou si le malade n'est pas d'une faible constitution. Mais quand de nouvelles diathèses s'ajoutent à cette affection, la maladie vermineuse s'aggrave et prend une marche funeste.

Traitement. —Si nous tenons compte des symptômes des maladies vermineuses et même de leur signe pathognomonique, l'expulsion du ver, nous serons forcés de reconnaître que notre arsenal thérapeutique n'a pas besoin d'être aussi étendu que celui des allopathes. Nous trouverons, en effet, une grande similitude entre les symptômes de ces affections et ceux des maladies de l'estomac, et cette analogie m'obligera à renvoyer le lecteur à ce dernier groupe d'états morbides, quand il s'agira du traitement du premier ; car les médicaments les plus utiles contre ces entozoaires le sont aussi dans le cas de gastro-ataxie.

Il est inutile de rappeler que le médecin, pour arriver promptement à son but, doit avant tout atténuer l'effet des causes morbides accessoires et celui d'un mauvais régime. Puis, quand ces symptômes ne sont pas trop dangereux, il faut, avant d'entreprendre la cure, laisser le malade sans médicaments pendant un ou deux jours, afin de permettre aux symptômes artificiels engendrés par le traitement antérieur de s'effacer, de sorte qu'il ne reste plus que le tableau exact de la maladie, celui-ci devant nous conduire sûrement au choix du médicament convenable. Une autre condition capitale de succès consiste à porter souvent le petit malade au grand air ; sans cette précaution, le traitement serait long et pénible. — Quand la maladie s'aggrave à la nouvelle lune, il est prudent de n'employer les médicaments à longue action qu'au moment où la lune décroît.

Il m'est très souvent arrivé, lorsque je consultais un enfant qui avait déjà suivi un traitement allopathique, de m'entendre dire : ce malade est beaucoup plus souffrant qu'avant d'être soigné, il a maintenant des douleurs continuelles dont il ne se plaignait pas autrefois; ainsi tous ses membres sont douloureux; il souffre en marchant, et cependant il se remue sans cesse; il est très impressionnable, oppressé quand il marche; il a des besoins continuels d'aller à la garde-robe; ses évacuations sont verdâtres et mêlées de sang; il a de fréquentes envies d'uriner, etc.

Je me faisais alors représenter les ordonnances qui avaient été suivies, et je voyais que la rhubarbe et la valériane avaient fait tous les frais du traitement, et que cette dernière avait été donnée en lavement. En pareilles circonstances, quelques jours de repos suffisaient quelquefois à faire disparaître tous ces symptômes artificiels; mais souvent ces derniers étaient plus persistants (la valériane développant des effets très tenaces et difficiles à effacer); il fallait alors recourir aux antidotes de cette substance. Lorsque l'enfant était habitué au café, je faisais cesser l'usage de cet aliment; je débutais par *chamomilla*, qui est toujours l'agent essentiel, et, après lui, je donnais *coffea* 3, alternant ces deux substances pendant quelques jours. Dans le cas où je ne réussissais pas complétement, je donnais ensuite, pendant tout un jour, *camphora* 3, que je répétais toutes les deux heures, et le lendemain je revenais aux deux médicaments qui précèdent. Peu de jours suffisent pour ramener, par ce moyen, la maladie à sa forme primitive, afin de pouvoir lui opposer le médicament convenable. Le médecin qui observe fidèlement les préceptes de Hahnemann ne considérera pas l'expulsion des vers comme une guérison, bien que l'on croie généralement que ce soit là le véritable but d'un traitement médical, et la preuve certaine de l'action d'un médicament. L'organisme de l'enfant est la véritable demeure de ces parasites, le lieu où ils naissent et se développent ; lorsque l'un d'eux est expulsé par hasard, on commence un traitement vermifuge destiné à dégoûter ces hôtes de leur habitation, même quand ils ne causent aucun symptôme dangereux. Mais le traitement ne tarde pas à faire naître de nouvelles souffrances ; l'enfant qui était auparavant dans un bon état de santé, devient malade, il maigrit, perd l'appétit, etc., tandis que s'il avait été abandonné à lui-même, rien de semblable ne serait arrivé ; les matières intestinales au milieu desquelles le ver vit ayant des propriétés très favorables à son développement. Les anthelminthiques (expression consacrée) agissent si énergiquement sur les organes digestifs, modifient l'assimilation de telle manière, que les entozoaires ne trouvent plus de retraite assurée. Aussi commencent-ils à s'agiter, causant une multitude de douleurs, sans être pour cela entièrement expulsés. Hahnemann avait admirablement compris l'effet de ces traitements de l'ancienne thérapeutique, et il avait proscrit ces procédés barbares. Il m'est souvent arrivé, dans le cours de ma longue pratique, de reconnaître la vérité des préceptes qu'il a posés ; aussi puis-je en toute assurance les recommander à mes jeunes collègues et leur signaler les préjugés qu'ils doivent combattre sous peine d'être entraînés à de nombreuses erreurs.

L'*ascaride vermiculaire* est l'helminthe qui tourmente le plus les enfants, non pas à cause des douleurs qu'il engendre, mais par le chatouillement continuel qu'il développe dans l'intestin et dans les parties voisines, prurit qui a pour effet de troubler souvent tout le cours de l'existence. Ce que j'ai dit jusqu'à présent sur le traitement général des maladies vermineuses, prouve que l'existence des vers ne peut pas à elle seule déterminer le choix du médicament ; mais que celui-ci l'est bien mieux indiqué par l'ensemble des symptômes ; et, quand ceux-ci sont calmés, les parasites ont disparu sans retour. Ceci s'applique au traitement de l'asca-

ride vermiculaire, lequel engendre des souffrances tellement analogues aux effets purs de l'*aconit* que le médecin
ne peut méconnaître l'utilité de ce médicament. Je rappellerai l'agitation fébrile qui tourmente le petit malade,
augmente la nuit et s'accompagne de mouvements désor-
donnés. Ce médicament amène une transformation si complète dans les symptômes, que ceux-ci disparaissent en peu
de temps, et que l'enfant reste pendant plusieurs jours sans
paraître tourmenté par ces parasites. Quand les souffrances
reparaissent, on les calme avec *ignatia* 12, médicament qui
complète la guérison. Il répond, en effet, d'une manière très
précise aux symptômes indiqués, particulièrement à ceux
que le ver engendre du côté du tube digestif. — La valériane
est moins utile dans le traitement des ascarides. J'ai cependant obtenu à son aide de très belles cures, lorsque je l'employais d'après des indications suffisantes. Elle sera toujours
utile quand l'aggravation de la maladie aura lieu le soir,
accompagnée d'une grande surexcitation nerveuse, qui se
manifeste par des tremblements et des palpitations musculaires et par l'apparition fréquente d'accidents convulsifs.
Elle m'a rendu de grands services quand je l'employais à
la douzième dilution, la donnant alternée avec l'*ignatia*, à
un jour d'intervalle. Il faut toujours faire attention à ce que
ces substances répondent à tous les signes morbides individuels que j'ai signalés.—J'ai eu déjà maintes fois l'occasion
de parler des maladies abdominales auxquelles *mercurius
solubilis* peut convenir. Je dois ajouter à cette liste les affections vermineuses dans lesquelles il est souvent tout
à fait spécifique, propriété que les allopathes lui reconnaissent puisqu'ils prescrivent le calomel. L'emploi de ce
médicament est, pour eux, tout à fait empirique; chez
nous il est raisonné, car il repose sur la connaissance de
ses effets physiologiques. Ce n'est pas seulement l'existence certaine du ver et son expulsion qui doivent nous
engager à le prescrire, mais bien des selles muqueuses, rougeâtres, excoriant l'anus, et accompagnées de

ténesme; et aussi celle des symptômes particuliers à ce médicament: la répugnance pour le café, les acidités de l'estomac, l'anorexie, la soif, l'accumulation de mucosités dans la bouche et la gorge, la teinte terreuse du visage, l'aggravation des douleurs la nuit, un malaise indéfinissable et un abattement excessif; et mille autres signes plus caractéristiques encore, lesquels se retrouvent dans la matière médicale de Hahnemann. — Quand on veut provoquer l'expulsion du ver, le meilleur médicament est sans contredit *teucrium marum verum* 3, que les homœopathes emploient trop rarement. Aussi, saisirai-je cette occasion pour le leur recommander contre les polypes des fosses nasales, le coryza, les dartres invétérées des oreilles, etc., et surtout contre les vers intestinaux et les souffrances qui les accompagnent. Ses effets purs expliquent son efficacité. — *Ferrum aceticum* 6, *ferrum metallicum* 12, et *china*, sont presque aussi spécifiques. Ces deux médicaments, le fer et le quinquina, ont une action tout à fait spéciale, et quand on sait les alterner avec quelques uns des médicaments recommandés contre les ascarides, on peut guérir complétement le malade sans être obligé de recourir à *sulphur, calcarea, magnes, carb., phosphor., sepia, graphites*, ou beaucoup d'autres. Les trois premières substances de cette dernière série sont cependant très importantes et même parfois indispensables chez les enfants, lorsque la difficulté de la guérison tient à l'existence d'une diathèse scrofuleuse, rachitique ou psorique. *Graphites* est aussi très utile en pareille circonstance.

L'ascaride lombricoïde engendre des symptômes généraux qui arrivent à un tel degré d'intensité, qu'ils troublent le travail de l'assimilation, altèrent les fonctions d'autres systèmes, et surtout celles de la circulation, d'où résulte d'abord un état fébrile général, qui se localise sur la membrane muqueuse des intestins où il amène des altérations organiques. — Quand cette fièvre se montre avec des retours périodiques, des coliques nerveuses, le ventre étant dur et tendu, qu'il y a des vomituritions et des petites selles muqueuses, *aconit* est le médicament le plus convenable ; il trompe rarement le médecin dans son attente. Les anciens homœopathes me reprocheront peut-être de le recommander, et ils voudront employer des agents plus spécifiques capables d'amener une guérison radicale. Cette remarque ne manquera pas de justesse ; je crois cependant que l'indication précédente doit être maintenue ; car elle est confirmée par l'expérience de chaque jour. *Aconit* est, en effet, très utile au début de la maladie, quand celle-ci s'accompagne d'un état fébrile marqué. Ce médicament diminue l'excès de sensibilité du petit malade, laquelle s'opposait à l'action des véritables agents spécifiques, de sorte que ces derniers ont après lui une efficacité beaucoup plus grande. Plusieurs doses d'*aconit* sont parfois nécessaires pour préparer les voies à l'action de *cina* 12. Celui-ci est un des médicaments les plus utiles et les plus directs, même quand il existe encore quelques traces de la fièvre vermineuse. Toutefois, il ne faut pas nous laisser entraîner par la réputation de ce médicament et le donner sans motif suffisant. Le médecin qui aime vraiment l'homœopathie se gardera de cette pratique, car il sait qu'en donnant tous ses soins à son traitement, il obtiendra des résultats remarquables bien supérieurs à ceux que lui donneraient les principes de la médecine officielle. En restant fidèle à notre méthode, on reconnaîtra bientôt que *cina* est utile quand la fièvre vermineuse est caractérisée par une forte chaleur, occupant la tête de préférence, chaleur qui augmente le soir et la nuit, s'accompagne d'une teinte jaune de la face et d'un cercle bleu autour des paupières. Ce médicament convient même lorsque la fièvre est assez intense pour faire craindre une affection cérébrale, à laquelle la grande agitation de l'enfant, son humeur acariâtre, les mouvements continuels de la tête, les vomissements muqueux, la dilatation des pupilles, la rougeur et la netteté de la langue, etc., donnent une plus grande probabilité. Son efficacité sera plus certaine encore s'il existe quelques uns des symptômes suivants : une grande tendance à pleurer qui résiste à toutes les consolations possibles ; le désir continuel d'une chose ou d'une autre que l'enfant repousse après l'avoir obtenue, une faim canine, des cris, des douleurs abdominales qui rendent la respiration très courte, etc. — Ce médicament ayant été insuffisant, *mercurius* est presque constamment l'agent le plus convenable, cependant, *china* est préférable quand la fièvre est violente et quand elle revêt le type auquel le *china* convient. Il réussit surtout chez les enfants faibles et sur les petites filles. La fièvre à laquelle il répond ressemble beaucoup, sauf la périodicité, à une fièvre de consomption ; le pouls est vite et faible ; la chaleur augmente la nuit et se termine par des sueurs affaiblissantes. Je rappellerai encore, parmi les symptômes caractéristiques de *china*, l'indifférence pour toute espèce d'aliments et de boissons, le malaise précordial qui suit le repas le moins abondant, et qui arrive jusqu'à l'anxiété, enfin le gonflement du ventre, tous symptômes qui disparaissent après un vomissement acide et muqueux, mêlé d'aliments. La constipation ne doit pas se empêcher de choisir le *china*, même quand elle amène des douleurs abdominales que l'enfant exprime par ses cris ; les selles diarrhéiques nocturnes ne sont pas non plus un motif d'exclusion. — *Belladona, ignatia, bryonia*, etc., sont aussi très utiles dans le traitement de la fièvre vermineuse. Le lecteur trouvera les indications spéciales, auxquelles correspond chacune de ces substances, en comparant les renseignements que j'ai donnés aux articles *Dyspepsie, Spasme* et *Inflammation du cerveau*.

Spigelia mérite aussi une mention honorable ; car elle répond très bien à certaines souffrances abdominales parfaitement caractérisées. Elle n'est point contre-indiquée par l'existence d'un mouvement fébrile, surtout par les frissons accompagnés de ténesme, suivi de selles aqueuses et muqueuses. Lorsque ce médicament a été employé sans succès, cela tenait, non pas à son impuissance, mais à l'inattention du médecin qui n'avait pas su reconnaître les circonstances dans lesquelles il pouvait être utile. Quant à moi, *spigelia* ne m'a jamais fait défaut lorsque l'enfant, étant d'un âge à rendre compte de ses sensations, indiquait le bas-ventre et la région ombilicale comme étant les points les plus douloureux, et lorsque, par un examen attentif, je reconnaissais clairement l'existence d'une tumeur formée par une contraction spasmodique et partielle des intestins, tumeur à laquelle on pouvait donner la forme d'une boule par des pressions convenables. La douleur déterminée par le toucher s'étendait à tout le bas-ventre. Ce médicament convient surtout quand cet état des intestins s'accompagne d'une faim canine, avec oppression et battements de cœur. Il est évident que dans un état aussi grave, la tête ne doit pas rester absolument libre ; seulement le malade ne rend pas bien compte des sensations qu'il éprouve, et le médecin est obligé de conclure à l'existence de ces douleurs par celle d'autres symptômes : par la faiblesse, le besoin d'être couché, la somnolence, la pâleur du visage et le cercle jaune qui entoure les yeux. La trentième dilution est celle qui m'a semblé le plus utile.

Il ne faut pas non plus négliger *silicea* dont les effets purs répondent à la fois aux symptômes locaux et aux phénomènes généraux des affections vermineuses engendrées par les ascarides. L'efficacité de cet agent dans le traitement des maladies scrofuleuses en général nous explique pourquoi il est aussi utile dans le cas de maladies vermineuses qui ont si souvent les scrofules pour point de départ. Tout le monde sait que la guérison des helminthes ne s'obtient pas avec un seul médicament ; aussi le médecin doit-il choisir ceux qui lui semblent le mieux indiqués, sans les accepter avec une confiance sans bornes ; autrement il serait conduit à commettre des fautes à chaque instant. *Silicea* mérite toute notre attention quand les symptômes s'aggravent à la nouvelle et à la pleine lune, et quand il existe, au milieu de beaucoup d'autres souffrances, des tranchées avec gonflement et dureté du ventre, que le ver est expulsé en même temps qu'une selle dure. L'expulsion de l'ascaride par portion me semble être tout à fait caractéristique pour le choix de ce médicament, surtout quand elle a lieu le matin et qu'elle est précédée d'une sensation spéciale à la région du cœur (laquelle est souvent produite par des flatuosités que le malade ne peut rendre). Il arrive parfois que cette sensation se fait sentir jusque dans le cou, amène des nausées et disparaît quand le malade a vomi après son repas une petite quantité d'un liquide acide.

Cicuta virosa 30 est également très utile dans les affections vermineuses, quand on sait l'employer à propos. La ciguë convient comme le précédent, quand il existe un état fébrile dans lequel le froid domine, ce qui oblige l'enfant à rechercher la chaleur du poêle, et quand il y a vomissements par gorgées d'un liquide acide et jaune, surtout en se baissant, puis douleur de brûlure dans la gorge que le malade essaie de calmer en buvant de l'eau froide, ce qui renouvelle bientôt les vomissements. Ce médicament doit être encore choisi de préférence, quand existent des accidents nerveux, soit une difficulté de la déglutition, soit l'impossibilité d'écarter les mâchoires, soit des soubresauts qui se changent fréquemment en convulsions générales et deviennent comme une des accès d'épilepsie, ou des crampes douloureuses d'un pied ou d'une main, crampes auxquelles succède un tremblement continuel. *Ignatia*, *stramonium*, *hyoscyamus*, *chamomilla*, méritent d'être consultés dans les mêmes circonstances.

Il ne faut pas oublier non plus le *kali carbonicum*, qui joue un rôle important dans le traitement d'une foule de maladies propres à l'enfance. On sait combien le froid développe ces affections et les favorise, et combien le kali est puissant pour arrêter ces inflammations et pour les guérir. Dans les affections vermineuses, nous l'employons lorsque les helminthes tourmentent le malade surtout après minuit (vers deux ou trois heures du matin), et troublent son repos. Cet agent acquiert encore plus d'importance et devient même exclusivement indiqué quand il existe quelques unes des symptômes suivants : le matin, l'afflux du sang vers la tête avec chaleur du visage et anxiété; des pleurs continuels, l'enfant voulant tantôt une chose, tantôt une autre, sans s'arrêter à rien; des nausées suivies de vomissements, une grande sensibilité du ventre à la pression, la somnolence, des selles aqueuses mêlées d'ascarides. Ce médicament convient surtout quand le sommeil est interrompu par des soubresauts et le tremblement des membres, que les vomissements arrivent surtout après le déjeuner et qu'une pâleur mortelle et une grande faiblesse succèdent à la rougeur et à la chaleur du visage. Tels sont les symptômes les plus caractéristiques du kali, auxquels on pourrait ajouter encore si l'on voulait être absolument complet.

Sabadilla 12 est un médicament bien connu comme anthelminthique s'adressant à tous les symptômes engendrés par les ascarides. On reconnaîtra facilement qu'il doit être rangé dans cette catégorie, si l'on tient compte des effets qu'il développe dans toute la longueur du tube digestif, et aussi des symptômes accessoires qui accompagnent les affections vermineuses et se retrouvent au nombre de ses propriétés. *Sulphur*, *calcarea*, *lycopodium*, *arsenic*, *natr. muriat.*, *nux*, etc., doivent être aussi consultés.

Tout ce que j'ai dit de la thérapeutique générale des entozoaires s'applique au tænia, dont la présence amène toujours des accidents graves, surtout chez les enfants dont il mine la santé et chez lesquels il détermine un état cachectique, souvent même des accidents plus graves contre lesquels la force curative de la nature se débat en vain. J'ai rapporté dans mon traité de thérapeutique deux observations relatives au traitement de cette maladie, afin de montrer aux jeunes homœopathes comment on doit diriger le traitement de ces affections. Or, il m'est souvent arrivé de traiter le tænia chez les adultes et d'en amener l'expulsion sans troubler en rien le bon état de la santé générale; mais je crois que l'organisme de l'enfant ne supporte

pas également bien tous les agents destinés à provoquer
l'expulsion de ce parasite, et dont les effets sont quelquefois plus graves que la maladie elle-même. Faisons donc
tous nos efforts pour éclairer les hommes sur ces dangers
et leur montrer le vaste champ de la science et de l'expérience. Pour nous, les moyens ne manquent pas; il nous
faut seulement recueillir un tableau exact de la maladie
afin de ne pas nous laisser tromper en tenant compte seulement de l'existence du tænia. Je ne veux point rappeler ici
l'emploi de la *fougère mâle* et de la *racine de grenadier*, médicaments qu'il faut toujours donner à dose massive pour en
obtenir quelque effet. Leur sphère d'action nous est inconnue,
leur efficacité nous est prouvée seulement *ex usu in morbis*.
Ce sont des remèdes populaires qui méritent à peine de
trouver place dans nos herbiers. Je désire indiquer seulement les substances qui sont d'une grande utilité chez les
enfants, parce qu'elles amènent non seulement l'expulsion
du ver, mais aussi la disparition d'un grand nombre de symptômes accessoires, de sorte qu'elles concourent d'une manière si énergique à la guérison qu'aucune autre ne peut les
égaler.

Parmi tous ces médicaments déjà connus *ignatia*, *mercurius*, *pulsatilla*, *nux vom.*, *china*, sont les plus importants. Je
ne reviendrai pas ici sur leurs caractères différentiels, parce
que j'ai eu déjà plusieurs fois l'occasion de les indiquer dans
le cours de cet ouvrage, surtout en m'occupant des maladies
des organes digestifs et des troubles de la nutrition qui
constituent les symptômes essentiels des maladies vermineuses. J'ai souvent indiqué le *sulphur* comme un médicament puissant contre les maladies des enfants et je dois le
recommander encore ici. Je ne puis nier que la doctrine de
Hahnemann, relative à la psore latente et à son développement sous l'influence de causes légères, n'ait une grande
part dans le choix de ce médicament. Je ne veux pas rechercher si cette doctrine peut être appelée sans crainte
devant le tribunal de la science, et si elle serait admise;

mais je crois qu'en la jugeant d'après le principe *post hoc ergo propter hoc*, on lui trouvera quelque probabilité. Quoi qu'il en soit, on sait que je n'ai jamais eu l'habitude de jurer sur la parole du maître, et que j'ai continué depuis long-temps mes études, libre de cette entrave; aussi ai-je trouvé dans l'expérimentation seule la preuve de l'utilité du soufre comme anthelminthique, sans tenir compte de sa spécificité dans le cas de psore latente. J'ai fait remarquer plusieurs fois que les souffrances engendrées par les vers intestinaux s'aggravaient à la nouvelle et à la pleine lune; aussi le soufre doit-il être donné à la lune décroissante, si l'on veut en retirer avantage. De plus, il ne faut jamais le répéter, mais attendre l'action d'une première dose. Une douleur pressive, plus forte au niveau de l'ombilic, douleur qui semble due à une boule, trouble le sommeil, et constitue une sensation tout à fait caractéristique du tænia, la sensation d'une dureté profondément située dans le côté gauche, obligeant le malade à se courber, sont tout à fait caractéristiques de *sulphur*, s'il existe en même temps les signes ordinaires de la présence de ce vers, c'est-à-dire des selles dures accompagnées de quelques uns de ses fragments. Bien qu'il soit utile, même quand le soufre a diminué tous les symptômes, de donner un autre médicament à un très court intervalle, je ne veux pas, cependant, recommander le mercure sans réserve, comme Jahr l'a fait dans ses avis cliniques (1), parce qu'il arrive très souvent que cette substance, étant mal indiquée, vient entraver le traitement en agissant comme antidote de *sulphur*. Je crois que *calcarea* succède beaucoup mieux au soufre que le mercure et qu'il est possible d'alterner ces deux substances (si toutefois cette alternance de deux médicaments peut être jamais admise), quand il existe du côté du ventre des symptômes scrofuleux caractéristiques du carbonate de chaux. Je ne veux pas, cependant, présenter cette assertion d'une manière trop ab-

(1) Jahr, *Manuel de médecine homœopathique*, art. Hahnemann.

solue; car je puis me tromper en me faisant l'écho de
l'opinion émise par Hahnemann au sujet du mercure. Toutefois, je crois que les commençants en homœopathie ne
courent aucun risque en suivant les indications que je leur
propose. Ils ne devront pas, cependant, méconnaître plus
que moi le rôle important que joue parfois ce métal dans
la thérapeutique des maladies vermineuses.

Graphites 30 est préférable à beaucoup d'autres médicaments. Nous savons, en effet, par expérience que les vers
intestinaux sont une production de la diathèse scrofuleuse,
et ce caractère suffit pour nous faire songer à ce médicament qui sera d'autant mieux indiqué que ses effets
physiologiques répondront aux symptômes présentés par
le malade. Je signalerai particulièrement un amaigrissement continu, la sécheresse de la peau, des éruptions
suintantes, des croûtes faveuses du cuir chevelu, les éruptions vésiculeuses de la peau ; et la persistance de l'appétit,
bien qu'il y ait chaque matin des vomissements de glaires.
Les selles auxquelles répond le *graphite* changent souvent
de nature ; elles se composent d'une diarrhée d'odeur acide
et mêlée de glaires, laquelle dure pendant plusieurs jours,
succédant à la constipation pour être remplacée par elle.
Le ventre est constamment tendu, le malade éprouve des
coliques à chaque instant, surtout dans la région du cæcum.
Le réveil brusque suivi d'une anxiété telle que l'enfant ne
veut plus rester au lit est un signe très caractéristique
pour le choix de ce médicament.

Magnesia muriatica 12, 18 ou 30, est aussi très important
dans le traitement des maladies vermineuses, propriété
qu'ignore beaucoup de monde. Je n'ai moi-même jamais
eu l'occasion de le prescrire ; mais les symptômes suivants
me semblent militer en faveur de son choix : des nausées le
matin, lorsque l'enfant se lève, avec teinte terreuse de la
face ; une faiblesse croissante avec froid général ; la sensation
d'une boule qui semble remonter dans la gorge et cause
une oppression qui va jusqu'à la suffocation ; des tranchées

et des pincements spasmodiques dans les intestins, douleurs qui semblent s'étendre vers la poitrine et gênent la respiration; un appétit prononcé que le malade satisfait aisément et qui est marqué surtout pour les friandises. Les évacuations alvines sont aussi très caractéristiques lorsqu'elles se succèdent à de courts intervalles, la première étant dure, la seconde en bouillie et la troisième tout à fait diarrhéique; que l'enfant s'affaiblit sous l'influence de ces garderobes et demande toujours à être couché.

On a encore indiqué un grand nombre de médicaments contre cette maladie; mais, comme à l'exception d'*arsen.* et de *stannum*, aucun d'eux n'est en rapport avec la constitution des enfants, je ne crois pas devoir en parler.

CHAPITRE XXXI.—INFLAMMATIONS DES ORGANES INTERNES.

On pourrait s'étonner à juste titre de me voir parler ici de l'inflammation en général. Cette diathèse est, en effet, trop bien connue de nos lecteurs pour qu'il soit utile d'insister sur ses caractères généraux. Du reste, j'ai consacré une partie de mon traité de thérapeutique à cette étude et je renvoie à ce que j'ai dit alors; je le fais d'autant mieux que les symptômes sont les mêmes chez les enfants et chez les adultes. Il y a bien, il est vrai, de rares différences qui tiennent à l'âge du sujet, donnent d'autres proportions à la maladie et conduisent à de nouvelles conséquences. On sait, par exemple, que, chez les enfants, les inflammations ont une tendance marquée à revêtir la forme exsudative et à se terminer par adhérence; mais cela tient à ce que la maladie est presque toujours méconnue à son début, ce qui fait que le médecin ne la traite pas avec le soin convenable. Je reviendrai sur ce sujet; mais j'ai voulu l'indiquer ici, afin d'exciter mes confrères à observer avec soin et persévérance.

Le diagnostic d'une maladie inflammatoire est toujours difficile à poser, et le lecteur me saura gré sans doute de tracer avec rigueur la méthode qu'il convient de suivre dans cette recherche. — L'habitus extérieur qui nous donne des indications si précieuses chez les adultes nous en fournit de plus précieuses encore chez les enfants ; car l'impression produite par leurs souffrances intérieures se peint clairement sur leur visage, qui n'est pas encore contracté par les passions. Aussi devons-nous donner une grande attention à l'analyse de l'état extérieur du sujet, l'interroger de toutes manières et non pas légèrement : ce sera souvent pour nous un moyen de reconnaître le siége de la maladie. Il faut ensuite rechercher les symptômes qui accompagnent constamment les phlegmasies internes : la fièvre caractérisée par une augmentation de la chaleur générale du corps, chaleur qui est toujours plus forte au niveau de l'organe enflammé ; la soif violente et la sécheresse de la peau ; des sueurs abondantes qui ne sont pas suivies de soulagement, la couleur brune des urines. Le caractère de l'état fébrile est de n'avoir que des rémissions insensibles et de présenter des exacerbations progressives à heure fixe ; le pouls est plein et dur, les yeux sont brillants, la respiration courte et embarrassée pendant le sommeil, les mains tremblent ; l'enfant se réveille tout à coup et en sursaut ; les selles sont dures et parfois nulles ; l'appétit est faible, la parole précipitée ; l'enfant boit aussi avec avidité. — On peut toujours conclure de ces symptômes à l'existence d'une irritation du système sanguin ; mais il est impossible, à leur aide, de la localiser. Aussi devons-nous, après avoir recueilli ces caractères, continuer nos investigations et rechercher le siége même du mal. C'est alors qu'il faut tenir compte de toutes les positions que prend le malade et de tous ses mouvements, et voir quelle est la position dans laquelle il donne des signes de douleur ou de malaise, et la région à laquelle ces douleurs se rapportent. Mais cela n'est pas encore suffisant ; il faut préciser davantage leur diagnostic. Dans cette intention, on fait déshabiller l'enfant et l'on examine patiemment et avec soin toutes les parties de son corps, les mouvements de la poitrine et de l'abdomen pendant la respiration, et si quelque partie est tendue et sensible à la pression; ces deux caractères, le gonflement et la douleur, étant les signes les plus certains et les plus capables de nous faire connaître l'organe enflammé.

Si la maladie n'est pas bien caractérisée, il est utile de passer en revue tous les systèmes et de les interroger un à un, parce que le trouble que nous observons dans l'une ou l'autre fonction nous conduit à reconnaître le siége de l'altération organique. Il faut aussi tenir grand compte de l'ordre dans lequel les symptômes se développent; de plus, il est indispensable d'examiner le malade avec tout le détail possible, même quand on croit avoir reconnu la maladie, parce que l'on pourrait sans cela prendre une complication ou une affection sympathique pour la maladie principale. En général, les phlegmasies ont un type parfaitement caractérisé et des exacerbations régulières: cependant, nous ne devons pas refuser la nature inflammatoire à toutes les affections qui ne présentent pas ces caractères; car on a souvent prouvé, dans ces derniers temps, que la marche de ces affections était parfois troublée par l'existence de vers intestinaux, ce qui nous oblige à un examen attentif et complet du malade, si nous voulons reconnaître cette complication. — Il faut remarquer encore que le début des inflammations chez les enfants n'est ni aussi brusque ni aussi tumultueux que chez les adultes; que la maladie se développe lentement, de sorte que le médecin ne parvient quelquefois à établir exactement leur diagnostic qu'après l'envahissement complet du mal.

Étiologie.—Les enfants bien développés, robustes, vifs, à visage frais et florissant, sont prédisposés aux maladies phlegmasiques, surtout au moment où ils grandissent. Quant aux causes occasionnelles, on les trouve dans la constitution médicale régnante, les épidémies, l'influence de l'air, le changement de température, les refroidissements, les fautes de régime, etc.

La *terminaison* des phlegmasies n'est pas toujours la

même quand on les abandonne à la force curative de la nature; les unes se jugent par une salivation abondante ou la diarrhée, comme il arrive dans le travail de dentition qui enflamme toute la cavité buccale; d'autres amènent des épanchements séreux et lymphatiques : exemple, l'encéphalite, l'hydrocéphale, l'angine membraneuse, le croup; plus rarement, enfin, on observe la gangrène, l'induration et la suppuration; cependant, j'ai souvent observé l'empyème chez les enfants à la suite de la pleuro-pneumonie.

Le *pronostic* varie en raison de la constitution, de l'âge du sujet; de l'importance de l'organe enflammé, des causes qui ont amené la maladie, du degré auquel elle est parvenue, de sa durée, de ses complications, etc.

Gölis a laissé un nom respecté parmi nous; les observations et les expériences qu'il a faites au sujet des maladies des enfants auront pendant longtemps cours dans la science, parce qu'elles sont fondées sur la connaissance des lois immuables de la nature. Or, cet auteur pense que le plus grand nombre des maladies des enfants ont un caractère inflammatoire que tout observateur attentif reconnaîtra. Il croit que si l'on compare leurs symptômes avec les phénomènes physiologiques que présente un organe qui se développe, il ne devra rester aucun doute à cet égard. Nous ne pouvons certainement pas nous étonner si ces organes changent sans cesse et s'ils n'ont pas le degré de stabilité que nous trouvons chez les adultes; car l'étude attentive de la physiologie nous apprend que chez les enfants les organes les plus nécessaires à la vie participent en partie seulement à la vie végétative, tandis que les membranes séreuses, les membranes muqueuses et les glandes lymphatiques y trouvent leur plus haut point de perfection. Or, cette différence en amène une dans l'action du système sanguin qui est plus énergique, et hâte le développement des organes les plus riches en vaisseaux. Aussi, les signes morbides nous laissent-ils souvent dans l'incertitude, quand ce développement est assez rapide pour constituer un état pathologique distinct. L'anatomie pathologique vient aussi parfois éclairer nos doutes et nous montrer la vérité en nous faisant découvrir des épanchements de natures diverses. Nous trouvons, en effet, par ce moyen, l'explication d'un fait qui se présente bien souvent chez les enfants, à savoir, l'apparition de symptômes graves à la suite de la sécrétion de certaines membranes muqueuses ou séreuses.

Nous devons, je crois, dans le traitement des phlegmasies chez les enfants, et en général dans celui du plus grand nombre de leurs affections, attacher une grande importance à ce fait, que nous n'avons besoin pour les guérir que d'un très petit nombre de médicaments donnés avec circonspection, mais avec une utilité constante. Il est bien entendu que je suppose ici le médecin en possession, non seulement d'une notion générale de leurs propriétés, mais bien d'une connaissance spéciale de leurs caractères. L'homœopathie remporte, sous ce rapport, un éclatant triomphe sur sa rivale, qui ne peut jamais obtenir des résultats aussi complets avec ses sangsues, ses ventouses, ses dérivatifs internes et externes, ses évacuants ; moyens dont un bon homœopathe ne doit jamais faire usage, et que les commençants seuls peuvent employer quand des scrupules injustifiables et d'anciens préjugés les y engagent. On ne peut craindre de se conformer sur ce point à la parole du maître, d'autant moins que je serais le premier à solliciter de nouvelles recherches si nos expériences ne portaient le cachet de la vérité. Je puis le dire : les émissions sanguines pratiquées en toutes circonstances ne donnent que de faux résultats, et je ne voudrais pas les recommander. Mais je me hâte de terminer cette digression pour revenir à mon sujet.

Plusieurs fois, déjà, j'ai eu l'occasion de signaler les vertus admirables de l'*aconit*, surtout dans les principes de thérapeutique générale placés en tête de ce livre, lesquels trouvent ici une heureuse application ; car ce médicament est essentiel dans le traitement du plus grand nombre des phlegmasies chez les enfants. Ces remarques s'appliquent aussi à *belladone* et à *mercure* qui ont une égale utilité. *Bryonia* doit être indiquée aussi d'une manière générale, les applications spéciales devant être étudiées à propos de chaque forme morbide prise en particulier.

La *bryone* appartient à cette classe de médicaments que l'on ne doit jamais négliger dans les phlegmasies des enfants. Elle s'adresse particulièrement aux formes morbides qui ont de la tendance à se terminer par des épanchements séreux ou par une hypersécrétion des membranes muqueuses. Or, l'existence de ces symptômes nous prouve que la maladie est l'effet d'un refroidissement, ce qui confirme encore l'utilité de la bryone. Celle-ci convient donc dans les phlegmasies où l'éréthisme est le plus prononcé ; c'est-à-dire, dans les inflammations des organes abdominaux, surtout des intestins, et aussi dans celle des organes de la respiration. Il ne faudrait pas conclure de ce qui précède que les inflammations du cerveau doivent être exclues de cette liste en raison de leur marche tumultueuse, car ce serait une erreur. Il ne faut jamais oublier, en effet, que chez les enfants, pendant le temps de la croissance, la plupart des maladies cérébrales, même les inflammations, ont parfois un caractère obscur, de sorte qu'il faut une observation attentive pour les reconnaître et pour éviter celle de leurs terminaisons qui est le plus funeste : l'hydrocéphale aiguë. De plus, quand ces inflammations ont une grande intensité, on ne peut les guérir avec un seul médicament ; et quand on continue ceux qui étaient indiqués tout d'abord, il arrive un moment où l'amélioration s'arrête, et où la répétition de cet agent devient tout à fait inutile. Cette remarque est d'autant plus importante, que la force vitale ne peut triompher du mal sans le secours de l'art, et qu'une plus longue inaction, laissant marcher la maladie, devient dangereuse pour le malade. C'est dans cette période de la vie que *bryonia* est le plus utile, comme je le dirai en temps opportun. Les phlegmasies qui viennent après que le malade s'est donné un tour de reins ou à la suite de tiraillements des muscles et des tendons, trouvent en *bryone* un médicament efficace ; seulement il ne faut pas fixer son choix d'après la connaissance de la cause seule, mais davantage en raison de la forme et du caractère des douleurs. *Bryonia* est indiquée quand ces douleurs s'aggravent pendant la nuit, ou le soir tard, et quand elles s'accompagnent de frissons et de froid du corps.

Mais c'est assez m'étendre sur les caractères généraux des phlegmasies pendant la seconde période de l'enfance, et sur le traitement qui leur convient ; je réserverai les autres détails pour le moment où je parlerai de chacune des formes que cette diathèse peut revêtir.

ARTICLE PREMIER. — INFLAMMATION DES ORGANES THORACIQUES.

§ Ier. Péripneumonie des enfants (*Bronchitis acuta infantum; broncho-pneumonie; asthma paralyticum infantum*).

Dans cette maladie le siége de la congestion n'est pas toujours le même, celle-ci pouvant se former ou vers la membrane muqueuse des bronches, ou vers le parenchyme pulmonaire lui-même. De là vient, que ces deux affections, la bronchite et la pneumonie, présentent des caractères différents, et cependant il n'est pas toujours possible de les distinguer, parce qu'à cet âge elles se transforment l'une dans l'autre ou se compliquent. Mais l'état profond de souffrances dans lequel se trouve l'enfant ne peut échapper au médecin ; la physionomie du petit malade, son air souffrant étant tout à fait caractéristiques. Le regard est mobile et incertain, l'enfant regarde de tous côtés avec crainte ; ses yeux roulent sans cesse dans leurs orbites, ils ont un éclat particulier ; tous les traits du visage expriment le désespoir et la souffrance.

A l'*autopsie*, on trouve la muqueuse bronchique rouge, épaisse ; les vésicules pulmonaires remplies d'un liquide muqueux, purulent, spumeux, quelquefois sanguinolent, visqueux et transparent, mêlé de grumeaux ou de flocons albumineux ; parfois aussi on rencontre des masses coagulées semblables à des polypes. La rougeur inflammatoire est limitée à un des poumons ou à un lobe. Rarement rencontre-t-on de petits foyers purulents parfaitement limités, ayant la forme de petits abcès et occupant la surface du poumon. D'après Rokitansky, la texture granulée serait un signe très incertain d'hépatisation ; elle indiquerait une grande tendance à la formation d'abcès. La pneumonie occupe presque toujours la partie postérieure de l'organe, et Küttner prétend que la face antérieure est alors pâle, anémique et emphysémateuse. On rencontre souvent des adhérences entre les feuillets de la plèvre, des épanchements dans leurs cavités et dans le péricarde ; des congestions sanguines et des épanchements séreux dans le crâne.

Cette maladie ne débute jamais brusquement, comme le font la plupart des phlegmasies ; mais elle succède presque toujours à un état catarrhal antérieur. Les symptômes n'offrent d'abord rien de remarquable, si ce n'est la toux qui est rauque et âpre comme celle du croup, ou bien spasmodique comme celle de la coqueluche et accompagnée de mouvements fréquents d'expiration comme dans cette dernière maladie. S'il faut en croire Seifert, les symptômes auraient un caractère rémittent bien tranché durant le stade qu'il nomme inflammatoire (1); l'amélioration pourrait même durer pendant tout un jour. La toux est le symptôme constant : elle est courte, sèche, fréquente, vient par quintes qui durent parfois une demi-heure, est excitée par l'action de téter et d'avaler, par les pleurs, et s'accompagne d'enrouement. La maladie devient douloureuse en faisant des progrès, les malades pleurent et contractent les traits de leur visage pendant les accès. Chez les petits enfants, la toux est moins caractéristique ; elle est souvent légère, accompagnée de vomissements et d'expectoration. Celle-ci se compose presque toujours de mucosités visqueuses pâles et grisâtres.

(1) Voy. Seifert, *Bronchio-pneumonie der neugebornen*, Berlin, 1837.

La respiration est irrégulière, accélérée, suspirieuse, pénible; les inspirations sont marquées par un ronchus strident ou ronflant; elle est très haute lorsque la partie antérieure des poumons est seule perméable. La moindre pression exercée sur les côtes amène un sentiment d'anxiété et de la toux. Les mouvements respiratoires sont très fréquents; ils varient de 60 à 90 par minute; parfois quelques respirations semblent manquer, mais seulement pendant le sommeil. Küttner (1) signale parmi les signes de l'auscultation, durant la période inflammatoire, des râles crépitants, sibilants, ronflants et sonores, lesquels se dissipent et reparaissent à plusieurs reprises pendant le cours de la maladie. La fièvre est violente, le pouls dur. plein au début; mais petit plus tard. Il bat de 150 à 180 fois par minute; parfois même sa fréquence est telle qu'il est impossible de le compter. La soif est inextinguible, l'urine rare et chargée. La peau est brûlante, surtout vers la tête et les mains. Les enfants sont d'une pâleur extraordinaire; c'est seulement pendant les accès de toux que leurs joues se colorent pour un moment; l'expression de la face est anxieuse et inquiète; le malade est dans une agitation continuelle et veut toujours être porté; il met ses mains dans sa bouche, il a des mouvements continuels des membres, et il renverse sa tête en arrière. Pendant la période d'augment, les enfants les plus âgés deviennent pâles et froids, ceux qui sont plus jeunes deviennent livides, ou prennent un teint plombé; les nouveaux-nés ont une teinte ictérique. La toux devient plus rare, perd sa raucité et se compose parfois de plusieurs expirations incomplètes, suivies de vomissements muqueux. Quand la maladie doit se terminer par la mort, la langue se couvre d'un enduit brun, il y a des grincements de dents, le pouls devient intermittent, la pâleur et le froid augmentent. Les traits expriment l'anxiété; une sueur froide couvre le front, la poitrine et les extrémités. La maladie se ter-

<hr>

(1) *In Casper's wochenschrift*, 1841, n° 25 et 26.

mine parfois par un affaiblissement graduel de la vie ; le malade s'éteint, ou bien il a des convulsions ou le coma.

Des rémissions nombreuses peuvent se montrer dans le cours de cette maladie ; mais ce sont souvent des signes trompeurs : la respiration semble se faire plus facilement pendant plusieurs heures ; alors la toux et l'oppression ne sont plus en rapport avec l'intensité de la maladie et de la fièvre. Ces symptômes sont très variables.

Le *catarrhe de poitrine* est commun chez les petits enfants. L'expectoration étant alors presque nulle, les bronches se remplissent de mucosités, ce que l'on reconnaît au râle trachéal et à un bouillonnement qui se fait dans la poitrine et qui est perceptible à l'oreille. Cette accumulation de glaires amène des accès de suffocation ou la cyanose signal. Les battements du cœur sont très fréquents et irréguliers ; la toux est rare et l'expectoration presque nulle. Les enfants ont parfois des accès de suffocation (*catarrhe suffocant* de Canstatt).

Seifert considère l'agitation nocturne, les douleurs qui accompagnent la toux, la voussure du thorax, comme les signes pathognomoniques de la broncho-pneumonie des enfants. Mais cette maladie peut être confondue : 1° avec la *coqueluche*. Cependant, la physionomie de cette dernière affection est toute différente : la respiration est libre excepté pendant les accès de toux ; l'expression particulière de douleur qui accompagne la pneumonie manque complétement, le cri n'est ni anxieux ni plaintif si ce n'est pendant les accès ; l'agitation nocturne, les complications inflammatoires n'existent pas ; l'habitus extérieur et la physionomie du malade ne sont plus les mêmes ; 2° avec le *croup* : mais la toux croupale dans la broncho-pneumonie revient seulement d'une manière périodique et ne parvient jamais à un développement complet ; elle se montre au début de la maladie et disparaît ensuite complétement ; enfin la pneumonie se montre à un âge moins avancé que le croup ;

3° avec l'asthme : mais ici les crises sont plus marquées, l'inspiration s'accompagne d'un sifflement caractéristique; la fièvre manque au début de la maladie, la toux est ou nulle ou très rare; enfin la respiration est parfaitement libre entre les accès; 4° avec la cardite : dans cette dernière affection, la toux paraît plus tard et n'atteint jamais à la même intensité que dans la pneumonie; l'oppression est plus souvent interrompue; enfin l'auscultation indique des caractères irrécusables.

La pneumonie des enfants peut servir d'exemple pour prouver combien les divisions admises par Meissner sont défectueuses et combien il est difficile de renfermer les maladies dans certaines périodes nettement limitées. Nous voyons, en effet, en étudiant l'étiologie de cette affection, qu'elle est fréquente surtout chez les enfants à la mamelle, jusqu'à la fin de la seconde année, et que c'est seulement comme exception qu'on la rencontre dans le cours de la troisième. Or cette difficulté existe pour toutes les maladies, aucune d'elles ne se laissant resserrer dans les limites que nous leur assignons. Aussi de semblables divisions n'ont-elles aucun intérêt pratique pour les médecins, pas plus pour les homœopathes que pour les allopathes. Nous devons les conserver seulement afin de mettre un peu d'ordre dans nos livres, et afin de ne pas décrire sans méthode les états morbides dont nous devons tracer le traitement. Meissner a confondu la bronchc-pneumonie de Seifert avec la pneumonie elle-même dont il s'est longuement occupé dans son ouvrage; et il a eu toute raison de placer cette dernière affection dans la seconde période par lui admise, car elle se rencontre rarement pendant les premiers mois. Je n'ai point l'intention de m'arrêter à l'étude de la pneumonie, parce qu'elle est tout aussi fréquente chez les adultes que chez les enfants, et que son traitement reste le même quel que soit l'âge du sujet (1). Le point essentiel est de

(1) Voy. Thérapeutique homœopath. des mal. aigus, vol. I, p. 371 et suiv.

bien faire le diagnostic différentiel de ces deux maladies, et de connaître le traitement convenable à chacune de leurs périodes. D'après Seifert, cette affection ferait plus de victimes que le croup et l'hydrocéphale aiguë, ce qui tient à ce qu'elle est souvent méconnue. Elle est fréquente surtout pendant les huit derniers mois de la première année; elle atteint plus souvent les garçons que les filles, plus aussi les enfants forts et vigoureux que ceux dont la constitution est faible. Souvent aussi certaines dispositions héréditaires, favorisent son développement. Elle se montre de préférence pendant l'hiver et les premiers mois du printemps; quand la température est froide et humide, et que la constitution épidémique présente le caractère catarrhal. La pneumonie frappe alors sur tous les enfants, même sur ceux que l'on tient dans une chambre chaude. L'inflammation des organes pulmonaires affecte parfois le caractère d'une épidémie; ou bien elle éclate après la coqueluche, pendant le cours d'un exanthème aigu, surtout de la rougeole. Les refroidissements sont, enfin, les causes les plus fréquentes de cette affection, surtout l'inspiration d'un air brumeux, froid, humide et peu chargé d'électricité.

Marche et terminaison. — Il est rare que la pneumonie, quand elle doit avoir une terminaison favorable, se prolonge au delà du huitième jour; mais quand la mort en est la conséquence, elle peut durer jusqu'à la fin du second septénaire. Quand la maladie marche vers la guérison les aggravations périodiques deviennent chaque jour plus rares, l'oppression diminue; la toux devient grasse, l'enfant avale les crachats ou les rejette par le vomissement sous la forme de masses de mucus; la souffrance amène des sueurs abondantes. Que la maladie consiste seulement dans un catarrhe bronchique ou qu'elle arrive à un degré plus avancé, l'expectoration manque presque toujours. Les sueurs sont rarement très abondantes, mais elles sont générales et durent pendant plusieurs jours. On observe peu les transpirations produites par l'intensité de l'étoufsement. La convalescence est toujours longue, la toux persiste et ne diminue que sous l'influence d'une douce température. (Avec un traitement homœopathique bien conduit on triomphe facilement de tous ces symptômes.) Si la maladie se termine par la mort, celle-ci arrive par étouffement ou par extinction graduelle des forces, ou bien au milieu du sopor et des convulsions, effets d'une maladie cérébrale.

Le *pronostic* est toujours grave à cause de la marche insidieuse de cette affection. (Ceci n'est vrai qu'avec le traitement allopathique.) — La gravité de nos prévisions dépend du reste de plusieurs circonstances: 1° de l'âge du sujet; le danger est d'autant plus grand que l'enfant est plus jeune; les nouveaux-nés meurent tous sans exception; 2° de l'époque à laquelle la maladie a été reconnue et du traitement qui lui a été appliqué; 3° de la constitution du petit malade; les enfants robustes guérissent plus facilement que les enfants faibles; ceux qui sont élevés au biberon sont toujours les plus menacés; 4° d'une *prédisposition héréditaire*; cette cause est toujours fâcheuse. Les petites filles triomphent plus facilement de cette affection que les garçons. — La péripneumonie qui succède à un simple catarrhe est favorable; mais quand le catarrhe existe longtemps avant le début de l'inflammation, la marche de celle-ci est plus lente et la maladie passe plus aisément à l'état chronique. Le pronostic sera toujours douteux quand il existera quelque disposition aux scrofules ou aux tubercules, et aussi quand cette affection se développera à la suite de la coqueluche, de la grippe ou de quelque exanthème aigu; elle sera plus dangereuse encore si celui-ci est arrivé à la période de desquamation; 5° le pronostic dépend enfin de la nature des symptômes: une respiration fréquente (80 resp. par minute et plus encore), une cyanose aiguë doivent faire redouter une mort prochaine. Au contraire, les signes favorables sont: la cessation de l'agitation nocturne, une respiration plus libre, des vomissements consécutifs aux accès de toux (CROSERIO).

Traitement de cette forme morbide. — Ce qui précède montre que le médecin doit juger selon ce qu'il voit et ce qu'il entend, et aussi d'après les renseignements positifs que lui fournissent les parents du malade et ceux qui les entourent. Aussi est-il parfois difficile de diagnostiquer sûrement et à première vue une broncho-pneumonie. Reconnaître la nature de l'altération organique est cependant d'une grande utilité, surtout pour les allopathes; et j'avoue que pendant les premières années de ma pratique, j'étais toujours très péniblement impressionné lorsque je ne pouvais sûrement reconnaître le mal, ce qui plus tard a cessé d'être pour moi une difficulté. Cependant, il est moins important pour les homœopathes, qui ne traitent pas d'après le nom de la maladie, de fixer la dénomination pathologique de l'état morbide qu'ils sont appelés à combattre; il leur suffit, pour faire un choix exact du médicament, de réunir tous les changements et tous les symptômes que le malade présente. — Celui qui connaît les phénomènes physiologiques, tant généraux que particuliers, dont l'organisme de l'enfant peut être le théâtre, et la pathogénésie des médicaments, sait que cet état inflammatoire sera combattu avec succès par *aconitum napellus*, comme je l'ai souvent indiqué. Ce médicament veut être employé à la sixième dilution; quant à la dose, elle ne doit jamais s'élever au delà d'une goutte, parce qu'une plus forte quantité serait inutile et même dangereuse, à cause de l'aggravation inutile qu'elle pourrait déterminer. Le lecteur me demandera sans doute quel est le stade de cette affection catarrhale auquel l'aconit convient. Je répondrai que je ne connais aucun stade dans lequel ce médicament ne soit efficace, même quand la similitude des symptômes ferait préférer un autre agent. Ce stade de catarrhe ne dépend, en effet, d'autre chose que d'une irritation inflammatoire du larynx, de la trachée et de ses divisions. Je sais bien que dans les autres années cette maladie revêtira d'autres caractères et qu'il se trouvera de nouveaux agents plus actifs que l'aconit, surtout si cette affection dure depuis quelque temps déjà ; mais je sais aussi que le stade de relâchement succède plus vite à la période d'irritation qu'il n'arrive pendant les premiers mois de la première année de la vie, tandis que chez les enfants cette irritation dure jusqu'à la fin de la maladie. C'est là, je crois, que se trouve l'explication de l'efficacité extraordinaire de l'aconit. Je ne veux pas répéter ici l'énumération des symptômes de ce médicament, énumération que j'ai déjà faite plusieurs fois ; mais je désire présenter au lecteur une comparaison entre les caractères de cette maladie chez les enfants et les propriétés de cette substance, afin de graver ces dernières dans la mémoire du lecteur et de lui faire justement apprécier les symptômes essentiels de ce précieux agent. Le seul trait remarquable est l'aggravation des symptômes pendant la nuit, et l'impossibilité de calmer l'enfant autrement qu'en le tenant debout et en jouant avec lui. Cette excitation nerveuse, le changement qui survient dans l'état moral du malade, celui-ci étant en proie à une agitation anxieuse, voulant tantôt être assis, tantôt être couché, et enfin les symptômes locaux sont autant de motifs puissants qui doivent nous faire choisir l'*aconit*.

Tant que la fièvre dure à un degré aussi éminent, et que la toux reste courte, sèche, rauque, violente, *aconit*, à doses répétées, est toujours utile, même quand le pouls est petit. Seulement, si la fièvre augmente et que l'état congestif du cerveau devienne plus marqué, ce que l'on reconnaît à la violence des pulsations des artères temporales, à la pâleur mortelle du visage, signe de la congestion des ventricules cérébraux, à la turgescence de la face, à l'état des yeux et au regard farouche du malade, *aconit* doit être remplacé par *belladonna* 24 ou 30. Une dose de ce médicament suffit parfois à calmer tout ce cortége de symptômes et à ramener la maladie à son état primitif, pour lequel l'aconit se trouve de nouveau indiqué. S'il arrive qu'une dose de belladone ne suffise pas à modifier le malade, il faut en donner une seconde, puis une troisième à trois ou quatre heures d'intervalle. Enfin, l'inutilité de ce médicament se reconnaît à ce que l'état maladif reste stationnaire, malgré la répétition des doses. La marche irrégulière de cette affection fait qu'il arrive souvent, après plusieurs heures ou plusieurs jours d'amélioration, une recrudescence de tous les symptômes ; c'est alors qu'il est logique et nécessaire de donner alternativement l'aconit et la belladone à des intervalles de quatre ou six heures, jusqu'à ce que la fièvre soit complétement tombée.

Lorsque l'état fébrile résiste à l'action de l'aconit donné à doses répétées, que les symptômes thoraciques ne diminuent pas, mais que la dyspnée semble augmenter ; lorsque enfin, l'auscultation fait reconnaître les signes de l'hépatisation, le médecin ne doit pas insister sur l'emploi de ce médicament, non plus que sur celui de la belladone ; mais il faut qu'il s'adresse à d'autres agents mieux appropriés au caractère de la maladie. Celui qui se trouve, dans ce cas, le plus efficace, est *phosphorus* sixième ou douzième dilution ; médicament que l'on doit répéter toutes les trois heures. Je conviens qu'une répétition aussi fréquente est parfois inutile, et je ne prétends pas imposer ma proposition dans toute sa rigueur ; mais je crois que la rapidité avec laquelle s'accomplissent les fonctions de tous les organes chez les enfants, et les changements rapides que la maladie présente, nous obligent à saturer le corps des agents les plus propres à combattre le mal, et à le saturer aussi vite que possible, afin d'entraver promptement le développement de la maladie. Quant aux symptômes qui militent en faveur de l'emploi du *phosphore*, on peut, je crois, les réduire aux suivants : l'apparition d'une petite toux courte et sèche, surtout le soir et la nuit au lit, toux qui vient troubler le sommeil ; la tendance de la maladie à s'aggraver, même après une amélioration sensible ; une toux devenant grasse sans amener d'expectoration, toux qui fait crier l'enfant et l'oblige à se retenir autant que possible en raison de la douleur qu'elle excite ; l'oppression, toujours facile à reconnaître même quand le malade est trop jeune pour l'accuser, qui augmente jusqu'à produire la suffocation et l'anxiété, et qui amène, la nuit surtout, des accès d'étouffement; le caractère de la fièvre qui se rapproche toujours de la synoque, ce que l'on reconnaît à la dureté, à la plénitude et à la fréquence du pouls, ainsi qu'à la violence des battements du cœur.

Après l'aconit on a souvent beaucoup à espérer de *bryonia* 15 ou 24, avant que la maladie se soit compliquée au point d'exiger *belladona* ou *phosphorus*. Mais il faut toujours que la fièvre ait été auparavant diminuée par aconit. Il faut aussi, pour que *bryonia* soit indiquée, que l'état fébrile ait perdu son caractère hyper-inflammatoire et qu'il ait surtout un caractère éréthique et rémittent. Ce médicament est parfaitement approprié lorsqu'il y a déjà des sueurs critiques nocturnes, et, le jour, une vive chaleur entremêlée de frissons. Il y a parmi les symptômes fébriles un caractère plus certain pour le choix de ce médicament : c'est l'apparition des sueurs nocturnes critiques, au milieu de symptômes violents comme l'agitation, l'anxiété, l'ébullition du sang, la chaleur et les mouvements continuels du corps, enfin l'insomnie, tant qu'ils ne jugent pas le mal. Les symptômes locaux présentent aussi plusieurs modifications : la toux est plus courte et plus sèche; elle indique toujours qu'il existe une accumulation de glaires dans le larynx et les bronches, et l'enfant montre par ses gestes qu'il éprouve de la douleur dans les parties supérieures du thorax et dans le cou; ou bien la toux est spasmodique, amène des vomissements ou vient à leur suite; et l'enfant, après avoir rejeté quelques mucosités, rend ses aliments. Les battements du cœur et l'oppression accompagnent souvent tous ces symptômes. — J'ai employé ce médicament aussi bien dans le traitement des bronchites aiguës que dans celui des bronchites chroniques, mais avec des résultats divers, et il m'est souvent arrivé, lorsque je le donnais après aconit, de n'avoir plus besoin d'aucune autre substance.

Les quatre médicaments que je viens de passer en revue sont incontestablement les agents les plus précieux auxquels le médecin des enfants puisse avoir recours dans cette maladie. Je crois que s'il connaît bien les caractères de chacun d'eux, il n'aura pas souvent besoin de rechercher d'autres substances. Néanmoins, comme cette assertion pourrait paraître celle d'un routinier, et comme je sais que chaque cas morbide est individuel et qu'il est impossible d'appliquer toujours les mêmes principes, je présenterai encore quelques indications pour les jeunes médecins et recommanderai à l'attention du lecteur d'autres agents qu'il devra étudier avec soin.

Je nommerai d'abord *chamomilla*, cet arcane des nouveaux-nés et des enfants à la mamelle, cette panacée de toutes les maladies que peuvent engendrer des refroidissements et de celles auxquelles peuvent donner lieu chez le nourrisson les impressions morales ressenties par la mère ou par la nourrice. Or, quel médecin ignore que ces deux ordres de causes sont très propres à engendrer la maladie que je viens de décrire? Ne voyons-nous pas sa période catarrhale se développer pendant les premiers jours de l'existence, à la suite d'un refroidissement, surtout pendant les mois les plus malsains de l'automne et de l'hiver, quand on n'entoure pas le petit malade de toutes les précautions voulues? Quant aux symptômes, j'indiquerai une toux sèche qui semble produite par une irritation de la gorge; et une autre toux plus catarrhale accompagnée d'un léger enrouement, toux qui est fréquente surtout la nuit, époque à laquelle elle agace l'enfant, le rend maussade et le fait crier, ce qui rappelle toujours les accidents. Or, ces deux espèces de toux sont souvent les causes occasionnelles de l'asthme suffocant dû à un spasme de la gorge; lequel peut ou s'aggraver et devenir un catarrhe suffocant, ou se transformer et donner naissance à une pneumonie. *Chamomilla* est alors le médicament essentiel, à moins que la maladie n'ait été déjà traitée infructueusement par l'infusion de cette plante. Dans cette dernière hypothèse, *aconit* devrait toujours être préféré.

Ipecacuanha sixième dilution, est le moyen le plus héroïque après *chamomilla*. Il ne convient guère au début de la période catarrhale, mais on le trouve bien mieux indiqué lorsque celle-ci a duré déjà depuis plusieurs jours sans changement aucun. Les symptômes caractéristiques pour le choix de ce médicament sont : une toux convulsive avec oppression, roideur du corps, teinte cyanique de la face; l'existence d'un râle muqueux dans la poitrine, lequel est pénible à entendre, et cause l'oppression et même des accès de suffocation. Ces deux médicaments, la *chamomilla* et l'*ipecacuanha*, sont les deux agents essentiels dans le traitement du *catarrhe bronchique* et de la *suffocation* chez les enfants.

Lorsque le malade est plus âgé, la période catarrhale se prolonge davantage, et se transforme plus lentement; je l'ai vue durer pendant une semaine entière sans se modifier, quand on ne lui opposait aucun traitement; mais il m'est souvent arrivé d'être alors appelé pendant la nuit auprès de ces malades, parce que leur catarrhe avait pris tout à coup une gravité extrême et était devenu dangereux. Généralement, on avait déjà constaté chez l'enfant des accès semblables à celui que j'observais; ces accès étaient venus les nuits qui avaient précédé, lorsque le malade était couché; mais ils s'étaient bientôt calmés, tandis que celui pour lequel j'étais appelé se montrait plus menaçant et plus long. *Arsenic* 30, a toujours triomphé de cette maladie d'une manière durable. Je crois, néanmoins, qu'il faut mettre tous ses soins à empêcher qu'elle n'arrive à ce point; car on ne peut assurer alors que la marche du mal sera constamment la même et qu'il nous sera donné de guérir dans toutes les circonstances. Quoi qu'il arrive, le médecin homœopathe ne doit jamais oublier l'*arsenic*, qui est indiqué par les symptômes divers de la maladie qu'il modifie toujours, et dont il peut prévenir les accès.

Pulsatilla 12, convient chez les enfants déjà grands, mais d'une faible constitution, quand la maladie est à sa période catarrhale et qu'elle est venue après un refroidissement. Ce médicament est surtout indiqué si les symptômes locaux augmentent quand le malade est couché sur le côté; si, par exemple, dans cette position la poitrine se remplit davantage, que la toux se réveille forte et secouante, et que l'oppression asthmatique qui est toujours plus forte quand le malade est couché horizontalement sur le dos, soit déjà pénible. Ce médicament s'adresse aussi aux suites de la maladie, lorsque celle-ci a marché comme une pneumonie et qu'elle se termine par une abondante sécrétion de mucosités. La *pulsatilla* aide à la convalescence et calme complétement la toux. Il est encore possible que d'autres médicaments soient utiles dans cette période ; par exemple, *tartarus emeticus, lycopodium* et *sulphur*. Mais ceux-ci s'adressent seulement aux cas les plus compliqués; et si je voulais passer en revue toutes les modifications possibles que l'on est à même de rencontrer, je serais obligé d'indiquer encore une foule d'autres médicaments, et ce chapitre ne finirait pas. De plus, je manquerais absolument le but que je me propose, car je serais conduit à empiéter sur la description des maladies des adultes, ce que je veux éviter. C'est pourquoi, je renvoie le lecteur désireux d'avoir de nouveaux développements aux chapitres de mon traité de thérapeutique, dans lesquels j'ai parlé du catarrhe, de la fièvre catarrhale, de la pneumonie, etc. (1).

§ II. De la cardite et de la péricardite des enfants
(Carditis et pericarditis infantum).

L'inflammation du cœur n'est ni très fréquente ni très rare chez les enfants ; mais on la méconnaît souvent. Les symptômes qui la caractérisent sont si trompeurs que

(1) Voy. mon ouvr. cité, t. II, p. 497, et t. I, p. 118 et *passim.*

l'on place le siége de la maladie dans le cerveau ou dans l'abdomen, bien plus qu'au lieu même où elle existe. La grande difficulté du diagnostic tient à l'agitation et à l'anxiété du petit être, et à l'impossibilité où se trouve le médecin d'explorer les organes. Du reste, cette affection est rarement idiopathique; elle est bien plus souvent symptomatique d'une autre maladie. Ceci arrive également pour la péricardite qui survient presque constamment à la suite de l'inflammation du cœur, ce qui rend très difficile la distinction de ces deux affections; du reste, la solution de cette difficulté importe peu au traitement.

La maladie débute presque toujours par des symptômes fébriles: c'est-à-dire du froid ou des frissons auxquels succèdent une chaleur continue et une grande agitation. On remarque en même temps, que les battements du cœur s'entendent dans une grande étendue. Le pouls est extraordinairement accéléré, plein au début, et plus tard, petit et tremblant. Le signe le plus caractéristique est l'irrégularité des battements du cœur qui deviennent tumultueux, tandis que le pouls est petit et filiforme; enfin, les bruits cardiaques perdent leur rhythme, sont intermittents et le pouls devient irrégulier. D'après Skoda et Kolletschka, le pouls est très peu accéléré quand l'épanchement du péricarde n'est pas abondant; mais si celui-ci augmente, le pouls est irrégulier, intermittent et petit, la respiration devient courte et le malade commence à tousser (1). Les enfants s'agitent sans cesse, sont très anxieux, se plaignent de dyspnée, et le moindre changement de position leur donne de la suffocation. En général, tous ces symptômes s'aggravent si le sujet se couche sur le côté gauche. Quand les enfants sont assez intelligents pour rendre compte de leurs sensations, ils se plaignent de ressentir vers l'épaule et le bras gauches une douleur de brûlure ou de picotement; ils indiquent aussi des sensations douloureuses dans l'abdomen et à la région

____

(1) Voy. *Oesterr. med. Jahrb.*, v. XIX.

du cœur. Le thorax présente une voussure en cet endroit, et l'on ne perçoit plus le murmure respiratoire dans toute cette étendue. Les extrémités sont froides, le visage pâle et défiguré, rouge et gonflé, exprime le désespoir. Les lèvres, le nez et les joues ont une teinte bleue. En général, la physionomie exprime une souffrance profonde, qui se manifeste quelquefois par un rire sardonique ou une syncope passagère. La respiration est gênée, suspirieuse ; les narines se dilatent à chaque inspiration, la parole est haletante. Les lèvres et la langue se sèchent, la soif devient vive, mais le malade ne peut jamais la satisfaire complétement. Les urines sont rares et foncées ; plus tard les pieds s'œdématient. Les garde-robes sont presque toujours nulles. Chaque fois que l'enfant mange ou tette, chaque fois qu'il fait un mouvement, son anxiété intérieure augmente ; elle s'apaise momentanément quand on le tient droit, ou quand il survient une épistaxis.

Il ne faut pas négliger de réunir les signes physiques ; l'auscultation, en particulier, ne doit jamais être omise. La percussion donne à la région précordiale un son sourd et mat ; quant aux signes stéthoscopiques, ils sont variables. Collin compare le bruit que l'on entend à celui que fait le cuir neuf ; Stokes et Laënnec indiquent un bruit de râpe ; Holsher parle d'un bruit de meule de moulin, agissant à intervalles réguliers, d'autres parlent d'un bruit de soufflet. Peut-être n'est-il pas possible de préciser davantage ces caractères.

Les *complications* les plus communes sont : la pleurésie, la pneumonie, des accidents gastriques ou nerveux. La toux est tantôt rare, tantôt très violente ; elle diminue pendant la période de rémission. On reconnaît les complications gastriques à l'inappétence, à l'enduit blanc qui recouvre la langue, à la sécheresse des lèvres et à la ténacité extrême de la constipation. Lorsque la maladie est parvenue à son apogée, on observe des spasmes, des convulsions, la stupeur, qui précèdent souvent la mort de bien peu ou disparaissent après une épistaxis. Les symptômes de l'inflammation du péricarde sont toujours les mêmes, que la maladie soit aiguë ou chronique; il faut cependant bien distinguer ces deux espèces. La dernière est, en effet, presque toujours la suite de quelque maladie, de la coqueluche, par exemple, ou d'une autre phlegmasie des organes qui avoisinent le cœur.

Le *pronostic* dépend de la quantité et de la qualité du liquide épanché dans le péricarde et aussi de la violence de l'inflammation. Un épanchement abondant, fétide et purulent ou plastique est d'un mauvais augure; la complication de cette maladie avec une pleurésie, une pneumonie ou une endocardite n'est pas moins fâcheuse. La cardite et la péricardite primitives se guérissent plus facilement que la cardite et la péricardite métastatiques; enfin l'existence d'une affection organique du cœur rend le danger encore plus grand.

Les causes et le traitement de l'endocardite ne diffèrent réellement pas de l'étiologie et de la thérapeutique de la cardite et de la péricardite; mais comme cette affection semble être plus spéciale à l'enfance qu'aux autres âges, je vais résumer en peu de mots les caractères qui lui appartiennent.

Symptôme de l'endocardite. — Les caractères subjectifs de cette affection et l'état fébrile ne diffèrent pas de ce qu'ils sont dans la péricardite. Dans l'endocardite simple, il n'y a presque aucune douleur à la région précordiale, comme dans la péricardite; c'est à peine si le malade accuse un sentiment de malaise, une pression accompagnée d'anxiété. Une douleur plus intense indique toujours, d'après M. Bouillaud, une complication de péricardite ou de pleurésie. Dans l'endocardite, la région précordiale est le siége de palpitations violentes, et quand on applique la main sur ce point on perçoit un mouvement de vibration. L'auscultation fait reconnaître un bruit métallique isochrone avec la systole ventriculaire. Le nombre des battements du cœur s'élève de 120 à 160 par minute, sans que la chaleur, la soif et les autres symptômes augmentent d'intensité ; de plus ils sont irréguliers et intermittents. Les pulsations artérielles semblent être en raison inverse des battements du cœur. Pendant que ceux-ci sont violents et tumultueux, le pouls devient petit et faible, surtout quand il se forme sur les valvules des concrétions fibrineuses ; le nombre des pulsations est aussi moindre que celui des battements cardiaques. Mais le signe le plus caractéristique de l'endocardite est un bruit de souffle que l'on reconnaît à l'auscultation. Ce bruit est doux au début; mais il devient de plus en plus rude et masque les deux temps normaux du cœur ou au moins l'un d'eux. Quant à la voussure anormale de la région précordiale, elle est toujours le résultat, ou d'une péricardite concomitante, ou d'une hypertrophie consécutive du cœur.

Les symptômes subjectifs sont très variés et inconstants au début ; tant que le malade est calme, ils sont presque nuls, et le médecin ne peut fixer son diagnostic que par les signes physiques. Mais il arrive souvent que la dyspnée et les signes du trouble de la circulation veineuse acquièrent une grande intensité; les malades sont près de suffoquer ; ils s'agitent en proie à une grande anxiété, ne peuvent dormir et ne trouvent quelque repos qu'en se tenant droits; leur respiration devient râlante, l'écume sort de leur bouche; les syncopes se répètent; l'intelligence s'égare et les malades délirent ; enfin la mort arrive avec rapidité. — Dans l'*endocardite chronique* les accès paraissent plus lentement. Au commencement, le malade éprouve un sentiment de gêne dans la respiration, de l'anxiété à la région précordiale et des palpitations; plus tard, surviennent la dyspnée, la couleur livide du visage et l'œdème. Les symptômes physiques indiquent une altération des valvules, le pouls est fréquent, irrégulier, etc.

Mais si nous voulons distinguer l'endocardite de la péricardite, il faut tenir compte des symptômes suivants:

ENDOCARDITE.	PÉRICARDITE.
Douleur rare et presque nulle à la région précordiale.	Douleur superficielle de la région précordiale, augmentant par la percussion et le mouvement.
Battements du cœur violents et superficiels.	Battements du cœur sourds et profonds.
La matité du cœur n'occupe pas un plus grand espace que dans l'état normal; il n'y a aucune voussure extraordinaire du thorax.	Matité étendue de la région précordiale, et voussure marquée.
Bruit de souffle constant, tantôt simple, tantôt double.	Bruit de frottement péricardique très marqué.
Le pouls n'est pas en harmonie avec les battements du cœur.	Pouls plus en harmonie avec les battements du cœur.

Les signes de ces deux maladies inflammatoires existent souvent à la fois. Du reste, ces symptômes indiquent toujours une congestion des membranes séreuse ou fibreuse du cœur, pourvu toutefois que le malade n'ait jamais eu auparavant de maladie organique de cet organe.

Bien que j'aie l'intention de restreindre autant que possible la partie pathologique de cet ouvrage, je crois cependant que le lecteur me saura gré de ne pas étudier légèrement des maladies aussi graves que celle-ci, et de résumer fidèlement toutes les connaissances que nous possédons à leur sujet, d'autant plus que nous sommes encore bien loin de connaître toutes les particularités qu'elles présentent chez les enfants. C'est pour ce motif que je crois utile de décrire en peu de mots les *caractères anatomiques* généralement reconnus et admis.

A l'état sain, les valvules du cœur ont une texture fibreuse; elles sont formées par un repli de la membrane interne du cœur; membrane qui est rangée parmi les séreuses et a reçu le nom d'endocarde. A mesure que le sujet avance en âge, les tissus, surtout les membranes séreuses, éprouvent des changements qu'il est important de connaître, parce qu'ils sont souvent le point de départ d'altérations pathologiques. L'anatomie et la physiologie moderne nous les enseignent avec détail. — Les *caractères anatomiques* de l'endocardite se rapprochent beaucoup de ceux de la pleurésie; ce qui tient à la similitude qui existe sous le rapport de la texture entre la plèvre et l'endocarde. L'injection sanguine, la rougeur, surtout celle du tissu cellulaire sous-séreux, l'exsudation qui se forme à l'intérieur de la poche séreuse, sont les caractères anatomiques les plus tranchés de cette affection. La rougeur du péricarde est pointillée, tachetée, brune ou étoilée, parfois ecchymotique, uniformément étendue, comme si cette membrane était imbibée de sang. Quand la mort a été subite, la rougeur est presque imperceptible, ce qui arrive aussi quand l'endocarde est tapissé de fausses membranes. Dans le cas de péricardite chronique, cette rougeur est foncée et brunâtre. Le péricarde est rude, mobile, opaque. — L'exsudation n'a pas toujours les mêmes caractères ; tantôt elle se compose d'un liquide clair, d'un jaune-paille ou citron, ou bien d'un sérum brunâtre, ou rouge mêlé de flocons albumineux, ou encore d'un liquide semblable à du petit-lait. Le liquide épanché se résorbe quelquefois avec une rapidité extrême. La présence de la fibrine dans ce liquide est le signe d'une violente inflammation ; du reste elle n'est pas encore suffisamment constatée. La matière coagulable forme ordinairement de larges plaques pseudo-membraneuses qui recouvrent toute la surface du péricarde, et qui ont au début la consistance d'une colle épaisse ; elles sont en outre grises, jaunes ou rouges. — L'épanchement purulent ne se forme que dans le cas où l'inflammation est violente et sa marche rapide. — La phlegmasie est rarement limitée au péricarde ; elle s'étend presque toujours à la membrane interne du cœur, qui est d'un rouge foncé, surtout au niveau des orifices auriculo-ventriculaires. On rencontre aussi des adhérences entre le cœur et le péricarde, entre le poumon et le diaphragme ; la plèvre participe presque toujours à l'inflammation. — Tous ces caractères se rencontrent dans l'endocardite.

Marche et terminaison. — La durée de cette dernière affection dépend des causes qui lui ont donné naissance, de l'intensité et de l'étendue de la congestion, de la constitution et de l'âge du malade, des complications, de l'énergie et de l'opportunité du traitement. Sa marche n'est pas toujours régulière et continue; la maladie se trouvant interrompue par des rémissions auxquelles succède l'exacerbation de tous les symptômes. Quand cette affection se complique de pne   monie, de pleurésie, de péricardite ou de phlébite, sa marche est très aiguë. — L'endocardite se termine de façons diverses : 1° par *résolution :* dans ce cas, tous les symptômes s'effacent successivement, après l'apparition de crises ou de métastases, ou encore par le transport de la maladie à la périphérie. Il y a toujours tendance aux récidives. — La terminaison la plus fréquente consiste dans l'altération des valvules qui, tôt ou tard, deviennent inactives et insuffisantes, ce qui amène comm   conséquence l'hypertrophie du cœur. — La *mort* arrive très rapidement par état paralytique de cet organe. Alors, la respiration est gênée, le pouls petit et irrégulier, l'anxiété extrême et les syncopes réitérées. — L'endocardite la plus simple est celle qui survient dans le cours d'une pyrexie, comme conséquence de changements survenus dans la composition du sang. L'endocardite rhumatismale est presque toujours accompagnée de péricardite, qui la précède, l'inflammation occupant alors le péricarde et l'endocarde.

Pronostic. — L'endocardite appartient à la classe de maladies les plus graves; sa marche insidieuse empêche même souvent de la reconnaître avant qu'elle ait acquis un développement considérable et qu'elle ait causé des altérations importantes. Or, les lésions organiques, suite de cette affection passée à l'état chronique, sont toujours incurables. On doit être très prudent dans ses prévisions, quand l'oppression est extrême, le pouls très fréquent et irrégulier, les battements du cœur violents et tumultueux, puis de plus en plus faibles; que les syncopes se répètent fréquemment. Enfin, la mort est toujours imminente quand les palpitations s'affaiblissent au point de n'être plus qu'un mouvement ondoyant, que l'oppression est continuelle, la crainte de la mort toujours présente, et qu'une sueur froide inonde l'enfant. Les signes favorables sont, au contraire, la diminution de l'angoisse, des palpitations, de la fréquence du pouls et le sentiment d'une amélioration générale, enfin la possibilité pour le malade de changer de position.

J'essaierai de réunir ici avec tous les détails convenables les *causes de ces diverses inflammations*. Tout le monde sait qu'elles s'observent à tout âge, et que la péricardite est même assez fréquente chez les très jeunes enfants. Du reste, cette dernière affection accompagne presque constamment le rhumatisme articulaire aigu, et, dans ce cas, elle ne doit pas être considérée comme un symptôme de métastase, mais bien comme une affection concomitante. Cette coïncidence nous fait un devoir d'examiner toujours la région précordiale chez les rhumatisants. C'est surtout chez les enfants et les jeunes sujets que le rhumatisme articulaire s'accompagne de maladies du cœur. Le froid est la cause fondamentale de cette affection, surtout au printemps où tout changement brusque de température engendre des maladies de génie rhumatismal. — La péricardite, comme l'inflammation de l'endocarde, peut venir par extension du mal à la suite d'une pleurésie et d'une pneumonie. — Nous l'observons aussi comme état métastatique dans le cours d'un exanthème aigu, de la variole, de la scarlatine, de la rougeole, de l'érysipèle, de la pourpre. Si les malades n'ont pas leur connaissance, la dyspnée est peu marquée, la douleur manque à la région précordiale, et l'on ne peut reconnaître la maladie qu'à l'aide de ses signes physiques. — Les contractions violentes du cœur, les impressions morales vives et prolongées, comme l'anxiété, la frayeur, la crainte, peuvent être la cause efficiente de cette maladie ; les affections organiques du cœur ont la même puissance. (Constat.)

Traitement des phlegmasies du cœur et de ses enveloppes. — Du moment où les allopathes ont fixé leur diagnostic d'une manière certaine, le traitement de ces affections ne leur offre plus de difficulté; car il se borne pour eux à l'appareil antiphlogistique, et quand le résultat est malheureux, ils attribuent leur insuccès au retard que l'on a pu mettre à pratiquer les émissions sanguines. Aussi lorsqu'un malade atteint de cette affection vient à succomber après un traitement aussi énergique, on se console en disant que l'art n'avait rien négligé de ce qui était rationnellement indiqué. L'homœopathie ne jouit pas d'un semblable privilége d'immunité, et quand un malade meurt entre nos mains, on ne peut nous adresser assez de reproches. Cependant la mortalité est beaucoup moindre avec notre traitement qu'avec celui de la médecine officielle.

Je reconnaîtrai, toutefois, que le traitement d'une phlegmasie des enveloppes du cœur, et en général celui d'une maladie quelconque de cet organe, nous offre de grandes difficultés, parce que dans les expérimentations pures des médicaments, on a presque toujours négligé de constater les signes physiques, qu'il nous faudrait connaître pour établir une correspondance exacte entre eux et les données pathologiques. Au surplus, quand même on aurait recueilli avec soin les altérations passagères que peut faire naître l'action du médicament sur l'homme sain, on ne posséderait que des données incertaines, parce que l'on ne peut pousser l'exagération assez loin pour produire des altérations organiques toujours dangereuses pour la vie. Il faut donc que le médecin homœopathe, qui a confiance dans les propriétés générales et locales des médicaments qu'il emploie, apprécie à leur juste valeur toutes les indications relatées dans les pathogénésies, et qu'il sache les appliquer à propos. Or, ce n'est pas la stase du sang dans un organe qui est l'objet principal du traitement, mais bien les altérations de ce liquide lui-même, et les émissions sanguines ne sauraient les modifier heureusement. Aussi le médecin homœopathiste, qui se borne à employer les médicaments que lui indique la similitude des symptômes, ne commet-il aucune négligence ; je puis même dire qu'il épargne à l'enfant un grand nombre de fâcheuses conséquences qu'engendrent les émissions sanguines et dont plusieurs deviennent mortelles. Je crois que cette digression n'était pas inutile ici ; car elle pourra lever les scrupules des jeunes homœopathes qui hésiteraient peut-être à traiter une inflammation du cœur avec les médicaments homœopathiques seuls. Je vais essayer maintenant de leur donner des indications assez précises pour lever tous les doutes qui pourraient leur rester encore.

L'action curative de l'*aconit* dans les maladies inflammatoires a été signalée plusieurs fois déjà dans le cours de cet ouvrage, et ici, encore, c'est ce médicament que nous trouvons en première ligne. Je ne veux nullement dire par là, que l'*aconit* doive commencer le traitement d'une inflammation du cœur ; je crois au contraire que nous devons nous laisser exclusivement guider par les symptômes et par les résultats obtenus dans des cas analogues. Or, en nous tenant à ces indications seules, nous voyons que cet agent parvient souvent à modifier l'état du sang qui est l'origine du mal, et à le modifier de telle manière que tous les symptômes existants disparaissent ; mais nous rencontrons aussi des cas où il est sans puissance et où il nous faut recourir à d'autres agents. La première indication qui puisse nous faire choisir l'*aconit* est l'existence d'une inflammation de la membrane séreuse du cœur et non de son parenchyme musculaire, ce que nous reconnaissons à l'aide de l'examen direct des organes ; encore la myocardite n'était-elle pas toujours à exclure dans quelques circonstances. La seconde indication se trouve, ou dans la cause de la maladie, quand cette cause est un refroidissement, ou dans l'existence antérieure ou simultanée d'un exanthème aigu. Ces caractères ne sont cependant pas encore suffisants ; car ce sont des signes généraux que nous trouvons convenir à plusieurs médicaments. Malgré cela, ils sont assez tranchés pour nous faire conclure que l'*aco nit* est un moyen puissant aussi bien dans la péricardite que dans l'endocardite. Nous trouverons des indications plus précises encore en tenant compte de l'action primitive et des effets alternatifs de ce médicament ; car nous verrons alors qu'il est très utile quand le pouls est plein, fort et fréquent, et aussi quand il est petit et rapide, les palpitations du cœur étant très tumultueuses et accompagnées d'une anxiété indicible. Ce médicament est encore indiqué par les syncopes quand elles surviennent au moindre mouvement que fait le malade, et qu'elles diminuent lorsqu'il se redresse. L'irritabilité du système nerveux, jointe à une grande faiblesse corporelle, laquelle amène des accès de suffocation au moindre mouvement, la chaleur sèche et brûlante de la peau, une soif inextinguible, la pâleur du visage alternant avec la rougeur des joues, sont autant de signes indicateurs de l'utilité d'*aconit*. Celui-ci convient encore dans le cas d'*endocardite rhumatismale*, quand il y a, en même temps, rougeur et gonflement des articulations. — L'aconit répond, enfin, aux signes physiques suivants : matité normale à la région du cœur, palpitations fréquentes et violentes, manque d'harmonie entre les battements du pouls et ceux du cœur ; obscurcissement d'un des bruits ou de tous les deux par des bruits de souffle variés. La non-existence de ces symptômes ne contre-indique pas ce médicament, pas plus que tous ceux que l'on pourrait être tenté de donner ensuite, pourvu qu'ils soient choisis d'après une correspondance exacte avec l'état pathologique du sujet.

Parmi les autres substances qui m'ont donné de brillantes guérisons dans les inflammations du cœur, il en est une que je dois signaler entre toutes, c'est la *belladone* ; car elle est la plus capable de dissiper ces congestions. Avant d'indiquer les caractères particuliers auxquels on reconnaîtra sa valeur, je dois dire que je l'ai toujours employée, en pareille circonstance, à la troisième ou à la sixième dilution, dont je ne puis m'éloigner légèrement à cause des succès qu'elles m'ont procurés. Ces atténuations m'ont toujours paru préférables chez les enfants de quatre à six ans, tandis que la douzième et la dix-huitième puissance se sont montrées plus efficaces chez les enfants moins âgés. On pourra croire que je sacrifie en ce moment à un préjugé; quoi qu'il en soit, il me paraît que les dilutions inférieures ont une action plus prompte et plus certaine que les hautes et les très hautes puissances. Il y a encore d'autres règles que je crois pouvoir donner, ce sont les suivantes : Plus une inflammation est violente, plus les doses du médicament doivent être rapprochées. Ainsi, il m'est souvent arrivé de donner une dose d'heure en heure au début d'un traitement, tandis que si la violence de la maladie est moindre, le mieux est de les donner de trois en trois heures. Je crois inutile de rappeler, car ceci est évident de soi, qu'il faut éloigner ces doses à mesure que les symptômes dangereux cèdent ou disparaissent. — Quant aux signes caractéristiques de la belladone, je les indiquerai, non pas dans l'ordre où les expériences sur l'homme sain les ont donnés, mais comme je les ai observés chez les divers malades que j'ai traités et dont j'ai résumé les observations. Le symptôme le plus saillant est un état fébrile intense, accompagné de symptômes irréguliers, état fébrile si caractéristique que son existence seule me ferait donner ce médicament. Je ne serais pas dirigé dans ce choix par l'état du pouls qui peut être fort et fréquent, ou faible et vite, mais par l'agitation violente dans laquelle se trouve le malade, par les symptômes fébriles qui se réfléchissent sur tous les organes et jusque dans les parties externes de l'économie, surtout et plus distinctement dans le cœur lui-même. Ces symptômes se résument dans une chaleur violente interne et externe, le soulèvement du thorax et une extrême fréquence de la respiration, une anxiété indicible qui se peint sur le visage et s'accompagne de violentes contractions du cœur, dont la pointe vient frapper contre les parois du thorax. Les pulsations violentes des artères frontales et des artères temporales, un tremblement du cœur perceptible à la vue et causant un bruit confus, des sueurs froides qui couvrent tout le corps, des accès de syncope réitérés, presque toujours accompagnés de strangulations quand le patient essaie de vomir et de picotements fugitifs à la région du cœur, sont aussi très caractéristiques. On ne doit donc pas s'étonner si un orgasme sanguin violent, qui envahit dans toute leur étendue les organes les plus essentiels à la vie, amène d'autres symptômes vers les autres appareils, et l'on ne saurait s'étonner de voir des symptômes nerveux secondaires très énergiques, comme un délire violent avec le regard furieux, les yeux roulant dans les orbites, signes de spasmes internes, auxquels vient s'ajouter un état typhoïde caractérisé par des évacuations involontaires et des efforts anxieux de défécation. Les signes physiques de la maladie sont difficiles à reconnaître à cause de l'agitation continuelle du malade. Néanmoins, les caractères que j'ai indiqués sont assez précis pour que nous puissions reconnaître si nous avons à traiter une endocardite ou une péricardite. L'inflammation de l'endocarde est toujours plus probable quand la maladie est venue après un refroidissement, ou comme conséquence d'un exanthème aigu ou d'un rhumatisme. Du reste, que nous ayons affaire à une inflammation du tissu musculaire du cœur ou à une péricardite, *belladona* guérira sûrement si les caractères que je viens d'indiquer existent ; il est même inutile qu'ils soient tous réunis ; pourvu que le malade présente un ou deux de ces symptômes, on devra toujours la prescrire.

Bryonia alba à la sixième ou à la douzième puissance doit être comptée parmi les médicaments héroïques que nous pouvons opposer aux inflammations du cœur. Je dirai même que nous l'employons plus souvent encore que l'aconit et la belladone. La bryone convient, surtout, lorsque la maladie se développe lentement et d'une manière insidieuse, se caractérisant par un très petit nombre de signes physiques, les seuls qui puissent nous permettre de la reconnaître. La bryone convient aussi quand cette affection succède à une pleurésie, à une pneumonie ou à une inflammation du diaphragme, et quand elle dépend d'un état congestif ou d'une altération du sang. Or, ces phlogoses sont celles que l'on reconnaît le plus difficilement quand on n'explore pas les organes ; celles aussi qui naissent le plus souvent avant ou après un exanthème aigu. Toutes ces inflammations ont leur siége dans les membranes séreuses elles-mêmes ; toutes reconnaissent pour cause un refroidissement, surtout un froid sec ; toutes sont accompagnées de douleurs rhumatismales, c'est-à-dire de la tension et de la roideur de la nuque, du genou, des articulations tibio-tarsiennes, et de la rougeur et du gonflement de diverses articulations. La fièvre qui accompagne ces symptômes a presque toujours les caractères d'une synoque, mais elle n'amène pas un état ataxique violent, comme celui auquel répondent les médicaments qui précèdent ; mais elle produit de plus une sueur abondante vers le matin, époque à laquelle le sommeil jusque-là troublé par l'agitation, l'anxiété et l'ébullition du sang, devient calme et réparateur. Les accès d'oppression que donne la bryone sont moins intenses que ceux dont j'ai parlé ; ils viennent surtout la nuit, s'accompagnent de palpitations violentes, et paraissent au moindre mouvement ou pendant le décubitus dorsal. Je signalerai aussi, parmi les symptômes indicateurs de ce médicament, une douleur qui peut être périodique à la région du cœur, douleur qui augmente par la percussion et le mouvement, et qui serait très fatigante si l'on devait la juger d'après les plaintes du malade. Le pouls est toujours en rapport avec les battements du cœur, et les signes stéthoscopiques se bornent aux bruits de frottement particuliers à la péricardite. Aussi la bryone semble-t-elle être surtout utile dans cette dernière maladie.

Il est rare que les inflammations aiguës du cœur cèdent à d'autres médicaments que ceux dont je viens de présenter les caractères ; au moins n'ai-je jamais eu besoin de recourir à d'autres armes, a   toujours pu guérir avec celles-ci.

Il en est tout autrement des phlegmasies chroniques de cet organe; cependant, on peut encore attendre un bon effet de la *bryone* et aussi de l'*aconit* alterné avec les substances les mieux appropriées à l'état du malade. J'indiquerai seulement les médicaments dont l'action curative est certaine en pareille circonstance.

Il existe une forme de péricardite chronique dans laquelle les battements du cœur sont à peine perceptibles, sourds et profonds. Le pouls est aussi peu énergique, il est très petit. Cependant, l'état fébrile n'est pas tout à fait insignifiant; seulement les symptômes en sont très variables : tantôt le froid est violent; tantôt la chaleur est brûlante, les battements du cœur et ceux du pouls sont très irréguliers, ce qui rend le diagnostic incertain, tant qu'on n'a pas réuni les signes fournis par l'exploration physique. Quand on voit que la respiration est difficile et que les mouvements du thorax sont faibles, on pense malgré soi à une paralysie des poumons. Le médicament dont l'action est la plus certaine et la plus prompte est le *lauro-cerasus* 3° ou 6° dilution, que l'on répète toutes les demi-heures.

Une cause fréquente d'inflammation chronique du cœur chez les enfants se trouve dans les contusions et les tiraillements des parties constituantes du thorax, contusions que causent l'imprévoyance et l'ignorance de ce petit être qui renverse violemment la partie supérieure de son corps quand on l'élève dans les bras et quand il crie. Il arrive, dans ce mouvement, que les articulations et les cartilages des côtes et des vertèbres sont tiraillés et deviennent douloureux, ce qui amène de la difficulté dans l'accomplissement de la respiration, de l'inquiétude, symptômes qui doivent éveiller notre attention et nous obligent à explorer tous les organes, cet examen étant le seul moyen de reconnaître le véritable état des malades. Ces caractères doivent nous faire songer à l'*arnica*, qui est le médicament le mieux indiqué en pareil cas; cependant, il faut toujours nous informer avec soin des circonstances qui ont pu amener ces douleurs, afin de les éviter à l'avenir. Le mieux est ensuite de mettre une ou deux gouttes de la 6° dilution d'*arnica* dans de l'eau, et de les donner par cuillerée de trois en trois heures.

Je placerai également dans cette classe un autre médicament dont j'ai toujours retiré un grand avantage dans ces inflammations du cœur, et aussi lorsqu'un état d'irritation inflammatoire survenait dans le cours d'une maladie de cet organe. Je veux parler de *cannabis* 6°. Ce médicament m'a surtout réussi dans le cas de palpitations tellement violentes que le thorax en était visiblement ébranlé, ainsi que toute la partie supérieure du corps, ce qui donnait au malade une telle agitation qu'il fallait toujours le changer de place. En appliquant l'oreille sur la poitrine et dans le dos, on entendait les bruits du cœur dans une très grande étendue, mais toujours plus nettement à la région précordiale. Vers le soir, cette agitation s'aggravait jusqu'à l'anxiété, s'accompagnant d'envies fréquentes d'uriner que l'émission de quelques gouttes d'urine trouble faisait cesser. On ne peut méconnaître qu'il se forme, dans cet état, de nouvelles congestions qui amènent, comme conséquence, une endocardite ou une péricardite, le dépôt et l'organisation d'une couche pseudo-membraneuse à la surface interne et externe du cœur. En pareil cas, il faut toujours recourir au *cannabis* et le répéter toutes les deux ou trois heures.

Je recommanderai encore *colchicum* 12, qui m'a donné de très beaux résultats dans l'endocardite rhumatismale. Il m'est, en effet, arrivé plusieurs fois de traiter chez les enfants des rhumatismes aigus compliqués d'une inflammation du cœur, et les symptômes qui me conduisirent à employer le colchique furent les suivants : une respiration pénible et fréquente, irrégulière et oppressée; des accès de violentes palpitations accompagnées de douleurs picotantes qui partaient du cœur et traversaient toute la poitrine. Ces douleurs se reconnaissaient aux tressaillements de l'enfant, ou, quand il savait parler, aux renseignements qu'il donnait lui-même, en disant : « Ça me pique ici. » En même temps les articulations des doigts, des orteils, des genoux, etc., se gonflaient et devenaient rouges.

Cette inflammation des articles était mobile ; aujourd'hui une jointure était prise, et demain une autre. Les parties malades se trouvaient alors très sensibles à la pression, et la douleur était toujours soulagée par la chaleur extérieure et aussi quand on enveloppait les parties dans de la ouate ou du coton. La fièvre avait toujours le caractère de l'éréthisme, quoique le pouls fût nerveux, et très fréquent. La chaleur était plus forte la nuit, accompagnée de soif et interrompue par la transpiration, ou bien il s'établissait, vers le matin, une sueur infecte qui ne procurait aucun soulagement. Les urines étaient peu abondantes et d'une couleur foncée. J'ai toujours trouvé le *colchicum* plus actif quand je l'alternais avec *aconit*, les donnant à deux heures d'intervalle. Il m'a semblé que ces deux médicaments agissaient mieux que si je les donnais séparément.

Arsenic possède des symptômes qui semblent indiquer son emploi dans les congestions du cœur, surtout si nous tenons compte de l'oppression et du besoin de respirer qu'il engendre ; cependant, il y a bien peu de péricardite où nous l'ayons employé avec avantage. Les observations que j'ai recueillies au sujet des symptômes présentés par les malades chez lesquels j'employai ce médicament avec succès, me font penser qu'il ne s'agissait pas alors d'une véritable phlegmasie, mais seulement de congestions sanguines vers le cœur ou vers les organes voisins, de la désorganisation de cet organe ou de ses cavités : l'hypertrophie, la dilatation des cavités, la rigidité et l'insuffisance des valvules ou des spasmes des organes thoraciques. Je ne prétends pas que l'opinion que j'émets soit irréprochable, et que l'arsenic soit absolument sans valeur dans le traitement de l'inflammation du cœur et de ses cavités, seulement je ne crois pas devoir recommander son emploi alors qu'il existe des médicaments mieux indiqués ; car les symptômes de cette substance ont une tout autre signification que celle que l'on voudrait leur donner ici. Peut-être d'autres médecins possèdent-ils des observations différentes des miennes qui les ont conduits à d'autres conclusions. Mais je crois que ces faits ne doivent pas être tout à fait valables si l'examen physique des organes n'est pas là pour justifier les résultats annoncés.

Spigelia est un médicament très important à mes yeux dans le traitement des phlegmasies chroniques du cœur. Un des symptômes les plus caractéristiques se trouve dans l'irrégularité des battements de cet organe, qui sont tellement violents que non seulement on les entend, mais même on les voit. Le stéthoscope fait reconnaître, en pareil cas, un mouvement tremblotant et onduleux du cœur ; un miaulement analogue à celui du chat, un bruit de râpe ou un bruit métallique isochrone à la systole ventriculaire. Le pouls est presque toujours irrégulier, tantôt fréquent, tantôt plus lent, mais jamais intermittent. L'oppression anxieuse qui revient à chaque mouvement et les douleurs de picotement passager ne manquent jamais. Le malade se plaint d'un sentiment de pression à la région précordiale, qui est gonflée et douloureuse à la percussion.

Quelquefois il se joint à tous ces symptômes une sensibilité douloureuse de toute la surface du corps, qui se concentre parfois à l'hypogastre, où elle cause des tranchées ; d'autres fois on observe une toux spasmodique qui arrive brusquement avec une oppression extrême. Les symptômes fébriles sont très importants ; ils se composent d'alternatives de froid et de chaleur, qui augmentent en même temps que les autres symptômes, et sont plus fortes le soir. Une soif vive vient compliquer ces symptômes. Les indications précédentes montrent que spigelia doit être très efficace dans la péricardite et dans l'endocardite. Je dois ajouter, cependant, qu'elle m'a paru plus utile encore lorsqu'il existait quelque maladie organique du cœur avant le développement de l'inflammation, ou bien lorsque celle-ci avait une grande tendance aux récidives. Quoi qu'il en soit de ces remarques, un fait reste constant, c'est que *spigelia* doit occuper un rang élevé parmi les médicaments appropriés aux maladies du cœur, et que nous devons la placer à côté des trois premières substances que j'ai indiquées en commençant. Ce médicament nous est aussi d'un grand secours dans les phlegmasies chroniques de cet organe chez les enfants. Je l'emploie toujours à la troisième ou à la sixième dilution, et j'ai soin d'en faire prendre une dose tous les matins, ou matin et soir, quand il est utile.

Je pourrais étendre beaucoup la liste des médicaments qui se sont montrés efficaces dans le traitement des maladies du cœur; mais je crois qu'il sera mieux de me borner à ceux de ces agents dont l'efficacité a été maintes fois reconnue, et que nous employons tous les jours : ce sera, en effet, le meilleur moyen de ne pas engager les commençants dans un dédale d'où ils ne pourraient sortir. Je signalerai seulement encore *sulphur* et *sepia*, tous deux fort utiles dans les maladies du cœur, et dont j'ai obtenu de très beaux résultats en les alternant à deux ou trois semaines de distance.

ARTICLE II. — INFLAMMATIONS DE L'ABDOMEN.

§ 1er. Péritonite (*Peritonitis infantum*) (1).

Les recherches du docteur Simpson (2) ont prouvé que cette inflammation atteignait même le fœtus renfermé dans le sein de sa mère, et qu'elle était souvent la cause de sa mort avant sa naissance. On a vu également des enfants naître vivants, mais porteurs des signes de cette maladie : le gonflement, la tension et la sensibilité du ventre, une fluctuation abdominale manifeste, une anasarque générale, de l'œdème des membres inférieurs, l'ictère, signes d'un état morbide profond, qui amenait la mort après plusieurs

(1) Voy. sur ce sujet l'intéressant travail publié par le docteur Hafricher, de Prague, dans l'*Allgemein homœopatische Zeitung*, vol. XLII, n° 16,

(2) Voy. *Edinb. med. and surg. journal*, octobre 1838, n° 137, p. 390.

heures ou plusieurs jours de souffrances. Cette maladie semble prendre naissance du septième au neuvième mois de la vie fœtale, et dépendre d'autres affections comme l'hépatite, la rupture du foie, une hémorrhagie, l'hypertrophie de la rate, etc. Billard, dans son *Traité des maladies des nouveaux-nés*, et Dugès (*Dictionnaire de médecine et de chirurgie pratiques*, t. VIII, art. Fœtus) admettent l'existence de la péritonite chez le fœtus.

Cette maladie est rarement idiopathique chez les enfants, au moins possède-t-elle une grande analogie avec l'entérite qu'elle accompagne presque toujours. Sa marche est tantôt aiguë, tantôt chronique; ses symptômes varient dans ces deux circonstances. La première forme est plus facile à reconnaître que la seconde. La *péritonite aiguë* s'annonce ordinairement par la chaleur de la peau, l'anorexie et même les vomissements; l'enfant est agité, son visage devient jaune et exprime la souffrance, tandis que les rides qui se forment autour des yeux lui donnent une expression de sévérité et de colère, comme Romberg l'a remarqué (1). Le ventre est gonflé; il forme une pointe au niveau de l'ombilic; quelquefois il est complétement météorisé. Sa sensibilité est extrême; cependant les enfants crient peu; mais ils gémissent, parce que les efforts musculaires qui accompagnent les cris leur sont trop douloureux. Quand l'inflammation augmente, la respiration devient pénible, l'inspiration profonde étant presque impossible; l'éternnement et la toux sont très douloureux. La fièvre est rémittente; la peau chaude et sèche; la soif intense; le pouls très faible et fréquent; la langue est rouge sur ses bords et chargée au milieu d'un enduit épais. L'urine est rare et foncée en couleur; il y a de la constipation et une insomnie accompagnée d'une agitation continuelle qui oblige le malade à se retourner sans cesse; mais il finit toujours par se remettre sur le dos. En auscultant au niveau de la région ombilicale, on perçoit

(1) Voy. Casper's, *Wochenschrift*, 1833, n° 17 et 18.

un bruit de frottement analogue au cri du cuir neuf. — Quand l'épanchement se forme, le ventre se tend davantage, la face devient hippocratique, le pouls faible et insensible. Les malades conservent leur connaissance, mais ils répondent lentement aux questions qu'on leur adresse; les forces diminuent; la peau devient froide; la diarrhée survient accompagnée de vomissements bilieux; enfin, la mort arrive par affaiblissement graduel ou au milieu d'un état soporeux.

Il paraîtra facile, d'après l'énumération que je viens de faire des symptômes de cette maladie, de reconnaître une péritonite. Ce diagnostic est cependant entouré de difficultés qui résultent de la marche insidieuse de cette maladie et de ses complications fréquentes avec l'entérite et l'encéphalite, ces affections venant altérer le tableau que j'ai tracé tout à l'heure. Quand il y a une encéphalite concomitante, le ventre reste sensible à la pression; l'auscultation fournit les mêmes caractères, mais les traits du visage offrent l'expression qui leur est particulière dans l'inflammation du cerveau. Si la péritonite est accompagnée d'atrophie mésentérique, sa marche est plus lente, et après la mort, on trouve un épanchement séreux dans le péritoine, des fausses membranes, des granulations et des tubercules. Aussi cette affection est-elle nommée *péritonite tuberculeuse*; on l'observe surtout chez les enfants scrofuleux.

Quand la maladie affecte une marche *chronique*, elle débute par des symptômes passagers; par exemple, des troubles du côté de l'estomac ou des intestins, ce qui la fait confondre tout d'abord avec des accidents dyspeptiques. Mais sa marche vient plus tard rectifier cette erreur: le malade maigrit; une diarrhée muqueuse s'établit accompagnée du gonflement et de sensibilité de l'abdomen; puis surviennent les signes d'un épanchement péritonéal mortel. La péritonite chronique peut succéder aussi à un état aigu incomplétement guéri.

Les altérations anatomiques ne diffèrent pas de celles

que l'on rencontre chez les adultes : le péritoine est rouge, ramolli ; il existe un épanchement séreux, purulent ou fibrineux et des fausses membranes.

Étiologie. — Romberg dit que cette affection s'observe surtout chez les enfants de trois à treize ans. La cause la plus fréquente est le froid ou des fautes de régime. La péritonite peut être aussi le résultat de l'inflammation, de la désorganisation, de la rupture, ou de la perforation des autres enveloppes de l'abdomen ; elle est souvent amenée par la tuberculisation des ganglions mésentériques. Elle se montre, enfin, comme accident secondaire dans l'ascite, la fièvre typhoïde et la convalescence de la scarlatine.

Pronostic. — Bien que le pronostic soit moins grave quand le malade est traité par l'homœopathie, il n'en reste pas moins toujours sérieux, que la maladie soit aiguë ou chronique, qu'elle soit très étendue ou limitée à un étroit espace. La forme aiguë amène plus rapidement la désorganisation du péritoine, tandis que la forme chronique succède à une altération organique antérieure. Il faut tenir grand compte de l'âge et de la constitution du malade ; des causes, de la forme et de l'extension qu'a pu prendre la maladie, de sa durée et de la période à laquelle elle est parvenue. La péritonite simple est incontestablement la plus favorable.

Traitement. — Il est possible qu'on m'adresse le reproche, à propos de mes indications thérapeutiques, de tourner dans un cercle fort peu étendu. Cependant, les règles que je suis dans mes indications et dans le traitement médical que je recommande pour cet âge, sont assez connues pour que de nouveaux éclaircissements soient inutiles. Je prierai donc mes lecteurs de me pardonner mes redites et de se conformer aux règles et aux principes que je vais encore leur donner. S'ils savent appliquer les médicaments dont j'ai déjà parlé, et suivre avec soin les résultats de leur application, ils ne tarderont pas à reconnaître clairement l'exactitude des caractères que je donne, et ils n'éprouveront pas le désir d'augmenter le nombre des médicaments, à moins qu'ils aient à traiter des états morbides tellement spéciaux qu'aucune des substances que je recommande ne soit appropriée. Je fais ces observations parce que c'est encore l'aconit que je suis obligé de mettre au premier rang dans le traitement de la péritonite, comme l'antiphlogistique par excellence et le médicament le plus capable de remplacer les émissions sanguines recommandées par l'allopathie. Il est évident que l'état morbide doit être bien caractérisé pour que l'aconit puisse être donné sans hésitation. Je ne décrirai pas ici l'état fébrile auquel cet agent correspond, car j'ai eu plusieurs fois déjà l'occasion de le faire. Mais la maladie ne se présente pas toujours avec des caractères tellement tranchés que le choix du médicament ne soit jamais entouré d'incertitude. Je m'arrêterai donc encore une fois à l'étude de l'aconit, et je signalerai d'abord son utilité dans le cas de péritonite mal caractérisée, contre laquelle il est très puissant. Les troubles des fonctions digestives sont déjà assez caractérisés pour le choix de ce médicament; l'anorexie, le dégoût des aliments, un grand désir de boissons qui cependant ne satisfont pas complétement la soif quand elles n'ont pas un goût acide; le désir de bière qui cause de nombreux renvois, les nausées et les vomituritions se trouvent parmi les symptômes qu'il engendre. Mais si l'état fébrile est peu saillant et que le malade se plaigne au contraire de douleurs abdominales, les symptômes relatés plus haut prennent une tout autre signification, et le médecin homœopathe appelé à fixer son pronostic ne doit pas oublier que ces souffrances peuvent être l'effet d'un refroidissement, de dérangements de l'estomac, de la diathèse scrofuleuse, ou peut-être encore d'une autre cause occasionnelle. On est alors bien plus disposé à songer à des médicaments différents de l'aconit, comme seraient : *ipeca, chamomilla, antimon. crudum, pulsatilla, ignatia* et *veratrum*. La tension et le gonflement des hypochondres, sans la sensibilité de ces régions, ne détourneront pas le médecin de faire usage des substances précédentes, d'autant mieux qu'il pourra parfois, à leur aide, guérir complétement la maladie avant qu'elle ait revêtu une forme plus grave. Mais du moment où les symptômes que je viens d'indiquer sont accompagnés du gonflement, de la tension et de la sensibilité du ventre, sensibilité telle que la palpation réveille de violentes douleurs avec accès d'angoisse périodiques, de légères envies d'aller à la garde-robe, avec constipation, et d'insomnie; la guérison ne peut être obtenue sans le secours de l'aconit; encore faut-il en répéter souvent les doses, toutes les heures ou toutes les deux heures, par exemple. Par ce moyen, l'inflammation est bientôt modérée, puis détruite, ce que le médecin doit s'attacher à obtenir promptement, s'il veut éviter des épanchements mortels. On peut employer toutes les dilutions intermédiaires de la troisième à la douzième; c'est au médecin de choisir celle qui lui semblera le mieux appropriée.

Belladonna convient dans les cas les plus graves de péritonite, lorsque cette maladie ne se présente pas avec sa forme la plus nette, à laquelle l'aconit répond; c'est-à-dire lorsqu'il y a en même temps congestion des organes voisins ou encéphalite. Ces dernières affections défigurent tellement la péritonite qu'il est parfois fort difficile de la reconnaître. Du reste, cet embarras ne doit pas arrêter le médecin, lorsqu'il sait que la *belladone* convient à toutes ces complications, ce que j'ai pu reconnaître chez un grand nombre d'enfants bien gravement atteints. Je donnerai tout à l'heure le détail des symptômes caractéristiques de ce médicament; mais je veux encore faire remarquer auparavant, que je l'ai employé dans des cas où l'aconit n'a pu guérir complétement, ce qui tenait à l'existence de quelques unes de ces complications qui m'avaient échappé; car, autrement, leur existence m'aurait toujours fait donner la préférence à la *belladone*. Les douleurs auxquelles cette plante répond sont assez profondes et assez vives; elles se composent d'une sensation de chaleur et de brûlure plus forte au niveau de l'ombilic, et qui semble pénétrer la main qu'on applique sur cette région. Cette sensation se retrouve sur d'autres parties de l'abdomen ; elle est alors partielle, circonscrite, et correspond aux points enflammés ; une diarrhée légère et des vomissements peu abondants l'accompagnent presque toujours, ainsi qu'une agitation inquiète et qui peut aller jusqu'à l'angoisse la plus prononcée. L'existence d'une entérite concomitante est déjà clairement indiquée par les symptômes précédents ; mais elle le devient plus encore lorsque les selles diarrhéiques cessent tout à coup, pour être remplacées par la constipation. La fièvre est toujours très intense ; le malade se plaint d'une chaleur sèche interne et externe, d'une soif inextinguible ; le pouls est ou fort et fréquent, ou plus souvent petit et vite ; les sueurs sont partielles, jamais critiques. L'urine est peu abondante, trouble et laisse déposer un sédiment blanchâtre. Je l'ai vue se modifier sous l'influence de *belladona*, augmenter en quantité, prendre une teinte verdâtre que je considérais comme un signe critique, parce qu'elle persistait pendant plusieurs jours après la disparition de tous les autres symptômes.

Il arrive souvent que les douleurs abdominales sont si mal caractérisées, que l'enfant les indique à peine, et que l'on ne peut reconnaître, chez lui, un état de souffrances profondes qu'à l'aide d'autres caractères. Encore, ceux-ci sont-ils bien souvent méconnus, parce qu'ils se composent surtout de phénomènes de sensibilité générale. On observe, par exemple, une exaltation mentale extrême, une excitabilité extraordinaire du système nerveux, un excès de vivacité. Lorsque l'enfant dort, on le voit se réveiller facilement et en sursauts, roulant ses yeux en tous sens, ce qui lui donne un air farouche, qui persiste après un réveil complet. Ces symptômes indiquent que le cerveau est comprimé, mais ils contrastent avec la pâleur du visage, ou bien s'accompagnent d'une vive rougeur des joues, du tremblement et des palpitations de certains muscles. D'autres fois, la fièvre débute violemment et revêt les caractères inflammatoires. Ce sont les cas dans lesquels la péritonite n'amène point de sensibilité du ventre à la pression, bien que tous les autres caractères permettent de la reconnaître. Il arrive aussi qu'une péritonite bien caractérisée semble disparaître tout à coup et faire place à une congestion vers le cerveau; mais cette métastase n'est qu'apparente, car on ne tarde pas à voir céder les symptômes céphaliques, disparition qui s'accompagne de l'augmentation de la phlegmasie intestinale. J'espère que les indications précédentes suffiront à préciser le choix de la belladone, je ne m'y arrêterai pas davantage. J'ajouterai seulement que la dose à laquelle ce médicament est le plus actif ne peut être fixée d'une manière précise, mais qu'il faut choisir d'après le caractère individuel du malade entre la sixième et la trentième dilution. Il est indispensable de diviser la dose en la mêlant avec de l'eau, que l'on fasse usage de globules ou de gouttes, et de donner une cuillerée du mélange toutes les deux ou trois heures. Quand la péritonite est mal caractérisée ou qu'elle semble faire place à une encéphalite, il faut alterner *belladone* et *aconit* à des intervalles convenables.

Mercure se place tout à côté de ces deux substances, en raison de son efficacité dans le traitement de cette phlegmasie. Je crois avoir constaté que ce médicament convient aux péritonites compliquées de l'inflammation des organes voisins, bien plus qu'à celles qui sont simples et dépourvues de toute complication. Il est très difficile de séparer, pendant la vie, la péritonite de l'entérite; cette dernière existe pourtant plus souvent seule, ce que vient prouver l'autopsie. Les causes traumatiques, par exemple, causent l'irritation du péritoine, mais étendent bientôt leur effet jusqu'à la portion d'intestin que celui-ci recouvre, l'irrite à son tour, de sorte qu'il est impossible de considérer cette maladie comme une péritonite simple. Cette réflexion s'applique mieux encore quand la cause de la maladie, au lieu d'être externe et locale, est interne et générale. Je ne veux donner ici pour preuve de mon opinion, que l'efficacité du mercure dans les péritonites compliquées. Ce médicament est caractérisé du reste par les symptômes qui suivent : une très grande sensibilité du ventre au toucher et à la pression, avec un gonflement et une dureté considérables, des borborygmes qui paraissent produits par des vents incarcérés, ou qui semblent devoir être suivis de selles diarrhéiques ; l'expression particulière de souffrance peinte sur le visage du malade, la coloration jaune de la face, la répugnance pour toute espèce de nourriture solide, alternant parfois avec une boulimie épouvantable, le grand désir d'eau froide ; l'enduit épais de la langue qui paraît couverte d'une peau ; la fréquence et la plénitude du pouls dont les battements semblent ébranler tout le corps ; l'agitation anxieuse de l'enfant qui se remue sans cesse, agitation plus forte la nuit et accompagnée d'une insomnie complète. Tous ces caractères indiquent le mercure qu'il faut donner à la sixième ou à la douzième dilution, et par doses répétées de trois en trois heures.

Bryonia doit être également comptée parmi les médicaments les plus importants. Elle se place tout auprès du mercure. Mais il ne faudrait pas croire qu'elle soit préférable à celui-ci chaque fois qu'il y a constipation, parce que la difficulté des garde-robes est un symptôme purement accessoire qui ne peut déterminer notre choix lorsque les caractères essentiels du médicament ne se retrouvent pas parmi les symptômes de la maladie. La *bryone* n'est pas indiquée non plus par la violence de l'état morbide, bien qu'elle ait la propriété de guérir les fièvres inflammatoires les plus intenses, dès que les symptômes locaux sont en opposition avec les siens, qu'ils sont accidentels ou mal définis. En d'autres termes, bryonia convient quand l'enfant a une fièvre violente, une grande excitabilité du système nerveux et du système sanguin, une grande agitation nocturne, de l'insomnie causée par la chaleur du corps et l'impossibilité de rester en place, une soif violente que le malade ne peut calmer momentanément qu'en buvant une énorme quantité de liquide, ce qui le fait vomir et lorsqu'il y a constipation. Déjà la teinte gris jaunâtre du visage et une bouffissure passagère indiquent une maladie abdominale que l'on reconnaît bientôt à l'aide de la palpation, celle-ci faisant reconnaître le gonflement, la chaleur et la sensibilité du ventre. Un signe très caractéristique pour le choix de *bryonia* est l'alternance de la chaleur et du frisson. Je crois, cependant, qu'on ne pourrait opposer aucune objection au praticien exercé qui, en présence de ces caractères, choisirait d'abord l'*aconit* et viendrait à *bryone*, seulement après avoir fait prendre une ou deux doses du premier médicament. Cette pratique serait d'autant mieux fondée que les renseignements fournis par les petits malades sont vagues, parfois trompeurs, et que le médecin est forcé de s'en tenir aux signes qu'il constate lui-même. La critique la plus sévère n'aurait donc rien à reprendre ici, pourvu que l'aconit ne fût pas continué au delà du moment où l'on aurait bien reconnu qu'il ne peut donner qu'un soulagement passager, mais non une amélioration durable. *Bryonia* devant alors lui succéder, la douzième dilution de ce médicament est celle qui m'a paru préférable; et, pour guérir promptement, il faut fractionner la dose et donner chacune de ses parties à des intervalles réguliers.

Des recherches récentes, et surtout les altérations anatomiques révélées par l'autopsie, ont prouvé sans réplique que les malades porteurs des symptômes que j'ai indiqués avaient succombé à une péritonite accompagnée de l'inflammation des parties voisines. Cette preuve de fait est complétement juste, et l'on ne peut rien opposer de raisonnable aux résultats fournis par l'expérience. Mais on est en droit de se demander si la maladie était aussi grave à son début, et si un examen attentif devait faire reconnaître la profondeur des altérations organiques et mettre à même de prévoir une terminaison aussi fâcheuse; ou bien, si la péritonite ne serait arrivée à ce point que pour avoir été mal appréciée et traitée sans discernement. Il en est ainsi le plus souvent; de là vient que l'homœopathie est si précieuse

quand le diagnostic est douteux. Le médecin qui se laisse
conduire par les préceptes *hahnemanniens* se contente, en
effet, de recueillir les symptômes qu'il lui est possible de
reconnaître, et à leur aide il choisit son médicament. Il
arrive souvent alors que les symptômes fébriles correspondent, au commencement de la maladie, à des médicaments qui ne passent pas, en homœopathie, pour des
antiphlogistiques de premier ordre, mais que l'on emploie
cependant après ceux que je viens d'indiquer. Ceci étonnera
peut-être les jeunes médecins qui ont une connaissance fort
incomplète de notre matière médicale, et qui craignent de
marcher dans la seule voie capable de les mener à un bon
résultat. Mais le véritable homœopathe sait qu'il faut toujours individualiser le fait qu'il observe, et il ne s'étonne
pas de ces irrégularités apparentes. Il comprend aussi pourquoi je dois indiquer encore de nouvelles substances dont
l'utilité peut se faire sentir pendant le cours d'une péritonite, aussi bien à son début et à son apogée que pendant
la convalescence de cette maladie. — Au début, par exemple, les enfants sont tourmentés par des coliques avec gonflement du ventre, sensibilité de l'abdomen à la pression,
petites selles aqueuses contenant des aliments non digérés, selles qui ont lieu la nuit de préférence et s'accompagnent de nausées. On rencontre aussi, chez les mêmes
sujets, une grande surexcitation morale, une grande susceptibilité des organes des sens, un sentiment de peur, des
plaintes continuelles avec pleurs fréquents, que l'on calme
seulement en portant le petit malade; une chaleur fébrile
interne et externe, et, cependant, une grande tendance aux
frissons lorsqu'on découvre une partie du corps, et une
sueur fatigante quand on le couvre trop. Ces symptômes ne
sont pas, sans doute, les seuls qui existent comme caractères
individuels de la péritonite; mais tous sont facilement et
promptement calmés avec une ou deux doses de *chamomilla* 6-12, sans qu'il soit utile de songer ensuite à l'un des
médicaments que j'ai indiqués plus haut. Il y a encore plu-

sieurs autres substances que l'on pourra caractériser par les symptômes du ventre et qui, donnés au début, jugeront la maladie sans lui permettre d'arriver à un entier développement. Pour les reconnaître, il suffira que le médecin ne se laisse pas troubler par l'examen matériel des organes, et qu'il ne s'abandonne pas à des idées spéculatives capables de lui faire méconnaître la vérité. Le jeune homœopathe qui arrive au lit du malade imbu des préceptes de la médecine scolastique, et pour lequel le diagnostic organique est une chose d'autant plus importante qu'il l'accomplit avec une rigueur et un soin extrêmes, qui semblant lui donner l'avantage sur un grand nombre de ses confrères plus âgés, méconnaît l'objet principal qu'il doit se proposer s'il veut pratiquer son art avec conscience; car le point important doit être pour lui de guérir la maladie qu'il a reconnue. Or, un seul moyen peut lui permettre d'atteindre à ce but, c'est de suivre les préceptes donnés par Hahnemann et de les appliquer tous avec rigueur pour choisir son médicament. Il arrivera ainsi bien plus facilement à la guérison qu'en se laissant conduire par la notion hypothétique de la nature intime de la maladie.

Mais les médicaments que j'ai indiqués jusqu'ici ne suffisent pas toujours quand la péritonite est entièrement développée ou très compliquée. Il est donc nécessaire d'indiquer encore quelques autres médicaments et les symptômes auxquels ils correspondent. Je commencerai par *china*, dont les propriétés ont beaucoup de rapport avec celles de la camomille, au moins quant aux frissons qui importunent le malade aussitôt qu'il se découvre. Cependant, je ne puis compter ce caractère au nombre des symptômes essentiels de ce médicament; mais il forme une opposition frappante avec les sueurs fébriles très abondantes, sueurs qui ne jugent rien, et auxquelles donne bien souvent naissance l'inflammation du péritoine. Cet état fébrile se rapproche beaucoup des fièvres nerveuses lentes, comme le prouvent la chaleur brûlante et la sécheresse de la bouche, l'aridité des lèvres, la sécheresse de la langue qui est couverte d'un enduit blanc sale, la rougeur des joues, le délire et une extrême faiblesse. Tous ces symptômes fébriles ont une grande valeur pour le choix de *china*, surtout si nous tenons compte de l'existence antérieure de la péritonite, qui est alors évidemment arrivée à sa période d'exsudation ou de suppuration, ce qu'indique encore le météorisme, la face hippocratique, etc., signes d'une mort prochaine. On peut cependant attendre un bon effet de ce médicament, qu'il faut donner à la douzième dilution, par très petites doses répétées de deux en deux heures. *China* convient aussi à certain cas de péritonite moins désespéré, comme l'indiquent les symptômes des intestins.

Il y a encore une autre substance très utile vers la fin de la maladie, ou quand celle-ci se complique de fièvre typhoïde, c'est le *Rhus Toxicodendron*, surtout après *bryonia*, quand celle-ci n'a pas fait entièrement disparaître l'état congestif, et qu'elle n'a pu empêcher que la maladie se transformât en fièvre typhoïde. La fièvre est caractérisée alors par une vive chaleur avec soif inextinguible, sécheresse de la peau, anxiété, obnubilation de la tête, délire fréquent, carpologie, faiblesse extrême, langue sèche et rouge, lèvres sèches et brunes, visage rouge et brûlant, fréquence du pouls. Le malade ne se plaint pas d'avoir le ventre sensible, cependant l'abdomen est gonflé surtout au niveau de la région ombilicale; les selles sont diarrhéiques, fréquentes, surtout le soir et le matin, et toujours précédées de constipation. L'urine est foncée et cause une douleur de brûlure dans le canal de l'urètre; l'appétit manque complétement. Tout ce qui précède montre qu'un état fébrile aussi nettement caractérisé ne doit pas être considéré comme une affection typhoïde idiopathique, mais bien plutôt comme l'expression d'une maladie de l'abdomen; aussi ne peut-on la faire disparaître qu'en obtenant la guérison de toutes les lésions intestinales, au moins dans la mesure du possible. Des esprits sceptiques nieront peut-être la probabilité de ces guérisons ; mais l'expérience nous apporte souvent des preuves plus favorables, surtout quand le traitement homœopathique est appliqué. — *Rhus* appartient à cette catégorie de médicaments qui conviennent quand la force vitale est affaiblie et que ses réactions sont faibles. Il semble alors apporter un grand concours à la guérison. Je serai très circonspect dans tout ce que je pourrais dire au sujet de la dose à laquelle ce médicament convient et des intervalles auxquels il faut le répéter, parce que j'ai suivi plusieurs méthodes qui m'ont également réussi quand la guérison était possible.

Arsenic convient dans les cas les plus graves, au début ou à la fin de la maladie, quand celle-ci s'est développée lentement et qu'elle ne se localise pas franchement ; c'est-à-dire, lorsque après des prodromes passagers, il survient tout à coup de l'anxiété, une grande agitation, le malade se roulant dans son lit et se désespérant à cause de l'intensité des douleurs abdominales, une chaleur brûlante extraordinaire, plus vive la nuit, un grand désir de boissons et une faiblesse extrême. Je ne veux pas décider si un pareil état dépend d'une irritation du système sanguin, d'un état congestif, ou si le système nerveux n'y prendrait pas une grande part. Ce qu'il y a de certain, c'est le calme que produit l'arsenic dans cette espèce de péritonite. Seulement, il faut avoir le soin de donner la trentième dilution dont le malade prendra une petite portion d'une goutte. Il est rare que l'on doive le répéter ; mais, si plusieurs doses sont nécessaires, il faut toujours mettre entre elles six ou huit heures d'intervalle.

Il ne sera pas déplacé de citer ici un fait que j'eus occasion d'observer au commencement de ma pratique et qui a beaucoup d'analogie avec la maladie dont nous parlons. Il s'agissait d'un enfant âgé de six à sept ans, qui s'était un jour roulé dans la neige, par un froid très vif accompagné d'un vent impétueux. Le soir qui suivit, une toux catarrhale, dont ce malade souffrait depuis plusieurs jours, augmenta beaucoup et devint d'autant plus pénible qu'elle causait de violentes douleurs dans l'abdomen. Celles-ci s'aggravèrent peu à peu, devinrent continues et cessèrent de se calmer entre les quintes de toux. Le ventre était gonflé, surtout au niveau de l'ombilic, et très douloureux à la pression ; les évacuations alvines avaient complétement cessé. La fièvre devint plus forte, la chaleur et la soif furent plus vives que jamais ; le sommeil était troublé par la toux, les douleurs abdominales et des rêves anxieux ; cependant l'appétit n'était pas absolument perdu. Je me trouvai fort embarrassé pour choisir un médicament, ne possédant encore que le premier volume du *Traité de matière médicale pure* de Hahnemann, dont je ne savais pas faire une exacte application. Néanmoins, après avoir bien vérifié, je crus que *nux vomica* répondrait parfaitement à ces symptômes. Je donnai donc le soir quelques globules de la douzième dilution, comme il était recommandé. Je fus fort inquiet de mon malade pendant toute la nuit : une seule chose me rassurait, c'était le soin que j'avais mis dans mes recherches. Aussi je fus fort heureux en voyant, le lendemain, l'enfant jouer dans sa chambre et complétement débarrassé de ses douleurs, voire même de sa toux qui avait presque entièrement disparu. Je n'employai pour lui aucun autre médicament.

Je signalerai enfin *sulphur*, qui est très utile quand nous ne réussissons pas complétement. Sa symptomatologie prouvera au lecteur que je ne le recommande pas au hasard, mais bien en raison de ses propriétés physiologiques. Du reste, les bons résultats que l'on obtient de son emploi confirmeront certainement ma proposition. Il convient particulièrement lorsque les quatre médicaments principaux que j'ai nommés ne peuvent guérir complétement la maladie, ce qui dépend ou de sa ténacité, ou de quelque complication dont il était impossible de triompher avec une seule substance.

Une diète sévère est ici de toute nécessité. Quant aux

boissons, on peut permettre l'usage d'eau pure, ou légèrement sucrée, de lait chaud ou de lait froid, quand le malade le supporte, et parfois aussi d'autres boissons. L'eau froide est préférable si le malade a des vomissements opiniâtres, encore faut-il la donner en très petite quantité.

ARTICLE III. — INFLAMMATION DE L'ESTOMAC ET DES INTESTINS.
(Gastritis, enteritis, gastro-enteritis.)

Tout le monde comprend que cette maladie puisse exister chez les enfants avec des formes différentes et à des degrés divers; mais elle est souvent méconnue, et l'autopsie est parfois le seul moyen de la reconnaître. Bien plus : quand le malade a été traité d'après les principes de l'allopathie, il n'est pas toujours facile de décider si la maladie était, dès le début, de nature inflammatoire, ou si la grande quantité de médicaments que le malade a pris, et surtout le calomel que l'on prodigue en pareille circonstance, ne lui ont pas imprimé un caractère aussi grave alors qu'elle était par elle-même sans danger.

L'appréciation des symptômes intestinaux et de leur caractère inflammatoire est difficile chez les enfants, parce que le médecin est souvent obligé de s'en tenir aux phénomènes physiologiques et aux inductions qu'il peut en tirer. Il ne faut plus accorder une trop grande importance à l'examen physique des organes, surtout à la *palpation* qui est cependant le procédé le plus capable de nous donner des renseignements importants, que l'on doit ajouter aux autres signes sensibles. Cette méthode a même acquis une grande importance depuis que M. Piorry a tracé les règles de la percussion (1). Quant à l'auscultation, elle ne fournit qu'un seul caractère, c'est un bruit de frottement qui est dû à ce que les deux faces correspondantes du péritoine sont devenues rugueuses par suite d'une exsudation plastique qui s'est formée au niveau du point où l'intestin est enflammé;

(1) *De la percussion médiate.* Paris, 1828.

la palpation ne peut nous fournir aucun signe relatif à cette altération.

Il existe seulement au début une petite place sur l'abdomen, où le toucher excite une vive douleur qu'exprime le visage de l'enfant. Cette douleur se réveille au moindre mouvement. Peu de jours après, elle s'étend ; tout le ventre devient brûlant, gonflé surtout autour de l'ombilic ; la peau et la langue se sèchent ; celle-ci est très rouge, couverte d'un enduit muqueux ou diphthéritique. Puis la fièvre paraît, caractérisée par la chaleur sèche de la peau, une soif intense, un pouls petit, fréquent, dur ou faible, un sommeil agité, d'où les enfants sortent avec un grand sentiment de crainte. Le visage exprime un air de souffrance tout à fait caractéristique ; leurs traits sont contractés, la physionomie mélancolique et vieille. Les angles de la bouche sont tirés en dehors, et le muscle orbiculaire des lèvres étant tiraillé, fait former à la peau un pli saillant. Un autre pli s'étend de la lèvre inférieure au menton ; d'autres existent à la racine du nez, sur le front. Enfin, quand la maladie est parvenue à son apogée, les paupières supérieures tombent à demi.

Meissner distingue trois formes différentes dans la gastro-entérite des enfants. Toutes trois débutent par la membrane muqueuse et s'étendent par la suite aux tissus sous-jacents. Ces trois formes sont les suivantes :

§ 2. *L'inflammation de la membrane muqueuse (Enteritis mucosa infantum).*

C'est la forme la plus fréquente, et en même temps la plus difficile à reconnaître, parce qu'elle est ou très limitée ou tellement superficielle que les symptômes locaux, comme les signes de réaction générale, sont à peine perceptibles, et incapables de fixer l'attention du médecin. En outre, cette affection revêt des formes si variables qu'il est presque impossible d'en tracer un tableau exact, généralement acceptable et caractérisé. Les ouvrages de pathologie parlent d'une *inflammation érythémateuse* et d'une *in-*

flammation folliculaire ; mais ces divisions sont exclusivement établies sur les caractères anatomiques, et leur diagnostic ne se fait que sur le papier. Il est rare, en effet, que
l'on puisse reconnaître sur le malade les groupes de
symptômes décrits dans les ouvrages scolastiques. Cette
division est du reste fort peu utile pour la pratique de l'homœopathie, puisqu'il nous suffit de réunir les symptômes
présentés par le malade, et de choisir nos médicaments
sur cette seule indication. Aussi vais-je décrire cette maladie telle que je l'ai observée : le médecin homœopathe sait
ce qu'il doit ajouter à cette description générale.

L'entérite, et en particulier cette première forme, étant
souvent méconnue chez les enfants, ce qui est inévitable,
le traitement appliqué par les maîtres de l'ancienne école
devait être vicieux et conduire aux plus mauvais résultats.
Certainement, le plus grand nombre des *dysenteries* causées par la dentition se rapporte à cette forme morbide,
comme aussi un grand nombre de fièvres rémittentes auxquelles les enfants sont sujets, et bien des atrophies mésentériques reconnaissent pour point de départ une inflammation intestinale.

La maladie est tantôt aiguë, tantôt chronique. Généralement, les enfants ont d'abord des garde-robes nombreuses,
auxquelles on n'attache pas une grande importance, et qui
s'accompagnent rarement de fièvre. Il y a trois ou quatre
évacuations dans les vingt-quatre heures et quelquefois
plus. Ces évacuations donnent à l'enfant de l'agitation, une
expression de souffrance, souvent lui arrachent tout à
coup des cris et provoquent des convulsions. Avant et pendant la selle, l'enfant pleure et se lamente. Souvent les matières sont tout à fait liquides et rejetées avec violence ; elles
se composent d'une matière brunâtre, parfois sanguinolente, fétide, purulente ou mêlée de glaires, ou bien vertes,
comme hachées ou tout à fait aqueuses et foncées, ou encore semblables au méconium. D'autres fois, les aliments
sont rendus sans avoir été digérés. L'anus est rouge ; ex-

corié, le ténesme est fréquent. Enfin, on observe des alternatives de constipation et de diarrhée.

Lorsque la diarrhée a duré pendant quelque temps, ou même dès le début de la maladie, on observe un état fébrile caractérisé par une chaleur brûlante, avec fréquence du pouls; la langue est rouge, surtout vers sa pointe, et couverte comme d'une peau; plus tard elle devient sèche et croûteuse; alors arrivent des vomissements et une soif continuelle; le ventre est tendu, gonflé, sensible à la pression, souvent très chaud, enfin météorisé. Les forces de l'enfant diminuent avec rapidité, et l'amaigrissement devient extrême. Le tableau de la maladie, tel que je viens de le tracer, est souvent obscurci, parce que l'entérite amène un grand nombre de symptômes sympathiques, surtout vers le cerveau et les bronches. On observera, en pareil cas, une céphalalgie violente, du délire, le coma et d'autres signes appartenant à l'hydrocéphale aiguë, ou bien une toux fréquente, une respiration accélérée. Ce qui est le plus remarquable, c'est qu'on ne trouve après la mort aucune altération organique, ni du côté du cerveau, ni du côté des organes respiratoires, qui soit capable de rendre compte des symptômes observés pendant la vie. La mort arrive très vite chez les nouveaux-nés, moins chez les enfants plus âgés, pour lesquels cependant le pronostic reste très grave.

§ II. Inflammation de la partie du péritoine qui recouvre l'intestin (Entérite séreuse péritonéale).

Cette forme de l'entérite est caractérisée par des symptômes violents, mais elle épargne la plupart des enfants pendant la première année; on ne la rencontre même que rarement avant la cinquième ou la sixième. Les sujets forts y sont le plus exposés. Cette affection est caractérisée par une constipation accompagnée de fièvre violente, et d'une vive douleur qui se réveille et augmente sous l'influence de la plus légère pression et d'un mouvement modéré, ce qui oblige les malades à rester presque toujours couchés sur le dos. Le pouls est plus dur que dans la forme précédente ; le ventre est chaud et gonflé ; l'enfant est poursuivi par le désir de boissons froides. Les traits du visage expriment la douleur, mais le malade conserve toute sa connaissance. Ces souffrances cessent le plus souvent à la suite de garde-robes mêlées de sang ; mais elles ne tardent pas à revenir avec une telle intensité que l'enfant jette les hauts cris. C'est alors que la langue devient d'un rouge foncé, et que l'on aperçoit sur ses bords une foule de petits points rouges (Meissner). Cette péritonite partielle ne tarde pas à s'étendre ; on observe alors les symptômes et la marche de la péritonite générale. Quant au traitement, il est aussi le même que dans cette dernière maladie.

§ III. Entérite folliculaire (*Enteritis follicularis*).

Plusieurs médecins ont prétendu que l'inflammation des follicules intestinaux et leur ulcération appartenaient exclusivement à la fièvre typhoïde ; mais l'expérience a prouvé le contraire, puisqu'on a rencontré cette même altération dans le cours des maladies catarrhales et des fièvres exanthématiques (scarlatine, variole), dans le choléra, l'affection tuberculeuse, etc. Ces follicules enflammés n'ont pas le même aspect dans le gros intestin et dans l'intestin grêle. Dans le premier cas, ils semblent enchâssés dans la muqueuse ; dans le second, ils font saillie à sa surface. Meissner croit que cette forme de l'entérite ne débute pas aussi brusquement que les précédentes, mais qu'elle est annoncée par des prodromes plus ou moins bien caractérisés, comme la tristesse, le manque d'appétit, le dégoût des aliments, l'agitation, l'anxiété, la fièvre, une soif vive, une violente céphalalgie et des selles diarrhéiques. Il arrive souvent que les douleurs de tête dégénèrent en une véritable inflammation du cerveau, qui peut aussi se développer dans le cours de la maladie. Les symptômes les plus remarquables et les plus constants sont une faiblesse extrême, l'abattement du visage, la rougeur des pommettes. Quand on lui parle, l'enfant répond avec peine, comme s'il n'avait pas bien compris. Les organes des sens sont très obtus, et les douleurs de tête dont se plaignent les malades plus âgés s'accompagnent tantôt de vertiges, tantôt d'obnubilation. Quand la maladie se développe, les yeux sont abattus, le nez se pince, les narines et les lèvres deviennent noires et sèches; la peau est sèche et chaude, le pouls petit et concentré; la langue est sèche, rouge à la pointe et sur les bords; parfois molle et humide, couverte d'un enduit blanc, muqueux ou caséeux. L'haleine a une mauvaise odeur, l'urine, peu abondante et plus ou moins foncée, forme un dépôt épais. En examinant le ventre, on trouve de la sensibilité dans la région du colon ascendant et dans la région du cœcum. Alors la diarrhée ne tarde pas à paraître, ainsi que le météorisme et un gargouillement spécifique, qui est considéré par plusieurs auteurs comme un signe très fâcheux. Enfin, on observe de véritables coliques de miserere quand l'inflammation a été assez vive pour produire la constipation, le resserrement de l'intestin ou l'invagination. Quand la muqueuse vient à se gangréner, les coliques cessent tout à coup, les évacuations prennent une très mauvaise odeur, le malade a l'air abattu, la température de son corps baisse sensiblement, le pouls devient insensible et la mort arrive au milieu de convulsions ou du coma.

La gastro-entérite chronique est moins bien caractérisée, son diagnostic est beaucoup plus difficile, parce que ses symptômes sont moins tranchés, et aussi parce que les ganglions mésentériques participent presque toujours à la maladie.

Étiologie. — Billard prétend que l'entérite peut prendre naissance chez le fœtus. Il est vrai que l'on rencontre souvent chez les nouveaux-nés qui succombent peu de jours après leur naissance, dans un état de marasme et de faiblesse extrême, des traces évidentes de l'inflammation de la membrane muqueuse des intestins. En général, il est difficile de déterminer bien clairement la cause de cette maladie; elle semble seulement se développer de préférence quand on sèvre l'enfant et pendant le travail de dentition, circonstances qui constituent une prédisposition véritable. Au moins la rencontre-t-on bien plus souvent à ce moment de l'existence, sans pouvoir lui assigner une autre cause que la dentition et le changement d'alimentation. L'entérite accompagne aussi les aphthes, surtout les aphthes des nouveaux-nés (1), les maladies exanthématiques, la pneumonie, etc. Les purgatifs irritants, et surtout le calomel, sont des causes fréquentes de cette affection, mais la plus commune de toutes est le froid.

L'inflammation s'étend fréquemment au mésentère, surtout chez les enfants scrofuleux, et on la reconnaît à des signes certains. En pareille circonstance, l'enfant devient triste et souffrant, il refuse toute espèce de nourriture, sans que la digestion soit troublée; la langue est nette, mais d'un rouge foncé. Lorsque la maladie a duré depuis longtemps, le ventre s'affaisse, de sorte que les fausses côtes et les épines iliaques antérieures font une énorme saillie. Le ventre est peu douloureux au toucher, mais il semble l'être davantage pendant le mouvement, car le petit malade paraît craindre de se remuer et reste couché immobile sur le dos. Le pouls est petit et fréquent, surtout la nuit, où il y a des exacerbations caractérisées par une chaleur brûlante générale, plus vive au ventre, à la paume des mains et à la plante des pieds. Les enfants maigrissent et s'atrophient.

Le *pronostic* serait plus favorable si la maladie n'était pas traitée légèrement au début et surtout si elle n'était pas méconnue, comme il arrive si souvent. L'âge a une grande influence sur nos prévisions. Plus le sujet est jeune et plus le mal est dangereux. Du reste, la forme la plus

(1) Voy. Barrier, *Traité prat. des maladies de l'enfance*, t. II. Paris, 1852.

favorable est celle qui se borne à la muqueuse elle-même, surtout quand elle détermine une sécrétion abondante qui juge parfois la maladie.

Traitement. — La marche insidieuse de la gastro-entérite et la manière dont elle s'accroît sont pour le médecin un motif sérieux de ne point négliger la diarrhée chez les enfants, surtout quand elle est abondante et qu'elle se prolonge au delà de quatre à cinq jours. Les précautions diététiques sont ici d'une grande importance, et il est souvent indispensable, quand l'enfant est sevré, de lui rendre pour quelque temps le sein de sa mère. Autrement, il faut borner sa nourriture à un mélange d'eau et de lait, auquel on peut ajouter un peu de biscuit léger. On donne toutes les deux ou trois heures une petite quantité de ce mélange. Du reste, les selles diarrhéiques seront traitées comme je l'ai dit dans ma première partie, en parlant de la diarrhée des enfants. La thérapeutique de la gastro-entérite se réduira donc pour nous à quelques indications supplémentaires, d'autant plus que j'ai déjà donné, en parlant de la péritonite, une foule d'indications importantes qui retrouveront ici leur application.

Le médicament que je dois mettre en première ligne est le *borax* à la douzième ou à la trentième dilution. Le traitement des aphthes fut la première raison pour laquelle j'étudiai ses propriétés, mais des expériences postérieures, et l'étude des effets physiologiques de cette substance m'ont appris qu'elle était très puissante et presque indispensable dans un grand nombre des maladies de l'enfance. On ne peut méconnaître, en effet, que ce médicament ne déploie une grande action sur la muqueuse, surtout sur celle des intestins, comme le prouvent les aphthes qu'il a puissance de développer sur tous ses points. Or, ces ulcérations se forment aussi comme conséquence de l'inflammation de la muqueuse, et leur existence est toujours caractéristique pour le choix de *borax*, pourvu que les symptômes soient assez tranchés et que le diagnostic de la maladie, ainsi que leur existence ne puissent pas être le motif de la moindre erreur. Mais, comme le lecteur a pu le remarquer en étudiant la description de cette maladie, une semblable certitude est difficile à obtenir, parce que les symptômes sont mal caractérisés, et que leur nature n'est pas toujours facile à reconnaître. Les signes vraiment caractéristiques pour le choix de ce médicament sont : des selles diarrhéiques qui ont lieu plusieurs fois le jour, ayant la consistance de la bouillie, ou aqueuses et jaunâtres, lesquelles arrivent après des borborygmes ou des coliques, et sont accompagnées d'un ténesme violent, de sorte que les matières sont expulsées instantanément et avec force. La rétraction du ventre au niveau de l'ombilic, et les contractions des intestins qui deviennent presque perceptibles à l'œil, la chaleur de la tête de l'enfant et de sa bouche, la rougeur et la sécheresse de la langue, l'érection de ses papilles sont aussi des signes indicateurs du borax. La maladie se borne parfois à un seul symptôme pendant plusieurs jours, sans qu'il survienne d'autres douleurs accessoires; mais une expression de souffrance se peint de plus en plus sur le visage de l'enfant, qui devient pâle et terreux; le malade refuse la nourriture parce que la diarrhée revient chaque fois qu'il mange; sa peau se flétrit et se ride, il maigrit, pousse des cris et des gémissements pendant son sommeil.

Je supposerai, pour tout ce qui me reste à dire sur le traitement, que le lecteur s'est familiarisé avec toutes les indications que j'ai données à propos de la diarrhée et de la péritonite, parce que les caractères que je pourrais indiquer ici ont la plus grande analogie avec ceux que j'ai réunis alors. L'*acidum sulphuricum* 6 ou 12, est encore le médicament qui mérite le plus d'attention de notre part après le borax. Il agit très énergiquement sur toute l'étendue de la muqueuse intestinale. Les signes les plus caractéristiques de son emploi sont la mollesse du ventre et des évacuations d'un jaune safran, comme hachées, muqueuses et semblables à de l'argile. Ces évacuations arrivent toujours après des borborygmes qui sont plus forts autour du nombril que partout ailleurs. Le lait donne des vents et des nausées. La fièvre accompagne rarement ces symptômes; le pouls n'augmente pas de fréquence, mais le signe dominant est la tristesse du malade et la pâleur de son visage.

Mezereum 30, nous est souvent utile, bien qu'il soit difficile de retrouver ses caractères parmi les symptômes que j'ai indiqués. On doit cependant l'employer quand le malade se plaint de tension dans la partie supérieure de l'abdomen et d'un sentiment de pression anxieuse qui augmente la nuit, et ne peut diminuer si le malade ne se couche sur le dos; quand la respiration est courte et gênée, le pouls petit, et que l'enfant est toujours soulagé quand il peut rendre un vent. Il y a aussi de fréquentes coliques qui sont suivies d'une selle simplement muqueuse rendue au milieu d'efforts violents. Mais si la maladie n'est pas promptement arrêtée, une fièvre inflammatoire violente ne tarde pas à compliquer cet état, la tête s'entreprend et le visage pâlit.

Un des médicaments les plus importants dans cette maladie est *lachesis* 30, dont j'ai fait souvent usage avec succès. L'enfant, chez lequel il réussit, n'était plus depuis quelques jours dans son état normal, il pleurait et criait sans cesse, avait de la chaleur à la peau avec des renvois et vomissement du lait; il changeait continuellement de place, son visage avait une expression de souffrance toute particulière et paraissait abattu; l'appétit se perdait, le ventre était tendu et partiellement douloureux. Les garde-robes, jusqu'alors régulières, devenaient peu à peu liquides ou semblables à des œufs brouillés, très affaiblissantes. La fièvre survenait alors, la tête était brûlante; il y avait des alternatives de frisson et de chaleur; le petit malade gémissait sans cesse, repoussait les couvertures avec ses pieds; sa respiration était courte, il répondait difficilement aux questions qu'on lui posait; le soir, il ne pouvait s'endormir à cause de l'irritabilité dans laquelle il se trouvait, et, une fois endormi, il se réveillait bien facilement. Ce médicament m'a paru convenir dans la forme morbide que je viens de décrire, et je suis convaincu que si nous connaissions davantage ses propriétés, nous obtiendrions avec lui bien plus que nous ne le faisons.

Je ne puis terminer ce chapitre sans parler du *lycopodium*, qui m'a donné des résultats précieux dans un grand nombre de phlegmasies chroniques. Il arrive, en effet, que l'entérite affecte une marche lente et passe à l'état chronique; ce changement est souvent le résultat du traitement vicieux que nous avons suivi. Mais cette erreur ne peut pas toujours être évitée; le meilleur praticien la commet quelquefois, et dès lors il ne doit plus avoir qu'une pensée, celle de la réparer. Il lui faut alors soumettre à un examen sévère le malade qu'il traite, réunir le tableau exact de tous ses symptômes, afin de fixer son choix entre les deux médicaments qui se présentent les premiers, à savoir *sulphur* et *lycopodium*. Je crois pouvoir indiquer parmi leurs signes distinctifs, que le soufre convient quand aucun des autres agents que j'ai recommandés n'a pu calmer le malade, et surtout le délivrer de la diarrhée qui l'épuise, quelle que soit la nature des *évacuations*, et que le *lycopodium* doit être employé, au contraire, quand la diarrhée ayant été arrêtée, les garde-robes restent molles, et de la consistance de la bouillie, ce qui n'empêche pas le malade d'être obligé à de violents efforts de défécation. L'amaigrissement n'est pas un signe distinctif entre ces deux substances, car il est presque égal avec l'une ou l'autre, et se trouve en rapport avec les autres symptômes intestinaux. J'avoue qu'il me serait impossible de préciser davantage les traits caractéristiques de ces deux médicaments, le tact médical peut seul nous faire décider entre eux: quant à moi, il me serait impossible de donner de meilleures raisons de ma détermination; peut-être d'autres seront-ils plus heureux.

J'ai dit plusieurs fois déjà quelles étaient les lésions morbides que *pulsatilla*, *mercure*, *nux vom.* et *arsenic* peuvent guérir; je ne reviendrai pas sur ce point.

§ IV. De la dysenterie.

La *dysenterie* est une affection que j'ai cru devoir ranger dans cette seconde partie de mon livre, à côté des autres espèces de diarrhée. Elle est fréquente chez les enfants pendant la dentition; aussi, puis-je espérer que l'on me pardonnera d'en avoir parlé ici, malgré l'avis d'un grand nombre d'écrivains. J'ai cru devoir agir de la sorte, abandonnant au lecteur le droit de me critiquer.

Nous n'avons pas à faire dans la dysenterie à une simple inflammation des intestins, mais bien à une maladie typhoïde épidémique, résultat de l'intoxication du sang par un miasme aigu, lequel localise ses effets sur le tube digestif sous la forme d'une congestion spécifique de la membrane muqueuse du gros intestin. Il ne peut entrer dans mon plan de réunir ici les raisonnements nombreux et les opinions diverses émises par les auteurs au sujet de cette maladie, non plus que d'entrer dans l'examen du problème qui consiste à chercher si elle est contagieuse ou seulement infectieuse. Je dois donner à l'étude de cette affection les limites que je me suis tracées pour toutes les autres, parce que le médecin qui consultera ce manuel s'inquiétera bien plus des indications pratiques que je puis lui offrir, que des opinions théoriques auxquelles il ne convient de m'arrêter.

SYMPTOMATOLOGIE. *Prodromes.* — Ils existent presque toujours; c'est seulement dans les cas graves et intenses que la maladie revêt tout à coup la forme qui lui appartient. Du reste, presque toutes les maladies épidémiques ont des prodromes. Ceux-ci se composent de faiblesse et de courbatures dans les membres, de douleur de tête, d'anorexie, de frissons alternant avec de la chaleur et de la sueur, de nausées et de vomissements. Les symptômes abdominaux caractéristiques de cette affection se montrent ensuite et s'annoncent par des coliques passagères qui reviennent souvent, partent de l'ombilic, et s'étendent dans le rectum,

où le malade croit sentir continuellement la présence d'un
corps étranger qui pèse sur les lombes, et presse continuellement sur l'anus. Il a des borborygmes. Quant aux évacuations, elles sont irrégulières; il y a tantôt de la diarrhée
qui précède de quelques jours la dyssenterie elle-même,
et tantôt de la constipation. Ce stade dure un ou deux
jours, quelquefois un septenaire tout entier; parfois aussi
il se compose seulement d'un accès de fièvre.

Dans la *période d'état*, la maladie est caractérisée par des
coliques qui suivent la direction du gros intestin, partent du
cœcum, montent vers l'hypochondre droit, gagnent transversalement la région hypochondriaque gauche, l'S iliaque
du colon, et arrivent au rectum, où elles causent des envies
pressantes d'aller à la garde-robe, du ténesme et de véritables évacuations. Quelquefois ces coliques précèdent les
évacuations, ou bien elles arrivent peu auparavant; mais
sont alors très violentes, et laissent aussi des envies inutiles
d'aller à la selle. Le ténesme existe pendant les selles et
dure souvent après; il se compose alors d'un sentiment
de constriction douloureuse de l'anus. Les évacuations sont
très fréquentes; elles se répètent douze, vingt-quatre fois
et même plus en vingt-quatre heures, de sorte que le patient
peut à peine quitter le pot de chambre; mais il ne rend à
la fois qu'une très petite quantité de matière, à peine de quoi
remplir une cuillère. Ces évacuations se composent de
matières muqueuses, liquides, mêlées de sang, ou du sang
caillé mêlé à une petite quantité de matières comme féculentes. Le ventre est douloureux à la pression; le malade a
de la fièvre caractérisée par de la soif, la sécheresse et la
chaleur de la peau, l'accélération du pouls, la diminution
de l'urine, l'agitation, l'insomnie et un sentiment de malaise
général. Après avoir duré pendant huit ou dix jours, les
symptômes diminuent peu à peu, et la guérison arrive, ou
bien la maladie s'aggrave et se transforme en péritonite ou
en fièvre typhoïde, maladies graves dont la mort est souvent la conséquence.

Mais il est nécessaire de décrire avec plus de détails les symptômes caractéristiques de la dyssenterie et les signes qui peuvent être déterminants pour le choix des médicaments.

Les *douleurs abdominales* qui accompagnent la dyssenterie sont assez variables ; elles se composent ou de simples coliques ou de douleurs violentes. Souvent elles se bornent à de simples tortillements, à des coliques ou à des tranchées, qui reviennent à époque fixe ; le ventre ne conservant aucune espèce de sensibilité à la pression dans les intervalles de repos. Mais les coliques sont parfois très violentes, arrachent à l'enfant des plaintes et des cris qui durent encore après que l'évacuation a eu lieu, et se trouvent en rapport avec l'intensité du ténesme. — L'existence de ces coliques doit faire présumer que la congestion ne s'étend pas au delà de la membrane muqueuse. Tantôt la douleur est fixe, permanente, offrant des exacerbations périodiques entre lesquelles elle ne cesse jamais complétement, conservant, au contraire, une égale intensité. Quand la maladie s'accroît, la douleur est souvent limitée à un petit espace, accompagnée de *gonflement*, de dureté et de chaleur du ventre qui se météorise. L'abdomen devient alors sensible à la pression ; le moindre mouvement augmente les douleurs, ce qui oblige le malade à rester immobile. Les aliments et les boissons froides prises en très petite quantité, réveillent aussi toutes ses angoisses. Quand les symptômes abdominaux sont arrivés à ce point, on peut être certain que la maladie s'est étendue en profondeur, qu'elle a envahi le tissu cellulaire sous-muqueux, le tissu fibreux, même le péritoine. — L'absence de douleur doit faire rejeter l'idée d'une congestion locale, mais non celle d'une ulcération ; c'est seulement quand il existe une épidémie que la maladie revêt le caractère adynamique. Quand nous voyons dans une dyssenterie très douloureuse et très violente, les douleurs abdominales cesser tout à coup, les forces manquer, le malade tomber dans un état de collapsus général et avoir

des évacuations involontaires composées de matières d'o-
deur cadavérique, nous pouvons supposer l'existence, ou
d'une paralysie de l'intestin, ou de la gangrène de la membrane muqueuse.

La contraction spasmodique et douloureuse du sphincter
de l'anus, contraction qui constitue le *ténesme*, est souvent
la conséquence de la sensation de chaleur brûlante causée
par le passage de matières fécales très âcres. Quand le rectum est violemment enflammé, l'irritation causée par les
matières alvines ne peut plus être considérée comme la
cause unique des symptômes; le ténesme est alors continu
et nous observons souvent la chute du rectum enflammé.
Le patient se plaint alors d'une douleur de brûlure aux
lombes, laquelle amène des syncopes, des convulsions et le
tremblement des membres, ou bien il accuse des besoins
continuels d'aller à la garde-robe qui ne cessent même pas
après les évacuations. Il peut se faire qu'il n'y ait aucune
garde-robe malgré les douleurs les plus violentes. — Le
ténesme dure longtemps encore pendant la convalescence;
il est entretenu par des ulcérations qui existent dans le
rectum et disparaît seulement après leur cicatrisation complète. Quand arrive la paralysie de l'intestin et, par suite,
celle du rectum, le ténesme cesse complétement, l'anus reste
entr'ouvert et les évacuations ont lieu sans que le malade
puisse les retenir. Cet état se prolonge après la guérison de
la maladie.

La nature des évacuations est en rapport avec les autres
symptômes. Au début, elles sont féculentes ou muqueuses
et indiquent une simple irritation catarrhale de l'intestin.
Elles manquent souvent pendant la première période de la
maladie, et leur absence s'explique par la sécheresse de la
membrane muqueuse dont la sécrétion cesse de s'accomplir. Les évacuations ont presque toujours lieu facilement;
le moindre mouvement que le malade fait dans son lit les
provoque; parler, boire, etc., les ramène aussi. Quand elles
diminuent, on peut être sûr que la maladie décroît. Les

selles deviennent plus fréquentes à l'approche de la nuit ; quand leur proportion est considérable, les sueurs, les urines et l'expectoration diminuent.

Les matières sont liquides, contiennent du mucus, du sang, des débris d'épithélium, du pus, des lambeaux de fausses membranes, des morceaux semblables à de la mousse, des fèces et des matières non digérées. Elles sont blanches, quand elles renferment beaucoup de mucus ou de pus, ou claires, d'un brun foncé, jaunes, vertes, nuancées de plusieurs tons, d'une couleur noire désagréable, ou semblables à de la lavure de viande et à des raclures de boyaux. Elles répandent une odeur infecte et putride. — Les mucosités forment parfois une masse uniforme, ou ressemblent à du frai de grenouilles, à des grumeaux graisseux ; d'autres fois, on trouve dans les évacuations des petites masses rougeâtres ou d'un brun jaune, que l'on peut prendre pour des débris de glandes ou pour des raclures de boyaux. La quantité de sang contenu dans les garde-robes est souvent considérable, surtout dans la dyssenterie inflammatoire et au commencement de la maladie. Quelquefois les excréments sont couverts d'une couche de sang ou de stries ; d'autres fois le mélange est intime, surtout quand l'hémorrhagie se fait sur un point assez élevé de l'intestin ; tantôt le sang est liquide, tantôt il est coagulé. Les débris d'épithélium qui proviennent de l'exfoliation de la muqueuse se retrouvent sous forme de flocons et de lambeaux ; avec le temps, ils se déposent au fond du vase et forment une masse gélatineuse. — Les excréments sont très âcres, ils excorient l'anus et ses environs, le scrotum, etc., et non-seulement les gercent, mais les enflamment violemment. — On rencontre aussi bien souvent, dans ce cas, des vers intestinaux, surtout des ascarides. — Quand les garde-robes redeviennent bilieuses, mêlées de matières fécales, ou quand elles reprennent une consistance analogue à celle de la bouillie, on doit toujours considérer ce changement comme favorable et comme l'indice d'une prochaine guérison.

On observe, chez les enfants atteints de dyssenterie, plusieurs phénomènes sympathiques qu'il importe de connaître : des spasmes de la vessie, la strangurie et l'ischurie, des spasmes des testicules, des convulsions, les crampes des mollets et même la paralysie des extrémités inférieures; des nausées et des vomissements de mucus, de bile ou de sang. La voix devient faible et tremblante comme celle des cholériques.

La *fièvre* est souvent très faible, au moins semble-t-elle presque nulle à en juger par l'état du pouls et par la température du corps; le pouls n'est point accéléré, la peau froide, blême, cyanosée comme dans le choléra, avec lequel cette maladie a beaucoup de ressemblance, puisqu'elle renferme parmi ses symptômes les crampes des mollets, le collapsus de toutes les forces, et un amaigrissement rapide. La sensation de chaleur interne contraste d'une manière remarquable avec le froid extérieur du corps. Lorsqu'un frisson violent arrive dans le cours de la maladie, on doit le considérer comme un signe très fâcheux. La soif est, la plupart du temps, très intense, et le pouls ne donne pas une mesure certaine pour juger de l'intensité de la maladie. L'urine est rare et aqueuse. Le petit malade est très agité, ne peut dormir; aussi est-ce un très bon signe quand on voit le sommeil lui revenir (Canstatt).

On pourra comprendre maintenant, d'après l'énumération de ces symptômes, les épithètes différentes que l'on a données à la dyssenterie, suivant le degré de violence ou de faiblesse auquel elle était arrivée. On a décrit, en effet, une *dyssenterie catarrhale*, une *dyssenterie éréthique* dans laquelle la fièvre est modérée, présentant des rémissions et des exacerbations périodiques, la sécrétion urinaire et la transpiration cutanée ne cessant pas complétement, et dans laquelle les symptômes locaux ont une intensité moyenne ; la *dyssenterie inflammatoire* caractérisée par un frisson violent suivi d'une forte chaleur, avec pouls plein et fréquent, mais souvent aussi intermittent et serré, tous les autres symptômes étant très marqués; une *dysenterie adynamique, putride, septique, paralytique*, dans laquelle domine la torpeur, le pouls étant petit et faible, la peau souvent brûlante, souvent glacée, surtout vers les extrémités inférieures; le visage étant absolument défiguré. Parmi ces espèces se rangent les différentes formes de la dysenterie auxquelles on a donné les noms de *gastrique, bilieuse, muqueuse, rhumatismale et typhoïde*. On peut voir par ce qui précède combien il est difficile de fixer la *durée* de cette maladie et de prévoir ses terminaisons possibles. Il faut ranger parmi ces dernières la guérison, l'ulcération des intestins (phthisie intestinale), la dysenterie chronique, le rétrécissement de l'intestin grêle, le développement d'une entérite, d'une péritonite, d'une hépatite consécutives, l'invagination, la mort.

Étiologie. — Cette affection est rarement sporadique; mais presque toujours endémique ou épidémique, résultant de l'infection de l'organisme par un miasme particulier; elle n'épargne aucun âge. On peut ranger parmi ses causes prédisposantes un état cachectique, la rétention de matières fétides corrompues, et, en général, l'accumulation de toute sécrétion morbide dans les premières voies, enfin des maladies intestinales antérieures. D'autres causes peuvent aussi intervenir, mais toutes peuvent être évitées : ainsi le refroidissement, l'humidité, l'usage de fruits acides et verts ou de mauvais légumes dans un temps d'épidémie; les fruits aqueux, comme le melon, les oranges, les concombres, amènent la dysenterie. Les fruits mûrs, au contraire, ne sont pas préjudiciables quand on en mange modérément.

Le *pronostic* exige toujours une grande circonspection, car dans un temps d'épidémie la faiblesse des symptômes n'est pas toujours favorable, cette affection étant bien plus souvent mortelle que les autres maladies miasmatiques. Ceci s'applique particulièrement à la dysenterie putride et typhoïde, et moins à la dysenterie gastrique ou bilieuse. Cette affection est d'autant plus dangereuse que l'épidémie est plus récente, toujours plus grave chez les enfants que chez les adultes; encore faut-il tenir grand compte des causes prédisposantes que je viens d'énumérer. Les symptômes favorables sont la diminution du nombre des garde-robes, la présence de la bile et des fèces dans ces dernières, la diminution des coliques, du ténesme et de la fièvre, l'expulsion de flatuosités, l'établissement d'une sueur chaude abondante; le retour des urines normales et du sommeil, des vomissements bilieux, des éruptions pustuleuses et des abcès celluleux des extrémités inférieures. On portera au contraire un pronostic défavorable, quand le malade tombera dans une grande faiblesse, que les coliques et les garde-robes persisteront en augmentant, que le ventre sera tendu et gonflé, le ténesme violent, les évacuations noires, décomposées, semblables à de la lavure de viande, qu'il aura une agitation extrême, le hoquet, la peau glacée, la langue froide, noire et sèche, le délire, un pouls petit et irrégulier, le spasme et la paralysie de l'anus et des extrémités inférieures, le facies hippocratique, des ecchymoses, des aphthes gangréneux, le pourpre, et qu'on observera la cessation instantanée des coliques et l'aphonie.

Traitement. — Je ne puis nier que l'expérience ne m'ait enseigné plusieurs règles précieuses pour le traitement de cette maladie; ces principes m'ont servi souvent, tout en me donnant la preuve de ma faiblesse. Mais j'ai cru reconnaître en même temps que des praticiens plus âgés et plus expérimentés que je ne le suis, conservaient encore bien des doutes au sujet de la dyssenterie, et qu'ils ne possédaient pas de notions plus claires et plus étendues que les miennes. Quant aux jeunes praticiens, je me suis étonné de les voir affirmer avec certitude que la diarrhée guérit par les seuls efforts de la nature, mais que la dyssenterie ne cède jamais à l'expectation. Je me suis étonné de les voir chercher à diriger ainsi la nature, à lui imposer des lois, à la soumettre à leurs prévisions. Je sais bien qu'il m'est arrivé de sacrifier comme eux à ces prétentions, fortifié que j'étais dans mon opinion et par la gravité des symptômes, et par l'influence de ceux qui m'entouraient; mais j'ai dû modifier mes croyances en voyant toute la puissance que nous trouvons dans la force curative de la nature. Je reconnus en même temps la faiblesse de mes ressources; car, tandis que je m'efforçais de ramener à la vie les enfants tourmentés par la dysenterie, que je choisissais leurs aliments avec soin et que je répétais mes médicaments afin d'arriver plus vite au but désiré, je voyais d'autres enfants atteints de cette affection guérir sans le secours du médecin en mangeant des fruits. Je ne prétends pas néanmoins qu'il faille imiter cette conduite et abandonner toutes les dyssenteries aux seuls efforts de la nature; mais je crois qu'il est plus que jamais nécessaire d'employer contre elles les doses les plus faibles, et qu'il serait téméraire de changer trop souvent de médicament (1).

Hahnemann nous a fait connaître un spécifique pour la dyssenterie automnale, mais j'ai rencontré des épidémies qui avaient une forme toute différente, et qui ne cédaient plus au même agent. Cette inconstance dans les résultats nous oblige à rechercher le médicament approprié pour chaque épidémie nouvelle. Mais le spécifique une fois trouvé, il convient dans tous les cas de la même espèce, malgré les changements qui peuvent survenir parmi les caractères de l'état fébrile, les symptômes locaux ou à la suite de quelques complications. Il n'existe pas, en effet, de médicament antidyssentérique infaillible qui réponde

(1) La dysenterie peut, il est vrai, guérir dans nos climats par les seuls efforts de la force vitale; mais la guérison n'est alors ni aussi rapide, ni aussi franche qu'avec le secours de l'homœopathie. Dans d'autres contrées, en Afrique par exemple, l'expectation est moins efficace et l'action de nos médicaments plus précieuse. Parmi tous ceux qui ont été recommandés, le mercurius corrosivus est certainement le plus efficace lorsqu'il y a beaucoup de sang dans les garde-robes, et que le ténesme est violent; en un mot, dans la maladie que l'auteur appelle *dysenterie rouge*. Ce médicament a même bien souvent réussi lorsque la maladie était épidémique. Je recommanderai à ce sujet la *Clinique médicale homœopathique de Bœnninghausen*, par le P. A. Béquenet. Paris, 1851, p. 165.   (*Note du traducteur.*)

à toutes les modifications et à toutes les variétés que présente cette affection pendant son cours. Ainsi, tout ce que je puis faire en ce moment, c'est de donner les caractères des médicaments homœopathiques qui sont le plus en rapport avec cette maladie, ce qui n'empêchera pas le praticien de faire d'autres recherches pour chaque épidémie nouvelle, en raison des caractères particuliers qu'elle présentera, lesquels dépendent de modifications inconnues survenues dans les propriétés du miasme lui-même. Ce travail sera également nécessaire pour les différentes espèces de dyssenterie dont j'ai donné une description étendue, mais dont le médecin devra pouvoir apprécier les symptômes, sous le rapport physiologique et sous le rapport pathologique, s'il veut éviter toute erreur dans les cas difficiles.

L'anatomie pathologique nous donne fort peu de notions sur les lésions anatomiques qui existent dans le canal intestinal au début de la maladie, parce qu'on a rarement occasion de faire l'autopsie de malades ayant succombé à cette période. Toutefois, les signes que l'on rencontre plus tard permettent de penser qu'au commencement la muqueuse devait être rouge, boursouflée et formant des plis très saillants; que le tissu cellulaire sous-séreux devait être rouge et infiltré, et qu'enfin il existait des portions de la muqueuse présentant les caractères du ramollissement rouge. Or, cette opinion n'est pas une simple hypothèse. Des observations nombreuses ont permis de la constater, et nous trouvons en homœopathie un médicament qui répond très souvent à cette forme morbide, à sa cause prochaine, à son essence. Le lecteur aura deviné que je voulais parler de l'aconit. Ce médicament héroïque est pour nous d'un prix inestimable; car il guérit là où tous les autres agents ont échoué; seulement, chacun devra mettre ses soins à l'employer à propos, sans cela je serais exposé à ce que l'on m'accusât d'avoir donné de fausses espérances. Ce ne sont pas seulement les caractères généraux de ce médicament qui m'engagent à le recommander, mais aussi ses propriétés les plus spéciales.

Parmi les symptômes généraux caractéristiques pour le choix de l'*aconitum napellus*, je place l'augmentation des garde-robes vers le soir, des coliques violentes et insupportables qui réagissent sur le système nerveux tout entier, des douleurs générales névralgiques ou rhumatismales, qui font désirer à l'enfant de rester couché et souvent immobile; l'insomnie ou un sommeil agité, anxieux, une grande irritabilité, et une sensibilité générale extrême. Parmi les caractères spéciaux, je trouve la sécheresse de la bouche, un grand désir de boisson et surtout de bière, l'anorexie, le dégoût des aliments, des borborygmes et des coliques, de fréquentes évacuations aqueuses ou muqueuses, accompagnées de spasmes de l'anus, la diminution des urines et leur âcreté.

Tous les symptômes que je viens de rappeler sont ceux d'une dyssenterie modérée, et la fièvre qui l'accompagne est rarement très violente. Nous pouvons donc dire qu'on trouvera l'*aconit* utile au début de la maladie, quand elle aura revêtu des caractères bien tranchés, surtout lorsqu'elle se présentera sous la forme d'une *dyssenterie catarrhale avec éréthisme*. Mais son utilité sera plus incontestable encore si la fièvre a la forme d'une synoque, et que cette maladie se rapproche de celle que les auteurs ont nommée *dyssenterie inflammatoire*. Dans ce cas, les symptômes locaux sont plus intenses, les coliques se font sentir sans relâche, elles ont seulement des rémittences; le ventre est très sensible à la pression, douloureux, et il est facile de reconnaître par un examen attentif, qu'il existe quelque complication d'entérite ou de péritonite. L'*aconit* est encore très utile, quand la maladie menace de revêtir le caractère typhoïde, que les symptômes augmentent d'intensité, qu'il existe une douleur intestinale profonde qui indique toujours l'extension des ulcères intestinaux. On observe alors une grande irritabilité nerveuse, de l'agitation mêlée d'anxiété; le visage est rouge, mais les extrémités sont très froides, les garde-robes sont noires, d'un mauvais aspect et répandent une odeur cadavérique. La dilution la plus convenable est la douzième. Quant au mode d'administration, il faut répéter la dose toutes les heures si la maladie est très intense, toutes les deux heures si elle l'est moins, ou, enfin, toutes les trois ou quatre heures si on le juge suffisant.

Mercurius corrosivus est un médicament essentiel pour le traitement de la dyssenterie. Hahnemann dit à son sujet : « J'ai souvent constaté qu'une petite partie d'une goutte de la quinzième dilution, donnée en une seule fois, est un véritable spécifique pour la dyssenterie automnale ordinaire. » On peut ajouter que toutes les préparations mercurielles et, en particulier, le *mercurius solubilis*, sont fréquemment indiqués dans cette maladie, surtout pendant l'automne, époque à laquelle cette affection est très fréquente. J'ajouterai, en me fondant sur l'expérience, que les mercuriaux sont principalement utiles dans les dyssenteries endémiques que l'on observe dans les pays où règne en même temps la fièvre intermittente ; mais il ne faut pas qu'il existe eu outre quelque constitution médicale particulière qui viendrait s'ajouter au miasme dyssentérique, sans modifier sensiblement cette affection quant à ses symptômes extérieurs. Quand nous retrouvons les caractères du mercure parmi les signes de la maladie, nous pouvons assurer qu'aucun médicament ne conviendra mieux que lui ; et, cependant, nous devons convenir que les variétés de la maladie font que cet agent ne répond pas toujours exactement à l'état morbide. Il est donc nécessaire dans la dyssenterie endémique ou épidémique, de rechercher avec soin les symptômes spécifiques de cette affection, afin d'éviter toute espèce d'erreurs. Je vais indiquer sommairement les caractères des préparations mercurielles, laissant au médecin le soin de choisir entre le *merc. viv.*, le *merc. solubilis*, le *sublimé corrosif* et le *calomel.* Je trouve, parmi les symptômes généraux, une agitation continuelle qui porte le malade à se remuer sans cesse, soit qu'il change de place, soit qu'il agite quelque partie de son corps, agitation qui est souvent causée par des courbatures générales; l'aggravation des douleurs abdominales et l'augmentation du nombre des garde-robes le soir et la nuit, époque à laquelle l'agitation augmente au point d'amener le tremblement des membres et de véritables convulsions, ce qui empêche l'enfant de dormir; un état de langueur et d'abattement, et, comme symptômes réflexes, les syncopes, les convulsions et les tremblements des membres, le froid et le frisson plus fort la nuit et accompagnés d'une sueur froide au front. Les symptômes locaux sont : l'anorexie, la langue étant couverte d'un épais enduit blanc, l'écoulement d'une grande quantité de mucus par la bouche; des coliques insupportables, une extrême sensibilité du ventre au toucher et à la pression; de violentes pressions à l'anus, suivies d'évacuations composées de sang pur, ou de mucosités verdâtres et sanguinolentes, évacuations qui arrachent à l'enfant des cris continuels et furieux. Le mercure convient dans un grand nombre de cas au début de la maladie, aussi bien pour la dyssenterie causée par la dentition que pour celle qui est le résultat d'un refroidissement et que l'on observe pendant les grandes chaleurs de l'été quand les nuits sont froides. Il peut être également indiqué quand la maladie est parvenue à son apogée, pourvu que les symptômes se rapprochent de ceux que je viens d'indiquer, et qu'il existe quelque violente complication inflammatoire. Dans la dyssenterie typhoïde, putride, paralytique, je n'ai jamais obtenu de bons résultats de l'emploi de ce médicament; il m'a semblé même être préjudiciable; tandis qu'il trouve sa véritable application dans le cas de dyssenterie bilieuse, muqueuse ou rhumatismale. La sixième trituration m'a toujours paru être la plus convenable, même pour le calomel, que je préfère, dans le cas de dyssenterie causée par le travail de dentition; le sublimé seul ne doit jamais être donné à une dilution inférieure à la douzième.

Après le mercure la *coloquinte*, donnée à la douzième dilution, est le médicament dont nous retirons le plus grand secours. Elle répond, en effet, d'une manière certaine à l'ensemble des conditions élémentaires sous l'influence desquelles la dyssenterie se développe de préférence chez les enfants; circonstances qui se bornent à une grande irritabilité et à une susceptibilité extrême du canal intestinal. Des coliques périodiques, accompagnées d'une agitation générale, et suivies de selles aqueuses, bilieuses ou sanguinolentes; un ténesme violent ou la paralysie du sphincter de l'anus qui laisse le rectum entr'ouvert et cause des évacuations dont le malade n'a pas conscience, sont les traits caractéristiques de ce médicament, ceux qui rendent son emploi inévitable. Comme j'avais eu de fréquentes occasions de donner la coloquinte dans le traitement des coliques venteuses, je songeai à la prescrire contre les dyssenteries qui s'accompagnaient de gonflement et de tension du ventre; et je le fis avec succès. Enfin, cette substance m'a semblé utile dans le plus grand nombre des formes de la dyssenterie auxquelles le mercure convient.

Quant au *colchicum autumnale* 6, il me serait difficile de tracer ses indications pour le cas de dyssenterie; cependant il m'a semblé réussir à coup sûr contre la dyssenterie automnale, quand les évacuations étaient composées d'un mucus blanc rendu avec un spasme violent de l'anus (*dyssenteria alba*). Je ne crois pas que cette forme soit la seule à laquelle ce médicament s'adresse; il me semble même qu'il réussirait contre la dyssenterie pituiteuse accompagnée de turgescence générale, lorsqu'il existe des vomissements composés de bile, d'un mucus jaune ou seulement des aliments, de fortes tranchées, qu'ainsi, il doit s'appliquer à la dyssenterie gastrique ou bilieuse. Quant à l'état fébrile, *colchicum* répond à la forme catarrhale et à la forme éréthique.

Pulsatilla, chamomilla, ipeca, bryonia, sulphur sont des médicaments auxquels on est forcé d'avoir recours dans le plus grand nombre des formes de la dyssenterie; mais on est presque toujours obligé de les faire précéder d'une dose d'aconit, en supposant que la similitude des symptômes se rapporte à ce dernier médicament. Je ne répéterai pas ici les indications qui doivent nous faire choisir l'un de ces agents de préférence aux autres, parce que je l'ai fait déjà en plusieurs endroits de ce livre, principalement au chapitre consacré aux maladies de l'estomac. Si j'avais quelque remarque à présenter, je dirais seulement que *bryonia* est principalement utile, quand la dyssenterie est venue à la suite d'un refroidissement, surtout pour avoir fait usage de boissons froides ; que *ipeca* et *pulsatilla* conviennent s'il existe en même temps une fièvre intermittente ou un état gastrique marqué, surtout si la dyssenterie elle-même affecte un caractère périodique. Dans cette dernière hypothèse *nux* et *china* doivent être consultés : ce dernier répond souvent à toutes les indications; mais le médecin doit toujours rechercher si cet agent couvre bien les symptômes spécifiques du tableau de la maladie. Il faut être aussi très scrupuleux quant au choix de *nux vomica*. C'est principalement aux états morbides intermittents que la noix vomique s'adresse; seulement les stades de froid et de chaleur ne sont pas aussi bien tranchés que pour le china, ils sont plus fugitifs et alternent l'un avec l'autre; une soif violente les accompagne, le malade demandant de la bière et non de l'eau, préférence qui n'existe plus dans les moments d'apyrexie. Les évacuations alvines qui sont accompagnées de ténesme et de tranchées, se composent rarement de matières fécales, mais bien plus souvent de mucosités sanguinolentes. Ce médicament s'adresse de préférence aux enfants forts et replets. Le *sulphur* est utile, dans un grand nombre de dyssenteries, comme ses symptômes l'indiquent; cependant, je n'ai jamais eu recours à lui avant d'avoir constaté l'impuissance des agents qui me semblaient pouvoir être prescrits, et seulement dans le but de réveiller la réaction vitale, et aussi quand le symptôme dominant se composait de pressions violentes sur l'anus et d'envies fréquentes mais inutiles d'aller à la garde-robe.

Je dois faire encore mention de plusieurs agents dont l'efficacité est des plus remarquables dans les dernières périodes de la maladie, lorsqu'elle tend à revêtir une forme maligne: je veux parler de *arsenicum, rhus, carbo vegetabilis, china, nux vomica.* S'il est vrai qu'une dyssenterie puisse facilement guérir chez un enfant, il ne l'est pas moins que cette maladie revêt souvent une forme grave, passant à un état véritablement putride. C'est souvent en pareille circonstance que l'*aconit* procure un soulagement rapide, et prépare la voie aux médicaments qui pourront convenir ensuite, d'après les symptômes que j'ai indiqués, et que le lecteur devra toujours prendre en considération. Ainsi, lorsque la maladie est localisée sur la membrane muqueuse des intestins et sur le tissu cellulaire sous-muqueux, ou que les symptômes indiquent le ramollissement d'une portion de la muqueuse, la dilatation et l'ulcération des follicules intestinaux et même la gangrène, les symptômes fébriles sont tellement intenses, que le médecin pense malgré lui à donner l'aconit, afin de procurer un soulagement rapide et de pouvoir mieux apprécier les symptômes de la maladie. S'il lui arrive alors d'obtenir la guérison d'un cas grave, il ne peut la rapporter raisonnablement à l'action de l'aconit seul. Mais quand la maladie a fait de notables progrès, qu'elle s'est étendue à des tissus divers, on ne peut la guérir sans tâtonnements, et ceci arrive souvent dans la dyssenterie. Aussi faut-il, après avoir donné l'*aconit*, rechercher avec soin la moindre amélioration; quand elle est évidente, il faut insister sur ce médicament et le répéter toutes les deux, trois ou quatre heures, et toujours à des intervalles de plus en plus longs, jusqu'à ce que l'état fébrile ait perdu son caractère inflammatoire. Par ce moyen, on calme le malade, mais on ne le guérit pas entièrement; alors s'il reste des symptômes nerveux et putrides, on donne *rhus* 12, surtout si la fièvre est accompagnée de délire, d'une grande faiblesse, de sécheresse de la langue et des lèvres, qui deviennent noires, de chaleur et de rougeur des joues, de carpologie, d'un pouls petit et accéléré, enfin, d'assoupissement. Les garde-robes auxquelles le *rhus* répond, sont plus fréquentes la nuit, rendues à l'insu du malade, et presque sans coliques. Les urines sont absolument supprimées.

Arsenic 30, est indiqué quand la maladie présente les caractères suivants : une faiblesse extrême qui augmente jusqu'à la syncope, et suit des évacuations alvines d'une odeur putride ; une chaleur sèche et âcre avec anxiété, pétéchies, éruption miliaire, soif inextinguible, apathie, pouls rapide, faible et intermittent. Quand ces caractères existent, il est impossible de méconnaître les caractères de cet agent. *Rhus* et *arsenic* veulent être répétés bien moins souvent que l'aconit ; aussi ai-je coutume d'attendre trois ou quatre heures avant d'en répéter la dose, afin de reconnaître l'amélioration qu'il peut amener ; mais du moment où le malade éprouve un calme de bon augure, j'arrête le médicament, pour un temps assez court ; parce que dans ces maladies suraiguës, l'action des agents les plus héroïques s'épuise rapidement. Alors, il vaut souvent beaucoup mieux choisir un autre médicament capable de remplacer l'*arsenic*, et je n'en connais aucun de plus puissant que *carbo vegetabilis* 30, surtout si les garde-robes n'ont pas entièrement perdu leur odeur putride et que la fièvre conserve le caractère nerveux, qu'il y ait de l'assoupissement avec sueur chaude au visage et aux extrémités, pouls petit, face hippocratique. Dans les intervalles où le malade retrouve sa connaissance, il se plaint de douleurs dans le ventre, mais demande des boissons rafraîchissantes, capables de le débarrasser d'une chaleur intense très incommode ; la langue est sèche et couverte d'un enduit blanc jaunâtre ; il existe un gonflement œdémateux froid, au niveau du point malade. Tels sont les médicaments les plus utiles dans les cas douteux, en supposant que la force vitale ne nous refuse pas son appui. J'ai dit déjà quelles étaient les propriétés de *nux* et de *china*, je rappellerai seulement ici que china convient à la fin du traitement, quand le malade continue à se plaindre de l'odeur putride des selles, d'un affaiblissement rapide, d'anorexie et d'acidité de l'estomac, etc. China juge généralement tous ces symptômes. Le jeune médecin verra, par ce qui précède, que le nombre des médicaments utiles contre la dyssenterie s'étend bien au delà de ceux que j'ai fait connaître; il pourra aussi conclure que l'avenir nous apportera certainement de nouvelles ressources.

§ V. Hépatite (*Hepatitis*).

Beaucoup d'auteurs ont pensé que l'hépatite était une maladie rare chez les enfants. Meissner soutient, au contraire, qu'elle doit être très fréquente, parce que le foie joue un rôle physiologique important qui commence aussitôt après la naissance, et parce qu'il participe aisément aux phlegmasies des autres organes renfermés dans l'abdomen. On peut juger de la fréquence, des irrégularités des fonctions du foie par les changements nombreux que présentent les évacuations alvines des enfants à la moindre indisposition qui leur arrive, et surtout quand il s'agit d'une maladie de l'abdomen. On voit, en effet, les matières fécales prendre une teinte blanchâtre, grise ou verte, qui est toujours la preuve de troubles survenus dans la sécrétion biliaire. Je ne puis m'arrêter longtemps à la discussion de ce problème, mais je crois que les découvertes pathologiques modernes et les études d'anatomie pathologique doivent nous faire pencher en faveur de la première opinion. Toutefois, désirant ne pas laisser de lacune sur ce sujet, je vais suivre la marche adoptée par Meissner lui-même, et qui l'avait conduit à son opinion.

S'il faut en croire cet auteur, l'hépatite serait caractérisée par l'anorexie, des éructations nombreuses, des efforts de vomissement, et même par le vomissement des aliments qui surviennent dès que le malade mange. La langue est couverte d'un enduit muqueux, l'enfant souffre de coliques venteuses ; les garde-robes sont irrégulières, manquent parfois, ou se composent d'une diarrhée de mauvaise apparence, d'un gris blanchâtre, d'un jaune clair, ou vertes comme de l'herbe et d'une très mauvaise odeur. Parfois aussi ces matières renferment des aliments non digérés, ou bien le malade souffre d'une constipation insurmontable. On constate aussi une grande faiblesse générale avec abattement ; le caractère devient maussade et entêté ; les mains sont chaudes ; il y a tous les soirs un mouvement fébrile très prononcé, pendant lequel le pouls est petit, fréquent, serré, le sommeil agité, la soif vive ; la sueur vient rarement, l'urine reste foncée. La région du foie est chaude et gonflée, tout l'hypochondre droit est douloureux. Il est cependant juste de dire que ces derniers caractères se rencontrent seulement lorsque l'inflammation est très intense, tandis qu'il est facile de les méconnaître quand la maladie est moins violente. La matité qui existe à la région du foie se trouve beaucoup plus étendue que dans l'état normal. La douleur s'étend jusqu'au niveau de l'épaule droite, et arrache des cris à l'enfant, quand on veut le tenir debout et quand on le remue. Les malades ne peuvent rester couchés sur le côté droit ; la joue droite est souvent rouge, la respiration anxieuse et difficile.

Il arrive fréquemment que la fièvre gastrique méconnue devienne une hépatite chronique, ce que l'on reconnaît à l'augmentation de la sécrétion biliaire, à la teinte jaune et terreuse de la peau, à la sensibilité de la région du foie.

Les forces diminuent bien plus vite dans cette maladie que dans toute autre, et la vie de l'enfant se trouve bientôt en danger. Les symptômes consensuels se composent de toux et de vomissements. La toux est accompagnée de dyspnée, de douleurs de côté comme dans la pleurésie ; elle survient lorsque la maladie occupe la surface convexe du foie; mais quand la face concave de cet organe est malade, les symptômes gastriques et bilieux remplacent la toux. Quand la maladie doit entraîner la mort, les forces tombent très rapidement, le pouls augmente de fréquence, devient intermittent et tremblant; puis arrivent des accidents spasmodiques, des convulsions, voire même le trismus; ou bien l'enfant succombe dans un état d'éthisie complète, comme dans le carreau. Quand l'hépatite guérit, il survient presque toujours des sueurs critiques, l'urine devient épaisse et abondante, ou bien il s'établit une diarrhée bilieuse et critique, avec diminution simultanée de tous les autres symptômes.

On peut conclure de cette description de l'hépatite qu'il est très facile de la confondre avec une autre maladie du foie ou d'un organe voisin. Le diagnostic est même d'autant plus difficile que le foie n'est presque jamais enflammé dans sa totalité, et que les symptômes varient suivant que l'inflammation envahit sa face convexe ou sa face concave, le lobe droit ou le lobe gauche, etc.

L'anatomie pathologique enseigne que le foie est d'autant plus volumineux que l'enfant est plus jeune, et qu'il est généralement ou partiellement engorgé et induré; tantôt on rencontre un état congestif de cet organe, tantôt un ramollissement de son tissu. On trouve parfois à sa surface des ecchymoses ou une rougeur diffuse. Les signes de l'inflammation s'étendent souvent aux organes voisins. Enfin, l'hépatite est fréquemment, chez les nouveaux-nés, le résultat de l'inflammation de la veine ombilicale, et se termine par suppuration.

Étiologie. — Le travail de la dentition et le sevrage doivent avoir une grande influence sur le développement de l'hépatite. Les constitutions médicales épidémiques concourent aussi à sa production, car elle est bien plus fréquente pendant les chaleurs de l'été qu'en toute autre saison. Les refroidissements sont encore ici une cause fondamentale. Enfin, toute pression exercée sur le foie par les liens qui

entourent l'ombilic et l'abdomen, la constriction du
ombilical, les contusions de la région du foie et la prése
des vers intestinaux peuvent être aussi cause de cette a
fection.

Le *pronostic* dépend de l'extension de la maladie et
degré auquel elle est parvenue, de la constitution du m
lade, des complications et de la marche des symptômes.
est plus sérieux quand la phlegmasie a envahi le pare
chyme de l'organe que si elle est limitée à sa surface, pl
grave si elle occupe la face concave du foie, moins si elle
trouve bornée à sa face convexe. Il est toujours série
quand existe quelque dyssenterie, des fièvres intermittente
la dyssenterie ou quelque maladie des intestins, quand il
forme des abcès ou une dégénérescence organique. Qua
aux symptômes, on doit considérer comme des signes f
cheux une grande anxiété précordiale, des vomissemen
opiniâtres d'un vert poireau, un pouls petit, fréquent, irr
gulier, le délire; mais le hoquet est un signe beaucou
moins grave que dans toute autre maladie.

Traitement. — Je ne me bornerai pas à renvoyer à mo
Traité de thérapeutique des maladies aiguës (1), parce que l
symptômes caractéristiques pour le choix du médicame
ne sont pas les mêmes chez les enfants et chez les adulte
et aussi parce que la maladie ayant une moindre intensit
ses caractères sont plus difficiles à saisir. Une troisièm
raison m'engage à revenir sur ce sujet: c'est la multipl
cité et la variabilité des causes qui agissent sur les adulte
et que nous retrouvons moins souvent chez les enfan
Quand la maladie se présente sous la forme que j'ai d
crite au commencement de ce chapitre, on peut consult
les médicaments qui suivent :

Chamomilla 6° ou 12° dilution. La camomille est un de
agents les plus utiles chez les enfants, surtout quand l
évacuations sont vertes ou d'un jaune clair ou semblables

_____

(1) T. I, p. 488.

des œufs brouillés, accompagnées de coliques venteuses, la langue étant chargée d'un enduit blanc. Un sentiment de plénitude et de tension à la région hépatique, avec accroissement de la chaleur sur ce point ; un mouvement fébrile avec exacerbation vespertine caractérisent aussi ce médicament. Il est certain que la camomille convient parfaitement à l'inflammation du foie chez les enfants ; il ne l'est pas moins que nous, homœopathes, avons eu souvent occasion de guérir cette maladie, alors qu'on ne la présentait pas sous son véritable diagnostic, lequel est aussi difficile pour nous que pour les allopathes. Aussi, nos confrères de l'ancienne école prétendent-ils, à ce sujet, que nous avons toujours à traiter les cas les plus légers et les plus faciles, tandis que les difficultés sont constamment leur partage. On comprend qu'une semblable assertion ne puisse être régulièrement combattue.

On peut rencontrer chez les enfants des hépatites parenchymateuses, bien qu'elles soient beaucoup plus rares que chez les adultes ; mais quand elles existent, les symptômes sont beaucoup plus marqués, la fièvre plus intense et le caractère inflammatoire de la maladie plus tranché. C'est alors qu'il faut donner quelques doses d'*aconit*, en ayant le soin d'insister sur ce médicament jusqu'à ce que les douleurs, l'oppression, l'agitation et l'anxiété aient diminué d'une manière notable, ou qu'elles aient complétement disparu. On doit ensuite, d'après les symptômes, recourir à *mercurius*, *pulsatilla*, *belladona*, *nux*, *bryonia*, *sulphur*, etc. *Belladona* donnée à une haute puissance, convient presque dans les mêmes circonstances que l'aconit, lorsque ce dernier médicament n'a pas produit tout le bien qu'on en attendait, que la fièvre conserve une grande intensité, l'anxiété, l'agitation, l'insomnie étant parvenues à un point tel qu'il en résulte une extrême exaltation de tout le système nerveux, et surtout quand la sensibilité des épaules n'a point été modifiée. — *Mercurius solubilis* 12, est préférable lorsque les garde-robes sont composées de matières gris blanchâtre, d'un vert foncé, ou bilieuses, que la peau et la sclérotique ont une teinte jaune, enfin que le frisson domine. Il arrive souvent que les symptômes présentés par le malade sont tellement mêlés que le mercure et la belladone semblent également convenir, et qu'il semble impossible de fixer son choix ; il faut alors donner ces deux substances alternativement, si l'on ne veut pas poursuivre la guérison en vain. Mais il n'est pas indifférent de commencer par l'une ou l'autre de ces substances. Si l'état du système sanguin prédomine, il faut y remédier avant tout, et pour cela, employer la belladone, et quatre ou six heures après le *mercure*. Ensuite, on répète ces deux médicaments à des intervalles réguliers, plus ou moins rapprochés, suivant les circonstances.

Ces mêmes agents sont aussi efficaces, dans des cas moins graves, dans lesquels *pulsatilla* 12 ou 30, doit être consultée. Je dirais même que cette plante devrait être plus souvent prescrite en pareille circonstance. La constitution de l'enfant et son caractère moral, la faiblesse et la douceur de son caractère, la pâleur de son visage, le cercle bleu qui entoure ses paupières, la couleur blonde de la chevelure représentent l'image des caractères spécifiques de la pulsatille, de sorte que nous pensons à elle comme malgré nous, quand ces caractères se trouvent réunis. De plus, les enfants étant souvent portés à la friandise, obtiennent, de la faiblesse de leur mère, des aliments qui ne sont pas toujours en rapport avec la force digestive de l'estomac ; aussi se trouvent-ils souvent tourmentés par des indigestions, que la pulsatille arrête, mais qui peuvent se transformer et donner naissance à une maladie inflammatoire du foie. La tristesse et l'entêtement, la faiblesse et un abattement extrême, l'enduit muqueux et jaune de la langue, le mauvais goût de la bouche, l'anorexie, des diarrhées vertes et glaireuses, le gonflement et la sensibilité de la partie supérieure du ventre, gonflement qui donne de l'oppression la nuit, des frissons périodiques le jour, ne sont-ils pas, du reste, les symptômes essentiels de la pulsatille et les caractères pathognomoniques des phlegmasies du foie?

Il n'est pas rare non plus de rencontrer des malades chez lesquels la diarrhée alterne avec la constipation, chez lesquels la chaleur brûlante de la peau est troublée tout à coup par un frisson, à la suite duquel la température redevient normale, le moindre mouvement ramenant ces frissons en même temps qu'il aggrave les douleurs, et rendant la respiration pénible. *Bryonia* 18 et 30 répond admirablement à tous ces caractères. — On ne devra pas alterner facilement *nux* et bryone, parce que les alternatives de constipation et de diarrhée ne sont pas produites par le premier de ces médicaments. Le symptôme dominant de la *noix vomique* est la constipation, qui prend une grande valeur lorsqu'elle est accompagnée d'une teinte ictérique spéciale de la peau, de vomissements bilieux et d'une grande sensibilité du foie à la pression.

Sulphur présente aussi un grand nombre des symptômes caractéristiques de l'hépatite. Je l'ai cependant peu employé dans cette maladie chez les enfants. Je dois dire que je n'ai point obéi en cela à un préjugé; mais que j'ai agi dans la conviction que ce médicament était bien moins utile que tous ceux dont j'ai parlé. Il m'a semblé qu'il convenait seulement lorsque les autres substances ne parvenaient à soulager le malade que dans une certaine mesure, l'amélioration s'arrêtant après, ou bien quand les agents les mieux indiqués ne produisaient aucune amélioration notable. Le soufre m'a paru précieux en pareil cas, et je l'ai vu souvent produire à lui seul un changement tellement favorable, qu'il était inutile d'employer ensuite aucun autre moyen.

Bien que je croie avoir présenté ici un assez grand nombre de médicaments pour satisfaire aux indications les plus générales, j'indiquerai encore quelques autres substances que le médecin homœopathe pourra employer, dans les cas où aucune de celles que j'ai citées ne lui semblerait suffisante. Je lui recommanderai alors *china*, *digitalis*, *calcarea*, *lachesis*, ou peut-être aussi *lycopodium* et *natrum muriaticum*.

ARTICLE III. — INFLAMMATIONS DE LA GORGE.

§ VI. Angine. (*Angina faucium, tonsillaris, œdematosa et exsudativa ; cynanche, pharyngitis.*)

Cette maladie appartient aussi bien aux adultes qu'aux enfants; ses causes sont les mêmes, le plus souvent un refroidissement subit ; et son traitement ne diffère pas chez les uns et chez les autres. Je me bornerai, pour ce motif, à rappeler ce que le médecin des enfants doit absolument savoir. Il n'est pas facile de distinguer chez les enfants une angine tonsillaire d'une pharyngite, parce qu'il est souvent impossible de faire assez ouvrir la bouche au malade pour examiner le fond de sa gorge. Pour rendre cet examen possible, Gœlis introduisait le petit doigt entre les lèvres et les mâchoires et abaissait la racine de la langue, jusqu'à produire un effort de vomissement, parce que dans ce mouvement, le malade ouvre largement la bouche, relève et dilate l'arrière-gorge, de sorte qu'il devient facile d'examiner le pharynx, quand on sait profiter de ce moment. Mais cette manœuvre ne peut s'exécuter qu'à une certaine période de la maladie; du moment où les tonsilles sont enflammées, il devient impossible d'écarter assez les mâchoires pour introduire le petit doigt dans la bouche.

Cette maladie devient plus facilement dangereuse chez les enfants que chez les adultes. Elle s'annonce, au début, par les symptômes d'un simple catarrhe, c'est-à-dire qu'elle commence par un frisson, suivi de chaleur et d'agitation, de sécheresse et de chaleur de la bouche, et accompagné d'une respiration bruyante. Les enfants à la mamelle abandonnent le sein pour crier, mais ne refusent pas le lait qu'on leur donne à boire dans un verre, preuve qu'il leur est plus difficile de teter que d'avaler. On se convainc par l'inspection directe de l'état de la maladie; on trouve alors que la gorge est à peine rouge, mais que la langue est très chargée ; on constate en outre des strangulations et des vomissements. Quand la maladie fait des progrès, la voix s'obscurcit et l'on entend, pendant l'aspiration, un ronflement qui semble avoir pour siége les fosses nasales. C'est le moment où cette affection passe facilement à la suppuration avec fièvre lente et consomption, dont la mort est la conséquence. Quand les amygdales sont gonflées, le visage devient bouffi, les ganglions cervicaux et sous-maxillaires s'enflamment, et le malade éprouve beaucoup de difficulté à remuer et à tourner la tête.

Le *traitement*, comme je l'ai dit, ne diffère pas de celui que j'ai institué ailleurs (1). Seulement *aconit* est plus souvent indiqué ici que chez les adultes ; et *dulcamara* employée en temps convenable guérit souvent la maladie. Lorsque la suppuration est imminente, *hepar sulphuris* est indiqué de préférence et même plus tôt que la *belladone*.

Billard (2) a décrit une autre forme d'angine, à laquelle il a donné le nom d'*angine laryngée œdémateuse*. Elle est due à une infiltration séreuse ou séro-purulente qui se fait dans le tissu cellulaire sous-muqueux de la gorge, ce qui amène le gonflement de la membrane muqueuse et l'obstruction plus ou moins complète du pharynx. Le diagnostic de cette espèce d'angine est toujours difficile ; car ses symptômes essentiels sont ceux de la laryngite : le seul caractère distinctif est le changement qui survient dans la voix, celle-ci devenant cassée et semblable au cri de la chèvre.

Sambucus, spongia, hepar sulphuris sont, avec l'*aconit*, les médicaments les plus utiles dans cette forme d'angine. Le lecteur trouvera, dans mon *Traité de thérapeutique*, les caractères particuliers à chacun d'eux (3).

(1) *Thérapeutique des maladies aiguës et des mal. chroniques*, t. I, p. 447 et suivantes.

(2) *Traité des mal. des nouveaux-nés et des enfants à la mamelle*. Paris, 1837, p. 531. — Sestier, *Traité de l'angine œdémateuse*. Paris, 1852.

(3) *Voy. loc. cit.*, t. I, p. 240.

L'angine diphthéritique, maligne, gangréneuse, est une maladie spécifique qui serait, d'après Hamilton (1), particulière à l'enfance; mais que Eisenmann (2) prétend avoir vu régner épidémiquement sur les adultes, dans le dernier siècle. Quoi qu'il en soit, je puis dire, à l'appui de l'opinion professée par Hamilton, que j'ai plusieurs fois, dans ma pratique, rencontré cette maladie chez les enfants déjà grands, et qu'elle m'a paru être alors sporadique. Mais elle peut devenir épidémique dans les pays septentrionaux, particulièrement dans les maisons d'orphelins. Il est donc permis de la considérer comme une maladie propre à l'enfance et de la décrire comme telle.

On observe généralement des prodromes à cette forme d'angine, c'est-à-dire un malaise général, des frissons, une chaleur fébrile passagère, de l'agitation et de la tristesse; puis, vers le deuxième et le troisième jour, de la roideur, de la chaleur, une sensation d'âpreté douloureuse dans la gorge, et de la difficulté pour avaler, sans souffrance véritable. Le voile du palais, les amygdales, la luette et les bords de la langue présentent une rougeur purpurine ou violette, très vive, irrégulière, ponctuée, tachetée ou striée. Les parties internes sont peu gonflées; les glandes cervicales s'engorgent dès le commencement, les yeux pleurent. Ces signes sont parfois très peu marqués et passent inaperçus, de sorte qu'on est effrayé quand on voit la maladie parvenue à son développement complet.

Après un ou deux jours, ou même plus tôt, il se forme sur le fond rouge du pharynx et des amygdales, des plaques blanches ou d'un gris cendré, ayant un aspect lardacé, lesquelles sont ou circonscrites ou confluentes. Ces plaques paraissent ordinairement au sommet d'une amygdale et s'étendent successivement au voile du palais; elles consistent dans une exsudation pulpeuse, analogue au caséum, plus ou moins épaisse, mais toujours facile à détacher. Au-dessous

(1) *Edinburgh journ. of med. sciences,* t. II, p. 325.
(2) *Voy. Eisenmann krankheits familie typhus. Erlangen,* 1835.

et autour d'elles, la muqueuse est d'un roux livide ou foncé, mais toujours intacte. Souvent, du sang épanché donne à ces pseudo-membranes une teinte noire qui les fait ressembler à des escarres; elles se ramollissent peu à peu et s'enlèvent sous forme de lambeaux; mais elles se reproduisent très vite. La ressemblance qui existe entre elles et les véritables escarres, l'odeur spécifique qui s'exhale de la bouche, ont fait croire souvent, mais à tort, qu'il s'agissait d'une angine gangréneuse. La diphthérite commence fréquemment par les fosses nasales, d'où s'écoule une humeur jaune, sanguinolente, corrosive, qui répand une odeur analogue à celle du sperme; la face interne des narines est couverte d'une fausse membrane, tout le nez se gonfle et devient rouge. La diphthérite pharyngienne s'étend peu à peu au larynx et à la trachée; elle devient alors très dangereuse. La digestion est pénible, les boissons ressortent par le nez et amènent des accès de toux spasmodique ou des envies de vomir; la voix devient nasillarde, rauque, ou se perd complétement; enfin tous les symptômes du croup se dessinent. Il y a aussi des cas où les plaques agissent en détruisant les tissus qu'elles recouvrent, les corrodent et les altèrent dans leur texture; elles amènent alors le ramollissement, la destruction et la mortification de la muqueuse. Ces angines, véritablement gangréneuses, ne sont que le plus haut degré de celle que je viens de décrire, et une de ses modifications les plus rares.

Cette espèce d'angine a une grande affinité avec les affections typhoïdes. Les symptômes généraux sont parfois assez peu marqués pour que le danger ne puisse être prévu. La fièvre existe à peine, l'appétit n'est point troublé, la chaleur de la peau reste normale, seulement le malade est abattu et engourdi. Cette affection se passe souvent sans amener d'accidents généraux plus graves. Dans les cas plus sérieux, les forces diminuent très vite, il se fait sur la peau des éruptions de nature typhoïde : la miliaire ou des bulles de pemphigus; puis surviennent des vomissements, une diarrhée infecte et colliquative ; le pouls devient faible, irrégulier, très fréquent ; la soif est intense, les urines sont jumenteuses et répandent une mauvaise odeur ; la peau, qui était auparavant sèche et ride, se couvre d'une sueur visqueuse et infecte ; enfin le patient tombe dans un état soporeux.

La durée de la maladie, quand la mort n'en est pas la conséquence, est de sept à vingt jours. Les fausses membranes deviennent plus minces et transparentes, un cercle rouge vif se forme autour d'elles, puis elles se détachent et l'enfant les avale, ou bien elles sont résorbées. La fièvre cesse après des crises évidentes, la mauvaise odeur de l'haleine se perd, et la déglutition devient plus facile. Les glandes du cou suppurent souvent. Après la chute des couennes, la membrane muqueuse conserve une rougeur assez vive qui se dissipe peu à peu. Après la guérison, les amygdales et la luette semblent être plus petites que dans l'état normal. La mort arrive dans cette maladie par suite de son extension au larynx ; on observe alors les symptômes du croup ou ceux de l'œdème de la glotte. Cette terminaison est prompte et parfois inattendue ; en vingt-quatre heures, la maladie peut se modifier d'une façon aussi fâcheuse et devenir mortelle ; ou bien une broncho-pneumonie typhoïde se déclare, masquée par les symptômes de l'angine, et tue d'une façon tout à fait inopinée. Enfin, la mort peut arriver par épuisement au milieu de l'appareil d'une fièvre soporeuse, ou à la suite de convulsions, etc.

Mais la maladie n'est pas toujours aussi dangereuse, au moins n'est-elle presque jamais mortelle quand elle est sporadique et que l'exsudation se borne aux amygdales, au pharynx, à la base de la langue, à la face interne des joues, et quand elle n'est compliquée ni d'un exanthème, ni d'une autre maladie (Canstatt).

Étiologie. — Cette affection dépend sans aucun doute d'un miasme épidémique ; depuis un siècle elle semble avoir fixé sa résidence dans l'ouest de la France, tandis que nous ne l'observons guère en Allemagne qu'à l'état sporadique. Elle frappe de préférence sur les enfants de deux à huit ans, sur ceux qui sont délicats, mal nourris ou affaiblis par des maladies antérieures. Dans ce cas, elle est presque toujours mortelle. Cette angine accompagne souvent d'autres affections épidémiques ou contagieuses, surtout la variole et la scarlatine, et passe alors facilement à la gangrène. D'autres causes comme l'habitation de chambres fraîches, humides, malsaines, surtout quand on y couche; le manque de vêtements chauds, d'une nourriture saine, et toutes les circonstances capables d'affaiblir l'enfant peuvent engendrer cette espèce d'angine.

Pronostic. — L'angine pseudo-membraneuse doit l'épithète d'angine maligne qu'on lui donne souvent, au danger qu'elle entraîne et à l'irrégularité de sa marche toujours insidieuse. Cependant tous les cas ne sont pas également sérieux. L'angine sporadique bornée à l'inflammation pseudo-membraneuse de la gorge, n'est jamais très grave et se termine favorablement. Son véritable danger dépend de son extension au larynx ou de son passage à la gangrène. Les enfants les plus jeunes sont plus exposés que les autres, les sujets faibles plus que les sujets robustes. Enfin, l'angine devient toujours plus grave quand le malade habite une chambre étroite et mal aérée.

Traitement. — Il serait bien désirable, comme le dit Casstatt, de connaître un antidote que l'on puisse opposer à coup sûr à cette dyscrasie aiguë; malheureusement ce spécifique nous est inconnu, mais il est juste de dire que l'homœopathie peut nous permettre de le découvrir un jour. Cette doctrine nous obligeant à réunir scrupuleusement tous les symptômes et à les apprécier selon leur juste valeur, en même temps qu'elle nous donne une connaissance exacte de l'action des médicaments, il nous est plus facile à son aide de fixer notre choix, qu'il ne l'est pour ceux qui possèdent seulement une connaissance générale et superficielle des agents thérapeutiques. Cependant je ne connais encore aucun spécifique assuré contre cette maladie, et mon ignorance tient à ce que je l'ai peu observée. Je ne l'ai, en effet, rencontrée que quatre fois dans ma pratique, deux fois lorsque l'homœopathie était à son berceau, et deux fois depuis. Mais alors la maladie eut une marche si rapide qu'il me fut impossible d'obtenir aucun résultat favorable. J'espère, néanmoins, présenter à mes jeunes collègues un traitement plus rationnel que celui offert par les allopathes dont toute la thérapeutique se borne à l'usage du calomel, des vomitifs, du quinquina, du chlore et des acides minéraux. Je supposerai d'abord que la maladie ait été reconnue dans la période des prodromes, ce qui ne peut arriver que par l'inspection de la bouche et du pharynx, les autres symptômes étant fort peu caractéristiques. Dans cette hypothèse, le médecin devrait toujours songer au *mercure* : au moins ce médicament me semble-t-il le plus capable de limiter les symptômes existants, et d'empêcher que la maladie n'arrive à sa seconde période. La dilution la plus convenable est la sixième ou la douzième; il faut répéter ce médicament toutes les deux heures, trois ou quatre doses suffisent généralement à conjurer le danger. L'action favorable du mercure se fait bientôt sentir : le malade devient plus gai et moins abattu, et ce changement favorable indique toujours que les autres symptômes ne tarderont pas à décroître. Quand on est arrivé à ce point, il est inutile de multiplier les doses, parce qu'alors non seulement elles n'augmentent pas le mieux éprouvé par le malade, mais elles peuvent même devenir nuisibles. Tant que l'angine ne s'accompagne pas de fièvre, on ne peut rien attendre de bon de l'emploi d'aconit et de belladone. Ces deux substances se trouvent seulement indiquées dans la seconde période, lorsque la fièvre devient violente; elles agissent alors sur les symptômes généraux, sans que leur efficacité s'étende jusqu'aux altérations locales elles-mêmes, preuve certaine de la faible spécificité de ces agents à l'égard de l'angine couenneuse. Aussi, ne peut-on les donner sans perdre le temps. Quand le mercure ne suffit pas à faire cesser tous les prodromes et que l'amélioration reste stationnaire, il est inutile d'en répéter les doses ; il faut le remplacer par *heper sulphuris* 3ᵉ dilution, lequel agit très favorablement sur le gonflement des glandes du cou et rend la déglutition bien plus facile, en même temps qu'il améliore l'état de la gorge, comme on peut s'en assurer par l'inspection directe.

Mais il est rare que le médecin soit appelé pendant cette première période de la maladie, et plus rare encore qu'il la reconnaisse lorsqu'il est ainsi consulté au début. Le plus souvent, on a recours à notre ministère quand la maladie est arrivée à sa seconde période, et que le danger est menaçant. Les parents sont alors fort effrayés du développement inattendu des symptômes, à moins que l'angine ne succède à une scarlatine ou à tout autre exanthème aigu. *Carbo vegetabilis* est le médicament qui me semble devoir modifier le plus promptement cette forme morbide, parce que ses symptômes ont une grande analogie avec ceux de la maladie elle-même. Cependant, un grand nombre de praticiens expérimentés ont rejeté cette opinion, ayant été trompés dans leur attente comme je l'avais été moi-même, quelle que fût la dose à laquelle ils le donnaient. L'*arsenic* s'est aussi montré fort peu efficace contre les formes graves de cette maladie, surtout dans l'angine gangréneuse, comme plusieurs observations me l'ont prouvé. Mais, dira-t-on, pourquoi employer ces deux médicaments, puisque leur application clinique n'a jamais eu de bon résultat ? Par une raison simple, c'est que du moment où cette maladie s'aggrave au point de passer à la seconde période, elle revêt toujours les caractères d'une affection typhoïde générale amenant une réaction locale congestive et la formation d'un produit organique, ce qui indique toujours au médecin les deux agents que j'ai nommés.

La confusion des symptômes, la rapidité et l'irrégularité avec lesquelles ils se succèdent rendent bien pardonnable l'embarras où se trouve le praticien et l'erreur qu'il peut commettre en considérant l'inflammation du larynx arrivée à son plus haut période comme la partie essentielle de la maladie, ce qui lui fait donner *aconit* ou *belladone*. Or la production de ces fausses membranes ne se trouve pas parmi les symptômes locaux de ces médicaments, et leurs symptômes généraux sont peu précis, même quand nous prenons en considération et les effets toxiques et l'action secondaire de ces médicaments. Nous devons rechercher des agents qui modifient l'état du sang d'une manière toute spéciale, ce que nous avons trouvé parmi ceux qui sont spécifiques de l'angine membraneuse. Ces derniers, cependant, ne sauraient convenir dans l'espèce qui nous occupe, parce que nous ne constatons pas parmi leurs effets physiologiques cette tendance qu'affectent les fausses membranes à s'étendre aux organes voisins et la facilité avec laquelle la maladie passe à la gangrène. Les médicaments indiqués pour l'angine membraneuse conviennent seulement alors que l'état local de la muqueuse ne s'étend pas au delà du larynx et amène les symptômes du croup ou ceux de l'œdème de la glotte. L'*arsenic* mérite toute notre attention dans cette dernière hypothèse.

Je crois que *kreosotum* doit être aussi d'une très grande efficacité, bien que ses symptômes ne semblent pas au premier abord justifier cet énoncé. Nous trouvons, cependant, parmi eux un petit nombre de caractères très tranchés qui ne peuvent nous laisser de doute sur l'analogie qui existe entre ce médicament et l'angine gangréneuse, lorsque nous comparons avec soin le médicament à la maladie. Je sais bien que je le recommande sans preuve suffisante de son efficacité; mais, le cas échéant, je n'hésiterais pas à le prescrire dès le début de la maladie; je le donnerais à la sixième dilution et le répéterais à des intervalles convenables. J'agirais ainsi, à moins qu'il n'existât des indications bien tranchées en faveur d'un autre médicament.

Le *lachesis* à la dix-huitième ou à la vingt-quatrième puissance serait ensuite l'agent qui me semblerait le plus convenable. Ce venin renferme, en effet, parmi ses propriétés physiologiques, une grande analogie avec la maladie dont je parle, moins peut-être par rapport à la formation des couennes que relativement à la décomposition du sang, et cette analogie est tellement frappante, que l'on est toujours porté à considérer le *lachesis* comme le véritable spécifique de l'angine couenneuse, quelle que soit sa forme et quel que soit le degré auquel elle est parvenue. Cette proposition ne paraîtra certainement pas exagérée si l'on compare l'état des forces, les symptômes de la bouche et de la gorge, ceux du moral et de la fièvre. Une dernière considération doit nous engager à prescrire ce venin ; c'est la rapidité avec laquelle il développe ses symptômes, rapidité que nous retrouvons dans la succession des phénomènes de la maladie.

Secale cornutum répond au dernier stade de la maladie, lorsque la gangrène est menaçante ou déjà déclarée. Je n'ai pas eu encore, il est vrai, l'occasion de le prescrire, mais je le crois bien préférable à l'arsenic, parce que les symptômes de l'angine gangréneuse parvenue à sa dernière période ont bien plus d'affinité avec ceux du *secale* qu'avec ceux du *metallum album*. Quand la vie de l'enfant semble menacée, on peut encore essayer cet agent, en donner au moins deux ou trois globules de la sixième puissance, lesquels n'ont jamais un effet fâcheux et peuvent produire une amélioration au bout de deux ou trois heures.

Si je n'expose pas mes préceptes thérapeutiques dans un ordre régulier, et si j'essaie de les grouper d'après leurs ressemblances, c'est afin de faciliter les recherches que chacun pourra se proposer. Ainsi j'ai parlé jusqu'à présent des remèdes qui ont une efficacité probable ; je vais parler maintenant de ceux dont la puissance a été confirmée maintes fois par l'expérience.

Je mettrai en première ligne *baryta carbonica* dont j'ai reconnu la valeur depuis le jour où je l'employai avec un succès remarquable dans le traitement d'une angine scarlatineuse très grave. J'avais été conduit à songer à ce médicament en raison de son efficacité dans l'engorgement scrofuleux des ganglions du cou, de la nuque et des glandes sous-maxillaires. Quand on observe avec soin et attention, on ne néglige pas facilement les agents qui se sont montrés utiles dans des circonstances analogues à celles dans lesquelles on se trouve. Ceci s'applique parfaitement à l'angine couenneuse et au carbonate de baryte. Les symptômes qui caractérisent ce médicament sont : le gonflement des amygdales et des glandes sous-maxillaires, gonflement tel que le visage en est bouffi. L'haleine de l'enfant est chaude et répand une mauvaise odeur. Les mâchoires ne pouvant être facilement écartées, l'examen de la bouche et de la gorge est incomplet ; cependant on peut reconnaître que la langue est sèche et très rouge à sa pointe et sur ses bords. L'enfant est très agité, crie sans cesse ; cependant il semble moins souffrir en buvant qu'après être resté longtemps sans humecter sa bouche ; quand il y a longtemps qu'il n'a bu, sa voix devient rauque. Quand on peut introduire le petit doigt dans la bouche, on la trouve chaude et sèche. La nuit, une vive chaleur empêche l'enfant de dormir et lui donne une grande anxiété. Jusqu'à présent, j'ai prescrit la troisième trituration de ce médicament. J'en ai donné un grain toutes les deux heures ; mais je crois que des puissances plus élevées seraient fort utiles, car dans le traitement de l'adénite scrofuleuse je ne suis jamais descendu au-dessous de la douzième dilution.

Cantharides s'est souvent montré curatif dans cette forme morbide, comme Cl. Müller l'a reconnu dernièrement, ayant eu l'occasion de le prescrire dans cette maladie. Les cantharides conviennent lorsque l'angine est arrivée à un degré plus violent que celui auquel s'adresse la baryte, comme le prouvent une chaleur fébrile violente, le gonflement du visage, l'augmentation des battements du pouls, une soif violente causée par la sécheresse de la bouche. Il n'est pas rare de voir cette période de chaleur interrompue par des accès de froid qui sont remplacés à leur tour par une augmentation de la température. Cette lutte qui semble s'établir entre le système circulatoire et le système nerveux doit toujours faire craindre l'approche d'un état typhoïde. L'inflammation et la destruction de la membrane muqueuse à la face interne de la bouche, l'existence de plaques bleuâtres sur ces mêmes régions, la formation de petits ulcères suppurants sur les amygdales enflammées et dans la gorge, la mauvaise odeur de la bouche, la difficulté de la déglutition, le timbre de la voix qui devient faible, traînante et tremblante, sont les symptômes caractéristiques qui parlent hautement en faveur de l'emploi des cantharides, et nous forcent à les employer à la douzième ou à la dix-huitième puissance. Ce médicament développe rapidement ses effets curatifs; il est inutile de le répéter souvent.

Pulsatilla, que j'ai fait connaître déjà sous plus d'un rapport, se range parmi les médicaments les plus utiles contre cette maladie; au moins son efficacité est-elle certaine chez les sujets dont la constitution est faible, qui ont une disposition scrofuleuse, des habitudes efféminées, et dont l'estomac produit une grande proportion d'acidité. Je ne m'arrêterai pas aux symptômes locaux caractéristiques de ce médicament, parce que le lecteur les reconnaîtra toujours aisément dans un cas donné. La douzième dilution est souvent la meilleure; il est bon quelquefois d'en donner une plus haute, jamais une plus basse. La répétition de la dose est parfois utile.

Il y a encore beaucoup d'autres médicaments dont les symptômes présentent une grande analogie avec le tableau de l'angine couenneuse, seulement ils réclament tous de nouvelles expériences avant qu'on puisse les recommander avec certitude. Cette remarque a déjà été faite au sujet de plusieurs agents dont j'ai parlé. J'appellerai donc l'attention sur *mezereum*, *hepar sulphuris*, *phosphorum*, *alumina*, *sulphur*, *nitr. acid.*, etc. Les expériences auxquelles le doctemps. Boil a soumis l'acide ambique (1), faut penser que ce sel donne ... de très bons effets dans cette maladie; mais il faut encore de nouvelles observations pour que je puisse le recommander en toute assurance.

§ VII. *Croup.* (*Laryngo-trachéitis infantum : angina membranacea, ... asphyctica*) (2).

La division des symptômes du croup en plusieurs périodes est tout à fait arbitraire et forcée; elle n'est point établie sur l'observation même et n'a, du reste, qu'une faible importance pour la thérapeutique.

La maladie ne commence pas toujours de la même manière; tantôt *elle se développe peu à peu*, tantôt *son invasion est brusque et soudaine*. Dans le premier cas, il débute avec les symptômes d'un simple catarrhe ou d'une fièvre catarrhale, c'est-à-dire par le coryza, la toux, l'enrouement, des éternuments fréquents, du frisson suivi de chaleur, une lassitude extrême, de l'insomnie; les yeux pleurent sans cesse, le malade est triste et se plaint d'avoir la tête pesante, etc. L'enrouement est toujours, chez les jeunes enfants, un symptôme auquel il faut faire la plus grande attention, surtout quand il existe en même temps une toux rauque. Ces symptômes vont toujours en augmentant et atteignent leur apogée dans l'espace de un à huit jours. A cette époque, les enfants sont tout à coup réveillés au milieu de la nuit par un sentiment d'angoisse et un violent

---

(1) *Homœopatische Vierteljahrschrift*, t. II, cahier 3.

(2) Le lecteur pourra consulter sur ce sujet un très beau travail du docteur Elb, *Du diagnostic et du traitement du croup* (*Vierteljahrschrift*, t. II, c. 3), puis les remarques sur le catarrhe suffocant, le croup et l'asthme des enfants, par le docteur Schelling (*All. hom. Zeitung*, v. LXII, n° 10). Enfin, un examen critique de cette maladie, par le docteur Cl. Müller (*Die neuere Vierteljahrschrift*, t. III, 1 cahier. (*Note de l'auteur.*)

A ces citations, nous ajouterons Desruelles, *Traité du croup*, Paris, 1824. — Bretonneau, *Recherches sur l'inflammation spéciale du tissu muqueux et en particulier sur la diphthérite*. Paris, 1826. — A. Teste, *Traité homœopathique des maladies aiguës et chroniques des enfants*. Paris, 1864, p. 366.

accès de toux croupale; ils semblent sur le point de suffoquer. Au bout d'un temps plus ou moins long (de une à
trois heures), l'accès cesse et l'enfant s'endort. Il se passe
ensuite quelque temps avant que les symptômes reparaissent; l'enfant est calme parfois pendant un jour entier; sa
voix reste bien un peu enrouée, il a une toux rauque, sa
respiration est gênée, il y a un petit mouvement fébrile;
mais aucun de ces signes ne semble inquiétant; ou bien son
état est tout à fait satisfaisant et laisse les parents dans une
sécurité complète. Ces rémissions n'ont point de périodicité;
les unes se réveillent tout à coup, cessent de même pour revenir encore; mais la respiration reste gênée, même dans
les intervalles de repos. Les deux ou trois premières crises
sont ainsi séparées par des rémissions complètes.

Quand la maladie débute brusquement, sa forme est différente. Les enfants, au milieu de la plus belle apparence de
santé, accusent tout à coup une douleur au larynx; leur voix
change, la toux croupale s'établit, une dyspnée effrayante
arrive accompagnée d'une fièvre violente et tous ses symptômes atteignent promptement leur plus haut degré d'intensité. Ici, encore, la toux et l'oppression paraissent sous
forme d'accès, qui vont toujours en se rapprochant jusqu'à
ce qu'ils deviennent continus.

Les symptômes essentiels du croup sont :

1° *Le changement de la voix.* Cette altération du timbre
de la parole et la toux spécifique du croup caractérisent
l'invasion de la maladie, persistent pendant son cours et
même après sa guérison. L'enrouement ne cesse pas, comme
les autres symptômes, entre les accès. Cette voix croupale
a été comparée, au chant du coq, à l'aboiement d'un chien,
au cri de l'âne; elle est tantôt sourde et profonde, tantôt
criarde ou sifflante; quand on l'a une fois entendue, on ne
peut plus la méconnaître. Souvent son timbre est double;
elle est rauque et grave, et devient tout à coup criarde et
aiguë. Dans les périodes plus avancées, la voix se perd
complétement; les enfants veulent pleurer et parler sans

pouvoir y parvenir. Parfois, la voix manque dès le début de la maladie; on ne peut alors reconnaître le timbre caractéristique du croup.

2° *La toux* : Elle est violente, courte, forte, aboyante, plus tard criarde, creuse, rauque; il semble que le malade tousse dans un vase creux ou dans un tuyau de métal; elle est presque toujours sèche. Après chaque effort de toux, arrive une inspiration sèche, sifflante et prolongée. Entre les accès, l'expiration est plus facile que l'inspiration, mais courte. La toux devient ensuite couverte, étouffée, sans éclat, signes certains de la présence des fausses-membranes dans le larynx. Les paroxysmes arrivent chaque fois que l'enfant veut boire ou parler; mais, dans l'intervalle qui les sépare, chaque inspiration s'accompagne d'un sifflement qui a son siége dans les voies aériennes. Il est rare que la toux amène une légère expectoration. Quand elle est violente, retentissante et convulsive, il existe de la douleur dans la trachée. Si la maladie a été précédée d'un catarrhe, le timbre particulier de la toux arrive aussitôt que le croup commence.

3° *La gêne de la respiration* : Quand la marche du croup est très rapide, la dyspnée arrive bientôt; parfois elle n'est pas tout d'abord très intense, mais elle est continue et augmente par accès quand la toux survient. La respiration est très irrégulière, tantôt courte, tantôt lente et profonde, l'inspiration est sifflante et prolongée; elle devient enfin ronflante, sibilante, et s'accompagne d'un bruit analogue à celui de la scie, bruit que l'on perçoit même de loin. L'orthopnée arrive lorsque le croup est parvenu à son plus haut degré. A chaque inspiration, le larynx s'abaisse vers le thorax, et la contraction violente du diaphragme ramène l'épigastre en haut et en dedans : tandis que pendant l'expiration, le larynx remonte vers la mâchoire inférieure. Les battements du cœur et ceux des vaisseaux du cou sont tumultueux, les cartilages des côtes et le sternum sont retirés en dedans, les épaules s'élè... ... le petit malade s'assoit sur son lit, cherche à en sortir, et saisit le larynx en faisant tous ses efforts pour arracher l'obstacle qui l'empêche de respirer; il sort sa langue de sa bouche, renverse la tête et respire en tendant le cou en avant; en un mot, il fait tous ses efforts pour étendre et allonger son cou. Heim pense que cette position indique sûrement l'existence des fausses membranes. Dans leur désespoir, les enfants, couverts de sueur, s'arrachent les cheveux, battent ceux qui les entourent, se frappent la tête contre la muraille, et se cramponnent à tout ce qu'ils rencontrent. Après d'aussi violents accès, ils tombent tout à coup sur leur couche, pâles, cyanosés, abattus et assoupis.

4° *Douleurs locales*. Il existe au niveau du larynx et de la trachée, une douleur qui augmente par la pression, n'est pas constante et s'observe rarement au début de la maladie. Cependant les petits malades savent toujours en indiquer le siége, saisissent leur cou involontairement, ou se plaignent de se sentir étranglés.

5° *Expectoration*. Elle manque habituellement; c'est seulement dans les dernières périodes du croup que les malades rejettent, par les efforts de la toux, des matières muqueuses, caséiformes, des lambeaux de couenne, ou même des fausses membranes ayant la forme du larynx. Cette expectoration est toujours suivie d'un moment de calme.

6° *Symptômes secondaires*. On doit compter ici la rougeur ou la couleur livide du visage et de toute la surface du corps, le gonflement de la face et du cou, la léthargie (qui survient dans les périodes les plus avancées); l'injection des yeux qui sont ensuite troubles, abattus et à demi fermés.

7° *Fièvre*. Elle existe dès le début de la maladie et l'accompagne pendant toute sa durée; la chaleur est ardente, la soif vive, le pouls très-fréquent et d'abord dur, l'urine très rouge; il y a de la constipation. La fièvre peut, cependant, être insignifiante et manquer complétement, comme l'indique Heim. Mais le trait caractéristique de cet état fébrile, est son passage facile à la torpeur. Le pouls varie; il n'est pas le même pendant les paroxysmes et durant les intervalles qui les séparent. Pendant les accès, il est fréquent, petit, irrégulier, puis tombe de plus en plus, de sorte qu'il est presque impossible de le compter. La langue est sèche et couverte d'un enduit noir; la peau se couvre d'une sueur froide et visqueuse; le malade a des garde-robes involontaires, noires et puantes : les mains et les pieds s'œdématient souvent. L'urine renferme parfois un dépôt blanchâtre, que M. Andral croit être composé de fausses membranes qui se seraient formées dans la vessie.

Des différentes espèces de croup.

Jurine, Albers et d'autres auteurs ont reconnu plusieurs espèces de croup, en raison du lieu où se font les concrétions; ils ont admis, par conséquent, un *croup du larynx*, un *croup de la trachée* et un *croup des bronches*.

Le *croup du larynx* est le plus commun, celui dont les symptômes sont les plus tranchés, dont la marche est la plus rapide, la violence et le danger extrêmes. La toux est violente et aboyante, la douleur existe au larynx, l'oppression est, dès le début, beaucoup plus marquée que dans le cas où l'exsudation se fait dans la trachée. Cette forme se caractérise par de violents accès d'oppression spasmodique, par une inspiration sibilante, et la perte fréquente et presque complète de la voix.

Le *croup trachéal* est beaucoup plus rare. Sa marche n'est pas aussi rapide, ses symptômes sont moins violents; en pressant le cou, on détermine de la douleur au niveau de la trachée. Le timbre de la toux est plus catarrhal et moins aboyant que dans la forme précédente; la toux croupale proprement dite manque pendant longtemps. La voix est seulement voilée et la parole ne manque pas complétement. Les moments de rémission sont mieux marqués, et les accès d'oppression moins violents que si le siége de la maladie se trouve dans le larynx. La mort est aussi plus lente à venir.

Le *croup bronchique* est caractérisé par une respiration plutôt stertoreuse que sibilante ; les rémissions sont beaucoup moins tranchées que dans les autres espèces ; la dyspnée existe pendant toute la durée de la maladie ; à l'auscultation, on perçoit du râle sous-crépitant dans toute l'étendue de la poitrine ; les malades éprouvent de cruelles angoisses ; la voix est à peine couverte et la toux rarement rauque ; entre les accès, il existe toujours une toux courte et sèche. La fièvre est assez intense.

Il est rare que ces différentes formes se rencontrent séparément dans la nature ; leurs symptômes sont, au contraire, presque toujours combinés de différentes manières. L'auscultation ne doit jamais être négligée ; car elle nous fait sûrement reconnaître le point où se trouve l'obstacle à la respiration : un râle sonore indique l'extension des fausses membranes et un râle sous-crépitant l'accumulation de mucosités ; tous deux existent au siége même de la maladie.

En tenant compte des phénomènes de réaction, on a divisé les différentes espèces de croup en *hypersthénique, érethique, spasmodique* ou *asthénique*. Je dois supposer que mes lecteurs connaissent la valeur de cette division, que j'ai conservée, en raison de l'importance qu'elle peut avoir pour le choix du médicament. Le croup présente parfois de nombreuses modifications symptomatologiques dues à ce qu'il est compliqué de quelque autre maladie, comme la pneumonie, l'*œsophagite*, la *gastrite*, l'*entérite* et surtout la *cœcite*.

Il n'est pas toujours facile de faire le diagnostic du croup quoique cependant, cette maladie paraisse assez bien caractérisée pour n'être pas confondue facilement avec d'autres ; mais il existe des formes morbides chez les enfants, dont les symptômes présentent beaucoup d'analogie avec le croup, et dans lesquelles la toux a un timbre presque identique à celui qu'elle revêt dans cette maladie. Guersant a nommé cette dernière affection *pseudo-croup*; Bretonneau, *laryngite striduleuse*; Hufeland l'appelait le *petit croup*. La confusion est d'autant plus facile que ces deux affections ne diffèrent pas l'une de l'autre pendant leur première période, et que leurs différences ne paraissent que dans le cours de leur évolution, et d'après les accidents qui surviennent dans la suite. Ces deux affections, le faux croup et le vrai croup, peuvent se montrer sous forme de paroxysmes, sans être précédés de prodromes. Aussi n'est-il pas important que le médecin les distingue sûrement dès le début, parce que les caractères des symptômes le conduisent, dans ces deux circonstances, à un traitement précis. Dans le faux croup, les enfants sont tout à coup saisis le soir, ou au milieu de la nuit, par une toux sèche, criarde, rauque, sifflante, semblable au cri du coq; pendant cet accès, la respiration est spasmodiquement gênée, le visage devient pâle, livide ou rouge, les veines se gonflent et le front se couvre de sueur. Cet accès dure une demi-heure ou même davantage; un moment de calme lui succède, pendant lequel les enfants s'endorment. Lorsqu'ils se réveillent, on constate les signes du catarrhe : la voix est enrouée, la toux est peu fréquente et la fièvre n'a aucune intensité. Parfois la maladie se borne à un seul accès, mais plus souvent ces paroxysmes se répètent, ayant chaque fois une plus longue durée et une plus grande violence. Quand la toux devient grasse, la maladie prend la forme d'un simple catarrhe, et se termine au bout de sept ou quatorze jours. Il est donc facile de confondre le *faux croup* avec le *vrai croup*; et cependant cette division est la plus convenable.

L'autopsie révèle, sinon dans tous les cas, au moins dans le plus grand nombre, des signes irrécusables de l'inflammation de la membrane muqueuse du larynx, de la trachée et des bronches. Ainsi, l'on trouve, au dessous des couennes, une rougeur brun foncé, ou claire, formant tantôt des stries étendues, tantôt des plaques isolées. La consistance de la sécrétion morbide varie entre celle d'une humeur visqueuse et celle du cuir; cette dernière espèce se rencontre surtout dans les grosses bronches, tandis que la première existe de préférence dans leurs dernières ramifications. Plus la maladie a duré longtemps, plus les fausses membranes sont épaisses et denses. Quant aux autres altérations qui accompagnent le croup, elles ressemblent à celles que l'on trouve sur les sujets morts par apoplexie ou par strangulation : le visage est bouffi, les veines du cou et la glande thyroïde augmentent de volume; on rencontre aussi un gonflement œdémateux au niveau du larynx et de la trachée.

Étiologie. — On observe rarement le croup avant la fin de la première année. C'est ordinairement de deux à sept ans qu'on le rencontre; mais il devient beaucoup plus rare depuis la huitième jusqu'à la douzième année. Il existe dans certaines familles une véritable prédisposition héréditaire à cette maladie, disposition fondée le plus souvent sur une constitution scrofuleuse. Mais ce qu'il y a de plus remarquable, c'est que, d'après la remarque faite par Matthaï et Gölis, les enfants porteurs de croûtes de lait et de teigne seraient à l'abri de cette affection. Il est admis, quoique ce soit moins bien prouvé, que les enfants forts et bien développés sont plus exposés à cette maladie que les sujets faibles et mal nourris. Le croup est plus fréquent dans les contrées du nord que dans celles du sud; il est épidémique dans plusieurs localités, mais il choisit alors de préférence les pays humides et marécageux. Il est très rare, au contraire, dans les localités élevées, s'il faut en croire Schœnlein. En général, toutes les causes capables d'engendrer un catarrhe ou une inflammation du larynx peuvent aussi amener le croup. De ce nombre se trouvent les refroidissements gagnés, soit en découvrant mal à propos la poitrine ou le cou de l'enfant, soit en l'exposant à un courant d'air, le vent venant du nord ou du nord-ouest, ou bien en faisant couper les cheveux du malade par un temps rigoureux. Les violents efforts de la voix peuvent aussi produire cette maladie. Le croup est, du reste, plus fréquent lorsque la température est froide et humide, ou très variable, et moins par le temps chaud. Le plus souvent, il est sporadique; quand il règne sous forme d'épidémie, il débute presque toujours par une affection diphthéritique localisée sur la muqueuse de la bouche, du palais, de l'œsophage ou des narines, d'où elle s'étend au larynx et aux voies respiratoires. Les exanthèmes aigus et surtout la rougeole sont aussi des causes occasionnelles qui amènent, comme effet secondaire, le développement du croup.

La marche de cette maladie est presque toujours très rapide. Cependant on a vu plusieurs fois la mort survenir seulement du sixième au neuvième jour. Quand on parvient à guérir, l'amélioration est aussi très prompte, surtout avec le traitement homœopathique. Mais la toux conserve encore son caractère particulier, surtout à la suite d'un traitement allopathique; aussi ne pouvons-nous déclarer le malade hors de tout danger tant qu'elle persiste. La mort arrive au milieu d'un accès subit de suffocation, ou, plus lentement, comme effet de l'obstruction des voies aériennes par les fausses membranes, ou, enfin, comme résultat de la paralysie des organes respiratoires, et par asphyxie.

Pronostic. — Bien que l'homœopathie soit assez heureuse dans le traitement du croup, cette maladie n'en reste pas moins une affection dangereuse, qui doit sa gravité parfois à l'insuffisance de nos ressources, mais bien plus souvent à la rapidité avec laquelle se succèdent les symptômes, et à la négligence des parents. Du reste, le pronostic varie, en raison de l'âge et du sexe du malade, en raison aussi des causes de la maladie. Plus l'enfant est jeune, plus le danger est grand. Les garçons sont plus menacés que les filles. Le croup qui succède à la rougeole est le plus favorable, celui qui vient après une diphthérite est le plus pernicieux. Lorsque l'exsudation se fait dans les bronches, elle est plus redoutable que dans le cas où elle se forme dans le larynx ou la trachée; le croup épidémique est plus sérieux que le croup sporadique; enfin, la complication d'une pneumonie ou d'une pleurésie augmente encore nos inquiétudes. Le pronostic dépend, en outre, de la marche et des symptômes de la maladie. Le danger est d'autant plus grand que les accès sont plus intenses et plus continus, que la toux, l'oppression, la perte de la voix, les douleurs en respirant, l'anxiété, le renversement de la tête, la pâleur et la lividité de la peau, la faiblesse et l'intermittence du pouls sont plus prononcés, et que la fièvre se rapproche davantage de l'état typhoïde. Dugès prétend que le gonflement emphysémateux du cou est un signe de fâcheux augure, parce qu'il indique presque toujours l'emphysème du poumon. Les signes favorables sont, au contraire, la facilité plus grande avec laquelle se fait la respiration, le changement de timbre de la toux, la cessation de la fièvre au milieu d'une sueur générale, l'humidité des narines et des oreilles, et aussi l'épistaxis. Le pronostic dépend encore du point auquel la maladie est parvenue quand on commence son traitement. Plus on l'entreprend de bonne heure et plus on doit avoir l'espérance d'enrayer la marche des accidents.

Traitement. — Le danger qui accompagne constamment le croup exige de la part du médecin une thérapeutique assurée; car le moindre tâtonnement et l'indécision seraient bientôt suivis d'un résultat malheureux, qu'il serait difficile d'éviter si le praticien ne pouvait promptement réparer sa première erreur. Cette incertitude dans le traitement dépend presque toujours de ce que le tableau de la maladie n'a pas été relevé avec assez de soin; ce qui est d'autant plus à craindre que la congestion sanguine, qui serait moins importante pour tout autre organe, le devient beaucoup plus ici, à cause de la facilité avec laquelle les voies aériennes, déjà si étroites chez les enfants, peuvent s'obstruer. Or cet effet dangereux ne peut être évité qu'en arrêtant la maladie dès son principe (Constatt). Mon expérience me permet de confirmer cette opinion, et tout médecin qui a beaucoup observé le croup sera certainement de cet avis. Je vais donc indiquer le traitement qui m'a le mieux réussi. Je renvoie également à mon *Traité de thérapeutique* (1), où le lecteur trouvera de nombreuses indications. Que l'on ne croie pas, cependant, que je me bornerai à répéter ici ce que j'ai dit alors. Mon dessein est différent ; car je me propose de donner maintenant des indications plus nombreuses et plus précises.

Je ne pense pas qu'il faille tenir compte dans le croup de ce qu'on appelle la période catarrhale ; et, quand même cent médecins, d'une autorité incontestée, affirmeraient le contraire, je maintiendrais ma première opinion, parce que nous ne retrouvons, à ce moment, que les symptômes d'une fièvre catarrhale ou d'un simple catarrhe, symptômes que nous devons traiter sans songer à l'avenir. Toutefois, le catarrhe qui amène chez l'enfant de l'enrouement, exige une grande attention de notre part, surtout quand une toux rauque l'accompagne. Cependant on ne peut dire que la maladie soit autre chose qu'une affection catarrhale, tant que la toux croupale n'existe pas. Je renvoie le lecteur à mon traité de thérapeutique (2) pour tout ce qui concerne le traitement de cet état catarrhal ; je ne m'y arrêterai pas davantage ici, parce qu'il ne fait pas partie du croup.

Bien que l'*aconit* ne puisse être prescrit dans tous les cas et à toutes les périodes de la maladie, ce médicament n'en est pas moins un agent indispensable dans le traitement du croup, agent que nous ne pouvons remplacer par aucun autre. Son action curative n'est pas, en effet, aussi limitée que le croient beaucoup de médecins. Ce médicament n'est pas indiqué seulement par le caractère inflammatoire de la fièvre, non plus que par la sensibilité douloureuse que l'on détermine en pressant sur le larynx ou sur la trachée ; car ces deux caractères peuvent manquer et cependant l'aconit être employé avec avantage. Les caractères anatomiques nous expliquent cette efficacité en nous montrant l'existence irrécusable des caractères de l'inflammation que

(1) Voy. loc. cit., t. I, p. 471.
(2) Voy. loc. cit., t. I, p. 463.

nous retrouvons au-dessous des fausses membranes, même quand celles-ci sont très denses. Tant que vit l'enfant atteint de croup, l'inflammation persiste et s'étend jusqu'aux ramifications bronchiques les plus déliées, à moins que la mort ne vienne arrêter tout à coup cette diffusion. L'anatomie et la physiologie nous expliquent pourquoi la fièvre n'est pas violente dans cette maladie ; pourquoi l'intensité des symptômes fébriles ne peut être considérée comme étant la mesure de la violence de l'inflammation, comme il arrive pour les phlegmasies ordinaires ; et pourquoi nous devons les regarder comme des symptômes accessoires névrophlogistiques. Enfin, la mobilité des symptômes nous explique pourquoi le médecin homœopathe peut se méprendre sur leur valeur, quand il s'agit de choisir le médicament.

Nous devons retenir comme un fait démontré, que c'est l'inflammation de la membrane muqueuse qui engendre les fausses-membranes, et que cet état phlegmasique dure autant que le croup. Ceci nous explique pourquoi l'aconit n'est jamais employé en vain dans cette maladie, quel que soit l'état de la fièvre et quels que soient les symptômes locaux. On critiquera peut-être cette explication, qui me semble cependant conforme à l'expérience. Pour mon compte, je ne pense pas qu'on puisse trouver une autre raison de l'efficacité constante de ce médicament dans toutes les périodes de la maladie. Je me suis presque fait une loi de donner l'aconit avant tout autre médicament, et de commencer par lui le traitement du croup, à quelque période qu'il soit parvenu et quels que soient ses caractères. On peut appeler cela de la routine ; pour moi, je regarde cette pratique comme étant confirmée par l'expérience. Je recommanderai surtout d'imiter Hahnemann, et de l'imiter jusque dans le détail, et je crois même que si nos résultats sont si peu constants, cela tient à ce que nous nous éloignons des préceptes qu'il a posés, surtout sous le rapport des doses. Il faut donner l'aconit à la dix-huitième ou à la vingt-quatrième dilution, deux ou trois globules dissous dans un verre d'eau, dont on fait prendre toutes les demi-heures une cuillerée à thé. On voit au bout d'une heure ou une heure et demie, que l'état du malade est sensiblement amélioré. Au moins ne s'aggrave-t-il jamais, ce qui est un point très important. Je suis parvenu, avec ce médicament, à éloigner tout danger d'un grand nombre d'enfants; et il m'est souvent arrivé de n'avoir pas besoin de recourir à d'autres substances. J'ai observé surtout un cas très remarquable sous ce rapport. Il s'agissait d'un garçon de six ans, chez lequel la maladie durait depuis trente-six heures. Les parents pauvres et irréfléchis n'avaient pas fait attention à l'état de leur enfant, jusqu'au moment où ce petit être fut dans l'impossibilité de respirer. Je trouvai ce malade ayant la tête renversée sur le bois de son lit, son visage était livide, ses traits exprimaient la plus grande anxiété; il était plongé dans un état comateux, sans voix; la respiration était pénible, la tête couverte de sueur, les extrémités froides, le pouls, très petit, à peine sensible; parfois le malade portait, par un mouvement automatique, la main au larynx. Il me semble que la mort devait mettre bientôt un terme à cet état. Ne voulant pas cependant rester inactif en présence du danger, je mis deux globules d'aconit 12, sur la langue du petit malade. Un quart d'heure s'était à peine écoulé que je constatai une amélioration notable du côté de la respiration et l'état comateux parut se transformer en un sommeil paisible.

Je quittai le malade en conservant un peu d'espoir, et au bout de deux heures, je le retrouvai méconnaissable; la lividité de la peau avait fait place à un coloris naturel, que la turgescence et la sueur rendaient encore plus vif; l'enfant dormait paisiblement et respirait avec facilité. Je fis prendre une seconde dose du même médicament, et vingt-quatre heures après il ne restait plus aucune trace du danger que le malade avait couru. Je n'ai pas cité cette observation pour ce qu'elle a de merveilleux, mais pour montrer la puissance curative de l'aconit dans le croup, puissance qui est telle que cet agent me semble être le plus important de tous ceux que l'on peut employer. Il est rare que l'on rencontre des faits semblables à celui que je viens de rappeler, c'est-à-dire des malades chez lesquels un médicament unique suffise à la guérison; mais dans tous les cas, il est possible de prescrire l'aconit, car il prépare souvent la voie à d'autres substances. De plus, cet agent est utile dans le cours même de la maladie, lorsque l'intensité des symptômes n'a pu être calmée, ou quand la grande excitabilité du système nerveux et du système sanguin s'oppose à la manifestation de l'action curative des autres médicaments. Le lecteur pourra-t-il apprécier par ce qui précède toute la valeur que j'accorde à l'aconit? Je l'espère. Toutefois, je serai heureux si j'ai pu appeler l'attention sur ce médicament; je ne pourrais maintenant réunir ici tous les symptômes qui doivent nous faire pencher en sa faveur, mais je puis dire qu'ils justifient toute l'importance que je lui donne.

En médecine, les lois révélées par l'expérience se justifient chaque jour davantage, et se retrouvent toujours exactes, en supposant que les circonstances restent les mêmes. Ainsi, tant que le croup conservera la forme qui lui est particulière, on aura toujours recours à spongia tosta et à l'iodium. Je cite en premier lieu spongia parce que je l'ai employée avant l'iode, et que j'ai plus souvent éprouvé sa puissance. Hahnemann nous avait recommandé ce médicament en termes précis. « L'application la plus remarquable que l'homœopathie ait faite de cette substance, l'éponge brûlée, dit-il, est celle contre la redoutable maladie aiguë qu'on désigne sous le nom de croup. Ce médicament est alors indiqué par un grand nombre de ses symptômes, mais surtout par le symptôme 145 qui se résume en ces termes : respiration difficile, comme si le larynx était bouché par un tampon, et que son rétrécissement empêchât l'air de passer. Mais il est toujours utile de modifier l'organisme auparavant pour calmer ou détruire l'inflammation locale à l'aide d'une très petite dose d'aconit (trentième dilution) donnée intérieurement. Il sera très rarement nécessaire, en pareil cas, d'employer ensuite une très petite dose de soufre calcaire (1). » Ce précepte fut pour nous au commencement de l'homœopathie, alors que nous ne connaissions aucun agent approprié à cette maladie rapide, un véritable précepte évangélique, que nous pouvions éprouver en suivant les préceptes formulés par le maître. On rencontra d'abord peu de cas où ils ne donnèrent pas un résultat heureux, et encore s'agissait-il de savoir si l'insuccès ne devait pas nous être attribué, tantôt pour avoir donné une dose trop forte, tantôt pour avoir trop répété le médicament. Il pouvait se faire, cependant, que les caractères individuels du fait observé ou ses complications empêchassent les médicaments indiqués par Hahnemann d'être les seuls spécifiques de la maladie. Je donnai presque toujours *spongia* à la douzième dilution, une goutte dans de l'eau, et en divisant cette dose. L'éponge brûlée est indiquée dans les cas les plus violents de croup, surtout quand l'aconit paraît convenir sans cependant suffire. La plupart des symptômes relatés par Hahnemann se rapportent à la dyspnée, aux efforts que font les enfants pour allonger leur cou. La toux produite par le médicament est rauque, creuse, criarde et cesse peu; la respiration est lente, haute, sifflante, accompagnée d'un bruit de scie et mêlée d'accès de suffocation. *Spongia* convient à toutes les espèces, à toutes les formes, à toutes les périodes du croup, pourvu que ses symptômes caractéristiques se retrouvent dans le tableau de la maladie. On peut le continuer jusqu'à guérison complète, mais en éloignant les doses.

Quand la maladie est épidémique, ou qu'elle a pour base

---

(1) Cette citation est empruntée au *Traité de matière médicale pure* de Hahnemann, trad. par A.-J.-L. Jourdan; Paris, 1834, t. II, p. 286, et t. VI, p. 199 de l'édition allemande. Quant au symptôme 145 que le docteur Hartmann a copié intégralement, on le trouvera à la page 304 de l'édition française, à la page 219 de celle qui a été publiée par Hahnemann. Le désir de rendre exactement les termes dont notre maître s'est servi m'a empêché de suivre textuellement la traduction française.   (*Note du traducteur.*)

une disposition scrofuleuse, le croup présente des différences, mais les symptômes individuels ne sont pas moins intenses que ceux auxquels *spongia* répond. On voit alors survenir les signes de la bronchite et de la trachéite. Dans toutes ces circonstances, *iodium* veut être préféré; on l'emploie à la troisième, à la quatrième trituration; on peut même s'élever jusqu'à la douzième puissance. Au moins faut-il toujours avoir recours à cet agent lorsque existent les symptômes que l'expérience a montré lui appartenir. C'est avec raison qu'on a dit que ce médicament convenait de préférence au croup trachéal et bronchique, parce que le caractère torpide existe surtout dans ces deux espèces et que ce caractère indique plutôt l'*iode* que *spongia*.

Je crois que telle était aussi l'opinion de Hahnemann, mais que cet illustre observateur ne considérait pas ces espèces comme étant le croup véritable, bien qu'elles eussent avec celui-ci une très grande analogie; autrement je m'étonnerais qu'il n'eût pas indiqué cette propriété dans la préface de l'iode comme il l'avait fait dans l'introduction de la pathogénésie de *spongia*. Ainsi, la dyspnée caractéristique du croup et le renversement de la tête ne se retrouvent pas parmi les symptômes de l'iode; tous les caractères de ce médicament se rapportent à une inflammation violente accompagnée d'une toux croupale, mais non à la formation rapide de fausses membranes dans le larynx et la partie supérieure de la trachée. On ne retrouve pas non plus parmi les symptômes de l'iode, le gonflement bleuâtre du visage, mais sa pâleur et sa teinte plombée; la voix est plutôt rauque et creuse qu'enrouée; la respiration est plus stertoreuse que sibilante; la sensibilité du larynx et de la trachée et la dyspnée sont bien plus marquées. Le stéthoscope fait entendre un râle sous-crépitant dans toute l'étendue de la poitrine; l'anxiété est extrême, les battements du cœur sont rapides et violents, tandis que le pouls est petit, fréquent ou tout à fait faible et ne peut être compté. Un semblable croup ne saurait exister sans douleurs dans la poitrine et le larynx , ce qu'indiquent les efforts que les enfants font sans cesse pour arracher avec leurs mains l'obstacle qui les gêne, et la sensation qu'accusent les sujets assez âgés pour pouvoir parler. L'iode est le véritable spécifique de cette espèce de croup ; mais l'aconit doit toujours être employé au début et comme intercurrent, quand le système nerveux et le système sanguin sont très excités, que la toux est sèche, courte et incessante.

Hahnemann ayant indiqué l'*hepar sulfuris* dans la préface de la pathogénésie de *spongia*, nous devons croire que cet agent est précieux contre la maladie qui nous occupe. Sa valeur est cependant assez restreinte ; il m'est arrivé de triompher à son aide de plusieurs cas légers, surtout lorsque la dentition semblait avoir concouru à leur développement. Mais, en général, le croup qui survient en pareille circonstance n'est jamais dangereux. Les indications les plus précises pour le choix de ce médicament se tirent de ses symptômes physiologiques, et aussi des résultats fournis par son emploi au lit du malade. Le docteur Elb fait remarquer avec raison, et sur ce point mon expérience concorde avec la sienne, que le foie de soufre convient rarement au début de la maladie, mais qu'il est bien mieux indiqué lorsque les fausses membranes existent, qu'elles sont abondantes, semblables à un mucus visqueux, mais bien moins quand ce produit d'exsudation est dense et organisé en membrane. *Hepar sulfuris* convient donc à la fin de la maladie, lorsque les médicaments qui l'ont précédé, surtout l'iode, ont calmé les accès d'étouffement et ont fait commencer la résorption de l'exsudation morbide, c'est-à-dire lorsque celui-ci a une consistance demi-fluide. La guérison du croup est souvent très prompte, et la résorption des fausses membranes très rapide ; c'est ce qui a fait dire à Hahnemann que l'emploi du foie de soufre était rarement utile. Mais il arrive souvent que la guérison n'est point aussi prompte, et que malgré l'emploi de médicaments bien choisis, la résorption des pseudo-membranes se fasse attendre. En pareil cas, ce produit organique commence par se ramollir; on perçoit alors un râle muqueux accompagné d'accès de dyspnée, mais non d'une suffocation véritable; une toux d'irritation, humide ou sèche, venant presque toujours par quintes violentes, longues et prolongées. Cette toux amène à son tour l'oppression et des vomissements muqueux à la suite desquels elle se calme. C'est alors qu'*hepar sulfuris* est parfaitement indiqué. Ce médicament guérit en partie parce qu'il favorise l'expectoration des fausses membranes ramollies; en partie parce qu'il amène leur résorption. J'ai toujours donné ce médicament à la deuxième ou à la troisième trituration, faisant prendre une très petite partie d'un grain dissous dans l'eau. Je répète cette dose toutes les trois heures, jusqu'à ce que j'obtienne la diminution des symptômes; alors j'éloigne peu à peu les doses.

Les médicaments dont j'ai parlé jusqu'ici sont incontestablement les agents les plus utiles dans le véritable croup; aussi est-ce toujours un mauvais signe quand on n'obtient à leur aide qu'un soulagement momentané. Malheureusement, on rencontre parfois dans la pratique des cas où ces ressources sont insuffisantes. Je crois utile d'indiquer encore quelques autres médicaments que l'on trouvera efficaces dans des circonstances déterminées, médicaments dont l'expérience a maintes fois prouvé la valeur. Il peut arriver aussi que le médecin se laissant guider par les indications précédentes, et suivant avec attention les progrès de la guérison, reconnaisse qu'il lui est impossible de la rendre complète avec un seul médicament, les symptômes effacés pendant l'action primitive de celui-ci ayant toujours de la tendance à reparaître. Il faut alors employer alternativement les deux substances qui semblent le mieux indiquées, mettant entre chacune d'elles un intervalle qui peut varier entre une demi-heure et deux heures, suivant l'intensité de la maladie, et choisissant la dose la plus convenable.

On rencontre également des malades chez lesquels il reste après la guérison du croup un enrouement opiniâtre, l'enfant étant du reste gai, de bonne humeur, adonné à ses jouets comme auparavant, et n'inspirant plus aucune inquiétude. Plusieurs médicaments répondent à ce symptôme, mais le plus utile de tous m'a paru être *phosphorus* 18, 24, qui peut même prévenir les récidives. Une seule dose suffit ordinairement. On me demandera peut-être comment je suis aussi affirmatif. Le voici : il y a vingt ans, je fus appelé à traiter un enfant du croup; je le guéris avec les agents dont j'ai parlé, seulement l'enrouement persista sans causer aucune inquiétude aux parents qui se réjouissaient de voir leur enfant gai et bien portant du reste. Ne partageant pas leur sécurité, je laissai reposer le petit malade pendant vingt-quatre heures, au bout desquelles survint tout à coup un violent accès de croup qui mit de nouveau son existence en danger. *Experientia docet !* Chaque fois que je rencontrai des cas analogues, je prescrivis le *phosphore* et je pus constater sa puissance. Ce médicament convient donc contre ces croups que l'on peut nommer *intermittents*, bien que leurs accès ne reparaissent pas à des intervalles réguliers. D'après le docteur Elb, il serait encore utile, quand il existe une toux incessante, courte, sèche, peu éclatante, causée par un chatouillement ou un grattement dans le larynx, que la respiration est courte, gênée, sans qu'aucun bruit étranger ne l'accompagne. Cette toux est précisément celle que nous observons longtemps encore après les accès de croup, et que nous ne pouvons assimiler à une toux catarrhale, parce qu'elle reprend très facilement ses caractères primitifs et ses dangers. Mais le phosphore ne suffit pas toujours, et, comme l'a très bien reconnu le docteur Elb, il est souvent nécessaire de donner ensuite *bryonia* 12, qui convient surtout lorsque après la cessation des accès de toux croupale, le malade reste en proie à des quintes spasmodiques qui viennent après minuit, amènent du serrement à la poitrine et une anxiété qui réveille l'enfant, et se calment seulement lorsque celui-ci a vomi une certaine quantité de matière glaireuse. *Cuprum metallicum* 12 doit être employé quand existe cette toux spasmodique avec oppression, enrouement et besoin continuel d'être couché.

Tartarus emeticus 3ᵉ ou 6ᵉ trituration est un médicament important pour le traitement du croup, surtout lorsque les accès violents étant passés, la guérison se fait attendre et la convalescence ne se prononce pas franchement. Il est surtout indiqué par la persistance de l'oppression et du serrement de la poitrine, par les sifflements que l'on entend dans la trachée (et qui indiquent un commencement de paralysie du poumon), par le retour fréquent du râle muqueux, et principalement par des accès de toux accompagnés d'oppression et de suffocation, et par la chaleur fébrile de la peau ; chaleur qui est tantôt plus forte, tantôt moins intense, et amène l'augmentation de la fréquence du pouls, principalement le soir avant minuit. La grande analogie qui existe entre le tartre antimoine et l'*hepar sulphuris* met souvent le médecin dans l'embarras ; car tandis que certains symptômes le font pencher en faveur d'un de ces médicaments, d'autres caractères le portent à donner la préférence à l'autre. Le mieux est, alors, de les alterner en les donnant à deux heures d'intervalle. On arrive bien plus vite par ce moyen à un résultat heureux qu'on ne le ferait en donnant chacun de ces agents l'un après l'autre.

Mais lorsque les symptômes caractéristiques du tartre stibié sont accompagnés des symptômes suivants : constriction de la poitrine, qui semble serrée par un lien au point de suspendre la respiration, irritation du larynx qui porte le malade à tousser et augmente encore l'oppression, ou quand les symptômes alternent avec ceux qui sont particuliers à l'émétique, il faut alterner celui-ci avec *moschus* 6. Ce médicament, donné à très petites doses, est alors fort utile et fait cesser toute espèce de danger. Il n'est pas rare de voir les derniers restes du croup se compliquer des symptômes de l'asthme de Millar, qui est dû à la grande irritabilité que laisse la première de ces maladies dans les organes respiratoires. Le médecin doit toujours tenir grand compte de cette complication, et modifier sa thérapeutique en conséquence. En pareil cas, il pensera tout d'abord à *moschus* et à *sambucus*.

Le docteur Hansen (1) a recommandé contre le croup *kali bichromicum*, même dans les cas les plus graves; et il est juste de dire que l'expérimentation physiologique (2) et l'observation au lit du malade ont donné une très grande probabilité en faveur de l'efficacité de ce médicament.

Le docteur Schelling dit que l'*arsenic* est fort important quand les prodromes présentent un caractère d'intermittence bien tranché, et que les accès s'accompagnent d'une respiration sibilante, plaintive, et de suffocation. Cette observation est exacte et concorde parfaitement avec les remarques ajoutées par Hahnemann à la pathogénésie de ce médicament. (Voyez les symptômes recueillis par d'autres auteurs.) Cependant il me semble que les accès décrits dans ce chapitre se rapportent plutôt à l'asthme qu'au croup.

On n'exigera pas sans doute que je décrive en détail toutes les complications possibles du croup et le traitement qui leur convient, car tout homœopathe doit l'avoir présent à l'esprit. Chacun comprendra que de plus amples détails seraient ici déplacés, parce qu'ils m'entraîneraient à d'inutiles redites. Il est, au contraire, d'une grande importance de suivre le précepte suivant reconnu par presque tous les praticiens, précepte d'après lequel il ne faut jamais laisser dormir le malade pendant longtemps, lorsque dure le danger, parce que plus le sommeil est prolongé, plus les accès sont violents quand les enfants se réveillent. Cependant le sommeil est bienfaisant et curatif dans un grand nombre de maladies, de sorte que nous devons le désirer

(1) *All. homœop. Zeit.*, t. XLII, p. 135.
(2) *Voy.* *Œsterr. Zeitschrift für homœopathique*, 3ᵉ volume.

avec un traitement homœopathique, même pour l'affection qui nous occupe. Toutefois, pendant les premiers jours, lorsqu'une amélioration importante n'est pas venue changer les indications et que nous sommes obligés de recourir aux agents spécifiques donnés régulièrement à des intervalles exactement déterminés, il faut interrompre le sommeil chaque fois que le médicament doit être pris.

Comme application externe, nous pouvons, comme le recommande Griesselich, tenir sur le larynx une éponge trempée dans l'eau chaude, en ayant le soin de la changer souvent et de la remplacer aussitôt par une autre. Ce moyen est, en effet, un de ceux qui soulagent le plus.

§ VIII. Parotide épidémique (*Parotitis epidemica vel polymorpha, apecifica*).

Cette maladie règne épidémiquement sur les enfants, et revêt toujours le génie de la constitution médicale régnante (qui peut être gastrique, rhumatismale ou érysipélateuse), circonstance qu'il est important de ne pas oublier dans le traitement, parce qu'elle fait que les médicaments dont l'action aurait été le mieux éprouvée contre l'épidémie précédente deviennent inutiles pour celle qui suit.

On observe le plus souvent des prodromes qui consistent dans un état maladif général sans localisation précise, et qui sont caractérisés par les symptômes suivants : frissons alternant avec une chaleur fébrile, fréquence du pouls, malaise général, abattement, douleurs dans les membres, insomnie, agitation, perte de l'appétit. Trois ou quatre jours après paraissent les symptômes locaux, c'est-à-dire qu'il se fait dans une des régions parotidiennes, et quelquefois dans les deux, un gonflement œdémateux sans rougeur vive de la peau et sans une grande tension des tissus. Ce gonflement s'étend vers les joues et les paupières, ou du côté de la poitrine, et déforme complétement les traits, de sorte que le malade devient méconnaissable. Les glandes sous-maxillaires et sub-linguales, l'intérieur de la bouche, participent à ce gonflement; le patient ne peut écarter la mâchoire; la mastication et la déglutition lui sont très pénibles. Ordinairement la fièvre diminue lorsque paraît la tumeur. Dans cette forme simple, la maladie ne se prolonge pas au delà d'un septénaire. Une sueur générale, des urines ou des diarrhées critiques, une hémorrhagie, la salivation s'établissent, et la tumeur décroît. Il arrive aussi très fréquemment que la fièvre reparaît au moment où le gonflement diminue; il se fait alors quelque métastase vers le cerveau, le poumon, l'estomac, le pancréas, le testicule chez l'homme, ou les seins chez les femmes. La suppuration et l'induration sont des terminaisons rares de cette maladie. Celle-ci peut devenir mortelle, soit à la suite des métastases, soit par la pression que cause la tumeur sur les vaisseaux du cou, soit enfin comme suite de la suppuration.

On rencontre dans cette maladie plusieurs variétés de symptômes. Par exemple, la fièvre manque non seulement pendant la période des prodromes, mais pendant la durée entière de la maladie. L'état fébrile peut revêtir, au contraire, la forme éréthique ou synochale, et s'accompagner de délire, de convulsions ou de vomissements violents. D'autres fois, il existe une fièvre éruptive, intense et la parotide est presque insignifiante; le contraire peut aussi arriver. La fièvre présente le plus souvent des rémissions et des exacerbations très marquées. L'état de malaise général existe quelquefois pendant une semaine entière, ou bien la parotide se tuméfie dès le premier jour. Ce gonflement varie. Après avoir débuté d'un côté, il passe rapidement au côté opposé, ou bien ce passage d'une région parotidienne à l'autre est beaucoup plus lent. La tumeur n'est presque jamais phlegmoneuse, ni très tendue, mais souvent pâteuse; la peau qui la recouvre est pâle ou à peine rouge, sa chaleur n'est pas augmentée; la douleur est faible. D'autres fois, le gonflement est œdémateux et d'une couleur livide (ce qui est toujours un mauvais signe). Alors le cou est roide et le malade éprouve des douleurs à la nuque. La résorption se fait presque constamment à la suite de sueurs abondantes ou d'autres crises, ou sans crise remarquable. Les métastases les plus dangereuses sont celles qui se font vers le cerveau. Une terminaison favorable ne peut être obtenue en pareil cas, que si la maladie reparaît à son siége primitif. Le passage à la suppuration est très rare et arrive seulement quand la maladie revêt un caractère phlegmoneux, comme je l'ai observé dans une épidémie de fièvre scarlatine. Presque toujours le pus était ichoreux. L'ouverture des cadavres a prouvé que la glande elle-même était infiltrée de pus, ou bien que celui-ci s'était accumulé dans le tissu cellulaire environnant. L'abcès s'ouvre souvent dans le conduit auditif, ce qui amène un écoulement de pus par l'oreille. L'induration est aussi assez rare; on l'observe chez les sujets scrofuleux. Les autres terminaisons consistent dans l'anasarque, l'emphysème, la gangrène. On compte parmi les effets de cette maladie : la dureté de l'ouïe, les bourdonnements d'oreilles et la surdité.

Étiologie. — Les parotides sont presque toujours épidémiques, et précédées de prodromes analogues à ceux des épidémies du croup; ou bien elles sont accompagnées de catarrhe, de rougeole, de scarlatine, de variole ou d'affections érysipélateuses. Elles sont endémiques dans les pays humides et nébuleux, et sur les côtes. Elles règnent de préférence au printemps et en automne; le froid et l'humidité semblent en être les causes occasionnelles les plus fréquentes. La maladie est rare avant l'âge de deux ans. D'après Behr (1), elle serait contagieuse pendant les crises et pendant la période de desquamation.

Pronostic. — Cette maladie est une des moins graves et des moins dangereuses; mais le pronostic est plus douteux lorsque la parotide a de la tendance à donner lieu à des métastases, et aussi lorsque le gonflement diminue tout à coup et que la fièvre reparaît au même moment. Les symptômes

(1) *Journal de médecine de Hufeland,* 1825.

cérébraux sont très graves; la métastase vers le poumon n'est pas moins dangereuse.

Traitement. — Quand on abandonne à elle-même une parotide, elle parcourt un cercle régulier de transformations comme toutes les maladies épidémiques et comme les exanthèmes. Les symptômes fébriles ayant plus ou moins le caractère propre au génie de la constitution épidémique régnante, ont une très grande influence sur le traitement et sont le meilleur guide que nous puissions suivre pour le choix du médicament. C'est seulement en tenant compte de ces indications qu'il est possible d'entraver la marche de la maladie; autrement, la parotide suit le cours régulier de son évolution avant de guérir. Reconnaître cette affection dans ses prodromes, lorsque nous observons le premier malade atteint par l'épidémie, ferait l'éloge de notre perspicacité; mais il serait inutile et même blâmable de donner des médicaments, tant que l'état général est vague et que la maladie est mal caractérisée. Je ne m'arrêterai donc pas à la thérapeutique de cette première période; et je m'attacherai aussitôt à l'étude des agents qui méritent réellement le nom de spécifiques, quand la maladie est complétement développée. Les caractères de la fièvre sont toujours très importants pour fixer notre choix.

Nous devons mettre en première ligne *mercurius solubilis.* Ce médicament était déjà considéré comme essentiel au début de l'homœopathie, et on le répétait rarement, parce qu'on était habitué alors à suivre le précepte de l'*Organon*, qui consistait à ne jamais donner un second médicament jusqu'à ce que le premier eût parcouru toute sa sphère d'action. Je ne puis dire combien de fois alors la nature se chargeait de guérir, et combien de fois l'art devait revendiquer les honneurs du triomphe; car je n'ai point l'intention de faire ici une critique du temps passé. Mais ce qu'il y a de certain, c'est que l'expérience a prouvé d'une manière irrécusable que le *mercure* est le véritable spécifique de cette maladie, et qu'il la guérit à coup sûr quand on sait le donner aux doses et aux intervalles nécessaires. On ne doit jamais employer les triturations; la sixième, ou mieux la douzième dilution, sera toujours préférée; encore faut-il donner seulement quelques globules que l'on répète tout au plus de quatre en quatre heures, et que l'on continue rarement pendant plus de deux jours. Quant aux signes capables de fixer notre choix sur ce médicament, ils sont assez nombreux : il faut mettre en première ligne l'existence d'un refroidissement comme cause de la maladie; une fièvre avec éréthisme, des alternatives de chaleur et de frissons revenant par accès avec soif la nuit, et tendance marquée aux sueurs nocturnes. Les symptômes locaux sont ceux que j'ai décrits et que nous retrouvons sous une forme très légère ou avec une grande intensité. Ainsi, la perte absolue de l'appétit, la difficulté d'écarter les mâchoires, la douleur qui accompagne ce mouvement, et celle que cause la déglutition. Lorsqu'un tel état morbide ne cède pas au mercure, et que le gonflement, s'étant prolongé, tend à passer à l'induration, *baryta carbonica* 12 est préférable; car non seulement elle empêche le développement de cette terminaison fâcheuse, mais elle amène une prompte disparition de la tumeur. Lorsque ce médicament ne produit pas une guérison complète, une dose *carbo vegetabilis* 30, ou *conium maculatum* 30, fait disparaître les dernières traces de la maladie.

L'inflammation phlegmoneuse de la glande parotide s'observe rarement; mais quand elle existe, on ne peut lui opposer aucun médicament plus utile que *belladona* 24 ou 30, laquelle sera donnée à très petites doses répétées toutes les trois heures. Dans cette forme de la maladie, la sensibilité de la glande est extrême et se complique d'élancements qui se font sentir au siége même de la tumeur; la chaleur interne et la chaleur externe sont peu intenses et amènent une série de symptômes accessoires, nerveux pour la plupart. Cette parotide phlegmoneuse a une grande tendance à passer à la suppuration. Pour éviter ce danger, il faut donner belladone à doses rapprochées, qu'on éloigne ensuite à mesure que l'état du malade s'améliore. Il peut arriver aussi que malgré tout la fièvre revête le caractère nerveux. Belladone n'a plus alors aucune valeur; il faut recourir au *rhus toxicod.* 12, qui suffit parfois à mener la guérison à bonne fin. On a vu également les parotides se montrer au milieu d'une épidémie de fièvre scarlatine, et s'accompagner des symptômes de l'angine. *Belladone* serait dans ce cas l'agent capital qui ne céderait en rien au *rhus*, à moins que l'inflammation ne parût devoir prendre le caractère érysipélateux, et que la belladone se soit montrée impuissante à empêcher cette transformation. Le *rhus*, au contraire, est tout à fait essentiel, lorsque le gonflement de la région parotidienne survient à la fin d'une scarlatine, surtout s'il existe en même temps des symptômes d'hydropisie.

Il est à peine utile de rappeler qu'il faut recourir à l'*arnica* 6, lorsque l'inflammation est l'effet d'une chute ou d'un coup; encore faut-il donner le *conium* quand la maladie se prolonge et paraît vouloir passer à l'induration.

On conjure souvent les métastases en condamnant le malade au repos et en le faisant vivre dans une température constante; mais quand elles se sont accomplies, il faut les traiter en raison des symptômes qu'elles amènent, et d'après les règles que j'ai posées.

ARTICLE V. — INFLAMMATION DU CERVEAU.

§ Ier. Méningite aiguë (*Encephalitis, seu meningitis infantum; hydrocephalus acutus*).

Un grand nombre d'écrivains modernes se sont efforcés de tracer un tableau exact et complet de l'hydropisie des ventricules cérébraux; malheureusement leurs efforts n'ont pas répondu à leurs désirs, et tout médecin observateur sera forcé de reconnaître que sur ce point la science n'a pas fait de progrès, et que nous sommes obligés de nous en tenir à la doctrine qui considère l'hydrocéphale aiguë comme des effets de la diathèse scrofuleuse ou herpétique, et même comme le résultat d'une fièvre exanthématique ou typhoïde. Cette opinion, du reste, n'est pas absolument fausse; car il est souvent impossible de reconnaître une autre affection antérieure à celle du cerveau, de sorte que cette maladie semble tout à fait idiopathique.

Symptômes. — On a presque toujours reconnu trois périodes à cette maladie, une période congestive, une période inflammatoire et une période pendant laquelle se forme l'épanchement. Mais Canstatt n'admet pas cette division, parce que l'autopsie ne révèle pas toujours dans le cerveau les altérations qu'elle suppose. Bien que les quatre stades qu'il a lui-même indiqués ne se retrouvent pas non plus dans tous les cas, cependant je suivrai son mode de description, parce qu'il me semble se rapprocher plus que tout autre de ce que nous observons dans la nature.

Première stade. — *Irritation du cerveau.* — Les enfants sont d'abord tristes, indolents, changent leurs habitudes et abandonnent leurs jouets. Il leur est impossible de tenir leur tête droite; ils trébuchent à chaque pas quand ils veulent courir, et finissent par tomber; ou bien ils lèvent peu les pieds en marchant. Ils se plaignent de céphalalgie et de vertiges quand ils font un mouvement brusque. La tête est brûlante, le visage rouge; souvent la coloration de la face alterne avec une pâleur extrême. Les enfants n'ont point de sommeil, ils sont abattus sans dormir réellement, ou bien ils dorment plus que d'habitude, se réveillent en sursaut et avec frayeur au moindre bruit. Pendant leur sommeil, ils gémissent, crient, et leur voix a un timbre aigu et cassé; leurs traits se contractent sans cesse. Leurs yeux sont injectés et très brillants; les urines sont rares et troubles ou comme du petit-lait; il y a une tendance au vomissement et des *vomissements* véritables; la constipation est extrême. Hufeland (1) prétend que les symptômes

(1) *Manuel de médecine pratique.* Paris, 1848, p. 576.

distinctifs entre la méningite et les autres maladies cérébrales manquent complétement durant cette première
période. On observe aussi à cette époque une grande sécheresse de la peau qui se couvre de nodosités, et la perte de
l'appétit. Cette période peut durer pendant plusieurs jours
et même pendant plusieurs semaines.

SECOND STADE. — *Irritation du cerveau.* — Tous les symptômes précédents augmentent ; il s'y joint une forte chaleur
externe de la tête et une crainte extrême du moindre
attouchement et du mouvement le plus léger. Les malades
ne peuvent tenir leur tête droite, mais ils cherchent toujours
à l'appuyer ou à l'enfoncer dans leur oreiller. Quand ils
essaient de la soulever, ils vomissent, ce qui arrive aussi au
moindre mouvement ; les vomissements se calment au contraire par la position horizontale ou quand la tête est
appuyée. Les enfants plus âgés ont le délire ; les vomissements cessent alors pour ne pas reparaître. Le malade est
plongé dans un assoupissement continuel ; cependant il
s'agite et a des soubresauts dans les tendons. Les pupilles
sont contractées, il y a de la photophobie ; les yeux sont
convulsés vers la partie supérieure de l'orbite ; l'ouïe est
très sensible ; il y a du strabisme. Le visage est blême,
abattu ; l'expression de la physionomie est méconnaissable.
L'enfant mâchonne sans cesse, fait claquer sa langue contre
son palais et grince des dents. Il touche machinalement sa
tête et ses parties génitales. Le ventre est contracté et aplati
sans qu'il y ait eu de garderobes ; il y a de la constipation,
ou bien les selles sont glutineuses, brunes ou vertes ; le nez
et les lèvres se sèchent ; la peau prend une teinte maladive.
Il se forme à sa surface une éruption de petites papules
sèches qui existe surtout sur la face externe des avant-
bras, sur les joues et les lèvres (exanthème de Fernoy) ;
l'urine forme un dépôt crayeux ammoniacal. La respiration
est irrégulière, tantôt lente, tantôt très rapide, presque
entrecoupée de soupirs. Le pouls, qui est amélioré pendant
le premier stade, se ralentit à la fin du second, et donne de

cinquante à soixante pulsations par minute ; il est mou et reste tel pendant plusieurs jours. Généralement, il y a peu de fièvre, au moins n'est-elle jamais en rapport avec l'intensité des symptômes cérébraux.

TROISIÈME STADE. — *Période de compression du cerveau.* — Augmentation de l'indolence et de l'engourdissement. Quand on essaie de soulever l'enfant et de laisser sa tête sans appui, il s'agite et cherche à la poser de nouveau. Le visage change de plus en plus ; le malade se couche de travers et sur le dos ; il enfonce sa tête dans ses oreillers, il écarte les cuisses ; une d'elles et la main du même côté sont agitées de mouvements et de tremblements involontaires. L'enfant cherche toujours à entrer ses doigts dans son nez et dans ses oreilles. Tous les sens s'obscurcissent, le sens de l'ouïe excepté ; le malade ne reconnaît pas les objets qui l'entourent, mais il fait ses efforts pour les saisir ; les pupilles sont dilatées et très peu irritables. Cependant un vif rayon de lumière les fait osciller légèrement ; les yeux pleurent ; le pouls se ralentit encore davantage et devient irrégulier ; des sueurs partielles s'établissent, l'haleine devient infecte. Dans cette période, les enfants mangent avec appétit.

QUATRIÈME STADE. — *Période de torpeur.* — Enfin arrive l'assoupissement complet, le sopor pendant lequel les paupières restent à demi-ouvertes. Les sens sont tout à fait paralysés ; on observe la diplopie, la cécité, la surdité ; les globes des yeux sont convulsivement déviés, il y a des tremblements de tous les membres ou seulement de ceux d'un même côté, puis survient l'opisthotonos, l'hémiplégie (surtout celle du côté droit). Les parties paralysées sont plus froides que les autres ; les selles et les urines sont expulsées involontairement, ou bien la vessie reste distendue et ne peut se vider ; la respiration devient rapide, courte, et de plus en plus interrompue par des soupirs ; la déglutition est difficile, l'amaigrissement rapide ; les vomissements diminuent ou cessent tout à fait ; le pouls s'accélère au point de ne pouvoir être compté, il devient aussi de plus en plus petit ; la fièvre est violente, la peau chaude et brûlante. Enfin, la mort arrive à la suite de ces symptômes, soit au milieu de convulsions, soit dans un coma de plus en plus profond. Cette fièvre torpide est toujours de courte durée; elle ne se prolonge pas au delà de un à cinq jours.

J'ai décrit, je crois, avec un soin suffisant la marche de la maladie, et cependant son diagnostic reste entouré de difficultés à cause des complications qui peuvent survenir, et parmi lesquelles les affections abdominales jouent un rôle important; ce qui a fait dire à Kopp (1) qu'il fallait distinguer dans cette maladie une période durant laquelle dominent les symptômes abdominaux; et à Eisenmann (2), que l'hydrocéphale aiguë était toujours précédée de ces accidents. Du reste, les affections cérébrales sont très souvent liées chez les enfants à la gastromalacie, à l'inflammation des organes abdominaux, aux maladies vermineuses, aux troubles de la dentition. Le croup, la bronchite, la pneumonie, la coqueluche, les tubercules pulmonaires, la rougeole, la scarlatine, etc., l'accompagnent aussi; toutes se reconnaissent aux symptômes qui leur sont particuliers (3).

Les symptômes de cette maladie sont très variables; aussi est-il impossible de fixer son diagnostic sur l'un d'eux; l'ensemble des caractères est seul capable de nous y conduire. Ainsi, le *délire* n'est pas constant, il manque chez les enfants qui ont moins de sept ans, et arrive souvent lorsque les vomissements cessent; il n'est jamais aussi complet que chez les adultes. Ce délire est presque toujours calme et incohérent; les enfants articulent avec peine, murmurent tout bas en remuant les mâchoires, et prononcent seulement des mots entrecoupés. Ce délire dure ordinairement de trois ou quatre jours pendant la période d'irritation; il n'est jamais continu, mais alterne avec le coma, qui le remplace peu à peu. Les *vomissements* constituent un des symptômes

(1) Voy. *Denkwürdigkeiten*, etc. Francfort, 1830, t. I, p. 191.
(2) Voy. *Krankheits familie Pyra*. Erlangen, 1834, t. II, p. 216.
(3) Charpentier, *De la nature et du traitement de l'hydrocéphale aiguë*. Paris, 1837.

les plus tranchés et les plus constants de l'irritation cérébrale. Aussi faut-il toujours y faire grande attention quand il est accompagné, chez les enfants, d'une céphalalgie plus ou moins violente. Cette dernière est encore plus constante que le vomissement ; elle précède même de plusieurs semaines l'éclosion de la maladie. Les vomissements augmentent quand le malade remue la tête ; ils se calment quand il reste en repos et couché. Ils peuvent, comme je l'ai dit, disparaître avec le délire ; mais ils reparaissent souvent au moment de la mort. Ils existent rarement pendant les trois périodes de la maladie. Les vomissements reviennent quand le malade boit ; ils se composent des boissons elles-mêmes, plus un liquide muqueux ou bilieux. La langue se couvre d'un enduit blanc, mais souvent elle reste nette ; seulement elle devient sèche et noire vers la fin de la maladie.

La *céphalalgie* est un phénomène constant dans la méningite ; mais elle n'a pas de siége ni des caractères déterminés ; elle est tensive, pressive, accompagnée de vertiges, intermittente ou continue, etc.; occupe toute la tête, ou le front, les tempes, la nuque. Le signe le plus caractéristique est son augmentation constante quand le malade redresse la tête. Mais ce phénomène peut aussi manquer, ce qui est rare, ou bien il n'est pas accusé par l'enfant. On peut alors conclure son existence du mouvement par lequel il porte constamment ses mains vers la tête. L'*expression du visage* est toute spéciale. Elle se rapproche toujours de l'imbécillité. Les enfants sont anxieux, chagrins ; leur regard est languissant et sans expression. Le visage est pâle, surtout dans le troisième stade, il est flétri ; la physionomie est sans expression, surtout chez les enfants les plus robustes. On n'observe aucune déviation permanente de la bouche, mais bien des convulsions violentes des muscles du visage et des grimaces passagères. Coindet est celui qui a le plus appelé l'attention sur le timbre des cris, qui sont aigus, pénétrants, prolongés, périodiques ou continus, et revenant quand on touche l'enfant et quand on lui presse le ventre. En dehors de ces cris, l'enfant soupire et se plaint sans cesse, ce qui lui donne une petite toux sèche et courte. On observe pendant la période d'irritation la *contraction des pupilles* et un mouvement oscillatoire de l'iris ; pendant la période de compression, la *dilatation des pupilles* et leur immobilité ; mais ces symptômes ne sont pas constants, surtout ils varient souvent. Cependant, quand on trouve la pupille dilatée et le pouls lent, on peut conclure avec toute vraisemblance à l'existence d'un épanchement. Plus le sujet est jeune, plus les *convulsions* sont violentes. Elles cessent dans la troisième et la quatrième période, et sont annoncées longtemps à l'avance par de légères palpitations des muscles du visage et des extrémités supérieures, par la déviation des yeux. La paralysie survient dans le troisième stade. Le *pouls* est fréquent et dur pendant la période d'irritation, il tombe quand l'épanchement se forme, jusqu'à donner de 45 à 50 pulsations. Pendant la torpeur, il est fréquent, faible, irrégulier. Il reste parfois accéléré pendant tout le cours de la maladie ; son ralentissement est un signe certain de compression cérébrale.

Je serais entraîné trop loin si, en voulant établir le diagnostic d'une manière certaine, j'essayais de comparer entre elles toutes les affections qui peuvent être prises pour une hydrocéphale aiguë. Il existe chez les enfants un si grand nombre de maladies capables de se transformer en méningite, qu'il est très difficile d'établir une ligne de démarcation entre ces divers états morbides. L'observateur attentif devra toujours comparer les symptômes que j'ai indiqués avec ceux des complications, ce qui lui permettra de reconnaître exactement la maladie.

L'ouverture des cadavres a donné des résultats très variés, et bien qu'il existe des altérations anatomiques que l'on retrouve dans le plus grand nombre des cas, elles ne sont cependant rien moins que constantes, comme le prouve la grande variété de celles qui ont été découvertes. Ainsi, on ne rencontre souvent qu'une hypérémie des méninges ou de la substance cérébrale, même lorsque les symptômes observés pendant la vie devaient faire croire à l'existence d'un épanchement. Le cerveau est souvent ferme, élastique, turgescent ; il semble comprimé par les os du crâne, de sorte qu'il fait une véritable hernie lorsqu'on a scié ces os et qu'on a incisé les méninges. Les sinus, la pie-mère, le diploé, sont gorgés de sang. Il existe des épanchements séreux dans les ventricules cérébraux, entre les méninges ; la sérosité s'accumule même jusque dans le canal vertébral ; elle est transparente, parfois trouble et très abondante quand la maladie a marché lentement. Si, au contraire, la mort a été rapide, l'épanchement manque presque toujours. La quantité du sérum varie de deux à six onces ; il est généralement pauvre en albumine. On trouve de plus une exsudation plastique jaune ou verdâtre qui est réunie sous forme de flocons à la surface de la pie-mère, surtout autour des gros troncs veineux ; la pie-mère est sur ces points adhérente au cerveau. On rencontre aussi des tubercules miliaires disséminés ou confluents, lesquels existent sur plusieurs parties des méninges, recouvrent la concavité des hémisphères cérébraux, mais sont plus abondants encore vers la base de cet organe. Il existe aussi parfois de véritables tubercules de la grosseur d'un noyau de cerise ou d'une aveline, lesquels sont implantés dans la substance cérébrale elle-même. On trouve très fréquemment un ramollissement crémeux au niveau du corps calleux, du *septum lucidum*, à la surface des ventricules cérébraux et même sur la couche la plus superficielle du cerveau. La forme exsudative s'observe surtout chez les enfants qui ont passé la troisième année ; chez les sujets plus jeunes, c'est le ramollissement qui domine : mais ces deux formes se distinguent difficilement pendant la vie.

Étiologie. — Cette maladie est rare avant le sixième mois ; sa plus grande fréquence existe de la deuxième à la huitième année. Les observateurs les plus distingués ont admis une prédisposition héréditaire, qui est probable; parfois aussi on peut la trouver dans les habitudes des parents, quand l'un d'eux est adonné à la boisson, ou dans une frayeur ressentie par la mère pendant la grossesse ou pendant l'allaitement. Mais la cause la plus fréquente de l'hydrocéphale, est certainement la psore héréditaire dont Hahnemann a su apprécier les nombreux effets; virus dont il faut reconnaître l'existence, mais dont l'étendue ne peut être encore exactement limitée. Le volume disproportionné de la tête, surtout de sa partie antérieure, ce qui fait paraître les yeux profondément enfoncés, l'ouverture trop prolongée des fontanelles, prédisposent à cette maladie, qui attaque des enfants florissants de santé, vifs, et d'une intelligence précoce; elle est aussi favorisée par les efforts prématurés de l'intelligence. Enfin, il peut arriver que sous l'influence d'une action trop hâtive des organes des sens, de l'intellect, ou par l'effet de la colère, de la crainte des punitions, ou sous l'influence de boissons et d'une nourriture excitantes, ou d'autres affections douloureuses, le cerveau soit tenu dans un état d'éréthisme tel, qu'on devrait le considérer presque comme la tié d'un état morbide.

Cette maladie est tellement fréquente en certains temps, qu'elle paraît être épidémique, et dépendre des influences cosmiques. On doit ranger parmi ses causes occasionnelles : l'ébranlement du cerveau à la suite de coups, de chute, ou de toute autre blessure de la tête, contusions dont les effets mortels ne se caractérisent qu'au bout d'un temps souvent très long; l'action d'une trop grande chaleur ou du froid reçu sur la tête, l'abus des spiritueux et des narcotiques, toutes causes capables d'amener des congestions vers la tête, et conséquemment l'hydrocéphale. Il faut reconnaître aussi, comme causes plus éloignées, les métastases d'éruptions exanthématiques, ou la suppression de sécrétions habituelles; parmi les premières, la scarlatine, la rougeole et la variole; parmi les secondes, les croûtes laiteuses, la teigne, l'otorrhée, les ulcères scrofuleux ou autres,

la brusque suppression d'une diarrhée ou d'une dyssenterie, etc. D'autres maladies et l'inflammation des organes
voisins, comme l'érysipèle du visage, l'otite, les affections
intestinales amènent l'hydrocéphale aiguë, qui succède souvent aussi à la coqueluche, à la phthisie pulmonaire tuberculeuse, à une constriction trop forte exercée sur le corps
de l'enfant, et à la rétention des matières intestinales.

La *durée* de la maladie est, d'après Hufeland, de huit à
vingt et un jours. Elle est parfois si rapidement mortelle
qu'on l'a comparée à l'apoplexie (apoplexie séreuse). Ceci
arrive, quand elle vient comme métastase d'une maladie
exanthématique, ou par suite de la suppression d'une dermatose, de la diarrhée ou d'une dyssenterie. C'est aussi en
pareille circonstance, qu'on ne trouve pas d'épanchement
séreux à l'autopsie. Mais la forme la plus fréquente est celle
qu'on peut appeler subaiguë, et dont la durée s'étend au
delà d'un septenaire.

Le plus grand nombre des auteurs sont d'opinion que c'est
seulement pendant les premières périodes de cette maladie,
qu'on peut espérer d'en triompher. La guérison arrive alors,
du septième au onzième jour, à la suite d'évacuations intestinales critiques, abondantes, de la consistance de bouillie,
répandant une odeur infecte, et d'une couleur vert foncé ou
brune. L'urine redevient alors claire, le nez et les oreilles
sont le siége de sécrétions muqueuses ou puriformes qui
durent quelquefois longtemps. Il y a des épistaxis, des
sueurs et parfois des éruptions cutanées. L'enfant est de
nouveau calme et jouit d'un sommeil réparateur. Mais ces
crises ne sont bien souvent qu'apparentes et trompeuses,
même quand elles durent pendant un ou deux jours. Les
récidives sont fréquentes.

L'hydrocéphale peut passer à l'état chronique. On observe alors : le strabisme, la cécité, la cophose, avec ou
sans otorrhée, l'imbécillité, les convulsions, l'épilepsie, l'hémiplégie, enfin l'hydropisie chronique du cerveau. Quand
la maladie a laissé de semblables traces, il n'est pas rare

de voir se réveiller l'inflammation sous l'influence de la moindre cause ; les enfants succombent presque toujours à ces nouveaux accidents. Cependant, il est juste de reconnaître que ces lésions consécutives sont rares ; le plus souvent, les enfants guérissent ou meurent dans l'état aigu.

Pronostic. — L'hydrocéphale aiguë doit être comptée parmi les affections les plus dangereuses, et bien que l'homœopathie ait obtenu de très brillants résultats dans son traitement, les insuccès ne lui ont pas manqué non plus, et tous ne sauraient être rapportés à l'insuffisance de nos ressources. Toutes les causes occasionnelles, sans exception, doivent être prises en sérieuse considération pour le pronostic. Ainsi, le danger est moindre quand la maladie est venue par insolation ou à la suite d'une violence traumatique ; il est plus grand, au contraire, quand cette affection dépend d'une cause psychique, comme la colère, de l'action des narcotiques ou d'une métastase ; la forme tuberculeuse est la plus grave. Plus l'enfant est jeune, plus le danger est grand ; les sujets forts et replets sont plus menacés que ceux dont la constitution est faible. Le pronostic est très grave, quand cette affection coïncide avec le développement de quelque organe, par exemple, avec la sortie des dents ; elle est presque toujours mortelle, lorsque le ramollissement de l'estomac l'accompagne. La rapidité avec laquelle les symptômes se succèdent, l'intensité de ceux-ci augmentent la gravité du mal. Le pronostic est toujours très sérieux, quand la maladie est parvenue à la période d'épanchement ; néanmoins tout espoir n'est pas encore perdu. Beaucoup d'auteurs ont pensé qu'il devenait absolument défavorable, quand les médicaments n'avaient amené aucun soulagement dans l'espace de vingt-quatre heures ; mais je ne puis adopter absolument cette opinion, parce que j'ai eu plusieurs fois occasion de reconnaître le contraire, en appliquant le traitement homœopathique. Je crois même que la guérison se fera toujours attendre, et qu'il faut aussi se défier des améliorations rapides, tant que les symptômes les plus graves ne sont pas restés de quatre à six jours sans reparaître.

Nous devons ranger parmi les signes favorables : l'apparition d'une sueur chaude et générale pendant le sommeil, laquelle peut durer plusieurs heures de suite, et qu'il ne faut pas confondre avec ces sueurs partielles, anxieuses et froides, qui arrivent pendant le sopor. Les symptômes heureux sont encore, le rétablissement de la secrétion de la membrane pituitaire, l'otorrhée, le dégagement de la tête, les modifications du pouls, qui devient plus régulier et ondulant, l'augmentation des urines.

Les symptômes sérieux sont, au contraire : une apathie complète, l'irrégularité du pouls, les vomissements, le strabisme, l'immobilité de la pupille, l'amaurose, le coma pendant lequel l'enfant tient ses paupières à demi ouvertes, l'avidité avec laquelle il prend les aliments et les boissons, les convulsions, l'hémiplégie.

Traitement. — La *prophylaxie* consiste à éloigner des enfants les causes occasionnelles que j'ai indiquées comme pouvant produire cette maladie. Il sera d'autant plus utile d'observer ce précepte, que l'hydrocéphale semblera héréditaire dans une famille, et que le volume disproportionné de la tête permettra de prévenir quelque prédisposition à cette maladie. En pareille circonstance, le médecin doit non seulement veiller à ce qu'il ne soit commis aucune faute contre l'hygiène, mais aussi à ce que ses prescriptions soient strictement observées. Ces causes occasionnelles ayant été largement étudiées, je ne crois pas utile de revenir sur les précautions à prendre pour éviter leur action. Je conseillerai seulement, lorsque plusieurs enfants auront succombé à cette maladie, dans une même famille, de ne pas laisser la mère nourrir elle-même, mais de l'obliger à confier ses enfants à une nourrice. Il est aussi très utile, comme prophylaxie, de faire tous les jours des lotions sur la tête, d'abord avec de l'eau chaude, puis avec de l'eau tiède, enfin, avec de l'eau froide, à moins qu'il n'existe sur le cuir chevelu des éruptions qui empêcheraient de suivre cette méthode.

Durant la première période de l'irritation cérébrale, ou, d'après quelques auteurs, pendant les prodromes, le médicament le plus utile et le plus capable de faire taire tous les symptômes, est *bryonia alba*, 12-30, qu'il faut rarement donner à doses répétées. La bryone convient, tant que la démarche du malade ne semble ni assurée ni régulière, et qu'existent les caractères suivants : humeur variable, vertiges, obnubilation subite de la tête augmentant pendant les mouvements brusques, et quand le malade essaie de se tenir droit sans s'appuyer, urines troubles, pâleur du visage succédant aux couleurs vermeilles que l'enfant avait auparavant, et surtout changements rapides et fréquents de la teinte du visage; diminution de l'appétit, sommeil agité, interrompu par des gémissements et des sursauts; douleurs rhumatismales qui se font sentir dans les mains, les pieds et le dos, douleurs qu'accusent les enfants plus âgés, mais que les jeunes sujets indiquent par leurs pleurs, en portant la main sur les régions qui les font souffrir, et en *enfonçant leur tête dans l'oreiller;* sécheresse de la peau, alternatives de frissons passagers et de chaleur fugitive, abattement général des forces.

S'il est une période où le pronostic de l'hydrocéphale paraisse être favorable, c'est, sans contredit, celle dont je viens de parler, comme le prouve l'expérience de tous les médecins. Mais il n'y en a pas non plus, même la seconde, qui présente des différences aussi nombreuses parmi ses symptômes. Quand nous savons recueillir ces derniers avec rigueur, et choisir le médicament approprié, nous réussissons presque toujours à éteindre, dans son germe, cette terrible maladie, et à conjurer les dangers menaçants, ce qui ne nous est pas toujours possible.

Il n'est pas facile de séparer l'un de l'autre les deux premiers stades de cette affection, au moins, pour ce qui se rattache au choix exact du médicament, parce que les symp tômes sont presque tous les mêmes dans ces deux périodes, où ils ne diffèrent que par leur degré. Il n'est donc pas possible de tracer exactement les limites qui leur conviennent, et d'indiquer, pour chacune d'elles, les médicaments appropriés, en raison de leur importance, de la similitude que présentent leurs symptômes et ceux de la maladie, en raison aussi des résultats fournis par l'expérience. C'est au médecin à comparer et à se déterminer d'après les caractères qu'il observe.

Si nous nous arrêtons pour un moment encore aux premiers symptômes de la maladie, et que nous ayons à traiter un sujet faible, cachectique, qui était jusque-là de joyeuse humeur, mais chez lequel on avait tout à coup remarqué de la tristesse, une grande propension à pleurer, un frissonnement continuel, l'anorexie, le besoin de rester couché et de reposer sa tête, des vomissements qu'il est impossible de rapporter à aucune faute de régime, rien ne peut égaler la puissance de *pulsatilla* 12-30 dilution; surtout si les garde-robes, jusque-là *régulières*, deviennent diarrhéiques ou sont interrompues par la constipation; que l'urine soit rendue involontairement ou, sinon, qu'elle forme un dépôt muqueux abondant. Une grande faiblesse des jambes, avec impossibilité de rester debout, faiblesse qui augmente quand le malade essaie de plier les genoux, des chancellements vertigineux pendant la marche, des gémissements, des visions effrayantes, enfin, les signes d'une irritabilité extrême des organes des sens, caractérisent aussi ce médicament. Une seule dose suffit presque toujours à calmer les symptômes les plus importants; et, s'il reste quelques traces de la maladie, et qu'elles soient entretenues par la constitution scrofuleuse du sujet, il faut choisir l'agent le plus en rapport avec ces derniers caractères, car une seconde dose du médicament ne pourrait les effacer.

Il faut ranger à côté de pulsatilla, *zincum metallicum* 30, qui a été jusqu'ici presque exclusivement employé dans les dernières périodes, et qui ne pouvait plus alors donner des

ltats aussi brillants que pendant la première ou la
. Je ne parlerai donc pas de la puissance curative
cet agent dans les deux derniers stades, quoiqu'il soit
pable d'améliorer encore le malade dans des circonstances
erminées, ce que nous ne devons pas oublier pour les
nombreux enfants qui se présentent à nous après avoir
franchi ces deux degrés. Cependant mon intention est d'insister de préférence sur la valeur de ce médicament contre
les prodromes ; tout praticien la reconnaîtra avec moi
quand existent les caractères suivants : au début, l'enfant
devient triste et capricieux après le repas de midi ou vers le
soir ; il transpire pendant son sommeil, devient plus calme
après minuit et se réveille ordinairement de très bonne
humeur. Cet état dure pendant plusieurs jours, jusqu'à ce
que les garde-robes se suppriment et soient remplacées par
une constipation opiniâtre avec une violente céphalalgie
occupant la partie antérieure du crâne et l'occiput, et diminuant quand le malade est couché. Les yeux sont alors très
sensibles à l'action de la lumière, le nez est sec, les strangulations et les vomissements arrivent en même temps que
l'enfant accuse une faim que rien ne peut calmer. L'urine
est moins abondante, trouble, d'une teinte argileuse. Le
soir, paraît un mouvement fébrile marqué : le pouls devient
fréquent, la chaleur augmente et s'accompagne d'une
anxiété qui dure pendant une grande partie de la nuit. La
faiblesse musculaire n'est pas aussi marquée pour ce médicament que pour les deux autres ; mais il s'adresse néanmoins aux contractions et aux palpitations des muscles.

Ces prodromes existent souvent pendant plusieurs jours
sans éveiller l'attention des parents ; et c'est seulement
ne les vomissements arrivent sans cause appréciable
que leur sollicitude s'alarme et que le médecin est appelé.
Ils attirent alors de préférence notre attention sur ce symp-
ôme, qui nous permet parfois de prévenir l'éclosion d'une
maladie grave, mais qui ne peut, en dehors de tous les
utres caractères qui l'accompagnent, nous donner des in-

dications suffisantes. Il peut se faire encore qu'ils constituent le seul caractère morbide appréciable, ce qui met le médecin dans l'embarras et le conduit à rechercher le médicament convenable parmi ceux qui produisent le vomissement, comme *ipeca*, *nux*, *cham.*, *antim. tart.*, *veratrum*, *arsen.*, etc. Mais la suite ne tarde pas à nous faire reconnaître notre erreur, le médicament ne pouvant triompher de ce symptôme, s'il n'est pas aussi en rapport avec les caractères essentiels de la maladie. Cependant cette analogie existant plus ou moins pour chacun des agents que je viens de citer, on parvient presque toujours à leur aide à entraver la marche de l'hydrocéphale, mais seulement pour un temps limité. Je ne m'arrêterai pas aux indications spéciales à chacun d'eux, parce qu'ils n'ont pas une affinité assez étroite avec la maladie qui nous occupe.

Seconde période de l'irritation cérébrale. — Beaucoup d'auteurs ont pensé que ce stade étant celui où l'irritation et l'inflammation prédominent, *belladone* devait être un agent héroïque convenable dans un grand nombre de cas, depuis le commencement jusqu'à la fin. Il est remarquable que l'homœopathie sache seule faire une juste application de ce poison connu de tous, tandis que l'ancienne école s'effraie de son action, ne sachant pas reconnaître la dose convenable. Cependant il y a peu de maladies chez les enfants où cet agent ne puisse être employé et où il ne produise des changements merveilleux. L'explication de son affinité est pourtant très simple : la physiologie nous l'enseigne en nous montrant que les périodes d'évolution si nombreuses pendant l'enfance s'accompagnent d'un surcroît d'activité de la vie végétative qui se caractérise par des congestions véritables, ou au moins par une surexcitation du système circulatoire qui amène des résultats analogues. Ces congestions se font de préférence vers les organes qui demandent de longues années pour se développer complétement, et qui participent ainsi au mouvement organique de chaque période d'accroissement. Or, ceci se retrouve principalement vers le cerveau qui jouit d'une activité prédominante, et dont le développement peut, sous l'influence de la cause la plus légère, revêtir les caractères d'une véritable maladie. Si nous comparons maintenant les effets physiologiques de la belladone avec les symptômes cérébraux de l'hydrocéphale aiguë et avec les symptômes réflexes, la loi de similitude se montrera à nous dans tout son éclat, et nous imposera l'obligation de prescrire ce médicament durant le deuxième stade de la maladie. Je ne puis dissimuler cependant que la difficulté de reconnaître cette affection, la violence du mouvement fébrile, la divagation, le délire, la douleur brûlante que le malade dit ressentir au cerveau, nous engagent à donner tout d'abord une ou deux doses d'*aconit*. Je ne puis nou plus blâmer absolument cette pratique, qui est souvent couronnée de succès; mais je crois que l'aconit est le plus souvent inutile, et qu'il faut débuter par la belladone; seulement je me suis fréquemment demandé dans quelles circonstances il fallait donner le premier de ces médicaments? Je crois que le tact médical est seul en état de nous les faire reconnaître. Quant aux symptômes, on peut pour la *belladone* indiquer les suivants : une sensation de chaleur interne ressentie dans la tête, et qui se trouve en rapport avec la chaleur extérieure, et amène une sensibilité telle que le moindre mouvement et l'attouchement le plus léger causent de la douleur qui se fait ressentir aussi bien à l'extérieur qu'à l'intérieur du crâne. La fièvre qui est généralement en rapport avec la chaleur de la tête, se caractérise par la fréquence et la force du pouls, une soif vive causée par une sensation de brûlure dans la bouche, une turgescence marquée vers la périphérie du corps. Mais ce médicament n'est point contre indiqué quand la fièvre est moins intense, que le pouls est plein et lent, le visage pâle, parce que ses autres symptômes caractéristiques se trouvent dans le tableau de la maladie. Le signe absolument déterminant est une pesanteur vertigineuse de la tête, accompagnée de nausées, sensation qui disparaît quand

l'enfant se couche, mais ne manque jamais lorsqu'il se
tient debout. On trouve aussi parmi les symptômes de
la belladone une hyperestésie générale portant de préférence sur les sens de la vue, du goût et de l'ouïe; le
grincement des dents, la difficulté de la parole et le
tremblement de la langue. Quand même les troubles du
système nutritif ne seraient pas aussi rigoureusement exprimés dans la pathogénésie de *belladonna* que dans le
tableau de la maladie, il ne faudrait pas attacher à cette
différence plus d'importance qu'elle n'en mérite, pourvu que
les autres signes donnés comme caractéristiques se retrouvent entièrement, parce que ceux-ci doivent être considérés
comme ayant la plus haute signification, tandis que les
symptômes abdominaux étant secondaires, peuvent offrir
des différences. Ainsi, l'urine peut être foncée, trouble,
signes essentiels de la belladone, ou *verdâtre* comme je
l'ai deux fois observé. Une respiration courte, anxieuse,
suspirieuse qui précède souvent l'apparition de l'exanthème indiqué par Formey, est aussi un signe tout à fait déterminant pour le choix de ce médicament. On me demandera sans doute quelle est la dose la plus convenable? Je
n'oserais pas en indiquer une de préférence à toute autre,
parce que les cas d'hydrocéphale qui nous ont été commu-
niqués ont été traités par toutes les dilutions depuis la
troisième jusqu'à la trentième et au delà. Chacun devra
choisir celle qui lui semblera la plus convenable d'après
toutes les circonstances où le malade se trouve placé; il
s'attachera seulement à choisir la dilution la plus capable de
guérir sans amener d'aggravation homœopathique. Je serai
moins scrupuleux quant à la répétition du médicament, que
tout me semble indiquer dans cette maladie. Nous devons,
en effet, faire tous nos efforts pour que la maladie médicinale
surpasse en intensité la maladie naturelle, ce qui est le seul
moyen d'arrêter cette dernière dans son évolution. Le médecin pourra, dans cette intention, faire prendre son médicament dissous dans plusieurs cuillerées d'eau dont il

donnera une partie toutes les deux, trois ou quatre heures.

Je pourrais terminer ici ce chapitre, si tous les cas d'hydrocéphale aiguë étaient de nature à être limités dans leur développement par la série de médicaments que j'ai indiqué, et si nous n'étions jamais appelés à traiter cette affection après qu'elle a dépassé ses deux premières périodes. Tout praticien expérimenté reconnaîtra qu'il arrive parfois à la maladie de continuer ses progrès, bien que nous lui opposions des médicaments choisis avec le plus grand soin. Il cherchera si cet insuccès tient à un défaut d'attention de notre part ou à une trop grande circonspection dans l'administration du médicament, et il trouvera parfois que cette dernière cause est réelle. Mais on reconnaîtra le plus souvent que notre échec dépend de causes internes qu'il est difficile d'apprécier, ou de complications, et aussi de la sollicitude malentendue des parents, d'un changement de température, etc. Enfin, la véritable raison de notre impuissance se trouvera dans ce fait que belladone ne suffit pas toujours, et qu'il faut parfois lui substituer d'autres médicaments. Ainsi, on sera souvent obligé de recourir à *brycnin*, même quand elle n'aura pas réussi dans la première période, les signes que j'ai donnés pour ce premier stade, et qui augmentent seulement en intensité dans le second, se rapportant aussi à *bryone*. Toutefois, il arrive que ces caractères sont masqués par d'autres plus importants que je dois mentionner, afin que le lecteur ne croie pas que la bryone est indiquée exclusivement parce que la belladone aurait échoué. L'action d'enfoncer la tête dans l'oreiller, une respiration suspirieuse ne perdent pas ici leur importante signification ; mais bryone sera mieux caractérisée encore par un mâchonnement continuel, une chaleur sèche et brûlante de la peau, la rougeur foncée des urines, un délire violent, la sécheresse des lèvres et de la langue, la tension et le gonflement du ventre, une constipation opiniâtre et une extrême sensibilité de tous les organes des sens. Il faudre employer les dilutions que j'ai recommandées plus haut.

Il survient souvent dans cette période de la maladie des variétés de symptômes qui portent l'attention du médecin sur *mercur.*, *rhus toxic.*, *arsen.*, *stramon.*, *hyose.*, etc., tous médicaments dont je ne puis analyser en ce moment les différentes propriétés, mais que je devais indiquer d'une manière générale.

Dans la troisième période, lorsqu'il s'est fait un *épanchement dans le crâne*, caractérisé par une indifférence extrême de la part du malade et un engourdissement toujours croissant, l'homœopathie peut encore recommander plusieurs substances à l'aide desquelles il lui est arrivé de guérir. La plus importante est *helleborus niger* 30. Wahle, ce judicieux observateur qui comprend si bien la valeur de chaque symptôme, a employé ce médicament d'après les caractères suivants qui ont été souvent énumérés, mais que nous ne retrouvons nulle part aussi nettement décrits. Je dois ajouter avant tout que mon expérience personnelle a confirmé les indications présentées par cet auteur, mais que nous ne devons pas regarder l'hellébore comme un agent infaillible, par la seule raison qu'il n'y a aucune substance à laquelle on puisse donner le nom de spécifique dans cette maladie. *Helleborus* est toujours indiqué quand belladone et bryone se sont montrées inutiles dans les périodes précédentes, et qu'elles n'ont pas même procuré au malade un moment de repos; surtout s'il y a peu de fièvre, le pouls étant faible, non accéléré, mou, irrégulier; la respiration pénible et interrompue par des soupirs profonds, lorsque le patient est étendu sans mouvement, qu'il ne peut se soulever seul, qu'il porte involontairement vers la tête ses mains tremblantes, et qu'il retombe sur sa couche aussitôt qu'il essaie de se soulever. Le malade se frotte souvent le nez, ses yeux sont à demi ouverts, ses pupilles dilatées; le globe de l'œil est dévié vers le côté ou en haut, les paupières sont agitées de mouvements convulsifs; le front est contracté et couvert d'une sueur froide; l'enfant n'a aucun appétit, mais il demande continuellement à boire et prend une grande quantité de boisson à la fois et exécute avant et après un mouvement de mastication. Il se fâche chaque fois qu'on lui parle et frappe tous ceux qui l'entourent. Le visage est pâle et gonflé, l'enfant est plus souvent assoupi que réveillé, mais il se réveille à chaque instant en pleurant et en poussant des cris ; les narines sont sales et sèches, la mâchoire inférieure pendante. Il faut donner deux ou trois globules d'une des dilutions indiquées, et attendre leur effet au moins pendant six ou huit heures.

C'est aussi dans cette période que l'*opium* est utile, surtout lorsque la maladie s'est déclarée à la suite de l'insolation ou parce que l'enfant a dormi auprès d'un poêle trop chaud. En pareil cas, les deux premiers stades manquent complétement, ou au moins leurs symptômes sont si fugitifs et si légers qu'ils passent inaperçus, jusqu'au moment où le malade perd tout à coup ses forces, que tous les muscles volontaires s'affaiblissent en même temps que tous les sens s'engourdissent et que paraît un sommeil soporeux pendant lequel le visage est rouge et gonflé, les yeux à demi ouverts, et roulant dans leurs orbites. Je ne veux pas dire que ces caractères et quelques autres que l'on pourrait indiquer encore comme étant caractéristiques d'*opium* appartiennent exclusivement à l'hydrocéphale aiguë, et que nous ne puissions les rencontrer quand le cerveau est comprimé par d'autres causes, comme serait une congestion de tous ses vaisseaux, mais cela importe peu du moment où cet état peut être guéri par ce médicament donné à propos, ce qui arrive souvent. La sixième dilution m'a semblé préférable dans le plus grand nombre des cas ; j'en donne une très petite partie d'une goutte.

Arnica 6-12 est aussi très utile dans cette période ; mais si j'en juge par mon expérience personnelle, sa sphère d'action doit être très limitée. Je ne sais vraiment pas comment cet agent a pu acquérir une réputation aussi étendue, et pourquoi on le considère comme pouvant faciliter la résorption de l'épanchement. C'est seulement lorsque l'engourdissement est l'effet d'un coup, d'une chute ou d'une blessure à la tête, qu'il peut réussir ; il ne trouve donc son application que dans les hydrocéphales de cause traumatique, encore faut-il y joindre *conium* 12-18, lorsque le premier n'a pas produit une guérison complète. La puissance de ce médicament ne s'étend pas au delà de cette limite, encore faut-il que l'action traumatique ne soit pas trop ancienne, et que l'hydrocéphale ne se soit pas développée longtemps après. *Conium* mérite, au contraire, une plus sérieuse attention, même dans les périodes précédentes, quand existe un engourdissement continu qui oblige le malade à rester tranquillement couché. Ce médicament convient encore quand existe une sensation de plénitude dans la tête, ou bien quand le malade croit reconnaître dans la moitié droite du cerveau la présence d'un corps étranger, ou quand il existe une sensibilité telle de l'encéphale que le moindre bruit et la parole retentissent douloureusement dans la tête, ou encore quand le malade éprouve une sensation pénible de légèreté dans le crâne en le remuant, et que l'œil est très sensible à l'action de la lumière. En général, l'existence de quelques uns de ces symptômes nerveux joints aux phénomènes fébriles qui les accompagnent ordinairement, doit nous faire songer à ce médicament et nous engager à le prescrire.

Digitalis purpurea peut encore être recommandée. Je ne prétends pas toutefois la vanter outre mesure, quoique Gœlis pense qu'il faille y recourir quand la maladie est parvenue à la période d'exsudation. La vertu diurétique déployée par cette plante quand on la donne à haute dose, peut, en effet, rendre son utilité probable dans le cas d'hydrocéphale aiguë, au moins d'après la loi d'analogie. Il peut se faire encore que cet auteur ayant eu à traiter une hydrocéphale compliquée d'une maladie du cœur antécédente, ait vu la première de ces affections céder par hasard à l'action du médicament employé contre la seconde. J'ajouterai que les résultats de l'expérimentation physiologique parlent aussi en faveur de l'emploi de cette plante, qui peut être utile dans certains cas spéciaux; toutefois, je conseille d'individualiser avec soin ses caractères, afin de ne jamais la prescrire inutilement.

Cina, sixième ou douzième dilution, possède une vertu curative incontestable lorsque la maladie est accompagnée de la présence des vers intestinaux, ou qu'elle est venue sous leur influence. Cette opinion ne suffira pas peut-être à engager les commençants à se servir de ce médicament dans les cas analogues à ceux dont je parle. Je leur conseillerai même de recueillir toujours avec soin les symptômes offerts par le malade afin de se convaincre d'abord qu'il existe une concordance rigoureuse entre eux et ceux qui appartiennent au médicament. Mais les symptômes d'affections vermineuses qui peuvent accompagner l'hydrocéphale sont tellement variés, que je rappellerai seulement ceux qui peuvent être confondus avec les signes de la maladie dont je parle, c'est-à-dire les pleurs et les cris que pousse l'enfant quand on veut le prendre, la pesanteur des membres, l'engourdissement de la tête avec vision d'étincelles, une sensation de pression dans la région frontale, avec douleur expansive qui revient quand le malade remue la tête; le développement alternatif des symptômes cérébraux et de ceux du ventre, ce qui fait que les premiers disparaissent du moment où les seconds commencent; les nausées, les vomissements et la diarrhée qui viennent après des boissons bues avec avidité; l'anorexie alternant tout à coup avec une boulimie extrême; des accès de syncope, de vertiges et de stupidité; l'action d'enfoncer continuellement les doigts dans les narines desséchées, le pissement au lit, l'opacité des urines, etc. Tous ces symptômes se rencontrent certainement dans un grand nombre d'espèces d'hydrocéphale dont *cina* est le véritable spécifique. Ce médicament ne doit jamais être souvent répété.

Je dois placer ici *mercurius solubilis* donné à une haute

puissance. Je le recommande non seulement à cause de son efficacité dans le traitement des affections vermineuses, mais aussi parce qu'il favorise la résorption de l'épanchement. Je n'en ferai pas cependant un éloge pompeux, parce que je possède peu d'expérience relativement à son efficacité ; aussi laisserai-je aux praticiens le soin de déterminer les cas où il peut être utile.

Lorsque j'ai parlé de la thérapeutique générale, j'ai eu occasion de mentionner la maladie qui m'occupe en ce moment, et de recommander contre elle l'emploi de *sulphur*. Ce que j'ai dit alors trouve ici une exacte application. En principe général, ce médicament doit être prescrit lorsque les autres n'ont pas déployé leur action curative ; on le donne alors pour réveiller la réceptivité organique et rendre la force vitale plus sensible à l'action des médicaments indiqués. On pensera peut-être que donner le soufre dans ce but, c'est agir d'une manière trop générale et par routine, ce qui ne peut profiter à la science. Mais je crois néanmoins que du moment où le soufre parvient à réveiller les réactions vitales, il déploie une action curative très puissante qui ne porte pas sur un organe ou un système pris en particulier, mais bien sur l'ensemble de l'organisme. Or, pour qu'un médicament déploie une action aussi puissante, il faut qu'il se trouve dans un rapport très intime avec la maladie elle-même, autrement cette action serait aussi nulle et aussi vaine que celle des agents qui l'ont précédé. Je me suis déjà plusieurs fois expliqué dans le cours de cet ouvrage, sur l'influence que peut avoir la psore latente sur l'organisme de l'enfant ; et je crois que c'est ici surtout qu'il faut tenir compte de ce virus.

Je ne prétends pas, cependant, que le soufre doive être donné pour ce motif ; mais je pense qu'on doit se déterminer en sa faveur, surtout en raison de ses symptômes physiologiques et en se laissant conduire par la loi de similitude ; car, tout médicament curatif devra répondre exactement aux caractères essentiels de l'hydrocéphale. Mais, qui pourrait nier que les symptômes du moral et des sens, qui dominent pendant les trois périodes de cette maladie, ne se retrouvent clairement exprimés dans la pathogénésie de *sulphur*? Certes, l'incertitude dans la démarche ne manque pas parmi les effets de ce médicament, comme aussi les douleurs de tête, que nous retrouvons avec les caractères variés qu'elles présentent dans cette maladie, c'est-à-dire de pression, de pesanteur, de tension, de compression et de déchirement, et se font sentir dans quelques parties de la tête. Ne semble-t-il pas aussi que sous l'influence du soufre, le cerveau heurte à chaque pas contre les os du crâne, toutes sensations qui engagent l'enfant à enfoncer sa tête dans son oreiller? Nous retrouvons encore, d'une manière très tranchée, parmi les troubles du sommeil causés par le soufre, les caractères de la maladie : le réveil en sursaut, surtout le soir, pendant le premier sommeil, les cris poussés en dormant, une céphalalgie violente, qui empêche le malade de dormir; l'insomnie ou un sommeil trop léger, pendant lequel l'enfant murmure, se lamente, gémit, ronfle et a des hallucinations, une somnolence insurmontable. Les symptômes fébriles ne sont pas, il est vrai, aussi tranchés que dans les autres médicaments dont j'ai parlé, mais ils se trouvent presque aussi significatifs que ceux de la maladie dans laquelle ils ne dominent pas toujours. Enfin, d'autres caractères sont mieux dessinés. Je citerai par exemple, la pâleur du visage, les caractères des urines, qui sont troubles et font un dépôt blanc, semblable à de la farine, ou rouge et sablonneux; enfin, la constipation. Le lecteur peut juger par l'énumération de ces symptômes, de la puissance que le soufre devra déployer dans cette maladie, et il s'étonnera moins des éloges que j'ai accordés à ce médicament, à savoir qu'il est le seul auquel nous puissions nous confier avec quelque vraisemblance, et dans cette période et dans la suivante. Il m'est souvent arrivé d'utiliser ses vertus curatives dans cette affection et de sauver avec lui des enfants chez lesquels tous les autres agents avaient échoué ; mais je ne l'ai jamais donné à une dilution inférieure à la trentième, dont je mettais un ou deux globules dans de l'eau, faisant prendre toutes les deux ou trois heures une cuillerée à thé ou une demi-cuillerée de ce mélange. Je crois même qu'une dilution plus élevée amènerait encore un effet plus prompt et plus favorable. Je suis tout à fait convaincu qu'une dose de soufre ne peut être préjudiciable, quelle que soit la période à laquelle la maladie est parvenue, et que dans les deux premiers stades où la répétition des doses est moins nécessaire, on reconnaît mieux encore sa puissance curative, et que l'on obtient beaucoup plus avec lui seul qu'avec deux médicaments alternés. Il y a même encore un plus grand avantage : c'est que le médicament auquel on doit recourir après le soufre déploie son action curative d'une manière plus complète et plus rapide quand il a été précédé par cet agent.

Lorsque dans cette période nous avons quelque probabilité de guérison, il ne nous arrive pas toujours de réussir complétement avec *sulfur*, et le médicament que je puis le mieux recommander après lui est *calcarea carbonica* 30. Quand le soufre n'a rien fait, la maladie ayant continué ses progrès, les plaintes de l'enfant sont si incertaines, que l'on ne peut en tenir compte pour le choix du médicament ; mais les symptômes, les signes généraux et tous les autres caractères qui parlaient en faveur de l'emploi du soufre, indiquent aussi *calcarea carbonica*. Comme signes particuliers à ce médicament je mentionnerai le mouvement par lequel le malade porte en tremblant les mains à sa tête, ce qui indique ou un engourdissement, ou une douleur pressive exprimée par ce geste ; la chaleur ou le froid de la tête, deux sensations qui se trouvent parmi les effets externes ou internes de *calcarea* ; la dilatation des pupilles qui doit être aussi considérée comme un signe caractéristique. L'indifférence pour toute chose, l'obscurcissement des sens, excepté de celui de l'ouïe, sont aussi particuliers à ce médicament, ainsi que l'accélération du pouls sans fièvre appréciable, la difficulté de la parole due à ce que la langue est sèche, aride, gercée, et les lèvres crevassées. Les autres signes peuvent à peine avoir de l'importance, et la probabilité de la guérison dépend du moment où le *sulphur* a été donné; mais ensuite le carbonate de chaux mérite la préférence sur tous les autres agents, parce qu'il n'agit pas d'une manière superficielle, mais qu'il attaque la maladie dans sa racine même. Ce médicament convient encore lorsque l'enfant semble perdu, et qu'il ne reste presque aucun espoir; lui seul peut alors amener une guérison qui semblait impossible. *Calcarea* doit être employé d'après les règles que j'ai posées à propos du soufre.

La *quatrième période*, dans laquelle dominent la torpeur et la paralysie, est la plus grave de toutes celles dans lesquelles le médecin est à peu près sans puissance, et où son traitement est presque toujours malheureux. On peut se demander ce qu'il y a d'espoir à conserver en présence de la perte de l'activité nerveuse et d'une paralysie commençante de tous les nerfs moteurs, en présence aussi de l'engourdissement, du sopor, etc.? Dans une fièvre nerveuse ou typhoïde, ces caractères n'auraient pas une aussi grande importance; mais ici l'action nerveuse est opprimée dans le sens absolu de ce mot, et il est impossible d'enlever cette compression. Nos efforts sont donc presque toujours vains, et cependant on espère toujours dans l'intervention du médecin, qui doit être disposé à agir, même quand il ne conserve que peu d'espoir dans les médicaments les mieux indiqués. J'ai nommé déjà la plupart de ceux-ci, et je crois que les deux derniers sont encore les plus puissants et les plus propres à soulager le malade. Comme remède intercurrent, j'indiquerai *opium* 6, qui peut être utile quand le malade est plongé dans le sopor, ayant les yeux abattus, à demi ouverts, et une respiration ronflante. Les accidents spasmodiques réclament, *cham.*, *ignat.*, *ipec.*; les symptômes asthmatiques et les crampes de poitrine, *stramonium*, *moschus;* tandis que les crampes générales et l'opisthotonos cèdent à une solution de *camphre*. Quand il existe des signes d'un état colliquatif, *arsenic* est le médicament auquel il convient d'avoir recours *rhus* et *lachesis* peuvent être aussi d'une grande utilité.

§ II. Hydrocéphale chronique (*Hydrocephalus chronicus*).

Il suffirait presque de renvoyer le lecteur à ce que je viens de dire des variétés de l'hydrocéphale aiguë, parce que le traitement de cette affection, quand elle a une marche chronique, diffère peu de celui que je viens de décrire. J'entrerai cependant dans quelques détails.

La marche de l'hydrocéphale chronique est toujours lente. Cette affection peut même se prolonger pendant des mois ou des années. Elle est souvent congéniale, l'enfant venant au monde avec une hydropisie du cerveau; ou bien elle paraît dans les premiers jours de la vie, et se caractérise alors par l'augmentation du volume de la tête, dont la circonférence et la hauteur augmentent, ce qui fait paraître la face petite et amaigrie. Les fontanelles sont plus larges, les sutures des os du crâne plus éloignées; le front fait une énorme proéminence sous laquelle les yeux disparaissent entièrement. On ne trouve alors presque aucun signe d'irritation cérébrale, les douleurs de la tête sont faibles ou nulles. Les signes de la compression du cerveau sont seuls évidents: ainsi, l'enfant est plongé dans une apathie morale complète, les organes des sens sont affaiblis, les membres paralysés, les pupilles dilatées, etc. Tous ces signes existent dès le commencement de la maladie et vont toujours en augmentant. L'état général participe à ces souffrances; l'amaigrissement augmente de plus en plus, principalement vers les extrémités, au cou, dans le dos, tandis que le ventre reste distendu. Les urines sont rares, mais pâles et sans dépôt. L'haleine n'a pas d'odeur. Il y a une salivation abondante. Les facultés intellectuelles ne sont pas troublées, c'est seulement dans des cas rares, qu'on observe l'idiotie.

Dans l'hydrocéphale congéniale, le cerveau est mal conformé, il y a même quelquefois une encéphalie complète; les os du crâne sont aussi minces que des feuilles de papier, translucides et souples; mais, parfois aussi, ils conservent une épaisseur raisonnable. La quantité de liquide épanché est souvent considérable, surtout quand le cerveau manque et qu'il ne reste que le pont de Varole et la moelle allongée. Quand il y a hydropisie chronique des ventricules, la plus grande partie des hémisphères est atrophiée, mais on retrouve plus souvent la base du cerveau et le cervelet. Les nerfs cérébraux présentent de rares anomalies. Le plus souvent la substance cérébrale est ramollie, les circonvolutions s'aplatissent, quelques parties s'atrophient, ou bien il se forme des tubercules dans le parenchyme même.

Le diagnostic de cette maladie est parfois difficile, surtout quand le volume de la tête est peu ou point augmenté, ou qu'il paraît plus petit. En pareil cas, l'ensemble des symptômes peut seul lever la difficulté. Les yeux ont alors un éclat de plus en plus faible, les pupilles se dilatent, le malade commence à loucher, les yeux pleurent, et il existe continuellement dans leurs angles un dépôt de chassie; le nez est sec, le goût se perd complétement; l'ouïe seul devient plus sensible, au point même qu'un bruit violent peut amener des convulsions. Quand la maladie se prolonge, la mémoire se perd, la physionomie prend une expression de stupidité; celle-ci est encore augmentée par l'écoulement de salive, qui a lieu continuellement par la bouche entr'ouverte. Le ventre reste dans l'état naturel, la transpiration cutanée se supprime, les garderobes deviennent rares, ainsi que l'urine, qui finit par être complétement retenue; l'appétit et le sommeil restent bons, mais le malade maigrit néanmoins avec rapidité. Il est plongé dans un état de somnolence qui lui devient habituel, il a des accès de catalepsie et des vomissements. Les mouvements des extrémités sont automatiques: l'enfant porte ses mains à sa bouche et tette son doigt; ses pieds sont croisés et retirés vers le ventre, les orteils sont recourbés en dedans. La voix est d'abord nasillarde, plus tard enrouée, obscure, enfin triste et monotone. Le pouls et la respiration varient seulement à la fin de la maladie. Les enfants plus âgés mettent en marchant un pied au bout de l'autre, trébuchent et tombent facilement. Enfin, la déglutition devient difficile, les extrémités se refroidissent, et la mort arrive par apoplexie. Gœlis a essayé de distinguer cette affection du rachitisme, dans lequel l'occiput est mou, et il a indiqué le caractère suivant, comme propre à l'hydrocéphale chronique: à savoir, l'étourdissement en remuant la tête, et un état comateux accompagné de convulsions.

Les médicaments indiqués pour l'hydrocéphale aiguë trouvent ici encore leur application, surtout *bryonia*, *zincum*, *sulphur* et *calcarea*. J'indiquerai, en outre, l'*indigo*, dont un grand nombre de symptômes se rapportent à cette maladie. Je n'ai pas encore eu, pour mon compte, l'occasion d'éprouver sa valeur, mais je crois pouvoir recommander son emploi; car, dans les maladies graves, où la guérison est encore possible, il faut toujours plusieurs médicaments pour les modifier.

Il est à propos de parler encore du volume exagéré de la tête et des fontanelles tardives à se fermer, symptômes qui demandent quelques uns des médicaments dont j'ai parlé, et particulièrement *pulsatilla*, *calcarea* et *silicea*.

Enfin, je dois encore appeler l'attention sur une maladie décrite dans ces derniers temps par Marshall Hall (1).

§ XII. Pseudo-encéphalite (2).

Cet auteur a désigné sous ce nom les symptômes d'irritation cérébrale qui surviennent parfois à la suite de diar-

(1) *On blood letting*. Londres, 1846.
(2) *Hydrocephaloïd disease* de Marshall Hall. Le docteur Schweikert, de Breslau, a publié un excellent travail sur ce sujet dans la *Gazette homœopathique trimestrielle* des docteurs Müller et Meyer, II année, 4e cahier.

rhées abondantes, d'abstinences prolongées, ou d'hémorrhagies dont aurait souffert pendant longtemps un enfant de faible constitution. Il distingue deux périodes dans cette maladie : celle d'*irritation* et celle de *torpeur*.

Première période. — L'enfant est très irritable et agité; il a de la fièvre; le visage est rouge, la peau chaude, le pouls fréquent; la sensibilité générale est exaltée, l'enfant tressaille au moindre attouchement et sous l'influence du bruit le plus léger; il a des soupirs et pousse des cris pendant le sommeil; des flatuosités abondantes font gonfler le ventre; les vomissements sont nombreux, les garderobes muqueuses et abondantes. Quand la maladie est méconnue ou mal traitée, elle passe à la seconde période.

Deuxième période. — Celle-ci est caractérisée par des signes évidents d'épuisement. Le visage est pâle et froid; les paupières sont à demi fermées, les yeux roulent sans cesse et ne se fixent sur aucun objet, les pupilles ne réagissent plus sous l'influence de la lumière. La respiration est irrégulière et entrecoupée de soupirs, la voix est enrouée; le malade est tourmenté par une toux rauque et fatigante; enfin, la respiration devient ronflante, les selles vertes, les pieds froids, le pouls petit et fréquent; puis, le coma se prononce comme dernier caractère.

La distinction entre cette maladie et l'hydrocéphale aiguë se tire de l'état général : la première vient à la suite de causes irritantes, la seconde sous l'influence de circonstances affaiblissantes. Celle-ci frappe de préférence sur les petits enfants. Dans la première, le malade a un air de santé florissante; dans la seconde, il paraît épuisé; l'une est accompagnée de constipation, l'autre de diarrhée.

Schweikert recommande, comme médicaments essentiels, *phosphor.*, *zincum* et *calcarea*. Je ne puis juger par expérience que le premier et le dernier de ces agents; encore les ai-je employés à une époque où le nom de cette maladie m'était inconnu, et où je n'avais, pour me conduire, que l'ensemble des symptômes. L'*acidum phosphoricum* et *cal-*

curent scotiées, une serviront beaucoup alors, car *phosphor.* et *calc. carbon.*, n'étaient pas encore connus. Maintenant que la sphère d'action de ces substances nous est plus familière, je crois que nous ne pouvons nous priver de leur secours. Mais il me semble que les symptômes relatés par Canstatt, d'après Marshall Hall, surtout ceux du premier stade, n'indiquent pas une maladie aussi dangereuse que le pensent ces auteurs. Il est très rare, en effet, que cette affection soit primitive ; elle est, au contraire, presque toujours la conséquence d'un traitement allopathique vicieux, l'effet de médicaments mal choisis, et donnés à trop hautes doses. Un grand nombre de ces pseudo-hydrocéphales dérivent incontestablement du mauvais régime auquel on a soumis l'enfant, après l'avoir sevré, mauvais régime que l'on a commencé parfois alors qu'il tetait. Cette maladie est bien plus fréquente à cet âge que du moment où l'enfant est parvenu à la fin de sa première ou de sa seconde année. Ce n'est même souvent qu'un signe morbide particulier à une période d'évolution, comme nous l'observons pendant le travail de la dentition ; et si l'on voulait considérer comme des symptômes caractéristiques de cette maladie tous ceux qu'on observe alors, on ne manquerait pas d'en trouver un nombre considérable. Quoi qu'il en soit, un point restera prouvé pour les homœopathes, c'est qu'ils peuvent négliger les noms des maladies, qui les conduiraient à de fausses applications thérapeutiques, s'ils se laissaient guider exclusivement par ces dénominations. Lorsque cette maladie est venue sous l'influence de causes affaiblissantes, par exemple, à la suite de maladies aiguës dans lesquelles le sujet a eu des évacuations abondantes, il faut, si la constitution est faible, donner avant tout à l'enfant une bonne nourrice ; ou, quand cela est impossible, lui faire prendre du lait de vache, dans lequel on met un peu de salep, et lui administrer les médicaments nécessaires, qui sont : *china, acidum phosphoricum,* ou *calcarea.*

Je ne fixerai pas la dose à laquelle il convient de les

donner, parce qu'elle variera, en raison de la constitution du malade, et de la violence des accidents; je dirai seulement qu'il ne faudra jamais descendre au-dessous de la douzième dilution. Si ces agents ne suffisent pas, on pourra s'adresser à quelques uns de ceux dont j'ai parlé dans les deux chapitres précédents, en se laissant diriger dans son choix par les symptômes caractéristiques du tableau de la maladie; enfin, on pourra encore trouver utiles : *veratrum*, *acidum sulphuricum*, *hepar sulphuris*.

§ IV. Hydrocéphale chronique externe (*Hydrocephalus chronicus externus*).

Goelis admet trois formes distinctes de cette maladie. La première, à laquelle il donne le nom d'*hydrocéphale externe cellulaire*, est caractérisée par une tumeur au niveau de laquelle la peau conserve sa coloration, et dont la température n'augmente pas. Cette tumeur est transparente, et la pression du doigt y laisse une marque profonde; l'œdème s'étend d'une part vers la nuque, de l'autre vers le visage, et les paupières elles-mêmes sont gonflées. La seconde forme a reçu de cet auteur le nom d'*aponévrotique*, parce que le liquide épanché se trouve réuni au-dessous de l'aponévrose épicrânienne. Cette tumeur est plus dure et plus élastique que la précédente et ne conserve aucune empreinte sous le doigt. Elle se trouve le plus souvent au sommet de la tête. La troisième forme, qu'il nomme *périostique* ou *péricrânienne*, est très rare. Le toucher ne permet pas de la distinguer aisément de la précédente; seulement elle est plus dure, petite, de la grosseur d'un œuf de pigeon, et ne s'observe guère que sous l'influence d'une cachexie générale.

Quand il existe en même temps une hydrocéphale interne, on reconnaît cette dernière aux symptômes que j'ai relatés. Les causes sont les mêmes pour ces deux affections. Je mentionnerai, comme étant les mieux reconnues : la rétrocession des croûtes de lait et de la teigne, l'action des rayons solaires frappant directement sur la tête nue, les changements brusques de température, et le déplacement des os du crâne chez les enfants nouveau-nés.

Quand l'hydrocéphale externe existe isolément, elle n'est pas dangereuse ; la forme péricrânienne mérite toute notre attention, parce qu'elle n'existe jamais sans être accompagnée d'un état de souffrance générale, et parce qu'elle amène facilement la carie des os du crâne.

Je renverrai, pour tout ce qui se rattache au traitement, à ce que j'ai dit dans la première partie de cet ouvrage, au sujet des tumeurs du crâne. Les médicaments les plus utiles étant encore : *arnica*, *rhus*, *helleborus*, *belladona*. La troisième forme est la seule que ces médicaments ne puissent faire céder. La dureté de cette tumeur, le petit espace qu'elle occupe permettent rarement de croire qu'elle contienne une humeur aqueuse ; ses caractères sont bien plus capables de nous faire confondre cette affection avec un gonflement des os eux-mêmes, avec une exostose, et de la faire rapporter à la syphilis, à une infection herpétique ou mercurielle, ou même à quelque autre dyscrasie dont les symptômes diathésiques n'existent pas d'une manière tranchée. On pense involontairement alors à *mercur.*, *aurum*, *acid. phosphoricum*, *hepar sulphur.*, *sulphur*, *calcarea*, etc. Je me contenterai d'indiquer ces médicaments sans m'arrêter plus particulièrement à leur étude, ayant eu déjà occasion de la suivre dans plusieurs parties de cet ouvrage.

§ V. Méningite spinale et myélite (*Meningitis spinalis et myelitis*).

L'inflammation de la moelle épinière est une maladie plus commune chez les enfants qu'à un âge plus avancé. Aussi n'est-il pas possible de la passer sous silence. Cette affection mérite même d'autant mieux notre attention que nous la reconnaissons bien moins aux symptômes accusés par les malades qu'aux phénomènes que nous observons directement.

L'inflammation de la moelle et celle de ses enveloppes ne peuvent guère être séparées l'une de l'autre dans leur description, parce qu'elles existent presque toujours ensemble et que leurs symptômes ne sont pas distincts. Goelis a donné dans le *Journal de Hufeland* (mars 1825), une description de ces maladies auxquelles il assigne les caractères suivants : L'enfant est étendu dans son lit, le bras presque collé contre le corps, l'avant-bras jouissant de quelque mobilité, qui est plus marquée encore dans l'articulation du poignet, la main pouvant être portée sur la poitrine, mais plus rarement jusqu'à la bouche. Les cuisses sont rapprochées l'une contre l'autre, et chaque effort que fait l'enfant pour les écarter semble lui causer de la douleur, ce qui le fait pleurer. Ces douleurs se réveillent encore quand on touche l'épaule du malade ou quand on essaie de le tourner d'un côté sur l'autre. Un caractère essentiel de cette maladie, au début, consiste en une grande disposition à la diarrhée, qui disparaît quand la maladie s'aggrave pour être remplacée par des convulsions ou par le tétanos. Il existe aussi des douleurs dans l'épine dorsale, de la fièvre avec une grande difficulté à respirer. D'autres médecins ont observé au commencement de la maladie la constipation et la rétention d'urine, cette dernière surtout. Les autres signes appartiennent à la réaction générale : ils se composent de frissons et de chaleur plus vive le long de la colonne vertébrale que partout ailleurs ; le pouls est accéléré, la température de la peau augmente ; les sécrétions se suppriment, excepté la sueur qui est parfois très abondante. Quand les symptômes de réaction augmentent, la sensibilité de la peau est troublée, il peut même y avoir insensibilité générale ou partielle de l'enveloppe cutanée, puis dysphagie, battements de cœur, dyspnée, tremblement des membres et de la tête qui cessent durant le sommeil, crampes et engourdissement des extrémités inférieures. Le trismus et le tétanos sont des symptômes constants lorsque la maladie est parvenue à son apogée.

D'après Friedreich (1), le diagnostic de cette maladie reposerait sur le caractère suivant : La paralysie, qui indique toujours, lorsqu'elle vient sans cause connue, une maladie de la moelle épinière. Les organes situés au-dessous du point où existe l'altération organique sont le siége de spasmes et de paralysie, tandis que les parties qui se trouvent au-dessus conservent la liberté de leurs fonctions. Il sera donc toujours facile de reconnaître par là le point où la moelle épinière est altérée. On trouvera, par exemple, quand la partie inférieure de la moelle épinière sera malade, la paralysie des membres inférieurs, de la région coccygienne, de la vessie, des intestins. Quand la maladie existe entre la région lombaire et la région dorsale, les parois du ventre sont paralysées et les intestins se rétrécissent ; si la myélite occupe la région dorsale, la respiration est difficile ; enfin on observe des convulsions, la paralysie des bras et du diaphragme quand elle occupe la région cervicale. La mort arrive alors par suffocation.

La myélite affecte une marche assez régulière. Les enfants deviennent irritables, agacés, tristes ; ils perdent l'appétit, leur teint devient pâle ; ils vomissent souvent et se plaignent d'avoir froid. Dans leur lit, ils se couchent sur le dos, ne font plus attention à ce qui les égayait, et crient quand on essaie de les soulever, même avec les précautions les plus grandes. Quand la maladie fait des progrès, ils pleurent sans raison. La partie antérieure de la tête et le visage sont frais au toucher, tandis que la partie postérieure du crâne est brûlante. La vue est trouble ; la pupille, médiocrement contractée, se dilate dans l'obscurité, ce qui prouve que la rétine est encore sensible. Le pouls est dur, mais lent, la respiration profonde, lente, suspirieuse ; les évacuations alvines sont rares, mais dans quelques cas on observe une diarrhée verte. Tant qu'il n'existe pas d'autres symptômes, cette maladie se reconnaît difficilement ;

(1) *Annuaire de Schmidt*, t. II, p. 77, et t. III, p. 231.

mais dans la *seconde période* le diagnostic est plus facile, parce qu'il existe des contractions violentes des muscles du cou, qui se bornaient avant à un tremblement de la tête à peine perceptible, mais qui deviennent si violentes, que la tête est fortement retirée en arrière, symptôme qui persiste jusqu'à la fin de la maladie. L'enfant accuse aussi à cette époque de vives douleurs tractives dans les extrémités, douleurs qui peuvent faire confondre la myélite avec le rhumatisme. La fièvre accompagne cet état; elle se reconnaît à la chaleur passagère des joues, à l'agitation, à la céphalalgie, aux gémissements continuels du malade, à la fréquence et à l'irrégularité de la respiration. Les douleurs qui existent au niveau de la région dorsale et de la région sacrée augmentent quand on presse sur les vertèbres, ce qui est un signe caractéristique de la myélite. Dans la *troisième période*, la fièvre diminue, mais les symptômes indiqués par Friedreich augmentent. Quant au siége de l'inflammation, il se reconnaît aux caractères suivants : à des battements violents à la nuque et dans la tête, lorsque la moelle allongée ou la portion cervicale de la moelle épinière est altérée; une toux violente et spasmodique, de l'oppression, quand la maladie occupe la région dorsale; enfin, des coliques suivies de diarrhée avec paralysie des extrémités inférieures, quand l'inflammation envahit la partie la plus inférieure du cordon médullaire.

La guérison succède à des sueurs et à des urines critiques. Mais quand la mort s'approche, le malade est couvert d'une sueur froide; les yeux, entourés d'un cercle bleuâtre, sont presque toujours fermés; ils sont fixes, ou bien l'enfant louche, la pupille se dilate, la cornée devient trouble, la conjonctive sécrète un mucus visqueux; le visage est défait, la respiration devient irrégulière, et le malade succombe au milieu du trismus et de l'opisthotonos (Meissner).

Cette inflammation peut affecter une marche plus lente et mériter alors le nom de *chronique*; les accidents sont alors moins intenses, mais l'hydropisie de la moelle se forme

plus souvent, tandis que dans la myélite aiguë les altérations les plus fréquentes sont la suppuration et le ramollissement. Cependant c'est plutôt une présomption qu'un fait
vérifié par l'expérience.

Étiologie. — La myélite aiguë se montre de préférence
chez les sujets jeunes et robustes. Harless (*Annuaire*, v. II)
pense que cette maladie se rencontre souvent à l'état chronique chez les nouveaux-nés et pendant la première année.
Sa cause la plus fréquente consisterait dans une lésion traumatique quelconque. Un coup reçu sur le dos, l'écrasement
de la colonne vertébrale, l'ébranlement à la suite d'une
chute, la luxation ou la fracture de quelque vertèbre, le
froid, l'humidité, la diathèse rhumatismale, peuvent amener
également ces congestions. Les métastases de la variole et
de la scarlatine sont aussi très favorables à son développement; sa marche est alors très aiguë. La suppression d'un
exanthème chronique peut aussi amener cette dangereuse
affection.

Le *pronostic* est moins grave avec le traitement homœopathique qu'avec l'allopathie, cette dernière n'obtenant que
de rares guérisons. C'est seulement lorsque le traitement a
été mal dirigé (ce qui tient à une fausse appréciation des
symptômes de la maladie), ou bien lorsque la myélite a fait
de grands progrès, que notre traitement ne procure pas une
terminaison favorable. L'existence d'accès tétaniques annonce presque toujours la mort. La maladie est moins grave
quand elle occupe la région lombaire, mais bien plus si elle
a son siége à la région dorsale ou à la région cervicale; la
plus dangereuse est celle qui occupe la totalité de l'organe.
Quand le poumon et le cerveau participent au mal, le pronostic est des plus graves.

Traitement. — Je paraîtrai peut-être obéir à la routine en
recommandant l'*arnica* dans le traitement de la myélite,
quand cette affection reconnaît pour cause une action traumatique extérieure; mais je dois d'autant moins négliger
cette indication que cette maladie est une de celles qui doivent le plus souvent leur origine à une action mécanique,

dont aucun médicament ne conjure aussi bien les effets. Mais si l'on ne voulait pas choisir ce médicament d'après une indication aussi générale et aussi matérielle, je dirais que l'étude attentive des effets physiologiques de l'*arnica* prouve qu'il correspond très exactement à la myélite, et que son action sera d'autant plus favorable que la maladie sera plus récente et qu'elle n'aura pas encore atteint un degré d'extrême gravité. S'il en était autrement, l'*arnica* ne suffirait pas à la guérison. Ainsi il existe dans la pathogénésie de ce médicament une foule de symptômes de la myélite : une douleur déchirante dans le dos avec sensation de paralysie, une douleur tensive, le fourmillement, la sensibilité à la pression, la faiblesse douloureuse du dos, l'aggravation des douleurs par le mouvement, par la pression et en parlant. L'*arnica* convient aussi aux fortes constitutions, aux sujets très irritables et d'une grande susceptibilité morale, surtout quand existent les symptômes propres à ce médicament. Une petite dose est toujours convenable (la sixième ou la douzième dilution), mais il ne faut jamais la donner en une seule fois. Le mieux est de la faire dissoudre dans de l'eau, et d'en faire prendre une cuillerée toutes les deux ou trois heures, comme notre maître le faisait souvent.

Jahr, dans ses *Essais cliniques* (1), recommande *dulcamara* comme étant un remède essentiel dans la myélite. Mon expérience personnelle me permet de confirmer son opinion ; mais je crois pouvoir aussi préciser davantage les cas dans lesquels ce médicament peut être utile, en le recommandant de préférence, lorsque la maladie est l'effet d'un refroidissement, le malade ayant été mouillé, ou de la métastase d'un exanthème aigu. *Dulcamara* est un véritable spécifique dans ces espèces de maladies de la moelle ; elle conjure promptement le danger. Ce médicament le dispute aussi à beaucoup d'autres lorsque la maladie dépend d'une cause différente d'un refroidissement ; la similitude de ses symptômes avec ceux de la myélite nous oblige à recourir à lui

(1) *Nouveau manuel de médecine homœopathique*, Paris, 1860, t. IV, p. 722.

lorsque la nuque et les lombes sont atteints de préférence, même lorsque commence la période d'exsudation. J'emploie toujours ce médicament, à la troisième ou à la sixième trituration, à doses répétées.

J'indiquerai encore *rhus toxicodendron* 18, qui convient lorsque l'enfant est tombé malade pour avoir eu le corps ou les pieds mouillés. Dans ce cas, *rhus* est souvent préférable à *dulcamara*. Il répond aux douleurs tiraillantes et picotantes de la nuque et du dos, à la roideur de ces parties, à une douleur de luxation, à la fièvre, accompagnée de diarrhées, à l'abattement et à l'irritabilité de l'enfant. Ces symptômes font du *rhus* un médicament essentiel pour la première période de la maladie, tandis que la tendance à la paralysie, et la paralysie complète, consistant dans l'absence de toute activité organique, le recommandent pour la seconde. Je ne sais si *bryonia* peut se montrer très utile dans cette maladie; mais il me semble que son efficacité a encore besoin d'être mise à l'épreuve avant d'être absolument reconnue. Il m'est bien arrivé d'obtenir beaucoup de son emploi; mais je ne suis pas certain de ne l'avoir pas donnée seulement dans des cas où la région de la moelle était envahie par le rhumatisme. Je suis d'autant plus porté à croire qu'il en était ainsi, que le malade souffrait de douleurs rhumatismales dans d'autres régions. J'ai cru néanmoins utile de le mentionner ici, parce que les symptômes semblent l'indiquer, au moins au début de la maladie. La douzième et la dix-huitième dilution de ce médicament doivent être préférées à tout autre.

Je suis plus certain de l'utilité de *belladona* 30; car il est positif que ce médicament a réussi dans un grand nombre de myélites. Il doit même être mis sur la même ligne que *dulcamara*, à laquelle il faut souvent le préférer, quand la maladie est venue à la suite de la scarlatine, surtout lorsqu'elle s'est développée à une époque où cette dernière maladie régnait épidémiquement. C'est le cas de bien examiner quel est celui de ces deux médicaments qui est indiqué. Or les symptômes pathognomoniques de la myélite ayant souvent une extrême violence, le malade ne peut rendre exactement compte de son état, et il ne reste que les symptômes fébriles pour lever tous nos doutes, et fixer notre choix sur le médicament convenable. L'expérience a encore prouvé ici, comme dans un grand nombre d'autres maladies des enfants, que s'il existait une fièvre synoque intense, on se trouvait toujours bien de lui opposer une dose, *aconit* 12, avant de prescrire *belladona*. L'aconit ne manque jamais de modifier cet état fébrile, même quand cet agent n'a pas de rapports plus intime avec la maladie, ce qui arrive rarement; et belladone réussit très bien ensuite, quand la fièvre n'a pas entièrement perdu le caractère synochal, ou qu'elle s'accompagne d'un éréthisme complet. La belladone convient encore à la myélite chronique, comme je l'ai souvent reconnu; mais *aux* ne doit pas non plus être négligé, quand il existe des symptômes abdominaux, contre lesquels on peut employer avec avantage *pulsatilla*, *veratrum* et *bryonia*.

L'hydropisie de la moelle qui succède à une myélite se reconnaît, au dire de Schœnlein, aux symptômes suivants : Les malades se plaignent d'une faiblesse générale, de diminution de l'ouïe, de froid des extrémités inférieures qui ne sont pas amaigries, mais qui manquent de force musculaire. Quand les enfants veulent se tenir debout, ils écartent les jambes, et en marchant ils se rejettent en arrière et s'appuient plutôt sur le talon que sur la plante du pied, afin de ne pas tomber en avant. Gœlis a remarqué que, tout d'abord, la démarche était chancelante, que les enfants marchaient avec les pieds en dedans, et qu'ils posaient d'abord le talon sur le sol. Peu à peu la marche devient plus pénible, et enfin il arrive un moment où le malade ne peut plus bouger sans soutien. Quand il est couché, il change facilement les jambes de place, tandis que la station et la progression sont difficiles, et plus tard impossibles. Les malades se plaignent de ressentir du froid à la région lombaire; et cela sans qu'il y ait amaigrissement de cette région, saillie des apophyses épineuses, ou déplacement d'une vertèbre; sans qu'il existe de douleur à la pression; en un mot, sans qu'il y ait aucun changement matériel dans cette partie. Seulement les signes de paralysie des organes contenus dans le bassin vont toujours en augmentant. Les urines sont expulsées avec peine, elles coulent par un jet mince, interrompu, ou goutte à goutte; la constipation dure quelquefois pendant plusieurs jours.

Les médicaments les plus utiles contre les effets de cet épanchement, parmi lesquels il convient de ranger le ramollissement et l'induration de la moelle épinière, sont : *cocculus*, *rhus*, *dulcamara*, *causticum*, *arsenicum*, *lachesis*, *digitalis*, *staphisagria*. Comme je possède peu d'observations relatives au traitement de cette maladie, le lecteur me permettra de ne pas entrer dans de plus amples détails, qui exigeraient des faits nombreux et soigneusement recueillis.

§ VI. Otite (*Otitis*).

L'otite est une maladie à laquelle les enfants sont sujets dès l'âge le plus tendre, comme Itard (1) et Meissner en ont fait la remarque; aussi est-il très important pour le médecin de connaître les signes pathognomoniques de cette affection.

L'inflammation de l'oreille externe se reconnaît à la rougeur et au gonflement de cette région; elle n'est jamais très douloureuse. Quand la maladie s'est prolongée pendant quelque temps, il s'établit une otorrhée fétide, composée d'un liquide séro-muqueux, sanguinolent, purulent, d'un vert clair et sanieux; sécrétion qui remplace la sécheresse primitive du conduit auditif. Les enfants âgés se plaignent d'entendre sans cesse un bruit de tintement et de gazouillement, très désagréable qui gêne beaucoup l'audition.

Généralement il existe aussi des douleurs lancinantes dans l'oreille interne et dans les dents. Souvent il se forme

(1) *Traité des maladies de l'oreille et de l'audition. Paris,* 1842, t. I, p. 113.

sur les parois du conduit auditif une multitude de vésicules purulentes. La fièvre est rare, et quand la maladie est très intense, le malade éprouve de la céphalalgie et une insomnie invincible.

Lorsque l'inflammation gagne en profondeur et envahit le tympan, ou lorsqu'elle atteint tout d'abord les parties profondes, les enfants se plaignent beaucoup et pleurent continuellement; ils n'ont aucun moment de repos. S'ils s'endorment, leur réveil est annoncé par des cris violents, qu'on a beaucoup de peine à calmer. L'ébranlement que l'on produit en marchant sur un sol inégal ou en agitant la main augmente ces douleurs, comme l'indiquent les cris du malade. Au contraire, celui-ci semble toujours être soulagé, quand il se couche sur l'oreille souffrante. L'action de teter est douloureuse pour les enfants à la mamelle, comme la mastication pour ceux qui sont plus âgés; la toux, l'éternument et l'action de se moucher renouvellent les souffrances. Dans cette phlegmasie, la douleur existe profondément, et s'étend aux parties voisines. Ainsi les enfants se plaignent de douleurs dans le cou et prétendent avoir les amygdales gonflées. Quand la suppuration se forme, la douleur est sourde et violente, elle persiste jusqu'au moment où le tympan venant à se rompre, le pus s'écoule tout à coup, ce qui procure un grand soulagement. Quand la suppuration se prolonge, on voit souvent la cavité du tympan se carier, les osselets de l'ouïe disparaître, puis le pus s'épancher dans les cellules de l'apophyse mastoïde, qui devient douloureuse, surtout à la pression. La surdité est une conséquence de ces altérations; mais le cerveau participe souvent à cet état de souffrance et devient le siége de symptômes sympathiques. Le signe caractéristique de la suppuration de l'oreille interne consiste dans l'écoulement d'une matière épaisse, striée de sang, qui s'écoule tout à coup, quand le tympan vient à se rompre. Il y a, au début, un état fébrile, comme dans toutes les inflammations; son caractère essentiel est l'éréthisme. En général, l'otite s'accompagne de symptômes céphaliques, de convulsions générales ou partielles, occupant les muscles du visage et des yeux ; la face devient rouge, et le pouls est petit, fréquent, intermittent, la voix faible ; puis, vient le coma, pendant lequel le malade est tranquille ; le visage et les extrémités deviennent froides, et la mort arrive au milieu de convulsions ou d'un état apoplectique. Cette terminaison ne s'observe que dans le cas où il survient quelque maladie cérébrale ; autrement, l'otite est rarement mortelle. Elle peut avoir une marche lente, avec des exacerbations vespertines régulières ; puis, après un temps plus ou moins long, il s'établit un écoulement de mauvaise odeur, en même temps que les douleurs diminuent. Quand la maladie arrive à ce point, il est rare qu'elle laisse dans leur intégrité le sens et l'organe de l'ouïe.

Il n'est pas facile de confondre l'otite avec une inflammation du cerveau, malgré les caractères qui les rapprochent. Cette dernière n'existe jamais sans un appareil fébrile complet et sans qu'il s'établisse une grande turgescence vers la tête. L'état soporeux est rare dans l'otite et commun dans l'encéphalite ; les douleurs sont, au contraire, beaucoup plus fortes dans la première maladie que dans la seconde.

Étiologie. — L'otite est très commune chez les petits enfants, parce que les eaux de l'amnios déposent dans le conduit auditif une matière caséeuse qui l'obstrue. Cette matière, ne pouvant être facilement enlevée quand on commence à nettoyer l'enfant, durcit et devient un corps irritant dont la présence enflamme la membrane muqueuse qui tapisse cette partie. Le cérumen endurci agit de la même manière. — Mais les causes les plus fréquentes sont encore les refroidissements, soit que l'enfant ait été exposé au froid ou à un courant d'air, soit qu'on l'ait lavé avec de l'eau froide dans une chambre trop chaude. Cette maladie arrive souvent aussi par métastase à la suite de quelque sécrétion devenue chronique. Il faut alors y faire grande attention,

parce qu'elle se complique aisément des signes de l'encéphalite. L'otite survient aussi très fréquemment pendant la
dentition et aussi quand un insecte pénètre dans l'oreille ou
qu'une larve vient y éclore. Enfin, le virus psorique et le virus syphilitique sont des causes efficientes très communes
de cette maladie.

Le *pronostic* est favorable avec le traitement homœopathique ; mais il l'est bien moins avec l'allopathie. Toutefois il
faut prendre en considération l'âge et la constitution du
malade, la nature de la cause, le degré et la violence de
la maladie, les complications, etc.

Traitement.—Quand l'otite a été causée par une irritation
mécanique, il faut d'abord enlever la cause d'inflammation ;
sans cela la guérison se ferait longtemps attendre. Mais du
moment que la maladie est déclarée, quelle que soit l'influence morbifique qui l'ait produite, *pulsatilla* est presque
toujours le médicament essentiel ; nous devons même le
considérer comme un véritable spécifique de cette affection.
Ni la constitution, ni le tempérament ne peuvent être une contre-indication à l'emploi de cette substance. Le médecin ne
doit même pas être arrêté dans son application quand il
existe des symptômes qui ne se retrouvent pas dans sa pathogénésie, parce qu'alors ils ne sont point essentiels à la
maladie. On pourrait presque dire que dans l'otite la disposition particulière de l'organisme de l'enfant parle en
faveur de la pulsatille. Il paraîtra peut-être étrange qu'il
en soit ainsi, d'autant plus que je ne crois pas pouvoir en
dire autant des autres spécifiques vantés pour d'autres maladies. Pour ce qui regarde les symptômes locaux, ils ressemblent assez exactement à ceux du médicament. Toutefois la similitude est révélée toujours par l'observation clinique. Il suit de là, que les premières fois où je rencontrai
cette affection, je me déterminai en faveur de la pulsatille,
surtout à cause des symptômes concomitants. Ceci n'étonnera pas les médecins qui compareront les observations publiées autrefois avec celles qu'on recueille aujourd'hui, et

qui trouveront dans les premières l'image exacte et vraie
de la maladie; dans les secondes, le tableau pathologique
tel qu'on l'enseigne. Ils verront, en effet, que ces deux descriptions diffèrent : dans la première, chaque symptôme
qui se rapporte au fait particulier qu'on observe est fidèlement rendu ; dans la seconde, l'interprétation des caractères
physiques et de leurs nuances, les analyses chimiques
et microscopiques, les altérations anatomo-pathologi-
ques, etc., présentent, dans un cas donné, des variations
remarquables qui rappellent clairement les descriptions
des anciennes écoles. Gardons-nous de laisser cet ordre de
recherches dominer la thérapeutique, parce qu'il amènerait la
chute de cette partie de notre art, à moins que notre matière médicale ne soit mise à l'unisson de ces nouveautés
trompeuses auxquelles il manque une condition essentielle,
la vie ; laquelle se trouvant d'une nature immatérielle, ne
peut tomber sous le regard de l'homme qu'après qu'il a
dépouillé son enveloppe terrestre. Mais je m'égare ici dans
un raisonnement philosophique ennuyeux, qui me ramè-
nera cependant à mon sujet ; car l'intelligence et le moral
sont bien proches l'un de l'autre, et le médecin homœopathe
doit toujours recueillir les symptômes de l'un et de l'autre,
quand il examine un malade. La considération des souffrances de cet ordre est bien souvent l'indication certaine
du médicament le plus convenable, lorsque le choix est
douteux, et je ne l'ai jamais trouvé trompeur. Les symptômes du moral furent précisément ceux qui m'engagèrent à
donner la pulsatille dans les premiers cas d'otite que j'eus
à traiter ; ce médicament contenant, parmi ses propriétés,
les symptômes du moral qu'on retrouve ordinairement dans
l'inflammation de l'oreille : par exemple, la tranquillité
qu'observe le malade, les soupirs qu'il pousse, les pleurs
qu'il répand tout à coup, la timidité et l'anxiété, l'aigreur et
la susceptibilité du caractère ; comme aussi les exacerbations qui ont lieu tous les soirs et qui amènent une céphalalgie difficile à décrire, mais qui est assez vive pour que

l'enfant ne puisse ni soulever sa tête ni la tenir droite. La chaleur, la rougeur et le gonflement douloureux des parties internes et externes de l'oreille; l'augmentation de volume des parties osseuses, l'otorrhée purulente, les tintements, les sifflements et la surdité, montrent aussi que la pulsatille doit être utile, non seulement dans le traitement de la période aiguë, mais aussi contre les suites qu'elle peut laisser après elle. Il arrive souvent que l'inflammation acquiert une telle intensité, que les petits malades sont presque sans connaissance, pleurent et crient sans cesse, délirent même, et que le médecin, en présence de ces symptômes, joints à une forte chaleur de la peau et à l'accélération du pouls, pense à une encéphalite; mais, en tenant compte de la coexistence de tous les autres symptômes: de la faiblesse du délire et de la pâleur du visage, il se convainc bientôt de la fausseté de son opinion, en même temps qu'il trouve une si grande ressemblance entre les caractères de la maladie naturelle et les effets purs de la *pulsatille*, qu'il n'hésite point à la prescrire. La dose convenable est le plus souvent la douzième puissance.

Bien que ce médicament mérite réellement le nom de spécifique, on ne peut nier, cependant, que d'autres substances ne soient souvent utiles, surtout lorsque l'otite succède à un exanthème aigu, ou quand elle vient à la suite d'une dermatose chronique, cas dans lesquels il se fait en même temps une métastase vers le cerveau, métastase plus intense que l'inflammation de l'oreille elle-même. Les symptômes sont alors très tranchés; le délire va jusqu'à la fureur, le visage est rouge; la chaleur brûlante et le gonflement des parties externes de l'oreille sont aussi très développés. Le médecin qui jettera un coup d'œil sur la matière médicale n'hésitera pas entre *pulsatilla* et *belladona*. Cette dernière est, en effet, très nettement indiquée par l'ensemble de ces caractères. La 30e dilution est la plus utile, seulement il faut la donner dissoute dans de l'eau et par petites portions qu'on fait prendre au malade à des intervalles convenables. La belladone suffit presque toujours à la guérison.

L'inflammation érysipélateuse de l'oreille est assez rare à cet âge ; cependant je l'ai plusieurs fois rencontrée. Il faut alors modifier le traitement que je viens de décrire et donner presque toujours au début *rhus toxicod.* 12, qui est parfaitement indiqué par les symptômes.

Quand il existe quelque dyscrasie psorique ou syphilitique, les médicaments que je viens de nommer suffisent rarement à la guérison. Il faut recourir à d'autres, parmi lesquels j'indiquerai *hepar sulphuris*, *sulphur*, *dulcamara*, *magnesia carbon.*, *borax*, *mercur.*, *nitr. acid.*, *sepia*.

CHAPITRE XXXII. — MALADIES SPASMODIQUES.

§ I⁻. Asthme de Millar (*Asthma laryngeum infantum ; asthma Millari acutum ; asthma thymicum ; spasmus glottidis ; laryngismus stridulus*).

Si je voulais rapporter ici les opinions diverses et confuses émises par les auteurs au sujet de cette névrose, il me faudrait beaucoup étendre le plan de cet ouvrage ; aussi me bornerai-je à donner les détails indispensables. Je m'excuserai d'abord de décrire ensemble l'asthme de Millar et l'asthme thymique de Kopp ; mais leurs symptômes sont si mal déterminés, et ont été si souvent attribués alternativement à l'une ou à l'autre de ces affections, qu'il me serait impossible de tracer exactement les limites qui les séparent.

Le symptôme caractéristique d'un asthme laryngé consiste dans l'interruption brusque et violente de la respiration, interruption qui se prolonge pendant quelques minutes, et se trouve suivie d'un bruit analogue au chant du coq, au moment où le malade recommence à respirer. Cette maladie présente plusieurs périodes et plusieurs degrés.

Le degré le plus inférieur est celui dans lequel l'enfant est pris tout à coup, dans l'habitude de la vie, d'un semblable arrêt de la respiration, qui s'observe surtout chez les sujets souffreteux, vers la fin de leur première année. Au début, les accès surviennent à la suite de violentes colères ou de cris prolongés; ils se répètent, soit au bout de huit ou de quatorze jours, soit au bout d'un mois.

Dans la période la plus avancée, le spasme arrive tout à coup au moment où l'enfant se réveille, ou à la suite d'une frayeur, d'une colère, de cris ou de rires prolongés, ou bien parce que l'enfant s'est étranglé en buvant, parce qu'il a eu froid. Il vient souvent aussi sans cause appréciable. L'accès débute par des inspirations accompagnées de sifflements, lesquelles se répètent à de courts intervalles, sont violentes et désordonnées, s'accompagnent d'un bruit strident qui indique combien l'air passe difficilement au travers de la glotte rétrécie. Ce bruit est interrompu lorsque la respiration s'arrête complétement. Les enfants font alors de violents efforts pour faire pénétrer l'air dans leurs poumons; ils deviennent pâles et cyanosés; une sueur froide inonde leur front, le pouls devient petit. Après avoir duré depuis une demi-minute jusqu'à dix, le spasme cesse, et la respiration recommence par une expiration rauque et sonore qui arrache des pleurs à l'enfant. Celui-ci regarde autour de lui d'un air effrayé; puis il s'endort habituellement, et, à son réveil, il se retrouve fort bien portant, mais un peu faible. Son état n'est pas autrement troublé; il n'y a ni symptômes de catarrhe, ni symptômes fébriles ou inflammatoires; il est rare qu'il se plaigne entre les accès de toux ou d'une difficulté permanente de la respiration; l'appétit reste bon, mais la digestion est souvent troublée, le ventre se gonfle et la diarrhée est presque habituelle. — Au début, les accès sont rares, ils viennent seulement la nuit pendant les premières heures de sommeil; mais ils deviennent ensuite plus violents et plus rapprochés, arrivant même pendant le jour.

On a donné à la *seconde période* de la maladie le nom de *période convulsive*. Les spasmes ne sont plus alors limités

aux organes de la respiration, ils envahissent aussi les
muscles. Ceux-ci deviennent durs pendant les accès, les
articulations des mains et des pieds se fléchissent en dedans, les pouces sont ployés dans le même sens, les mains
sont fermées, et quand on parvient à les ouvrir avec effort,
elles reviennent à leur première position. La colonne vertébrale est ployée en arrière, les yeux sont fixes ou convulsés. Les urines et les matières fécales sont rendues involontairement ; la langue sort de la bouche et pend sur la lèvre
inférieure ; les battements du cœur sont irréguliers et intermittents ; les extrémités sont froides et le visage est contracté. — Les convulsions arrivent souvent dans cette
période, ainsi que les crampes des extrémités et le flé-
chissement des pouces. Les intervalles qui séparent les
paroxysmes ne sont plus alors libres de tous symptômes :
les enfants restent longtemps après blêmes, languissants et
somnolents ; ils sont tristes et faibles ; leur sommeil est agité
et interrompu par de fréquents sursauts ; le pouls et la
respiration restent accélérés, et l'on remarque sur les joues
une rougeur circonscrite ; les forces vont toujours en diminuant, et la fièvre hectique se caractérise de plus en plus.

Quelques observateurs ajoutent au tableau de cette maladie plusieurs autres symptômes. D'après eux, les enfants auraient une tendance remarquable à faire des mou-
vemens de déglutition longtemps avant l'apparition des
accès, et aussi une grande disposition à pleurer, à s'agiter ;
ils auraient des frayeurs passagères pendant lesquelles leur
respiration deviendrait lente ; il leur arriverait aussi d'avoir
pendant tout un jour des moments où leur respiration devient anxieuse et difficile et où ils sont une irritabilité extraordinaire. Ou bien l'enfant aurait, pendant plusieurs jours
avant l'accès des spasmes toniques, des garderobes composées de matières sèches et globuleuses, et aussi des accès
passagers d'un râle muqueux trachéal, etc. (Canstatt.)

L'asthme de Millar peut être confondu avec le croup, et
cependant il s'en distingue par des caractères tranchés. Ainsi

dans l'asthme, la fièvre manque entre les accès, la toux ne provoque pas de douleur au larynx, et il y a entre les attaques d'oppression des moments de repos complet qui durent pendant plusieurs jours. Les accès acquièrent, dès le commencement, leur plus haute intensité, les symptômes ne croissent pas progressivement comme dans le croup; la maladie n'est jamais précédée d'un état catarrhal qui ne se présente pas non plus entre les accès, la voix n'est point enrouée; enfin, l'asthme dure beaucoup plus longtemps que le croup. — Il est donc facile de distinguer ces deux maladies, et cependant le croup est à coup sûr l'affection avec laquelle l'asthme de Millar serait le plus facilement confondu. J'ai donc peine à croire qu'un observateur instruit et attentif ait autant de peine que le dit Meissner, à ne pas confondre cette affection avec la cardite, la coqueluche et la cyanose.

Etiologie. — Il est remarquable que cette maladie attaque plutôt les garçons que les filles. Du reste, c'est entre le sixième et le huitième mois que les enfants y sont le plus exposés. Depuis cette époque jusqu'à la quatrième année, cette maladie est beaucoup plus rare, et elle ne se rencontre presque jamais depuis cet âge jusqu'à huit ans. Cette espèce d'asthme est quelquefois héréditaire, il atteint alors tous les enfants d'une même famille. Il frappe, de préférence, sur les sujets d'une constitution délicate, dont le teint est pâle, le caractère mou, sur ceux qui ont quelque tendance aux scrofules, ou qui sont prédisposés par d'autres influences. Il faut aussi admettre comme cause de cette affection l'hypertrophie du thymus, que l'on reconnaît à ce que les enfants ont toujours la langue saillante, même hors des accès, au son mat que donne la percussion pratiquée au niveau de la région où existe le thymus, enfin à ce que les accès surviennent quand l'enfant est couché sur le dos, et à l'absence de la toux. La dentition paraît avoir une influence marquée sur l'apparition de cette espèce d'asthme; mais il y a aussi une foule d'autres états morbides qui paraissent prendre une part très active à son développement : par exemple, le catarrhe, la bronchite, le croup, la coqueluche, la rougeole, et la fièvre cérébrale. Enfin, le froid semble encore en être la cause la plus fréquente.

Pronostic. — Il y a beaucoup de cas dans lesquels le pronostic devient grave, à cause de l'ignorance des laïques, qui, n'ayant pas compris toute l'importance des premiers accès, les ont laissés passer sans réclamer le secours d'un médecin. De plus, sa gravité est d'autant plus grande que le sujet est plus jeune, et d'autant moins qu'il est plus fort. Nos prévisions doivent toujours être très sérieuses, quand il y a irritation cérébrale ; moins, quand il existe une disposition marquée aux scrofules. L'asthme aigu est aussi plus redoutable que l'asthme chronique ; enfin, la période convulsive est toujours d'un fâcheux augure. La maladie est constamment mortelle quand l'hydrocéphale l'accompagne.

Traitement. — J'ai dit, au commencement de ce chapitre, comment l'asthme de Millar pouvait être confondu avec deux autres maladies, et j'ajouterai que cette confusion n'a aucune valeur thérapeutique ; car le meilleur moyen d'arriver à une prompte guérison, est de se laisser exclusivement guider par l'analogie des symptômes. Je renverrai aussi le lecteur aux articles que j'ai consacrés dans mon *Traité de thérapeutique des maladies aiguës et chroniques*, à l'étude des spasmes de poitrine et de l'asthme ; il y trouvera un grand nombre de médicaments qui peuvent être fort utiles, lorsque l'asthme de Millar n'est pas bien caractérisé.

Hahnemann a signalé parmi les propriétés du *sambucus* un symptôme qu'il dénomme lui-même comme l'asthme de Millar ; et il m'est souvent arrivé de guérir cette maladie avec cette substance, quand je pouvais reconnaître l'état suivant : L'enfant se réveillait tout à coup d'un demi-sommeil, durant lequel il avait la bouche et les yeux à demi ouverts ; il s'asseyait sur son lit avec anxiété, à cause de l'oppression, des sifflements dans la poitrine, semblant sur le point de suffoquer, et saisissant tout ce qui l'entourait. Sa tête et ses mains étaient bleuâtres et gonflées; il avait une forte chaleur et une soif intense. L'enfant pleurait avant l'accès. Tous ces symptômes se passaient sans toux, et venaient de préférence la nuit, de minuit à quatre heures. J'ai toujours employé, en pareil cas, le *sambucus* à la première dilution; mais je crois que son action serait plus prompte s'il était prescrit à une atténuation plus élevée; je crois même qu'il s'opposerait souvent au développement d'un second accès.

Le médicament qui semble se rapprocher le plus du sureau, est *moschus*, qui convient quand il existe une sensation de constriction de la gorge, et que cette constriction paraît être l'obstacle qui arrête la respiration, et aussi quand il existe un serrement violent de la poitrine, lequel indique un spasme des bronches. Cependant ce deuxième caractère est moins nettement exprimé par les symptômes du médicament. Le musc est considéré, en allopathie, comme un des agents les plus efficaces qu'on puisse employer dans l'asthme de Millar, et les homœopathes ont eu souvent à le recommander dans cette affection; mais il ne peut nullement mériter le titre de spécifique d'une maladie aussi variable; ce que l'ancienne médecine ne pourra concevoir, tant qu'elle rejettera le principe fondamental : *similia similibus curantur*. C'est pour ce motif qu'un si grand nombre de médecins ont été trompés dans leur attente, quand ils ont prescrit ce médicament dans cette affection, ce qu'ils auraient évité s'ils avaient été plus familiers avec sa pathogénésie. Mais cette erreur sera peut-être bientôt reconnue, laissons-lui donc suivre son cours. La sixième dilution m'a toujours paru préférable; il faut seulement fractionner la dose, et répéter ce médicament à des intervalles convenables.

Je recommanderai encore, quand l'asthme est venu à la suite d'un refroidissement, *colchicum*, *cannabis*, *bryonia*, et surtout *ipeca* 3 (qui est très souvent indiqué après le *sambucus*), *tart. emet.*, *puls.*, *cham.*, *stramonium*, etc., qui trouveront leur application dans les variétés d'asthme. Le caractère de la suppression brusque et violente de la respiration, dont la cause prochaine est, si je puis ainsi dire, le spasme des muscles constricteurs et dilatateurs de la glotte, n'est pas le seul motif qui puisse faire choisir l'un de ces médicaments. Il arrive, en effet, que pendant ces crises, le timbre particulier de la respiration indique au médecin le siége précis du spasme, sans lui fournir d'autres indications relatives au choix du médicament, qui peut varier, même lorsque cet arrêt violent de la respiration débute par la glotte.

Quand il existe un pareil spasme du larynx, *arsenic* est le véritable spécifique auquel nous puissions recourir.

On peut même dire qu'aucun autre médicament n'est aussi opportun, lorsque le malade a des accès de suffocation, ou un sentiment de constriction de la poitrine avec suspension de la respiration. C'est, en effet, dans sa pathogénésie qu'on retrouve le mieux, et l'apparition des accès au milieu de la nuit, pendant le sommeil, et leur développement inattendu, sous l'influence de la cause la plus légère, comme les cris, le rire, ou pour avoir avalé de travers, ou l'absence de prodromes et la disparition instantanée du spasme à la suite d'un mouvement brusque. Je pose en fait qu'il n'y a pas, parmi nos médicaments une seule substance qui soit aussi bien indiquée que l'*arsenic*, et je me rappelle bien des malades chez lesquels une petite partie d'une goutte de la trentième dilution de ce médicament m'a suffi pour arrêter cet accès, sans qu'il m'ait fallu répéter la dose. Seulement, quand le second accès avait la même violence, je donnais *puls.*, *ignat.*, *bryon.*, *cannabis*, ou d'autres encore, puis je revenais à l'arsenic. On ne doit pas oublier qu'à une époque, Hahnemann avait posé comme une loi infaillible : qu'une dose de médicament modifiait une maladie autant qu'il était donné à cette substance de le faire, et qu'il ne fallait jamais la répéter avant d'avoir donné un remède intercurrent. Il est vrai que plus tard il reconnut l'inexactitude de ce principe, et qu'il enseigna que l'on pourrait répéter les doses, en ayant soin de choisir chaque fois une dilution différente ; enfin, il dit qu'on pouvait arriver à ce but en diluant une dose de médicament dans une quantité d'eau convenable, et en ayant soin d'agiter le mélange, chaque fois qu'on devait en donner une cuillerée, les succussions devant élever de plus en plus la dilution, et, par conséquent, faire varier la dose. Mon expérience personnelle me fait croire qu'on peut adopter l'un ou l'autre de ces modes d'administration, pour le traitement de l'asthme de Millar. Je crois seulement qu'il ne faut pas trop rapprocher les doses dans les intervalles qui séparent les accès, et qu'il faut toujours avoir soin de mettre entre chacune d'elles un espace de vingt-quatre ou trente-six heures.

Il arrive souvent au médecin d'hésiter, lorsqu'il voit survenir tout à coup chez un malade un accès d'asthme thymique de Kopp, ou lorsqu'il est appelé pendant son cours, et de craindre de donner, dès le début, un médicament à longue action, comme l'arsenic. Son hésitation tient à ce qu'il ignore si cet accès se répétera ou s'il sera isolé. Souvent, alors, le médecin ne pense pas à l'arsenic, il cherche d'autres remèdes, surtout s'il n'a pas assisté au début de l'accès, et si, au moment où il arrive, il trouve l'enfant pâle et cyanosé. En pareille circonstance, son choix se porte toujours en premier lieu sur le *lauro-cerasus*, qui est d'autant mieux indiqué, que l'action de ce médicament se déploie avec rapidité. Du reste, le *lauro-cerasus* convient aux sujets forts et replets. Dans ce cas, ce médicament répond à deux indications: il diminue d'abord rapidement le spasme de la glotte, et ensuite il fait cesser la congestion qui s'était formée vers la poitrine. Un globule de la sixième dilution, que l'on peut glisser entre les dents du malade, amène une prompte diminution de l'accès, et l'état ultérieur de l'enfant indique s'il faut en répéter la dose ou s'il convient de passer à un autre médicament.

Le *phosphore* possède aussi plusieurs symptômes qui ont une grande analogie avec les caractères de cette affection. Il en est un surtout qui est très caractéristique. On peut le résumer ainsi : la nuit, réveil avec une sensation de rétrécissement de la glotte et du larynx, comme si le sujet allait étouffer. La vingt-quatrième et la trentième dilution sont les plus convenables ; seulement il faut répéter ce médicament quand l'accès revient, pourvu qu'il soit plus faible.

L'induction nous fait penser que *belladona* peut bien être aussi indiquée, quand il n'y a plus rien à attendre du *lauro-cerasus*; et le médecin qui voudra confirmer ses espérances en vérifiant mon assertion, sera bientôt convaincu de sa justesse, car il trouvera tous les signes caractéristiques de cette maladie parmi les effets physiologiques de la belladone. D'abord, ce médicament fait rarement défaut dans les maladies spasmodiques des adultes; mais, de plus, il a une affinité bien plus grande encore avec la faiblesse de l'organisme de l'enfant, dont il soulage presque toutes les souffrances. Ni l'hypérémie, ni l'anémie, ni une constitution robuste, ni une disposition aux scrofules et au rachitisme, ne contre-indiquent son emploi. On peut même le recommander encore dans le cours des maladies, lorsqu'un traitement vicieux ou quelque complication sont venus aggraver les souffrances, faire naître des symptômes nouveaux, et surtout quand le cerveau paraît être envahi.

Tels sont les médicaments les plus importants pour le traitement de l'asthme de Millar. Des nuances variées pourront nous conduire encore à l'application d'autres substances, comme on peut le prévoir d'après la description que j'ai donnée de cette maladie. Aussi indiquerai-je comme pouvant être utiles, *nux*, *veratrum*, *sulphur*, *ferrum*, *iodium*, *tart. emet.*, *lachesis*, *china*, *baryta carbon.*, etc.

La coqueluche est une maladie épidémique qui n'affecte l'homme qu'une fois dans la vie ; elle accompagne souvent d'autres épidémies et n'a pas une marche parfaitement régulière.

On distingue trois périodes dans cette maladie, lesquelles ne sont pas tellement tranchées dans la nature que les symptômes de l'une ne puissent se retrouver dans celle qui suit. Ces trois périodes sont : 1° la période catarrhale ou des prodromes ; 2° la période convulsive ; 3° la période de déclin.

1° *Période catarrhale.*—Elle a une durée variable qui peut s'étendre depuis quelques jours jusqu'à plusieurs semaines. Ses symptômes sont ceux d'un catarrhe ordinaire et souvent d'un état catarrhal gastrique avec altération de la membrane muqueuse, c'est-à-dire que le malade éprouve des frissons suivis d'une chaleur passagère, de la faiblesse, de l'irritation et des titillations dans la gorge, de la toux, de l'enrouement, des éternuments répétés, des symptômes d'angine. Les yeux sont rouges, sensibles et pleurent ; il n'y a plus d'appétit ; l'enfant est ennuyé et capricieux ; son sommeil est agité. La fièvre paraît le soir et se présente avec des exacerbations à type tierce. La toux a déjà dans cette période un caractère particulier ; elle est sèche, creuse, d'un timbre métallique et revient par quintes plus ou moins rapprochées. Cette période, après avoir duré de trois à vingt et un jours, se transforme peu à peu dans la suivante.

2° *Période convulsive.*—Celle-ci est la véritable période de la maladie ; elle est caractérisée par des accès d'une toux spéciale que l'on reconnaît toujours quand on l'a une fois entendue. L'enfant est averti de la venue de l'accès par un chatouillement dans la gorge ou dans la poitrine, par un

(1) Voy. *Traité de thérapeutique homœopathique*, t. II, p. 463.

sentiment d'angoisse et une douleur pressive et sourde qui se fait sentir derrière le sternum, au point où s'insère le diaphragme, et à la région du cœur. Les enfants ont des nausées, de l'agitation; leur respiration est rapide, anxieuse, irrégulière; ils pleurent ou se réveillent en sursaut, s'assoient précipitamment sur leur séant et penchent le haut de leur corps en avant. — La toux elle-même consiste en secousses expiratoires courtes, irrégulières, qui se succèdent coup sur coup, s'accompagnent d'efforts d'inspiration courts ou lents, incomplets, dont le bruit sibilant ressemble au braiement de l'âne. Pendant la toux, il ne pénètre qu'une très petite quantité d'air dans les poumons. Les bronches, les cellules pulmonaires et la glotte elle-même sont spasmodiquement fermées, ce que l'on peut reconnaître en appliquant l'oreille contre la poitrine pendant l'accès. On constate alors que la secousse mécanique de la toux se propage sans amener aucun bruit respiratoire, mais seulement un sifflement sonore qu'on perçoit jusqu'au niveau de la bifurcation des bronches, et qui se forme dans la glotte entr'ouverte. Peu de temps avant ou après l'accès, la respiration est souvent pénible. L'arrêt de la respiration amène des contractions violentes des muscles de la poitrine, du cou et du ventre. La circulation est troublée; le sang s'accumule dans les cavités droites du cœur et dans le système veineux. Pendant la toux, le visage devient d'un rouge de pourpre, bleuâtre et gonflé; les yeux s'injectent et semblent sortir de l'orbite, les veines du cou sont gonflées. Lorsque surviennent les accès de suffocation, l'enfant saisit tout ce qui l'entoure; le sang s'exhale du nez, de la bouche, des oreilles et des bronches; il se fait des ecchymoses sur la conjonctive; le visage et le cou se couvrent d'une sueur froide, le pouls s'arrête. Les contractions violentes des muscles abdominaux amènent la sortie involontaire des urines et des matières fécales ou des hernies, la chute du rectum et des convulsions. Souvent aussi, la toux et la respiration sont suspendues pour

quelques moments. On observe enfin de nombreux éternuments, surtout au début et à la fin de la maladie.

L'accès se termine d'ordinaire par des vomissements de
matières visqueuses et incolores, d'aliments, de bile ou de
suc gastrique. Sa durée varie de une à trois ou trente minutes.
S'il a été très violent, l'enfant est épuisé, se plaint de douleurs
dans la poitrine, et la respiration reste longtemps encore
accélérée. L'enfant a un tremblement convulsif de tout le
corps, et s'endort de lassitude. Mais il oublie bientôt toutes
ces douleurs et retourne à ses jeux favoris. Toutes ses fonctions reprennent leur cours régulier, et l'on n'observe bientôt plus aucune altération physique des organes respiratoires. Il peut arriver aussi qu'entre les accès, la respiration
reste puérile, mêlée de rhonchus, la percussion donnant une
résonnance normale. Un mouvement fébrile existe souvent
pendant cette période, revenant plus fort le soir et la nuit,
et caractérisé à cette époque par l'accélération du pouls,
l'augmentation de la chaleur et la soif.

Les paroxysmes reparaissent à des intervalles irréguliers; leur nombre peut s'élever de 3 ou 4 jusqu'à 50
dans les vingt-quatre heures. Les intervalles de repos sont,
dans ce cas, peu marqués; les accès prennent rarement un
type régulier, mais il y a souvent un mauvais jour et un
meilleur. Ils se divisent parfois en plusieurs parties, entre
lesquelles le malade jouit de quelques secondes ou de quelques minutes de repos. Ces paroxysmes viennent de préférence le soir et la nuit; ils sont excités lorsque l'enfant crie,
pleure ou rit, quand il mange ou qu'il boit, et à la suite d'efforts corporels ou intellectuels. Le visage du malade paraît
toujours gonflé, même dans les intervalles de repos, surtout
le pourtour des yeux, les narines, les lèvres et le cou. Cette
seconde période dure de quatre à huit semaines, après lesquelles les accès diminuent peu à peu en nombre et en
violence.

3° *Période de déclin.* — Les accès deviennent de plus en
plus rares; leur violence est moindre, la toux est moins

convulsive, l'inspiration n'est plus aussi sibilante ; la toux, qui jusqu'alors avait été sèche, devient grasse, comme dans la période catarrhale. Pendant plusieurs semaines, le malade a des sueurs nocturnes, que quelques écrivains considèrent comme critiques ; on observe aussi des éruptions cutanées et un dépôt dans l'urine. Cette période peut durer de dix à vingt et un jours ; mais la toux se prolonge davantage, conservant plus ou moins son timbre creux et glapissant.

Cette maladie n'est pas toujours simple ; elle se complique souvent de *bronchite* et de *pneumonie*. Cette dernière est difficile à reconnaître ; mais on doit la soupçonner quand la toux est sèche, courte, évidemment douloureuse, et qu'entre les accès la respiration reste pénible et accélérée. Enfin, la percussion et l'auscultation permettent de constater les signes physiques de ces deux affections. Quand ces inflammations cèdent, la coqueluche reprend toute son intensité. — Les *congestions des méninges et du cerveau* lui-même sont des complications plus rares ; elles se reconnaissent surtout aux convulsions. Quand un exanthème aigu survient dans le cours d'une coqueluche, celle-ci s'arrête, jusqu'à ce que la première ait parcouru toutes ses phases. Les maladies gastriques et intestinales, la dyssenterie et la diarrhée, sont des complications beaucoup plus rares.

Les résultats fournis par l'*autopsie cadavérique* diffèrent beaucoup. Le plus souvent on ne constate aucune altération matérielle, ou bien on retrouve seulement les traces des accidents qui ont accompagné la coqueluche. On trouve la membrane muqueuse du larynx, de la trachée et des bronches, rouge, mobile et épaissie ; il y a dans les bronches accumulation de sérosité ou d'un mucus visqueux ; les ganglions bronchiques sont hypertrophiés. — Quelques médecins, qui rangent cette maladie parmi les névroses, disent avoir constaté la rougeur du nerf vague et des ganglions nerveux qui envoient des ramifications au larynx, et une espèce de vésicules analogues à celles qui existent dans la rage et que l'on trouverait sous la langue de chaque côté du frein. — Les autres lésions qui ont été reconnues sont : la dilatation des bronches, l'emphysème pulmonaire, l'hépatisation partielle du poumon, des épanchements pleurétiques, des tubercules dans les poumons ou dans les ganglions bronchiques, des altérations du cœur ou de ses enveloppes.

Étiologie. — La coqueluche s'observe chez les enfants depuis leur naissance jusqu'à leur septième année, quelquefois jusqu'à la seconde dentition ; elle est rare depuis cette époque jusqu'à quatorze ans, et très rare chez les adultes. La force ou la faiblesse du sujet, des maladies de poitrine antérieures, semblent avoir une influence très restreinte sur le développement de cette maladie ; au moins ne paraissent-elles le favoriser en aucune manière. La coqueluche est souvent épidémique ; elle est de toutes les saisons et de tous les climats, mais son apparition comme épidémie a presque toujours lieu quand la constitution médicale est catarrhale, ou quand il règne une épidémie de rougeole. — On discute encore pour savoir si elle est miasmatique ou contagieuse : et je crois qu'on peut apporter des arguments en faveur de ces deux opinions. Une seule chose est certaine, c'est qu'en faisant coucher plusieurs enfants dans le même lit et en les tenant près l'un de l'autre, on favorise le développement de la maladie.

Pronostic. — Bien que la coqueluche soit une affection longue et fatigante, cependant elle n'est jamais dangereuse. Toutefois il n'y a pas de règle sans exception, même ici. Par exemple, les enfants à la mamelle, lorsqu'ils en sont atteints, succombent souvent ; la coqueluche est donc plus grave pour les jeunes enfants que pour ceux dont l'âge est plus avancé. Une diathèse tuberculeuse, scrofuleuse ou rachitique, a aussi une influence évidente sur le danger de cette maladie. Les complications assombrissent aussi nos prévisions, surtout lorsqu'elles se composent d'un état inflammatoire des voies aériennes, ou de quelque partie du système cérébro-spinal. Le pronostic cesse aussi d'être favorable quand la période convulsive se prolonge. Les suites que cette maladie laisse après elle ont leur pronostic spécial.

Traitement. — Nous ne possédons pas de spécifique qui réponde irrévocablement à la coqueluche ; chaque épidémie réclame, pour ainsi dire, un médicament nouveau. C'est pour ce motif que les remarques données par Hahnemann, au sujet de *drosera*, n'ont pas toujours été trouvées parfaitement exactes (?). J'ajoute à ma phrase le signe du doute, parce que les insuccès peuvent tenir à ce que les homœopathes n'avaient pas exactement suivi les préceptes du maître, dans l'application de cet agent. C'est seulement dans la période convulsive que nous trouvons les signes pathognomoniques de cette maladie : aussi est-ce seulement alors qu'il est possible de reconnaître exactement le spécifique qui lui convient. Or, les symptômes attribués par Hahnemann à la *drosera*, symptômes qui justifient l'efficacité de ce médicament contre la coqueluche, se retrouvent plus ou moins exactement dans toutes les épidémies ; mais ils se présentent parfois avec des nuances si variées, qu'ils caractérisent d'autres médicaments que nous devons vérifier avant de prescrire celui-ci. Enfin, il n'y a que le médecin peu familier avec la marche de cette affection, qui croira pouvoir la guérir dans l'espace de deux ou trois jours ; et pour peu qu'il ait confiance dans la toute-puissance de l'homœopathie, qui pourra espérer de la faire cesser en quelques jours, et même en quelques heures. Mais, tout le monde sait que des changements aussi rapides ne s'observent guère dans la nature ; et que, même quand nous parvenons à couper une maladie, nous ne faisons autre chose que hâter le passage d'une période à une autre. Beaucoup de praticiens oublient cette vérité, et leur impatience les porte, quand ils ne réussissent pas à leur gré, à changer souvent leurs prescriptions. Ce serait même une grande question de savoir si le spécifique recommandé par Hahnemann n'aurait pas une efficacité plus constante, si l'on observait, dans l'application, les principes qu'il a posés. Ainsi, dans ces dernières années, il m'est arrivé, en me conformant à ses indications, d'arracher à un grand danger, avec ce médicament, des enfants de trois et quatre mois (alors qu'il ne m'était pas donné d'observer directement le malade, et que je me dirigeais seulement d'après les renseignements incomplets qu'on me donnait par écrit). J'ai pensé alors que c'était en s'appuyant sur des faits analogues, que Hahnemann avait pu dire : « Après une première dose, la guérison de la coqueluche s'obtient dans l'espace de sept à neuf jours, par l'observance d'un simple traitement hygiénique. On s'oppose même à l'action du médicament, lorsque, après une première dose, on en donne aussitôt une seconde, et quand on passe trop vite à une autre substance; car alors, non seulement on s'oppose à la guérison, mais on prépare même un préjudice considérable, comme l'expérience nous l'a prouvé (1). » Les symptômes qui se rapportent à l'emploi de *drosera* sont les suivants : Pendant la toux, une douleur vive aux hypochondres, comme si cette région était serrée avec force. L'existence d'une douleur constrictive qui arrête la toux; l'enfant ne pouvant tousser, à cause de cette douleur, s'il ne comprime, avec la main, la région précordiale; une toux qui vient des profondeurs de la poitrine; le soir, en étant couché dans le lit, en voulant respirer, une brusque douleur constrictive dans le bas-ventre, laquelle excite aux vomissements, et amène une toux accompagnée d'une respiration sibilante; une toux dont les secousses sont tellement rapprochées que le malade ne peut reprendre haleine; une oppression de poitrine accompagnée d'anxiété, pendant laquelle l'air semble être retenu, tant que le malade tousse ou parle, pendant laquelle l'expiration semble ne pouvoir

(1) *Traité de matière médicale et de l'action pure des médicaments homœopathiques*, trad. par A. J.-L. Jourdan, Paris, 1834, t. II, p. 266 (note).

s'accomplir, le visage devient bleu, la suffocation menaçante, et pendant laquelle le sang part de la bouche et du nez. Les douleurs éprouvées par le malade aux hypochondres, sous les fausses côtes, le soulagement que procure une pression exercée au niveau de la région du cœur, prouvent que le siége de ces symptômes se trouve à l'insertion même du diaphragme, signe caractéristique de la période convulsive, signe manifeste que le spasme a envahi ce muscle lui-même; ce que l'on peut encore induire des secousses de toux courtes, irrégulières et se succédant avec rapidité. Les contractions du diaphragme sont très convulsives, ce qui rend la respiration pénible. Quant à la dose, je suis parvenu à la fixer d'une manière exacte, et je ne donne jamais plus de un ou trois globules de la trentième dilution. Je crois avoir suffisamment précisé les règles qu'il faut suivre dans l'emploi de *drosera*, contre la coqueluche; mais je ne prétends pas cependant qu'on doive ajouter plus de foi à mes indications qu'à celles de Hahnemann. De plus, j'ai remarqué que bien qu'il existât des symptômes essentiels et caractéristiques de ce médicament, il y avait des épidémies où les signes accessoires étaient assez nombreux et assez importants pour faire choisir d'autres substances. Enfin, on possède maintenant un assez grand nombre d'autres médicaments bien connus, dont les symptômes expliquent l'efficacité dans le traitement de plusieurs espèces de coqueluche.

Je me suis permis, dans les indications qui précèdent, une liberté que tous ceux qui connaissent ma manière d'agir apprécieront. Je l'ai fait, parce que je souffrais depuis longtemps de voir la fidèle observation des préceptes de Hahnemann, taxée d'exagération, et que je voulais éloigner de mon cœur toute espèce de scrupule. Mais revenons à notre sujet.

Les épidémies de coqueluche font souvent partie d'une constitution médicale catarrhale plus étendue, ou bien elles succèdent à la rougeole. De là vient que leur thérapeutique

est si variée. C'est à nous de bien apprécier leurs caractères, et de choisir le moyen capable d'arrêter la maladie,
en supposant que le sujet ne porte en lui-même aucune
trace de psore, de scrofules ou de syphilis; car, malgré tous
nos soins, nos projets pourraient alors échouer. Peut-être
nous arriverait-il de justifier notre prétention de prévenir
la coqueluche, ce qui viendrait à l'appui de la fausse
opinion soutenue par les allopathes, à savoir que l'homœopathie ne traite jamais que les cas légers. Mais cette
considération ne peut nous arrêter; nous devons suivre
fidèlement la voie qui nous est tracée, puisque nous
avons la certitude d'avoir prévenu des maladies graves; ce
qui nous arrive, à l'égard de la coqueluche, quand nous
sommes appelés pendant la *période catarrhale*, et que nous
savons nous astreindre à un examen minutieux du malade.
Il est vrai que nous ne pouvons pas toujours conjurer la
maladie; mais un traitement régulier de la période catarrhale ne manque jamais de l'abréger et d'amoindrir les
symptômes essentiels de la période suivante.

Les signes de catarrhe qui précèdent la coqueluche diffèrent ici, comme dans toutes les maladies de cette espèce;
aussi n'est-il pas possible de recommander un médicament unique et d'une efficacité constante. Le médecin praticien, qui veut enseigner ses confrères, est obligé de se
borner à des conseils; et, en suivant cette méthode, il peut
se faire encore que le médicament convenable pour un cas
donné ne se trouve pas parmi ceux qu'il aura cru pouvoir
recommander. Quand la rougeole règne, ou qu'un vent de
nord-ouest entretient une disposition catarrhale, la toux est
courte, sèche, sifflante, et s'accompagne d'une douleur de
brûlure dans la glotte, le larynx et la trachée; la membrane
pituitaire est presque toujours affectée, et la fièvre manque
rarement; la tête est entreprise et le malade se plaint d'une
céphalalgie frontale. Quand les enfants sont atteints de cette
maladie dont le symptôme principal est la toux, on doit
toujours craindre l'apparition de symptômes plus violents,

mais on peut alors se tromper et croire que cette maladie sera passagère, bien qu'elle tourmente le malade,
surtout pendant la nuit. Dans ces circonstances, il n'y
a pas de médicament que nous puissions égaler à l'*aconit*,
lequel, donné à très petites doses, fait cesser promptement
la fièvre et son caractère d'éréthisme, ainsi que les symptômes dont elle est accompagnée, calme l'enrouement et
change la toux sèche en une toux grasse. Si le médecin juge
que plusieurs doses seront nécessaires pour arriver à ce
résultat, il peut mêler une petite quantité de médicament
à plusieurs cuillerées d'eau, et en faire prendre une toutes
les trois ou quatre heures.

Mais ce catarrhe peut venir sous des influences toutes
différentes, et l'aconit rester le médicament le mieux indiqué. Ainsi, l'impression du froid ressentie pendant les
mauvais jours de l'automne peut amener une semblable
affection, laquelle, pour peu qu'il n'existe aucune épidémie
de coqueluche, sera peu importante et très facilement
guérie. Il arrive aussi que cette espèce de coqueluche commence par une oppression non douloureuse, que les enfants
n'accusent pas clairement. Cependant ils deviennent tristes,
abandonnent leurs jeux, ont un peu de fièvre; leur sommeil
est agité, et, tout en dormant, ils portent leurs mains à leur
poitrine. Quand ce symptôme devient plus fort, le malade
se plaint de ressentir des pincements vers le milieu de la
poitrine, et il croit pouvoir enlever le corps qui le gêne; il
a de l'enchifrènement, de l'enrouement et une toux courte.
Ces douleurs augmentent la nuit, s'accompagnent d'une
chaleur générale avec soif, puis de frissons. Quand cet état
n'est pas trop ancien, on le calme aisément avec une ou
deux doses de *dulcamara* 12. Quand il est plus ancien, ce
médicament reste indiqué; seulement il ne suffit pas toujours à la guérison, et il faut employer après lui d'autres
substances. L'heureuse influence de *dulcamara* consiste
à rendre la toux plus grasse, et à faire cesser l'enrouement,
et, comme conséquence, le serrement de la poitrine et

l'oppression diminuent, les exacerbations nocturnes sont moins marquées.

Il y a un autre médicament qui est souvent indiqué dans la première période de la coqueluche; c'est la *pulsatilla*, qu'il ne faut jamais employer à une dilution trop basse. Elle convient surtout quand l'état catarrhal de la poitrine est accompagné d'un chatouillement de la membrane pituitaire causant des éternuments nombreux et d'une toux suivie d'une expectoration faible. Je ne veux pas entrer ici dans le détail des symptômes indicateurs de ce médicament; je ferai seulement une remarque importante, c'est que la pulsatille convient pendant la médication de la coqueluche, quand cette maladie arrive en même temps que la rougeole ou qu'elle succède à cette dernière affection; quand les exacerbations arrivent surtout le soir et dans la première partie de la nuit, s'annonçant par des frissons suivis d'une vive chaleur. Mais l'existence de symptômes contraires ne serait pas une contre-indication. La membrane muqueuse gastro-intestinale participe souvent à la maladie; alors la toux provoque fréquemment des vomissements muqueux qui font reconnaître l'état antérieur du tube digestif; ou bien une diarrhée muqueuse accompagne le catarrhe bronchique, preuve certaine du dérangement des fonctions de l'estomac. En présence de cet état, le médecin homœopathe ne peut hésiter un instant, car tous ces symptômes indiquent clairement la pulsatille; et cette substance ne fait jamais défaut. — On peut citer encore plusieurs autres médicaments, comme *ipeca*, *cham.*, *nux*, etc., dont les caractères sont parfaitement tranchés. Ainsi, *ipecacuanha* 6 réclame la préférence, quand la toux est causée par un brusque tiraillement de poitrine ou un chatouillement au larynx, qui s'étend profondément dans la poitrine. Il amène des efforts de vomissement et des spasmes qui permettent de prévenir le développement de la période convulsive; la toux est courte, violente et secouante, et les secousses sont tellement rapprochées, que le malade ne

peut reprendre haleine, chaque inspiration ramenant les
quintes.

Chamomilla 12 doit être préférée à tous les autres médicaments pendant la période catarrhale, quand il s'agit d'un
enfant à la mamelle, et que la respiration s'accompagne
d'un râle sibilant et ronflant, comme s'il y avait une grande
quantité de mucosités accumulées dans la trachée. Ce bruit
irrite l'enfant, le fait crier, ce qui ramène la toux; et celle-ci se
trouve ainsi entretenue par le mauvais caractère du malade.
Cet état s'aggrave toujours la nuit, et l'agitation qui en résulte fait que l'enfant se refroidit, ce qui amène la diarrhée
avec des douleurs abdominales violentes. Ceci arrive encore
quand l'enfant n'est pas assez vêtu ou qu'il met les jambes
à l'air.

La toux à laquelle *nux vomica* convient pendant les prodromes de la coqueluche diffère des espèces précédentes
par la sécheresse et par la douleur qu'elle occasionne, douleur qui se fait surtout sentir au larynx; elle est provoquée
par une titillation continuelle dans la gorge; devient, en
se prolongeant, éclatante et spasmodique, et cause des efforts de vomissement joints à une angoisse extrême. L'ébranlement qui en résulte donne de la céphalalgie, de sorte que
l'enfant tient sa tête à deux mains, comme pour éviter qu'elle
ne se fende, et pour diminuer la violence de la douleur.
Tous ces signes consistent en lésions de sensibilité; les
enfants un peu âgés, capables de rendre compte de leurs
sensations, sont aussi ceux qui nous donnent les renseignements les plus complets. Du reste, ces douleurs augmentent la nuit depuis minuit jusqu'au matin. Il suffit presque
toujours d'une dose de ce puissant médicament pour guérir
le malade: c'est, surtout, le soir qu'il convient de la donner,
à moins que des circonstances particulières n'obligent à la
faire prendre immédiatement.

J'appellerai encore l'attention sur une autre substance
qui mérite une plus grande considération que celle dont
elle a joui jusqu'à présent, et qui est souvent négligée par

les homœopathes, parce que sa puissance curative n'est pas aussi évidente que celle d'un grand nombre de polychrestes : je veux parler de *scilla maritima* 15° ou 18° dilution. Son efficacité bien reconnue dans les maladies des membranes muqueuses et de leurs glandules fait que nous sommes conduits à vérifier ce médicament quand existe un état fébrile lié à un catarrhe, surtout lorsque nous pouvons constater les symptômes qui appartiennent à sa pathogénésie, comme un froid interne joint à une chaleur extérieure, ou, au contraire, une chaleur assez vive suivie d'un frisson aussitôt que le malade se découvre, la dureté et la tension du pouls, symptômes fébriles qu'on observe dans tout catarrhe un peu avancé. Ce médicament est surtout indiqué quand il y a coryza fluent avec sternutations nombreuses, yeux troubles, abattus et pleurants. Quand nous rapprochons les uns des autres, pour les comparer, les symptômes de la maladie et ceux du médicament, pour arriver à reconnaître l'agent convenable, il nous arrive souvent d'être dirigés par l'analyse. La maladie naturelle peut différer de la maladie artificielle, en ce sens que la première peut atteindre jusqu'au plus haut point de développement, et finir par une de ses terminaisons naturelles, tandis que la seconde ne nous donne que les signes de la maladie naturelle, sa marche, mais non ses terminaisons, de sorte que le médecin ne peut se décider en faveur d'un agent que par les symptômes et par la raison. Ceci trouve son application au sujet de l'emploi de la scille dans la première période de la coqueluche. J'ai parlé déjà de sa grande efficacité dans les maladies des membranes muqueuses, efficacité que nous retrouvons d'une manière évidente quand la toux est suivie d'expectoration, précédée d'un rhonchus sonore, qu'il existe une sensation de pression douloureuse sous le sternum et des douleurs picotantes en différents points du thorax. En un mot, la scille me semble devoir jouer un rôle important, lorsque, dans une épidémie de coqueluche, la période catarrhale a une grande intensité, que la fièvre a un caractère d'éréthisme très marqué, et qu'elle peut aller jusqu'à devenir une fièvre synoque accompagnée de points de côté. C'est surtout alors que la scille convient.

L'état que je viens de décrire doit aussi nous faire penser à *belladona*. Cependant ces symptômes ne suffisent pas à eux seuls pour nous la faire choisir. Nous pouvons, au contraire, l'employer sans crainte, quand il y a un écoulement muqueux par une narine, tandis que l'autre reste sèche, des épistaxis qui vont jusqu'à produire la syncope (*arnica* et *china ?* conviennent aussi en pareil cas), une toux qui est excitée par un serrement spasmodique de la gorge, venant surtout la nuit et s'annonçant toujours par des pleurs. Ce n'est donc pas à la période catarrhale pure que la belladone convient; elle est indiquée au moment où ce stade est sur le point de passer à la période convulsive. *Belladona* est aussi très utile quand il existe quelques unes des complications que j'ai relatées, surtout quand celles-ci consistent en symptômes cérébraux ou en accès presque asthmatiques. J'indiquerai encore comme un signe tout à fait spécial de ce médicament, l'existence de petits ulcères à fond jaunâtre sur la langue et dans la bouche.

Quand tous les médicaments que je viens de nommer ont été donnés en vain, sans arrêter le passage de la maladie à la période convulsive, on peut encore s'opposer à cette transformation avec *carbo vegetabilis* 30, surtout quand existe quelques unes des symptômes caractéristiques suivants : le soir, ou au moins avant minuit, toux fréquente, sèche, spasmodique, accompagnée de coryza, d'enrouement, d'âpreté et d'irritation dans la poitrine, comme il arrive dans le catarrhe qui précède ou suit la rougeole; ou bien toux tellement intense qu'elle amène des vomituritions et même des vomissements. Mais je crois qu'une toux grasse, accompagnée d'une douleur pressive dans la poitrine, de vomissements muqueux, et suivie d'une céphalée continuelle, n'est pas une contre-indication à l'emploi de cet agent. Il faut toujours donner le *carbo* à la 24° ou à la 30° dilution.

Ce n'est pas seulement le mauvais choix du médicament qui amène l'aggravation de la maladie ou son passage à la *période convulsive*. La tendance de l'épidémie elle-même, tendance qu'il est possible de reconnaître déjà dans la période catarrhale, bien que les symptômes ne soient pas assez tranchés pour choisir une des substances que j'indiquerai bientôt, la tendance de l'épidémie, dis-je, est parfois la cause de cette transformation inévitable. Cependant, il est encore possible, dans ces circonstances, d'entraver la marche du mal, quand on possède un médicament absolument spécifique de la forme que l'épidémie a revêtue. Du reste, l'obstacle le plus grand qui s'oppose à l'amélioration du malade, dans la première période, se trouve souvent dans la constitution scrofuleuse du sujet. C'est contre celle-ci que viennent se briser les soins et les efforts du médecin qui essaie de s'opposer au développement des symptômes essentiels à l'aide du médicament dont j'ai parlé. Comme je l'ai dit, il est impossible de limiter exactement chacune de ces périodes ; le passage de l'une à l'autre se fait insensiblement ; les symptômes essentiels de la seconde existent déjà pendant la première ; ils ne font que se caractériser davantage. Quoi qu'il en soit, que la maladie soit arrivée peu à peu jusqu'à son apogée pendant notre traitement, ou que nous soyons appelés à donner nos soins alors qu'elle est complétement développée, nous devons toujours recourir aux médicaments qui suivent, et dont j'ai retiré souvent d'assez grands avantages pour pouvoir les recommander comme spécifiques en certains cas.

Je me suis expliqué à l'égard de *drosera* dès le commencement de ce chapitre ; elle est certainement, d'après les règles que j'ai posées, le spécifique le plus certain de cette maladie, au moins si j'en crois les nombreuses expériences que j'ai faites avec elle.

Après *drosera*, vient *cina*, non pas comme on l'a prétendu dans ces derniers temps, à la 3° ou à la 6° dilution; mais, comme le recommande Hahnemann, à une très haute puissance. Ce médicament est indiqué quand la coqueluche frappe sur un sujet scrofuleux, ou quand existe depuis longtemps une maladie abdominale qui peut être aussi la suite de cette première affection. De plus, les accès de toux sont assez caractéristiques pour décider en faveur de ce médicament. L'espèce à laquelle le *cina* s'adresse semble avoir pour point de départ une accumulation de mucus dans la trachée. Cette accumulation de mucus se répète à des intervalles plus ou moins rapprochés et commence par une brusque élévation du cartilage thyroïde, cause un long arrêt de la respiration, après lequel on perçoit un bruit de gargouillement. L'enfant est anxieux, il fait de violents efforts pour faire pénétrer l'air dans ses poumons; son visage est d'une pâleur extrême. Lorsque l'enfant est couché, il s'asseoit tout à coup sur son séant avant que la toux commence; son regard devient fixe et son corps lui-même est sans mouvement, roide; tout son être a l'aspect de celui d'un malade menacé d'une attaque d'épilepsie. Les symptômes abdominaux qui accompagnent cet état sont très variés : les enfants à la mamelle refusent le sein; les enfants plus âgés se plaignent de boulimie, de vomissements muqueux, de coliques venteuses, etc. Enfin, il ne sera pas déplacé de rappeler ici que le *cina* s'adresse surtout aux enfants qui sont tourmentés par les vers intestinaux. — Je ne saurais décider avec certitude s'il convient, comme plusieurs homœopathes l'ont prétendu, d'alterner le *cina* et la *belladone*, et si cette pratique abrége réellement la maladie : car mon expérience à ce sujet est très douteuse.

Les espèces de coqueluches plus tenaces exigent souvent pour leur guérison, quand elles sont arrivées à cette période, plusieurs médicaments; il peut arriver encore que les accès présentent, dans le cours d'une épidémie, une forme telle qu'on pense tout de suite à *cuprum metallicum.*

Il m'est souvent arrivé de le prescrire avec le plus grand

succès, non pas au début de la maladie, mais lorsqu'elle avait duré déjà depuis longtemps et qu'elle était sur le point de passer à la période convulsive. Du reste, les symptômes suivants me paraissent être tout à fait indicateurs du cuivre : la toux revient toutes les demi-heures ou toutes les heures et demie, elle s'annonce par une interruption presque absolue de la respiration ; l'enfant est roide, et cet état peut se prolonger pendant une couple de minutes avant qu'il revienne aucun signe de vie. J'ai vu des enfants se rouler à terre à l'arrivée de cette toux. Lorsque le malade revient à l'existence, il vomit, tous ses membres tremblent, il tombe dans la faiblesse, sa respiration est pénible ; on perçoit un ronflement qui a pour siége la trachée, et semble dû à une accumulation de mucosités dans les voies aériennes. Ces accès sont séparés par des intervalles de calme durant lesquels le pouls est plein et accéléré. En général, ce médicament se montre efficace, quand l'enfant est en proie à la plus vive anxiété, cherche un point d'appui sur tous les corps solides qui l'entourent, quand les convulsions et les spasmes sont très variés, que les crises surviennent brusquement, la nuit surtout, et qu'il existe une maladie évidente de la muqueuse buccale, caractérisée par une éruption pustuleuse, etc. — Au commencement, je donnais l'acétate de cuivre ; mais depuis je me suis convaincu de l'efficacité du cuivre métallique, dont je donne une très petite partie d'une goutte de la 30e dilution ; je répète cette dose tous les deux ou trois jours, tant que les symptômes graves ne sont pas calmés. Lorsque les accès s'éloignent et diminuent, il est rare qu'on ait quelque chose à attendre du cuivre, et il faut choisir un autre médicament.

Je n'ai plus à indiquer, pour ce stade, qu'un petit nombre de médicaments d'une médiocre importance, que l'on peut considérer à juste titre comme de simples intercurrents, mais dont l'utilité est encore très grande quand on sait les employer à propos. Je citerai pour exemple conium maculatum. Il n'y a pas, je crois, de médicament qui calme plus sûrement la violence des accès de toux nocturne, surtout quand elle est violente et qu'elle procure le crachement de sang et la rougeur du visage. *Conium* est surtout indiqué quand l'enfant est scrofuleux et qu'il vient d'avoir la rougeole. La 30ᵉ puissance est celle qui convient le plus souvent.

Je recommanderai aussi *veratrum album* 24 ou 30. Il a cependant une moindre importance que le médicament précédent, comme le prouve l'étude de ses symptômes. Il répond aux accès de toux qui s'accompagnent d'un serrement à la gorge, tel que le malade est sur le point d'étouffer, et de vomissements. On ne retrouve pas, dans sa pathogénésie, les inspirations prolongées produisant un sifflement spécial, mais il y a d'autres signes tout à fait caractéristiques qui le recommandent comme un véritable spécifique, lorsqu'ils accompagnent la coqueluche. J'indiquerai d'abord le retour des accès quand le malade est debout, et leur disparition quand il se couche; le tremblement concomitant et spasmodique des membres, la céphalalgie, le vertige, un pouls petit et accéléré, une soif intense et une faiblesse extraordinaire; la tendance à la sortie d'une hernie pendant les efforts de la toux, etc. — Quand on connaîtrait par avance chaque épidémie de coqueluche, et qu'on aurait comparé leurs symptômes particuliers avec ceux des médicaments, on serait toujours en droit de se demander s'il est vrai qu'on ait bien indiqué tous ceux qu'il était utile de connaître. J'ajouterai donc à ce que j'ai dit, mettant au même rang que *veratrum*, *mercur.*, *ambra.*, *hyoscyamus*, *lactuca*, *lauro-cerasus*, *kali carbonicum* (recommandé par Héring), *silicea* (dont j'ai parlé dans mon *Traité de thérapeutique*), etc. Cette dernière substance s'adresse surtout aux enfants qui sont tourmentés par des vers intestinaux.

La toux ne cesse jamais brusquement, nous la voyons toujours, au contraire, diminuer peu à peu. Notre traitement ne vient donc pas couper court à la marche de la maladie; il ne fait qu'en abréger la durée.

3° *Période de déclin*. — Cette période est souvent traitée avec négligence par les parents et même par les médecins, qui croient avoir guéri dès que la toux convulsive et la violence des accès sont calmées; aussi les rechutes sont-elles fréquentes. Le moindre défaut de précaution, le vent et le changement de température, ramènent les accidents. Ces rechutes ne sont pas, du reste, de longue durée quand le médecin les traite convenablement; mais elles prolongent la maladie. Je n'en parlerai pas davantage, mais j'insisterai sur ce qu'il faut faire dans cette dernière période.

Les deux médicaments les plus utiles sont *hepar sulphuris* 12-30 et *sulphur*, surtout quand la maladie traîne en longueur. *Hepar* convient quand il existe une grande sensibilité du larynx et une irritabilité extrême que réveille l'impression de l'air froid; une toux sèche, rauque et creuse, avec oppression continuelle et tendance aux vomissements; des symptômes fébriles composés de frissons dans le dos avec rougeur des joues et chaleur brûlante de la paume des mains, amaigrissement rapide, tous signes indicateurs de quelque cachexie latente dont il n'est possible de triompher qu'avec ce médicament et avec *sulphur* alors. Mais, pourvu que le malade ait encore quelque énergie, sa guérison est certaine avec ces deux agents. — *Sulphur*. Il se montre tout-puissant quand il existe une grande sensibilité du larynx à l'action de l'air froid et humide qui ramène la toux à un tel degré de violence, que l'on croit à une récidive; quand la toux est accompagnée d'efforts, profonde et suivie de vomituritions, de vomissements, de tremblements et de céphalalgie, que la voix reste rauque et enrouée, symptôme qui persiste entre les accès de toux; que la respiration est plaintive, ronflante, accompagnée de pesanteur et de faiblesse de la poitrine, que les enfants sont abattus, pâles et qu'ils ont un air souffrant. En général, le soufre sera utile lorsque la coqueluche aura frappé sur un enfant scrofuleux et rachitique, ayant une tendance continuelle au coryza, tendance qui se réveille sous l'influence du moindre changement de température; enfin, quand il s'agit d'un sujet presque constamment malade.

J'ai déjà parlé de quelques autres médicaments qui peuvent être encore utiles ici, comme *carbo*, *dulcam.*, *pulsat.*

Comme cette maladie dure quelquefois plus longtemps que beaucoup d'autres, il ne sera pas inutile d'ajouter ici quelques mots, au sujet de l'hygiène qu'il convient d'imposer au malade (1). Pendant la période catarrhale, il faut faire grande attention à la température du milieu dans lequel l'enfant doit vivre, température qui doit être constante, ni trop chaude ni trop froide, afin de ne pas favoriser la tendance à la transpiration, qui existe presque toujours, mais aussi afin de ne pas l'interrompre. Il est donc utile de tenir l'enfant à la chambre, de le garantir contre le vent, et de le protéger contre le froid. Les épices et les boissons excitantes ne peuvent être permis; pendant toute la durée de la maladie, il ne faut donner que des aliments doux, aqueux et de facile digestion; c'est-à-dire que l'on permettra des compotes sans aromates, des légumes doux, fraîchement cuits, et un peu de pain blanc. Pour boissons, on donnera des infusions de guimauve, ou une décoction de crème de riz, d'orge, de salep, de l'eau albumineuse, etc. Dans la période de déclin, il faut soutenir les forces, en accordant une nourriture substantielle, surtout du bouillon et des viandes légères. Il faut aussi avoir soin de faire promener alors le malade au grand air. Ses vêtements ne doivent jamais être trop serrés. Au début il n'est pas nécessaire de tenir l'enfant au lit; mais il faut lui éviter toute espèce de mouvements violents, comme de parler haut, de rire, de pleurer et de chanter, parce que ce sont là des causes qui ramènent les accès de toux. Il ne faut pas, durant la seconde période, empêcher le malade d'aller au grand air, surtout pendant les chaleurs de l'été.

(1) Consultez Bigel, *Homœopathie domestique, comprenant l'hygiène, le régime à suivre pendant le traitement des maladies*, etc., Paris, 1839.

CHAPITRE XXXIII. — MALADIES SCROFULEUSES ET TUBERCULEUSES.

Scrofulose et tuberculose.

Un grand nombre d'observations et d'expériences, une comparaison attentive, une étude critique de ces deux cachexies, m'ont paru démontrer qu'il n'y avait entre elles aucune différence sérieuse; aussi ai-je cru pouvoir suivre l'exemple des auteurs modernes, en les réunissant dans une description commune. Mes lecteurs ne m'accuseront donc pas de commettre ici une faute contre la pathologie, et ils conviendront, en même temps, que cette branche de notre art réclame encore de nouvelles études. Je ne pouvais, du reste, passer les tubercules sous silence, parce que des recherches récentes ont prouvé que la cachexie tuberculeuse était très commune chez les jeunes sujets entre deux et neuf ans; qu'elle existait alors comme disposition générale, dont la tendance était de se localiser à certaines époques de la vie, tantôt sur un organe, tantôt sur un autre, d'après la prédisposition individuelle. De plus, la réunion de la diathèse scrofuleuse à la diathèse tuberculeuse n'a aucune importance pour leur traitement homœopathique; elle en a d'autant moins que, *Abercrombie, Bayle, Meckel, Carswell, Vetter, H. Lebert* (1), et beaucoup d'autres, soutiennent l'identité de ces deux affections; identité qu'ils établissent sur les caractères physiologiques et les lésions matérielles de ces maladies, sur leur marche, leurs causes, etc.

Mais, afin de ne pas paraître partial, et aussi pour ne pas imposer mon opinion, j'indiquerai brièvement les ré-

(1) Voyez *Traité pratique des maladies scrofuleuses et tuberculeuses,* par Lebert. Paris, 1849, in-8°. Cet auteur soutient l'opinion de la non-identité des scrofules et des tubercules. Son ouvrage, couronné par l'Académie de médecine, mérite d'être consulté, plus encore pour les belles observations qu'il contient, que pour le tableau qu'il trace de la scrofule, maladie qui offre encore tant d'obscurités et de problèmes non résolus, parce qu'ils sont mal posés.   (*Note du traducteur.*)

sultats des autopsies cadavériques, d'où l'on pourra juger des différences qui semblent exister entre ces deux maladies.

Le produit de la cachexie tuberculeuse se compose d'une matière grise ou jaunâtre, comme caséeuse, qui donne, quand on la presse entre les doigts, la sensation d'un corps dur; ou bien d'une matière solide, d'un gris foncé, présentant à la coupe un éclat brillant. Son odeur est faiblement alcaline; son goût est terreux ou salé. Au microscope, on distingue une masse arrondie qui se dissout facilement et se compose de la réunion de cellules incomplètes. Les analyses chimiques de la matière tuberculeuse diffèrent beaucoup les unes des autres, ce qui s'explique par ce fait, qu'on n'a pas tenu un compte suffisant de l'organe où se trouvait le tubercule (le cerveau, le poumon, le foie, les reins, etc.); ni de la cause qui avait pu amener cette cachexie (celle-ci pouvant venir à la suite d'une affection arthritique, puerpérale ou exanthématique), de l'individualité du malade, de l'état des liquides de l'économie, de la période et de l'âge du tubercule, etc. Le seul résultat certain, fourni par la chimie, consiste en ceci : que le tubercule cru renferme une grande quantité d'une matière organique spéciale, qui était autrefois considérée comme étant de nature albumineuse, mais que l'on a reconnue être du caséum, uni à de la cholestérine et à des sels; tandis que le tubercule ramolli, renferme une très grande proportion de matières salines.

On distingue plusieurs formes dans la disposition des tubercules : les tubercules isolés, les tubercules confluents et l'infiltration tuberculeuse. Les tubercules isolés constituent le commencement de la maladie ; ils deviennent plus tard confluents; quant à l'infiltration tuberculeuse, elle existe comme telle dès le début, mais on rencontre autour de la région où elle existe des tubercules isolés et des tubercules confluents. Dans les glandes lymphatiques, la maladie se trouve toujours sous forme d'infiltration. Le volume d'un tubercule varie, depuis celui d'une tête d'épingle jusqu'à la grosseur d'un œuf de poule. Ceux qui ont un volume aussi considérable se rencontrent surtout dans les glandes cervicales. Leur couleur est d'un blanc jaune, ils n'est aucune trace d'organisation, et les transformations qu'ils subissent portent seulement sur leurs propriétés physiques. La matière tuberculeuse est d'abord déposée sous forme liquide, puis elle durcit et devient un véritable tubercule, qui a une consistance cartilagineuse, une couleur blanc grisâtre demi-transparente; cette teinte devient peu à peu plus foncée, trouble, et au milieu du corps il se forme un point jaune et opaque, qui peut aussi prendre naissance à sa circonférence. Le tubercule est aussi, dès le début, opaque et jaune. Quand les tissus sont infiltrés par ce produit hétérogène, ils ont une teinte grise et d'un blanc mat, puis ils deviennent plus durs, plus compactes, et se brisent sous la pression en une multitude de petits morceaux irréguliers, entre lesquels le tissu cellulaire conserve ses vaisseaux et des traces évidentes d'une structure organique. Le plus souvent les tubercules se ramollissent, et se font jour à l'intérieur ou à l'extérieur; parfois, mais plus rarement, ils durcissent et forment des concrétions calcaires.

La *maladie scrofuleuse* existe de préférence chez les enfants, à titre de cachexie spécifique du système lymphatique, et les engorgements ganglionnaires qu'elle occasionne ne sont autre chose que la dégénérescence tuberculeuse de ces organes. Aussi faut-il considérer cette affection comme une maladie générale qui peut se localiser sur des parties diverses, présenter plusieurs degrés et affecter plusieurs formes. C'est seulement en comparant les symptômes les plus ordinaires des degrés supérieurs et des uns les plus simples, qu'on peut arriver à décrire les formes essentielle de cette maladie (1).

Tous les symptômes qui peuvent faire reconnaître au médecin une maladie scrofuleuse se réduisent presque à ce qu'on a nommé l'*habitus scrofuleux* (*diposésé scrofuleux*); il faut aussi tenir compte de la disposition qui peut dépendre

(1) Léon Simon, *Mémoire sur les maladies scrofuleuses* (*Archives de la médecine homœopathique*, t. VI, p. 161 et suiv.).

de la santé des parents, ceux-ci pouvant être faibles, scrofuleux, tuberculeux, psoriques ou syphilitiques. Le volume
exagéré de la tête, surtout celui de l'occiput; un cou gros
et court, des tempes déprimées, de larges mâchoires, une
peau blanche et fine, des veines bleues presque transparentes; le gonflement du nez et de la lèvre supérieure, sont
les signes essentiels de l'habitus scrofuleux. On trouve plus
rarement un cercle rouge sur les joues, au niveau des pommettes; des cheveux blonds et soyeux, de grands yeux
bleus, dont les pupilles sont très dilatées; des dents d'un
blanc mat. Les fontanelles se ferment tard chez les enfants
porteurs de cette constitution, et ils ont de bonne heure l'air
de petits vieillards. Le thorax est étroit, le ventre gonflé et
tendu, la digestion se fait mal. Les chairs sont flasques,
molles, spongieuses. Chez ces malades, les épistaxis sont
fréquentes, et il y a une tendance continuelle à l'accumulation de mucosités dans les poumons, la trachée, dans
les fosses nasales et le canal intestinal; les vers intestinaux
se développent aisément, les garderobes sont irrégulières,
tantôt il y a constipation, tantôt des selles verdâtres, diarrhéiques et d'une odeur acide. L'intelligence est vive et
précoce, tandis que le développement corporel est tardif ou
irrégulier : par exemple, les dents sortent tard et les enfants
apprennent difficilement à marcher. L'urine est épaisse et
muqueuse, et il s'écoule souvent des parties génitales un
mucus épais qui excorie les parties voisines. Il existe des
gerçures autour des ailes du nez et des oreilles; et la peau
se couvre d'exanthèmes de tous genres. Les scrofuleux ont
un goût très prononcé pour le pain et les farineux; mais ils
maigrissent tout en mangeant beaucoup.

Quand l'état que je viens de décrire se prononce davantage, le malade est atteint au plus haut degré de la maladie scrofuleuse confirmée. C'est alors que surviennent les engorgements
et les indurations glandulaires, signes certains et pathognomoniques de cette affection. Ces engorgements se rencontrent au cou, sous les mâchoires, à la nuque, aux aisselles,

dans les sinus, enfin partout où il existe des ganglions. Les glandes sont d'abord molles, indolentes, mobiles ; puis elles augmentent de volume, deviennent sensibles ; la peau rougit à leur niveau, la suppuration se forme, et l'on observe ce qu'on appelle des *abcès scrofuleux*. De semblables engorgements se forment aussi dans les organes internes, principalement dans le mésentère, les poumons, la rate et même dans le cerveau, la glande thyroïde. Cette dernière s'hypertrophie, forme un *goître*. Les organes riches en glandules s'enflamment à leur tour ; alors naissent les *ophthalmies scrofuleuses* (1), toujours rebelles, accompagnées de photophobie, et laissant après elles des taches opaques sur la cornée. On voit aussi paraître des dermatoses variées, surtout de forme herpétique ; les croûtes de lait, la *teigne* qui dure souvent très longtemps, le lichen. Puis arrive le gonflement du ventre, les tumeurs lymphatiques, les indurations, le squirrhe, le spina-ventosa, la carie, les fongus articulaires, c'est-à-dire le gonflement des extrémités des os, qui augmente peu à peu et rend douloureux les mouvements de l'articulation. — Enfin, quand la maladie se prolonge, elle donne naissance à l'atrophie mésentérique, au *tabes scrofulosa*, à l'hydropisie et au cancer, surtout au cancer des lèvres et de la face.

Étiologie. — Les scrofules et les tubercules sont des maladies *héréditaires*, et l'expérience a maintes fois démontré que ces deux affections se transmettaient toujours des parents aux enfants. Ceux-ci viennent parfois au monde porteurs du germe de cette maladie déjà évidente ; ou bien ils n'apportent en naissant qu'une simple prédisposition que la cause occasionnelle la plus simple met en activité. Quand on peut éviter l'action de cette dernière, que l'on parvient à lui échapper ou à neutraliser son action, on prévient souvent le développement de la disposition héréditaire, et la maladie scrofuleuse saute une génération ; mais on la

<hr>

(1) Voyez Sichel, *Iconographie ophthalmologique*. Paris, 1852, p. 52.

retrouve dans la génération suivante. Cette maladie semble réunir en soi l'action simultanée de causes prédisposantes diverses, comme la psore, la syphilis, l'onanisme et les débauches de toutes sortes dont les parents peuvent s'être rendus coupables ; mais il ne semble pas, comme Hahnemann a paru le croire, que le virus psorique seul en soit la cause. La psore est sans doute un virus très ancien ; mais cependant il faut toujours rechercher jusque dans l'antiquité la plus reculée les causes prédisposantes que je nommerai bientôt. Au moins, de nombreuses observations ont-elles prouvé que le concours de plusieurs d'entre elles était nécessaire pour amener le développement de cette affection. Cependant celle-ci est tellement générale et répandue, que l'on pourrait se demander si elle ne serait pas une punition de la chute originelle de l'homme. L'examen de ce problème m'entraînerait trop loin ; je me bornerai à l'indiquer et à engager mes confrères à poursuivre l'étude de ce sujet. — L'âge a certainement une grande influence sur le développement des scrofules et des tubercules, et l'on peut dire que l'enfance et l'adolescence sont les deux périodes les plus favorables à l'évolution de cette maladie, à laquelle les femmes sont surtout exposées. La *constitution* et le *tempérament* influent aussi sur sa production.

Causes occasionnelles. — L'alimentation vicieuse doit être mise en première ligne, soit que la nourrice se trouve trop âgée, ou accouchée depuis longtemps , soit que son lait soit trop gras et difficile à digérer. L'usage presque exclusif de végétaux, de farineux, ou d'aliments d'une digestion difficile, est aussi très-favorable au développement des scrofules, de même que l'usage prématuré de boissons excitantes, échauffantes et spiritueuses. Le manque de soins nécessaires, et surtout l'habitation d'une chambre humide, obscure et mal aérée ; le froid humide et les brusques changements de température doivent être placés aussi au nombre des causes prédisposantes de cette affection. Il faut encore ajouter la malpropreté, qui est une condition essentielle de l'éclosion de cette maladie, comme on peut le reconnaître dans la classe pauvre où la propreté de la peau est si rare. Viennent ensuite le défaut d'exercice, les efforts prématurés de l'intelligence, les aigreurs, la présence des vers intestinaux, etc.

Marche et terminaison. — La marche des scrofules est presque toujours celle des maladies chroniques ; cependant les cas subaigus ne manquent pas. La marche est toujours plus rapide lorsque la production des tubercules est bornée à un organe déterminé, pendant la saison rigoureuse, et quand le sujet est très irritable. Généralement, on observe sur le même malade plusieurs générations de tubercules entre lesquelles il y a des périodes de repos. — Le développement local de ce produit hétérogène ne s'arrête qu'après la guérison de la cachexie elle-même. Le secours de l'art peut beaucoup pour arriver à ce but, parce que s'il parvient à améliorer l'état du sang, il améliore, comme conséquence, la santé générale ; mais il n'est pas toujours possible de modifier ensuite l'état local, quand celui-ci est déjà un peu étendu, ni de ramener l'organe à l'état normal. Cependant on peut parfois, mais non toujours, rétablir le travail de régénération des tissus. La prédisposition scrofuleuse héréditaire se développe rarement pendant l'allaitement ; mais elle se montre chez les enfants que l'on sèvre jeunes ou que l'on élève au biberon. Il faut redouter chez ces sujets le travail de la dentition, parce qu'il existe toujours alors une grande susceptibilité qui reparaît plus vive à chaque évolution nouvelle, jusqu'à ce que l'enfant ait acquis, sous l'influence de soins hygiéniques convenables, ou à la suite d'un traitement régulier, une assez grande énergie vitale pour s'opposer aux progrès de cette maladie. Les scrofules continuent leurs progrès au delà de la septième année, cessant rarement avant l'époque de la puberté, et ont une influence évidente sur le développement corporel. Elles se localisent pendant la croissance ou présentent des anomalies d'un autre ordre. Les maladies fébriles, les exanthèmes aigus, la vaccination favorisent le développement des accidents.

Quand une semblable cachexie arrive à guérison, la disposition scrofuleuse du sujet se modifie, les digestions deviennent meilleures, l'organisation se raffermit, toutes les excrétions reprennent leurs caractères habituels. — La mort survient, au contraire, à la suite de la destruction d'un organe important, sur lequel la maladie s'est localisée; par la suspension de ses fonctions, comme serait la compression exercée sur le cerveau ou le poumon par les tubercules, etc.; par l'altération des liquides; enfin, par la fièvre hectique ou l'hydropisie.

Pronostic. — Bien que les maladies scrofuleuses ne soient pas nécessairement mortelles, on ne peut pas cependant les classer parmi les affections faciles à guérir, car elles se prolongent souvent pendant de longues années, malgré le traitement le mieux conduit, et elles causent parfois la mort par le développement d'altérations sérieuses. Plus la maladie est superficielle, moins on doit redouter le dépôt de la matière tuberculeuse, et la guérison est d'autant plus probable que les organes envahis sont moins importants et que le malade se trouve placé dans des circonstances extérieures plus favorables. Le pronostic est, au contraire, très grave quand la maladie est héréditaire, que l'habitus scrofuleux est très prononcé, que le sujet est jeune et que la marche de la maladie est subaiguë.

Traitement homœopathique des maladies scrofuleuses et tuberculeuses(1).—Tout le monde sait que ces maladies à formes variées sont très difficiles à guérir, et que le médecin rencontre sur sa route une multitude d'obstacles qu'il lui faut lever, s'il ne veut pas dépenser vainement son temps et sa peine. C'est surtout l'ignorance et l'indocilité des hommes qu'il lui faut combattre, principalement au commencement du traite-

____

(1) Voy. *Mémoire sur les maladies scrofuleuses,* par le docteur Léon Simon père.

ment ; car alors l'objet principal qu'on se propose est d'éviter l'irruption de la maladie, ce qu'on peut faire seulement à l'aide d'une hygiène régulière favorisée par un traitement convenable. C'est surtout par un régime bien entendu, joint à l'usage de quelques agents spécifiques, que l'on peut entraver la marche de la scrofule ; encore n'est-il possible de détruire l'état morbide général que pendant un certain temps.

Quand un enfant naît d'une mère ou d'un père scrofuleux et qu'il porte une disposition héréditaire à cette maladie, il faut toujours donner le conseil de le confier à une nourrice jeune et bien portante, et ne pas permettre à la mère de le nourrir ; une alimentation artificielle serait ici tout à fait déplacée. Après le sevrage, il faut choisir de préférence des aliments très nutritifs et faciles à digérer, comme je l'ai dit en parlant de la diététique en général. Il faut tenir le malade dans une habitation claire, sèche et saine sous tous les rapports ; renouveler chaque jour l'air de la chambre où il habite. Il faut laisser à l'enfant la liberté de ses membres, et, tant qu'il porte des maillots, le débarrasser de ses liens plusieurs fois par jour. En général, il est bon de coucher les malades sur des matelas un peu durs, de leur donner des couvertures de laine, mais d'éviter les lits de plume. Il faut aussi recommander de les promener au grand air. La plus grande propreté est indispensable ; on l'obtient en faisant prendre à l'enfant des bains simples et en changeant souvent ses langes. On doit aussi choisir avec la plus grande attention le moment où il convient de le sevrer, parce que le développement de la maladie étant déjà favorisé par la dentition, marche bien plus rapidement encore si l'on ne donne pas alors une nourriture bien appropriée, et si l'on ne tient grand compte et de la qualité et de la quantité des aliments. Ainsi la bouillie doit être proscrite. Le bouillon et les œufs sont au contraire très utiles, tandis que le lait ne peut pas être toujours supporté par les sujets disposés aux scrofules. Je ne crois pas utile de décrire en détail toutes les autres précautions qu'il convient de prendre; je dirai seulement d'une manière générale qu'il faut employer tous les moyens capables de fortifier la constitution, moyens qui doivent être appropriés à l'âge et à l'état du malade. Ainsi, on tâchera de s'opposer aux progrès du mal en faisant prendre à l'enfant un exercice modéré, des bains froids, des bains de mer, en le faisant voyager, et en lui recommandant d'habiter les pays de montagnes, etc.

De nombreuses observations ont prouvé qu'il était tout à fait convenable d'ajouter au régime diététique l'usage d'agents appropriés, c'est-à-dire de ne pas se fier à la force curative de la nature seule, mais de soutenir son action par des médicaments. Il arrive souvent que l'habitus scrofuleux n'est pas accompagné de symptômes assez tranchés pour qu'il soit possible de tracer à leur aide une image complète de la maladie intérieure; il faut alors réunir tous les renseignements possibles sur la santé des parents, surtout sur la santé de la mère, tenir compte de la constitution, de l'âge des sujets, etc. : car là se trouve le point de rappel à l'aide duquel il sera possible de choisir le médicament convenable que nous donnerons avec avantage, si nous savons lui accorder le temps nécessaire pour déployer toute son action. Celle-ci ne sera peut-être pas toujours très évidente pour les parents, mais elle n'échappera jamais à l'œil exercé du praticien. — Du reste, il n'est pas possible, dans une maladie dont les nuances sont aussi variées, d'établir une série invariable de médicaments. Les gradations par lesquelles le malade passera pourront peut-être suivre un ordre régulier, mais tous les symptômes intercurrents qui surviennent au commencement, au milieu ou à la fin de la maladie, les circonstances accessoires, le génie morbide régnant, la période du développement à laquelle l'enfant est parvenu, les influences cosmiques et telluriques, les fautes de régime, feront souvent varier les indications. Il est donc indispensable que le médecin soit familiarisé avec l'étude des médicaments, afin de pouvoir agir efficacement dans toutes les périodes de la maladie, en choisissant les substances dont l'action est le plus semblable à la spécialité du fait individuel qu'il a sous les yeux.

Je citerai en premier lieu, parmi les médicaments les plus utiles dans le traitement des maladies scrofuleuses : *sulphur*, que l'on peut prescrire à toutes les dilutions depuis la sixième, en la variant d'après l'âge de l'enfant. Ce n'est pas la nature psorique de la maladie qui doit être considérée comme l'indication essentielle, mais bien la réunion des causes déterminantes sous l'influence desquelles la prédisposition héréditaire s'est développée. Ces causes peuvent agir de concert ou isolément, et faire que la maladie tourmente l'enfant aussitôt après sa naissance. Le soufre est toujours alors un agent essentiel qui agit comme antidote de tous les symptômes engendrés par les causes morbides, qu'elles aient une action individuelle ou collective. Il répond non seulement à la constitution scrofuleuse, mais aussi à la cachexie tuberculeuse et scrofuleuse en voie de développement ou complétement formée, aux affections glandulaires, aux dermatoses ; il convient à toutes les périodes de la maladie et peut être répété, pourvu qu'on mette entre chaque dose un médicament intercurrent. La grande susceptibilité à l'action du vent et de l'air froid, susceptibilité qui favorise le développement du coryza et des douleurs rhumatismales, et que nous rencontrons d'une manière frappante chez les scrofuleux, montre que le soufre doit avoir une action très favorable. Quelle est, du reste, l'éruption, quelles sont les taches, les affections glandulaires et les maladies des articulations dans lesquelles ce médicament n'est pas indiqué pour une fois au moins ? Trouvons-nous aussi bien décrits dans les pathogénésies d'autres substances les symptômes du sommeil qui sont si caractéristiques chez les scrofuleux ? Y a-t-il un autre agent plus efficace quand la nutrition cesse de s'accomplir sans que l'appétit ait diminué, et que les garderobes sont irrégulières ? Il y a enfin dans la cachexie scrofuleuse une foule de particularités qui prouvent très clairement que le soufre doit être un médicament essentiel pour la combattre. Il est vrai qu'il ne peut tout faire, qu'il modifie seulement une partie de cette affection; mais ce n'est pas là un motif pour le rejeter ou pour diminuer son importance, parce que le sujet ne se trouve pas dans un état identique pendant toute la durée de la maladie, l'activité organique se portant tantôt sur un organe, tantôt sur un autre, afin de maintenir l'unité harmonique de l'organisme. Cette variabilité des forces organiques chez les jeunes sujets, est le motif pour lequel les actions morbides se portent tantôt sur une région, tantôt sur une autre, pour lequel aussi les maladies changent souvent de formes et réclament d'autres médicaments. Ceci s'applique en particulier aux états congestifs et inflammatoires, aux irritations nerveuses d'espèces différentes, à l'exaltation des phénomènes physiques et des phénomènes psychiques, pour lesquels il est utile de recourir à d'autres substances que le soufre.

Belladona est d'une grande importance pour le traitement de tous ces symptômes. C'est un médicament essentiel dans la première période des scrofules, surtout quand cette maladie débute pendant la jeunesse, époque à laquelle la belladone est bien souvent nécessaire. Nous trouvons, en effet, à cet âge, les épistaxis fréquentes, le gonflement du ventre, les angines, les inflammations de l'œil et des paupières, la pâleur et la bouffissure des tissus, le gonflement du nez et des lèvres, l'amaigrissement continu, tous symptômes qui indiquent la belladone, et que cet agent peut guérir en partie ou tout au moins améliorer.

Quand on observe chez les jeunes enfants une abondante production d'entozoaires, on peut conclure avec une certitude presque mathématique à l'existence de la diathèse scrofuleuse; et l'expérience ayant prouvé que le cina était employé avec un succès constant contre les vers intestinaux, on s'est cru en droit de conclure qu'il ne pouvait être sans efficacité dans le traitement de la cachexie scrofuleuse. Or, si l'on fait abstraction des vertus anthelminthiques de ce médicament, on reconnaît qu'il en est réellement ainsi, comme on l'avait prévu au commencement de l'homœopathie, et comme l'ont prouvé des observations postérieures et l'étude de ses effets physiologiques. Les symptômes gastriques les mieux caractérisés, ainsi que leurs conséquences, parlent aussi en sa faveur, d'autant mieux qu'ils existent à des degrés variables pendant tout le cours de la maladie, amenant à leur suite, comme symptômes secondaires, l'amaigrissement, l'atrophie, des vomissements périodiques, des douleurs abdominales, le pissement au lit, l'agitation pendant le sommeil, agitation qui est causée souvent par des accès de chaleur fébrile, une grande disposition aux pleurs et une indifférence marquée pour toutes choses, etc. — Tous ces symptômes, dis-je, sont indicateurs de *cina*, qui se trouve presque toujours utile dans les différentes périodes de la maladie, quand on sait justement reconnaître le moment favorable à son application. La sixième et la douzième dilution sont préférables à toutes les autres.

Mercurius solubilis 12 a une grande puissance dans le traitement des scrofules, et il m'est bien souvent arrivé de le trouver indiqué après le soufre. Il n'en est pas de même du *mercurius vivus*, dont les propriétés nous sont bien moins connues et dont l'action diffère de celle du *solubilis*, quoique Jahr ait confondu, dans une même description, les pathogénésies de l'un et de l'autre. Je crois que les scrofules sont souvent l'effet d'un amalgame de psore et de syphilis; ce qu'il est parfois possible de prouver, mais ce qui est aussi quelquefois une simple hypothèse. Cette opinion me servait de guide au début de ma carrière et elle m'a souvent été utile; mais aujourd'hui je crois devoir me fier seulement aux symptômes qui sont pour l'homœopathe instruit et attentif un guide certain qui ne lui permet pas de s'égarer. Le mercure soluble convient surtout aux sujets scrofuleux qui sont arrivés au terme le plus élevé de cette affection, qui ont des sueurs nocturnes très affaiblissantes, qui maigrissent rapidement, dont le visage est pâle, bouffi, presque chlorotique, dont les ganglions lymphatiques s'engorgent, s'enflamment et suppurent facilement, qui portent sur le cuir chevelu des éruptions croûteuses et pruriantes, sous lesquelles la peau semble privée de vie. Tous ces symptômes doivent nous engager à donner le mercure à la sixième, à la douzième ou à la dix-huitième dilution, lesquelles peuvent être fort utiles, tandis que la troisième trituration fait rarement du bien.

J'ai souvent, dans le cours de cet ouvrage, fait l'éloge de *calcarea carbonica*, médicament fort utile à des dilutions diverses; et je ne sais pas une forme de la maladie scrofuleuse où l'on n'ait à songer à elle, dès le commencement. *Calcarea* est indiquée, comme le soufre, contre la constitution scrofuleuse elle-même, et doit être préférée quand l'enfant a une tête trop volumineuse, que ses fontanelles tardent à se souder, surtout les fontanelles postérieures, que les os sont mous et flexibles, que les veines sont très saillantes, que les yeux sont abattus et entourés d'un cercle bleu. L'aggravation de la maladie, son extension à des régions diverses commence souvent pendant le travail de dentition, se trouvant favorisée par l'irritation causée par la sortie de la dent, irritation qui est incessante, et engendre, par sa persistance même, des symptômes dangereux. Or je ne connais aucun médicament qui réussisse plus vite que celui-ci à calmer toutes les douleurs, ce qu'il fait dans le plus grand nombre des cas, mais non dans tous. Lorsque la maladie prend de l'extension et qu'elle se localise sur les vaisseaux ou les ganglions lymphatiques, c'est-à-dire, dans le cas de *scrofule glandulaire*, si la tendance à l'inflammation et à la suppuration n'est pas très marquée, *calcarea* est tout à fait convenable. On peut aussi recourir à son application, lorsque la maladie, continuant sa marche, se localise sur d'autres systèmes, on que l'état général venant à s'aggraver, la maladie marche vers une terminaison funeste. Je ne m'arrêterai pas davantage aux indications thérapeutiques du carbonate de chaux, me bornant à ces indications générales. Je le ferai d'autant plus, que j'ai eu déjà occasion de faire l'étude de ce médicament, et que je devrai y revenir, à propos des formes diverses de la maladie dont je parle. Il en sera de même de la substance qui suit.

Baryta carbonica 12 mérite d'être signalée pour plusieurs motifs. Cependant cet agent est moins utile au début de la maladie qu'après sa localisation à la région du cou et de la nuque, où elle se manifeste, sous la forme d'un gonflement douloureux et d'une induration des glandes, surtout quand ces symptômes existent au niveau de l'articulation de la mâchoire inférieure. Il est aussi d'une très grande activité, quand la maladie s'est étendue au loin, que les ganglions mésentériques sont envahis, et que l'atrophie se prononce de plus en plus. Le médecin homœopathe ne l'emploie jamais en vain, quand il existe un gonflement et une distension douloureuse du ventre, des selles molles, mais non diarrhéiques, précédées d'efforts violents de défécation; lorsque après chaque repas, le malade est tourmenté par des renvois acides et une grande sensibilité de l'épigastre, ou qu'il survient des tranchées; aussi, lorsque le petit malade devient peureux, craintif, et qu'il est tourmenté par des accès de chaleur passagère.

Iodium est, sans aucun doute, un des médicaments les plus utiles auxquels nous puissions avoir recours. On l'emploie à haute ou à basse dilution, non seulement lorsque les ganglions sont simplement engorgés et volumineux, mais aussi quand ils sont parvenus au plus haut degré d'altération. Quand on n'a plus rien à espérer de ce médicament, on peut encore recourir au *brôme*. Je me tromperais fort, si quelques homœopathes n'avaient encore fait aucun usage de cet agent dans cette triste maladie, car selon toute apparence, il répond à un grand nombre d'indications.

Arsenicum album, à une très haute puissance, doit sous beaucoup de rapports être placé à côté du carbonate de baryte. Il répond plutôt à l'état morbide général qu'aux symptômes locaux; c'est surtout dans la dernière période qu'on le donnera avec une utilité évidente, quand l'atrophie aura pris une extension complète; qu'elle sera accompagnée d'une fièvre lente, ce qui arrive presque toujours, d'éruptions chroniques d'espèces variées, d'abcès ou de symptômes inflammatoires.

Je crois que ce peu de mots suffira au lecteur, et qu'il trouvera dans le petit nombre d'indications précises que je viens de poser toutes celles dont il devra faire usage dans la plupart des cas de cachexie scrofuleuse et tuberculeuse qu'il aura à traiter. Je ne prétends pas, sans doute, avoir épuisé ce vaste sujet; car, je n'aurais pu le faire qu'en parcourant au moins la moitié de la matière médicale homœopathique, ce qui pourrait faire naître de la confusion dans les idées des commençants. J'ajouterai, cependant, que l'expérience a prouvé l'utilité de quelques autres médicaments, comme *hepar sulphur.*, *nux*, *natrum muriat.*, *dulc.*, *lycop.*, *rhus*, *silic.*, *nit. acid.*, *sepia*, etc., dont l'utilité est évidente dans quelques cas particuliers, lorsque la maladie offre des modifications importantes. Il y a encore un autre médicament, qui n'a point été expérimenté sur l'homme sain, mais que tout le monde sait avoir donné de bons résultats entre les mains des allopathes. Ce médicament a l'immense avantage de ne causer aucun accident, quand on le donne pendant longtemps: je veux parler de l'*oleum jecoris morrua*. On ne devra pas être étonné si, dans une maladie dont la durée est si longue, je soutiens, malgré mon admiration pour les principes de l'homœopathie et malgré la fidélité avec laquelle je les observe, que cet agent peut être utile comme intercurrent. De nombreuses expériences m'ont appris que l'on n'apportait ainsi aucun obstacle au traitement homœopathique. Aussi suis-je toujours disposé à donner mon assentiment lorsque les parents me démandent si l'huile de foie de morue ne pourrait être essayée? J'agis de la sorte, parce je sais que mon refus ne changerait pas l'opinion de ceux qui me font une semblable proposition, et que le médicament a été donné avant même qu'on m'en parlât. L'*oleum jecoris morus* est très propre à fortifier la constitution, et à combattre l'état scrofuleux général; il peut aussi calmer les symptômes strumeux, lorsque ceux-ci prennent un développement exagéré, mais il n'est pas vraisemblable qu'on puisse obtenir, à son aide, une guérison complète. Il faut faire prendre à l'enfant une quantité de cet agent proportionnée à son âge. Cette dose peut varier depuis une cuillerée à thé jusqu'à une demi-cuillerée à bouche; il faut la répéter matin et soir, et continuer ainsi régulièrement pendant un mois au moins. Dans ces derniers temps, j'ai pu constater l'utilité de l'huile de foie de morue, dans le cas de suppuration d'abcès lymphatiques, et dans un ulcère du foie, lequel s'était fait jour au dehors, et dont la guérison résistait aux médicaments homœopathiques, l'amaigrissement étant continu et la fièvre hectique menaçante. J'espère que je ne m'attirerai aucun reproche de la part de mes lecteurs, en recommandant une substance qui n'a pas été soumise à l'étude de l'expérimentation pure. J'ai pensé que, dans une maladie comme celle qui nous occupe, et qui résiste souvent au traitement le mieux conduit, il était bon de mentionner un agent encore peu connu, mais dont la puissance semblait un véritable trésor. Comme la matière médicale homœopathique renferme un grand nombre d'autres substances bien expérimentées, personne ne sera forcé de recourir à l'huile de foie de morue, s'il craint de compromettre par là sa réputation.

Comme je tiens à ne pas paraître léger, je vais indiquer en peu de mots le traitement d'accidents divers qui peuvent survenir dans le cours de la scrofule.

Je parlerai d'abord de l'*hydrocèle*, symptôme assez fréquent chez les scrofuleux. Au commencement, je le traitais avec *mercurius*, *hepar*, *china* et *digitalis*, et je parvenais à

modérer cette affection, sans pouvoir mettre le malade à
l'abri des récidives. Mais une connaissance plus complète
de la matière médicale homœopathique m'a fait voir que
silicea était le véritable spécifique, lequel répondait en même
temps à l'ensemble des symptômes scrofuleux, et permet-
tait de ne plus redouter les rechutes.

Il est un autre symptôme très commun, c'est l'excoria-
tion de la gorge et des narines (*excoriatio faucium et narium*).
Ce symptôme est très préjudiciable au succès du traitement,
et il exige souvent, pour être calmé, l'emploi de plusieurs
substances; encore sa guérison est-elle toujours longue
et difficile. Le médicament dont j'ai retiré le plus de profit
est *mezereum*, donné à une dilution convenable.

Je recommanderai aussi *psoricum* 30/0. Le lecteur, qui
connaît déjà mon opinion relativement à la cause prochaine
de la cachexie scrofuleuse, comprendra le motif sur lequel
je fonde cette indication.

Désirant apporter encore quelques lumières sur le traitement de la maladie scrofuleuse, je vais passer en revue
quelques unes de ses formes les plus importantes; et le lecteur trouvera dans les paragraphes suivants plusieurs substances dont il pourra faire usage dans les cas analogues. Je
parlerai d'abord :

§ Ier. **Des ulcères scrofuleux** (*Ulcera scrofulosa*).

Lorsque les tumeurs ganglionnaires strumeuses viennent
à s'enflammer, il est très rare que la réaction soit intense,
mais la maladie s'étend en profondeur, et amène la formation d'un pus séreux qui ne tarde pas à se faire jour au
dehors. Ces ulcères glanduleux se distinguent des autres
par le cercle dur et calleux qui les environne, par leur
aspect pâle et mou, par le pus cailloté qui s'en écoule,
lequel se change peu à peu en une sanie âcre. Quand la
saison est favorable, ces ulcères s'améliorent et semblent
vouloir guérir; mais ils s'aggravent promptement lorsque

le temps devient rigoureux et que l'air est humide. Le fond de l'ulcère est irrégulier, fongueux ou jaunâtre, sa forme change souvent ; et quand, après plusieurs années de suppuration, il parvient à se fermer, il laisse une cicatrice irrégulière.

Tant que ces glandes strumeuses existent comme symptôme unique, sans qu'il y ait trace d'inflammation, on doit les considérer comme un symptôme de la maladie générale et les traiter en conséquence ; aussi trouve-t-on indiqués plusieurs des médicaments que j'ai signalés dans le chapitre précédent, et surtout : *dulcamara*, *conium*, *baryta carb.*, *aurum*, *cistus canadensis*, *rhus*, etc., lesquels méritent toute notre confiance.

Les médecins américains prétendent que le *cistus canadensis* jouit en pareil cas d'une efficacité remarquable : je n'ai aucune expérience particulière à cet égard ; mais si j'en juge d'après les effets précis de cette substance, il me semble qu'il ne peut en être autrement. On reconnaît, en effet, parmi eux un tableau complet de la maladie scrofuleuse, lequel ne se rapporte pas aux cas légers, non plus qu'à la constitution scrofuleuse seule ; car on retrouve dans cette pathogénésie les symptômes suivants : le gonflement des glandes, et même leur suppuration ; les abcès et les autres symptômes propres aux scrofuleux ; un froid intense avec tremblement, suivi d'une vive chaleur avec rougeur et gonflement des oreilles et engorgement des glandes cervicales ; l'otorrhée séreuse ou purulente répandant parfois une odeur fétide ; la rougeur et le gonflement douloureux du nez ; la carie de la mâchoire inférieure ; les gencives gonflées, saignant aisément, nauséabondes ; des nausées fréquentes ; la diarrhée, qui vient souvent après l'usage de fruits ; des douleurs dans le larynx. Comme je l'ai dit, ce médicament mérite toute notre attention aussi bien contre la maladie scrofuleuse en général que contre l'engorgement des glandes qui en dépend.

Dulcamara est connue depuis longtemps comme un agent

héroïque à opposer à l'engorgement, à l'induration scrofuleuse des glandes, surtout quand cette maladie est venue sous l'influence du froid, pour avoir habité un endroit humide ou des contrées marécageuses ; ou bien quand les scrofules naissent à la suite de la rougeole. On est souvent obligé, dans le traitement de ces adénites, d'employer plusieurs médicaments pour obtenir leur guérison, et *dulcamara* est un des plus importants qu'on puisse prescrire. C'est toujours la troisième ou la sixième puissance qu'il faut choisir.

Rhus toxicodendron à la douzième ou à la trentième dilution doit être mis au même rang que la douce-amère ; il est presque toujours nécessaire de donner ces médicaments l'un après l'autre. Il y a encore, en outre, de l'engorgement et de l'induration des ganglions, plusieurs symptômes qui rendent son application certaine. Je ferai remarquer que je l'ai trouvé utile lorsqu'il y avait quelque ganglion du cou, de la nuque ou de la région maxillaire inférieure enflammé, gonflé et dur comme une pierre, mais peu sensible aux environs. L'inflammation diminue rapidement sous l'influence du *rhus*, les glandes se ramollissent et disparaissent, tandis que celles qui étaient jusque-là peu apparentes s'effacent rapidement. On trouve aussi, en même temps que l'adénite, une éruption lichénoïde, ou des exanthèmes crustacés suppurants, la teigne, des ophthalmies, l'otorrhée, une diarrhée nocturne, l'amaigrissement, etc., symptômes dont l'existence aide pour le choix des médicaments.

Baryta carbonica 12 est très utile, comme je l'ai déjà dit, lorsqu'il y a gonflement et induration des ganglions sous-maxillaires, engorgement de la lèvre supérieure et bouffissure générale du visage. — *Conium* 18 a une action analogue, surtout lorsque l'engorgement stromeux s'est développé à la suite d'une violence extérieure évidente, d'un coup, d'une contusion ; que la tumeur est très douloureuse, qu'elle passe facilement à la suppuration, ou bien qu'elle semble vouloir dégénérer en carcinome. En pareille circonstance, le conium ne peut être remplacé par aucun autre médicament ; seulement il est parfois nécessaire de donner après lui *creosotum* ou *carbo vegetabilis*. Il y a encore pour le *conium* une foule d'indications qui rendent son emploi nécessaire : j'indiquerai l'inflammation des yeux accompagnée d'une grande photophobie, d'une irritabilité morale extrême ; l'induration des glandes parotides qui deviennent dures comme la pierre, le gonflement des ganglions mésentériques et les souffrances sympathiques de l'appareil respiratoire, etc.

Lorsque je trouvais les lèvres et le nez engorgés, couverts de croûtes, les glandes du cou et de la nuque étant dures et hypertrophiées, j'ai toujours retiré un grand avantage d'*aurum metallicum*; et plus encore d'*aurum muriaticum*, surtout si le malade avait été soumis auparavant à un traitement allopathique, dans lequel le mercure avait été administré à l'intérieur et à l'extérieur, ou bien lorsque l'enfant était porteur d'une syphilis héréditaire évidente, dont le mercure triomphe rarement.

On me demandera, sans doute, s'il faut ouvrir un abcès lorsque la suppuration est formée, ou s'il vaut mieux laisser à la nature le soin de donner jour au pus. L'expérience a répondu sur ce point. Pour mon compte, je crois pouvoir établir les règles suivantes auxquelles je me conforme dans la pratique. Je n'ouvre jamais un abcès glandulaire qui repose sur des parties molles, tant que je puis espérer de le faire aboutir à l'aide des médicaments homœopathiques. Quand on ne peut plus conserver cet espoir, il faut se décider à ouvrir ; mais on ne doit pas craindre d'avoir perdu le temps à attendre, parce que le cercle dur qui entoure le foyer de suppuration se ramollit de plus en plus et hâte le moment de la maturité de l'abcès, ce qui est d'autant plus à désirer qu'il est d'expérience que la guérison se fait ensuite plus complétement, que la tumeur se soit ouverte spontanément ou qu'on l'ait incisée. Seulement, quand la glande est très sensible, que la douleur qu'elle occasionne est intolérable, et que la suppuration est assez avancée pour qu'on

puisse espérer une prompte rupture de l'abcès, je permets
d'appliquer sur la partie malade un cataplasme de farine
de graine de lin enveloppé entre deux linges de toile. Mais
on doit agir différemment quand le ganglion malade est
situé entre l'os et la peau, par exemple derrière les oreilles,
aux doigts, aux mains, sur les os de la jambe. Il faut, dans
ce cas, désirer une prompte ouverture, afin que le pus ne
puisse séjourner et produire la carie qui arrive très facilement lorsque la suppuration reste emprisonnée sous les
tissus. Cependant il ne faut pas encore se trop hâter d'opérer, tant que la glande reste dure; il faut attendre que
l'abcès ait acquis un certain degré de maturité, c'est-à-dire
que le centre de la tumeur soit ramolli, qu'il y ait une rougeur inflammatoire assez vive, et qu'il n'existe plus de cercle
dur autour de lui. — Quant au pansement, le mieux est de
couvrir les ulcères avec des plumasseaux de charpie trempés dans de l'eau de guimauve.

Les ulcères scrofuleux doivent être rattachés à l'état cachectique général; la plupart des médicaments que j'ai
énumérés seront donc très efficaces, mais ceux qui suivent
méritent une attention toute spéciale : *hepar sulphuris, iodium, bromum, mercurius, graphit., carb. veget., lachesis, lycopod., silic., phosphor.*, etc.

La maladie se porte souvent vers les yeux et devient ce
qu'on appelle :

§ II. Ophthalmie scrofuleuse (*Ophthalmia et Blepharitis scrofulosa*).

Il est rare que l'inflammation du globe de l'œil existe
chez les enfants sans la blépharite; toutes les deux se rencontrent presque toujours à la fois. Il y a alors une grande
photophobie, une sécrétion abondante des glandes de Mei-
bomius, l'épiphora, la rougeur du bord des paupières et une
forte douleur de brûlure. La crainte de la lumière fait
que les malades se couchent toujours sur le ventre, le
visage appliqué contre leur oreiller, les paupières spas-

modiquement fermées, et tellement contractées, qu'il est impossible de les ouvrir. Quand la maladie se prolonge, les enfants accusent une vive douleur piquante qui s'étend vers les sourcils et la région temporale; les paupières s'œdématient, il s'écoule des larmes âcres qui enflamment et corrodent les joues. La conjonctive est très rouge autour de la cornée, des faisceaux de vaisseaux variqueux rampent vers cette dernière, la sclérotique se colore en rouge. Quand la cornée est atteinte, elle se trouble, parce qu'il se fait entre les lamelles un épanchement de lymphe; des taches se forment sur sa surface ainsi que des vésicules qui se transforment facilement en ulcère et causent parfois la cécité. La maladie est alors bien caractérisée; elle arrive à la suite d'autres symptômes scrofuleux, surtout de l'engorgement des glandes (1). Plus tard, lorsqu'elle continue sa marche, les cils ont une tendance continuelle à se retourner en dedans. La sécrétion des paupières, les douleurs, la photophobies sont plus fortes le matin et diminuent vers le soir. — Cette maladie a une marche lente et une grande tendance aux récidives comme toutes les maladies scrofuleuses, et sa guérison complète ne peut avoir lieu qu'après celle de la cachexie elle-même.

Dans le *traitement* de l'ophthalmie scrofuleuse, il faut s'adresser surtout aux médicaments qui répondent aux scrofules en général. Cependant il m'est souvent arrivé de donner, au début de cette affection, *euphrasia*, troisième ou sixième dilution, et de le faire avec grand avantage, bien que cet agent ne renferme pas dans sa pathogénésie les symptômes de la maladie scrofuleuse. Mais, lorsque cette ophthalmie commence, ses symptômes répondent si exactement à ceux de l'euphraise, qu'on pense involontairement à elle. La rougeur de la sclérotique, les petites veines qui rampent çà et là, les taches, les vésicules et les ulcères qui se forment sur la cornée enflammée, l'épiphora et la sécré-

(1) Voyez l'important ouvrage du docteur J. Sichel, *Iconographie ophthalmologique*, avec planches coloriées. Paris, 1853, p. 58 et suiv.

tion muqueuse abondante qui excorie le pourtour de l'œil;
le gonflement des paupières; la grande photophobie, qui va
jusqu'à produire le spasme des paupières; les douleurs pres-
sives et lancinantes qui existent dans l'œil lui-même; l'état
catarrhal concomitant, lequel se manifeste de préférence
sous la forme d'un coryza fluent, tous ces symptômes font
de l'*euphrasia* un remède capital. Je sais très bien qu'elle
n'appartient pas à la série des médicaments antistrumeux;
mais cela ne change en rien ses vertus curatives, qui peuvent encore donner de très bons résultats, quand le choix a
été fait d'après l'ensemble des symptômes. En général,
l'euphraise convient quand la maladie revêt un caractère
catarrhal très prononcé, dépendant de la coexistence d'autres formes morbides.

Lorsque l'inflammation est très intense, soit qu'elle ait
une grande violence dès le début, soit qu'elle l'acquiert
plus tard, lorsque la sensibilité générale est tellement
exaltée que la douleur paraît insupportable, ce qui tient
presque toujours à la sécheresse de l'œil, il faut donner une
ou plusieurs doses d'*aconit* 12, avant de pouvoir rien espérer
de l'emploi d'autres médicaments. Celui auquel on doit ensuite le plus souvent recourir, est *belladona* 30, parce qu'il répond exactement aux lésions de texture et de sensibilité,
que présente l'organe malade; mais il faut presque constamment commencer par modifier l'état du sujet à l'aide de
l'aconit. Comme il est facile de le prévoir, ces deux substances ne peuvent radicalement guérir une inflammation
qui dépend d'un état diathésique aussi profond; ils modèrent la violence des accidents inflammatoires, sans pouvoir les faire cesser à tout jamais. Aussi voit-on, après leur
emploi, la photophobie persister, augmentant vers le soir,
au point d'amener l'occlusion spasmodique des paupières.

Parmi la série de médicaments qu'il convient de donner
alors, je signalerai en premier lieu, comme le plus important, *hepar sulphuris*, troisième trituration, dont il faut
donner une très petite quantité matin et soir. J'ai souvent

donné ce médicament dans cette forme morbide, et j'en ai retiré de grands avantages ; mais, dans ces derniers temps, je ne m'en suis plus tenu à la troisième trituration, j'ai fait quelques essais avec les hautes puissances, et les résultats m'ont paru favorables. Du reste, je ne possède, sur ce point, aucune expérience récente. Si l'inflammation n'a pas été modifiée en bien par la belladone, ce qui arrive souvent, le gonflement des paupières et leur occlusion spasmodique ne permettant pas toujours d'apprécier exactement l'intensité du mal, il faut donner une ou deux doses de *mercur. solubilis*, troisième trituration. Ce médicament améliore toujours la maladie, et l'*hepar sulphuris* trouve très-bien ensuite son application. Il m'est souvent arrivé, lorsque la phlegmasie était très intense, et qu'il était difficile d'entr'ouvrir les paupières pour examiner l'œil, que des larmes brûlantes et corrosives coulaient sur les joues, de donner avec un succès remarquable *mercurius corrosivus*, sixième dilution, deux ou trois doses par jour.

Cette phlegmasie n'est heureusement pas toujours tellement intense, qu'elle engendre des symptômes aussi graves et qu'elle puisse entraîner à des accidents aussi sérieux. Alors le traitement que je viens de tracer suffit à modérer l'état du malade, et l'on peut s'adresser, d'après les symptômes qui restent, soit à *pulsat., ignat., cham., nux.*, soit à *dulcam., caust., sepia, calcar., sulphur.*, lesquels améliorent notablement le sujet ou le guérissent complétement.

La longueur de cette affection porte souvent le malade et le médecin à désespérer du succès, et conduit ce dernier à tenter des moyens qui n'ont pas une grande valeur, mais qui ne doivent pas cependant être entièrement négligés. Ainsi j'ai souvent remarqué que *hepar sulphuris* ne donnait pas des résultats aussi complets, quand j'insistais sur son emploi, que si je donnais entre deux doses un remède intercurrent ; et cette observation me conduisit à donner alternativement chacun des éléments qui entrent dans la composition du foie de soufre, c'est-à-dire que je faisais prendre au malade une dose de *sulphur*, troisième trituration, et, le lendemain, une dose de *calcarea*, troisième trituration aussi. Par ce moyen, j'obtenais souvent ce que j'avais demandé en vain à l'*hepar sulphuris* seul.

On se donne souvent beaucoup de mal pour limiter les manifestations locales de cette cachexie, en faisant usage des médicaments qui répondent aux scrofules en général. Ainsi, pour ce qui est des ulcères de la sclérotique et de la cornée, on doit concevoir de grandes craintes, parce que aussitôt que l'un se cicatrise, il s'en forme un, ou plusieurs autres, qui suppurent abondamment, et laissent des cicatrices gênantes. Les médicaments les plus utiles alors sont : *cannabis*, *hepar*, *sulphur*, *euphrasia*, *calcarea*, *lachesis*, *mercur.*, *silicea*, *sepia*. Il est inutile de rappeler que l'on doit fixer son choix en raison des symptômes accessoires, et qu'il n'est pas indifférent de choisir l'agent le plus convenable parmi ceux que je viens d'indiquer.

Quand l'ophthalmie scrofuleuse ne cède à aucun des agents que je viens de nommer, on réussit souvent à guérir avec *arsenic* 30, que l'on répète à des intervalles plus ou moins longs, ou qu'on alterne avec l'*euphrasia*, ou avec tout autre médicament bien indiqué. Feu Thorer de Gœrlitz, s'appuyant sur plusieurs expériences, recommandait *rhus* 12 comme l'agent le plus convenable en pareilles circonstances. Je l'ai souvent employé moi-même avec succès ; mais il m'est aussi arrivé d'être trompé dans mes espérances, ce qui tenait sans doute à ce que je n'avais pas individualisé assez complétement le cas que je traitais. Le *rhus* me semble être surtout indiqué, quand il existe en même temps que l'ophthalmie des éruptions scrofuleuses ou herpétiques du cuir chevelu ou de la face.

§ XIX. **Inflammation scrofuleuse du nez** (*Inflammatio nasi scrofulosa*).

La diathèse scrofuleuse se localise souvent sur la membrane muqueuse des fosses nasales sous la forme d'un coryza chronique ou d'une blennorrhée; il arrive même fréquemment que cette affection s'aggrave jusqu'à devenir une inflammation de la membrane de Schneider, et qu'elle amène par suite l'ulcération, la suppuration ou d'autres altérations organiques de ces tissus. Au moins voit-on cette cachexie engendrer le *coryza des nouveaux-nés*, qui, en raison de la faiblesse particulière à cet âge, prend souvent un caractère sérieux. Ce coryza est caractérisé par des éternuments nombreux et l'écoulement de mucosités claires, filantes, plus tard jaunes, verdâtres ou puriformes. L'enfant cesse de pouvoir teter, parce que l'air ne pénètre pas dans les narines; ce qui le force d'abandonner le mamelon, ce qu'il fait en poussant des cris plaintifs. Il dort la bouche ouverte. Alors des mucosités abondantes s'accumulent dans les fosses nasales, causent une grande gêne de la respiration, de l'agitation, des pleurs, et enfin l'épuisement.

Cet état reconnaît le plus souvent pour cause secondaire l'impression d'un froid violent; aussi est-il indispensable d'entourer l'enfant d'une chaleur artificielle proportionnée, en même temps qu'on lui fait prendre les médicaments convenables, parmi lesquels il faut ranger *aconit*, *chamomilla*, *pulsatilla* (1). On évite par ce moyen que la maladie n'atteigne à son développement complet. L'enchifrènement n'est guère moins inquiétant que le coryza, parce que la sécheresse de la membrane muqueuse est presque toujours suivie d'une hypersécrétion de mucus, accompagnée d'accidents analogues à ceux du coryza lui-même. Les moyens locaux ne doivent pas être ici rejetés. Ainsi il faut oindre le nez avec un corps gras, de la graisse de poulet, de l'huile d'amandes douces, de la crème, et enduire la membrane muqueuse elle-même avec de l'huile d'amandes douces qu'on étend à sa surface à l'aide d'une barbe de plume; enfin il faut donner à l'intérieur : *dulcamara*, *sambucus nux*, *chamomilla*, etc.

(1) Voy. le *Traité de thérapeutique homœopathique des maladies aiguës et chroniques*, Paris, 1847, t. I, p. 479.

Mais tout ne se borne pas là. Les symptômes scrofuleux dont le nez peut être le siége sont plus graves; ils viennent le plus souvent à la suite d'un violent coryza, ou débutent par un écoulement muqueux qui semble être sans importance; puis le nez s'enflamme, se gonfle, et les malades se plaignent de souffrir quand ils se mouchent. La matière qui s'écoule devient peu à peu purulente, surtout le matin où les narines sont bouchées par des croûtes. Lorsqu'on les enlève, il se fait une sécrétion séreuse qui se transforme en un ichor fétide, souvent mêlé de sang; ou bien ce liquide est verdâtre et épais. Cette sécrétion prend ensuite une odeur infecte, insupportable pour le malade lui-même; la lèvre supérieure devient le siége d'un gonflement œdémateux, et l'écoulement lui-même l'excorie. Cet écoulement devient très abondant quand le temps est froid ou variable. En écartant beaucoup les narines, on parvient quelquefois à apercevoir des ulcères dans le nez. C'est ce qu'on appelle l'*ozène scrofuleux*, maladie que l'on observe surtout chez les enfants de quatre à sept ans. La carie des os du nez est rare : si elle survient, c'est uniquement comme symptôme secondaire; mais la nécrose est plus fréquente. Ces altérations ont pour siége principal la partie antérieure des narines et la pointe du nez; on y rencontre des ulcères, des tubercules, des croûtes, un gonflement notable, enfin tous les caractères de l'inflammation. Les yeux et les voies lacrymales participent fréquemment à la maladie.

Quels que soient les symptômes de cette maladie, il faut toujours avoir en vue les médicaments qui suivent : *mercurius solubilis* 12° dilution, qui m'a rendu de très grands services, et je le considère comme un remède héroïque, quand il y a des signes d'inflammation avec altération de la membrane de Schneider, écoulement d'un pus fétide, et lorsque la partie supérieure des fosses nasales paraît être le siége principal de la maladie. Il est toujours bon de diminuer la dose en la faisant dissoudre dans de l'eau dont on fait prendre une cuillerée matin et soir. Si le mercure ne suffit pas à la guérison, il a toujours un grand avantage, c'est de préparer l'organisme à recevoir un autre médicament. Celui qui lui succède le mieux, et qui est alors parfaitement indiqué, est *hepar sulphuris* 3ᵉ trituration. Il m'est arrivé, dans ces derniers temps, de cicatriser à son aide un grand nombre d'ulcères scrofuleux de la membrane muqueuse, ce qui justifie complétement le traitement que je recommande pour l'ozène, et ce qui me porte à engager mes jeunes confrères à recourir à ce médicament. Si l'inflammation est vive et douloureuse, et que la sécrétion diminue au lieu d'augmenter, *belladona* 30 doit être donnée avant mercure, et l'*hepar sulphuris* convient souvent beaucoup mieux que ce dernier après la belladone. Mais ce ne sont pas là des préceptes irrémissibles, car la maladie peut présenter de nombreuses modifications qui les fassent varier. *Aurum* est aussi un agent précieux, quand il y a des croûtes et des ulcères dans les fosses nasales; *assa fœtida* est également utile en pareille circonstance; mais elle m'a paru moins efficace contre l'ozène purement scrofuleux que dans le cas où il existait quelque mélange de syphilis. L'or serait aussi très important en présence d'une semblable complication. J'indiquerai enfin comme pouvant être utiles : *sulphur*, *calcarea*, *phosphor.*, *lachesis*, *bryonia*, *nitri acidum*, *rhus*, *pulsatilla*, etc.

§ IV. Favus (*Tinea capitis*).

La teigne s'observe souvent chez les enfants scrofuleux. Elle est parfois le premier signe évident de cette cachexie, et se montre rarement avant la troisième année. On distingue plusieurs formes et plusieurs degrés dans cette maladie. Mettant de côté toutes les nuances qu'elle présente, je retiendrai seulement ses caractères essentiels : la rougeur inflammatoire du cuir chevelu, le prurit, la douleur brûlante et tensive qui l'accompagne, l'apparition de vésicules qui se rompent ou que le malade écorche, et qui laissent écouler un liquide visqueux, répandant une odeur toute spéciale, lequel forme des croûtes molles et noires, des écailles molles ou dures, très épaisses ou peu étendues.

Le degré le plus léger de la teigne est désigné sous le nom de *favus* (*ichor favosus*); il a presque toujours pour siége la région occipitale d'où il s'étend à la partie postérieure du cou (1). La peau des régions envahies rougit, devient brûlante, dure, et forme une légère saillie; elle est douloureuse. Il y a presque toujours alors gonflement et sensibilité des ganglions lymphatiques du cou et de la nuque. Au bout de quelques jours, il se forme de petites vésicules acuminées qui reposent sur un fond rouge enflammé, dont la base est dure et le sommet mou, d'un blanc jaunâtre : ces vésicules augmentent peu à peu. Elles contiennent une lymphe jaune, visqueuse et assez épaisse qui s'écoule aussitôt que la vésicule se rompt; ce liquide a une odeur plus ou moins forte et repoussante. L'éruption gagne en largeur par l'action même de ce liquide; les cheveux se collent ensemble; la vermine paraît et augmente si on néglige les soins de propreté. Des croûtes d'aspects très divers, squameuses, épaisses, saillantes et dures se forment bientôt après.

L'espèce que l'on désigne sous le nom de *tinea maligna*, a presque toujours pour siége le vertex et la partie antérieure de la tête; elle débute comme la forme précédente, seulement les pustules sont plus volumineuses et plus rapprochées, et quand elles se rompent, il s'écoule un ichor d'un jaune verdâtre qui se dessèche, et forme peu à peu une calotte de croûtes, qui recouvre la plus grande partie du cuir chevelu. Ce liquide, en se desséchant, donne naissance à des croûtes épaisses, dures, confluentes, verdâtres, sous lesquelles existent des ulcères qui rongent de plus en plus,

_____
(1) Cazenave, *Traité des maladies du cuir chevelu.* Paris, 1850, p. 219.

et s'étendent beaucoup. Il s'en écoule un pus fétide, qui corrode la racine des cheveux et les fait tomber.

Canstatt donne au *favus* les caractères suivants : « Le cuir chevelu, dit-il, s'enflamme; il se forme une production morbide, spécifique, consistant en une multitude de champignons microscopiques, qui laissent suinter une matière purulente, jaune, laquelle répand une odeur analogue à celle de l'urine de chat, humecte la peau, et fait naître des pustules, au centre desquelles se trouve un cheveu. C'est la première période du favus. Ce produit de sécrétion ne borne pas son action au cuir chevelu, il l'étend aux parties voisines. Cette humeur se dessèche très vite, sans que la membrane qui l'enveloppe se soit rompue; alors chaque pustule renferme une croûte jaune déprimée en godet; toutes se réunissent par leurs bords, et forment une large enveloppe, qui ressemble à un rayon de miel. A mesure qu'elles vieillissent, ces croûtes deviennent plus sèches et plus friables. Si l'enfant n'est pas tenu très proprement, il se fait une grande quantité de poux, qui augmentent l'irritation et le prurit. La peau recouverte par les croûtes est rouge, sensible et présente de nombreuses dépressions, dans lesquelles la matière faveuse séjourne ; ou bien, il se fait sur le chorion des ulcères scrofuleux qui détruisent les tissus et s'étendent parfois jusqu'aux os. Il s'écoule de ces ulcères, un liquide rougeâtre et infect, qui donne naissance à des croûtes irrégulières, brunissant ensuite. Le cheveu qui sort du follicule malade, devient fin, change de couleur et tombe bientôt. La maladie désorganise ensuite si complétement le follicule, que l'enfant devient chauve par places, et que le cuir chevelu reste sur ces points lisse et brillant, les cheveux ne pouvant plus y pousser. Le favus est très contagieux, il s'étend d'une partie de la peau à une autre.

« Le siége principal de la maladie est le cuir chevelu lui-même; cependant on la voit s'étendre sur des régions complétement dépourvues de poils ; sur le visage, le cou, le dos et les extrémités. Lorsque ces dernières sont envahies, les ongles deviennent malades, ils se déforment, se fendent et finissent par tomber. »

Ces altérations locales s'accompagnent presque toujours d'autres symptômes qui indiquent que l'état général participe à la maladie; ainsi les ganglions lymphatiques du cou s'engorgent, se gonflent; il se fait des abcès sur différentes régions; l'enfant est sujet aux ophthalmies et au coryza; les digestions se dérangent, le ventre est dur et gonflé; la nutrition se fait mal, le visage est pâle, enfin le malade présente un grand nombre d'autres symptômes scrofuleux.

Il est presque inutile de rappeler que la teigne a constamment une marche chronique, qu'elle dure pendant des mois et même des années; et que si nous ne nous en rendons pas maîtres, les signes de la diathèse scrofuleuse lui succèdent. Du reste c'est le plus souvent cette dernière qui a été le point de départ de cette dermatose et qui l'entretient. Une brusque rétrocession du favus, que, même pendant les dix premières années de ce siècle, les médecins et les laïques cherchaient méthodiquement à obtenir, amène de dangereux symptômes : comme les convulsions, l'hydrocéphale aiguë, des dépôts scrofuleux, et même la mort.

J'insisterai, en faveur des jeunes homœopathes, sur le traitement de cette affection toujours si difficile à guérir; et je leur recommanderai d'abord de choisir toujours leurs médicaments parmi ceux qui répondent aux scrofules. J'ai eu plusieurs fois déjà occasion de les nommer; chacun d'eux possède maintenant le droit de bourgeoisie, car ils se sont montrés très utiles en bien des circonstances; mais il serait impossible de répondre de leur infaillibilité. Je ne puis prédire toutes les modifications variées que subira, sous des influences diverses, l'organisme de l'enfant, non plus qu'élever un édifice thérapeutique auquel il n'y aurait plus rien à ajouter. Celui qui aurait une semblable prétention prouverait par là même son ignorance, et pour rectifier son erreur, il devrait se livrer à l'observation de la nature, sans chercher à pénétrer les secrets du Créateur ; ce qu'il faut toujours faire quand on veut mériter le titre de praticien.

Le régime, la propreté et le soin de ne pas couvrir la tête d'une coiffure trop chaude, sont des précautions essentielles à observer pour obtenir une guérison rapide ; elles sont aussi utiles que le bon choix des médicaments. Quant à ces derniers, l'expérience nous recommande ceux que je vais indiquer.

Sulphur et *calcarea*, qui sont les deux agents héroïques des maladies scrofuleuses en général, conviennent très bien à la forme de cette diathèse qu'on désigne sous le nom de favus ; que l'on ait affaire à la forme bénigne ou à la forme grave de cette affection. J'ai indiqué ces deux médicaments en parlant des scrofules en général, je ne reviendrai pas en ce moment sur leurs indications respectives. — Je ferais de même à l'égard d'*hepar sulphuris*, s'il n'était pas utile de rappeler qu'il s'adresse de préférence aux formes légères de la maladie, lorsque l'éruption s'est étendue à la nuque et sur une partie du visage, que des pustules semblables à de petits furoncles se forment sur d'autres régions du corps, et que l'ophthalmie granuleuse, ou d'autres symptômes, se présentent du côté des yeux. Les symptômes de la teigne maligne se trouvent aussi parmi les effets purs d'*hepar*, que l'on peut employer, pourvu que l'on tienne un compte suffisant de toutes les circonstances accessoires dans lesquelles se trouve le malade. — Ceci s'applique également à l'*arsenicum*, qui s'adresse plutôt aux formes graves qu'aux formes légères de la maladie, tandis que le *sulphur* répond surtout à ces dernières. *Baryta carbonica* doit être prescrit quand l'éruption est sèche, qu'il existe un prurit brûlant et rongeant qui augmente à la chaleur du lit, et cause un grand malaise ; l'engorgement des glandes du cou et de la nuque manque rarement alors.

J'ai aussi retiré un très grand avantage du *rhus* qui m'a semblé convenir après *sulphur* et *calcarea* dans toutes les formes des scrofules quelles qu'elles fussent d'ailleurs ; et il m'est souvent arrivé de guérir à son aide des cas très rebelles et très anciens en l'alternant avec l'*arsenicum* qui convient parfaitement alors; je les donnais l'un après l'autre à deux ou trois jours d'intervalle. Le *rhus* m'a paru convenir de préférence lorsque la tête était couverte de croûtes faveuses très épaisses, sous lesquelles il se faisait une sécrétion purulente, verdâtre, répandant une odeur infecte, sécrétion qui, par son action sur les parties voisines, y faisait naître des vésicules nombreuses, très prurisantes, se remplissant très vite de pus, et détruisant la racine des cheveux. On trouve presque toujours les glandes de la nuque et de l'aisselle notablement gonflées; le cou raide et les mouvements de la tête douloureux.

La *teigne maligne* réclame presque toujours pour sa guérison plusieurs médicaments; il est rare que le médecin puisse en triompher avec un ou deux agents, quand même ceux-ci seraient assez exactement indiqués pour qu'il fût possible de les alterner et d'en continuer l'emploi pendant longtemps. Cette difficulté dépend de la ténacité habituelle aux maladies scrofuleuses. *Lycopodium* 18, 24, 30 mérite la préférence sur tous les autres, quand l'éruption du cuir chevelu suppure beaucoup et répand une très mauvaise odeur, qu'il existe sur d'autres parties du corps des taches prurisantes et suintantes, surtout autour des glandes cervicales et axillaires engorgées. Ce médicament convient quand le sujet souffre d'accidents dyspeptiques, que ses digestions sont pénibles, qu'il devient pâle et maigre. Le lycopode est incontestablement l'agent qui succède le mieux à *sulphur*; on peut le faire prendre pendant plusieurs jours, le matin et le soir; il faut seulement attendre pendant quelque temps la manifestation de son action curative.

Je n'ai jamais pu déterminer bien clairement si *graphites* 30° dilution convient à la teigne sèche ou à la teigne humide. Je l'ai employé avec avantage dans l'une et l'autre de ces formes, me déterminant d'après les symptômes accessoires, et j'ai obtenu à son aide de nombreuses guérisons.

Seulement, il ne faut jamais le donner immédiatement après le lycopode, parce qu'alors non seulement il est sans efficacité, mais peut même être nuisible. Il faut aussi tenir grand compte pour le choix de ce médicament de la grande susceptibilité au froid présentée par certains malades, parce que ces influences hâtent la marche des affections scrofuleuses. Mais les troubles des fonctions digestives constituent l'indication la plus exacte qui puisse fixer notre choix sur ce médicament. Je rappellerai à cet égard que le graphite répond mieux à la constipation qu'à la diarrhée.

Mercurius solubilis sera donné avec avantage dans les cas où l'éruption est l'effet de plusieurs causes réunies. Le médecin homœopathe ne devra donc pas y songer, s'il ne constate pas les signes essentiels de la syphilis, c'est-à-dire des exostoses au crâne, et l'existence d'ulcères malins, rongeants et sanieux sur d'autres parties. Mais alors le mercure ne serait pas le seul agent auquel nous puissions recourir : car *hepar*, *aurum*, *nitri acidum* sont aussi d'une grande utilité.

Il y a une autre éruption du cuir chevelu qui est toute spécifique, et dans laquelle les cheveux s'épaississent et se mêlent comme il arrive dans la plique polonaise; un prurit rongeant l'accompagne. Il n'y a pas dans l'affection dont je parle de suites aussi funestes que celles de la plique; elle a même l'avantage de permettre d'entretenir la tête dans un grand état de propreté. La spécificité de cette affection m'a conduit à penser que *vinca minor*, qui est tout à fait spécifique de la plique polonaise, pourrait trouver ici une utile application. Je dirai même qu'il y a plusieurs symptômes accessoires de caractère scrofuleux qui parlent en faveur de cette opinion. Au moins est-il certain que l'on retirera de ces recherches plus d'utilité que de préjudice.

On peut conclure, d'après ce que j'ai dit, que *dulcam.*, *sepia.*, *staphysagria*, *phosphorus*, etc., pourront être d'une grande utilité dans cette forme morbide.

§ V. Du goitre (Struma).

Plusieurs observateurs dignes de foi pensent que le goitre peut être congénial (1). Au moins ne devra t-on pas s'étonner si, à l'exemple de Meissner, je range l'hypertrophie de la glande thyroïde parmi les symptômes scrofuleux. Cette affection est rare pendant l'enfance ; au moins la glande n'acquiert-elle jamais alors un grand développement. Au commencement la tumeur est molle, mais à mesure qu'elle augmente, elle devient plus tendue et plus dure. Plus la maladie scrofuleuse diminue, plus le gonflement du cou s'amoindrit ; aussi n'aurais-je pas parlé de ce symptôme, s'il n'existait parfois isolément sans autres douleurs accessoires, et si je ne pouvais indiquer quelques remèdes spécifiques à lui opposer. Je rangerai parmi ces derniers : *spongia*, *iodium*, *natrum carbonicum*, *calcarea*, *lycopodium*, etc.

§ VI. Ostite scrofuleuse (2).

Cette affection débute par le gonflement d'un os qui devient sensible à la pression, puis la peau commence à rougir au niveau de la tumeur osseuse, et se rompt dans l'endroit où elle avait rougi. Il se forme alors un ulcère qui sécrète un pus aqueux et fétide. Un examen attentif fait presque toujours reconnaître les signes de la carie. Ces exostoses scrofuleuses se développent presque toujours sur les os du métacarpe ou du métatarse, sur les phalanges ou à la surface des os creux. Dans ce cas, la maladie débute par la moelle ou par la membrane interne de l'os, ce qui rend son diagnostic très difficile (Meissner). Cette affection est rarement dangereuse ; mais quand elle se prolonge, le médecin doit toujours diriger son traitement de manière à

(1) Voyez sur le Goitre et le Crétinisme les importantes communications faites à l'Académie de médecine et les discussions auxquelles elles ont donné lieu. (*Bulletin de l'Académie de médecine*. Paris, 1852, t. XVI, p. 200 et suiv.)

(2) Lebert, *Traité pratique des maladies scrofuleuses et tuberculeuses*, Paris, 1849, p. 477 et suiv.)

éteindre la diathèse scrofuleuse, parce qu'il triomphera en même temps du gonflement osseux.

Traitement. — Avant que cette affection des os n'éclate, les enfants paraissent être pendant quelque temps dans un excellent état de santé ; ils sont gais, prennent plaisir à leurs jeux habituels, de sorte que le médecin et les parents regardent la maladie scrofuleuse comme éteinte. L'irritation morbide semble avoir complétement cessé ; cependant elle continue ses ravages en silence, sans rien laisser paraître au dehors jusqu'au moment où la maladie de l'os est complétement développée et menace de passer à une autre phase. La maladie est ainsi méconnue, et l'on rapporte à la croissance le sentiment de faiblesse et de douleur du membre, la pesanteur que le malade y ressent ; on renvoie à la même cause presque tous les accidents sérieux. Le médecin se rassure volontiers, ne trouvant aucune indication importante capable de fixer son choix sur un médicament. A peine regarde-t-il comme possible le développement d'une maladie lente, qu'il pourrait néanmoins reconnaître en réunissant avec soin tous les signes de l'état diathésique et en les comparant avec les symptômes actuels de la maladie. Cette comparaison le conduirait parfois à choisir un médicament capable de s'opposer au développement des accidents. Je crois pouvoir confirmer par l'expérience ce que j'avance ici à titre de simple conjecture ; malheureusement je ne puis appuyer mon dire que sur des faits négatifs, en assurant que j'ai pu arrêter des maladies osseuses qui semblaient devoir atteindre à leur complet développement. Pour être juste, je dois ajouter que j'avais constaté chez ces malades un petit gonflement de l'os et de la sensibilité au toucher, sensibilité qui arrachait quelques plaintes à l'enfant. Il m'est souvent arrivé alors, quand il y avait un sentiment de paralysie et de faiblesse dans l'os, d'obtenir une amélioration remarquable à l'aide de l'arnica et de compléter rapidement la guérison avec mezereum. Des expériences ultérieures pourront confirmer ce que j'annonce, et suppléer à ce que mes indications présentent d'incomplet.

Quand l'os est manifestement gonflé sans qu'il existe aucun signe d'inflammation, le médecin homœopathe est presque toujours conduit à prescrire le *mercure*, surtout quand le malade accuse dans la partie souffrante une douleur de brisement. Il m'est souvent arrivé avec lui ou de favoriser l'aggravation du mal jusqu'à l'inflammation, ou de l'arrêter, ce qui ne doit pas nous étonner, parce que le *mercure* ne convient dans les scrofules que dans quelques cas; aussi ai-je l'habitude de le prescrire seulement quand la périostose me semble reconnaître une double cause, c'est-à-dire quand il y a quelque complication de syphilis.

Mezereum est ici d'une extrême importance, mais non pas à une dilution inférieure à la sixième. Il arrive très souvent que le médecin homœopathe est appelé à traiter des scrofuleux qui ont été soumis à un traitement allopathique, et que, sans autre indication que les symptômes présentés par le malade, il soit en droit de penser qu'il a été fait usage de quelque préparation mercurielle ; bien souvent aussi on doit croire à un mélange de psore et de syphilis. Or, on sait combien sont nombreux dans la pathogénésie du *mezereum* les symptômes qui se rapportent au gonflement des os, ce qui doit nous engager à prescrire ce médicament, bien qu'il nous soit incomplétement connu. Je crois même qu'il prendra de plus en plus d'importance, et que, sous bien des rapports, il doit être rangé parmi les antipsoriques. Quoi qu'il arrive de cette prévision, un fait reste certain, c'est que je me suis vu souvent obligé de le donner, depuis qu'une étude attentive m'a rendu plus familier avec ses symptômes locaux et ses caractères généraux. Aussi dois-je conseiller à mes confrères d'étudier avec soin ce médicament dont ils tireront un grand avantage dans le traitement de maladies moins graves que les scrofules.

Asa fœtida a joui, jusqu'à présent, d'une grande réputation dans le traitement de l'ostéite; mais cette réputation est-elle bien méritée? On peut le contester. Mon expérience, que je suis loin de donner comme infaillible, m'a enseigné le contraire. Dans les observations qui ont été publiées, ce médicament paraît avoir été employé à cause de son efficacité dans des cas analogues, car ses symptômes pathogénésiques ne sont pas aussi nettement indiqués que ceux du *mezereum*. Je consens, du reste, bien facilement à ce qu'on me dise que je n'ai pas su reconnaître les cas dans lesquels il convenait; car je suis bien loin de prétendre qu'il ne puisse jamais être utile dans les ulcères scrofuleux des os. Je dirai même qu'il m'est souvent arrivé d'employer l'*assa fœtida* avec avantage ; mais je dois ajouter que je l'ai toujours prescrite lorsque les agents sur lesquels je comptais le plus et que j'avais choisis en tenant un compte scrupuleux de leurs effets physiologiques, étaient restés sans action. J'agissais donc alors sur des données exclusivement empiriques qu'il me serait impossible de justifier. C'est pour ce motif que j'engage mes collègues à chercher à établir leur conviction sur l'efficacité de cet agent, espérant que des observations exactes nous feront découvrir la vérité.

Je puis parler en termes plus favorables de l'*acidum phosphoricum* 3°, 6° ou 12° dilution, lequel s'est toujours montré très efficace dans le traitement des maladies des os, quelle que soit leur origine. On peut le donner avec d'autant plus de certitude que ses effets physiologiques sont de sûrs garants de son efficacité. Le lecteur me dispensera, je l'espère, d'insister sur les signes particuliers de cet agent, le petit nombre d'indications que je viens de poser étant tout à fait suffisantes pour l'engager à expérimenter par lui-même.

Des circonstances analogues à celles qui précèdent peuvent nous faire recourir à *silicea* qu'il ne faut jamais donner à une dilution inférieure à la trentième, si l'on veut obtenir un résultat favorable. Ce médicament convient dans toutes les périodes de l'ostéite scrofuleuse, depuis son début jusqu'à son plus haut degré de développement, pourvu que les symptômes accessoires présentés par le malade correspondent à ceux de cet agent. — Je nommerai encore comme pouvant être utiles après la silice, *calcarea*, *sulphur*, *phosphor.*, *staphysagria*, *hepar*, *sepia*, etc.

Il n'est pas possible de poser des indications thérapeutiques pour les différentes phases par lesquelles peut passer l'ostéite scrofuleuse, jusqu'à ce qu'elle ait atteint ses dernières limites. Vouloir énumérer toutes les modifications possibles serait s'exposer à des répétitions fastidieuses ; j'arrêterai donc ici ce que je voulais dire sur ce sujet. — Je rappellerai seulement une conversation que j'eus avec Hahnemann, pendant que j'étais à l'Université, parce qu'elle montre combien notre maître recherchait avec soin les causes fondamentales des maladies, et combien il restait ferme dans l'opinion qu'il s'était formée et qu'il abandonnait seulement lorsqu'un point de vue plus exact venait l'y contraindre. Les simples conjectures, les hypothèses, les sophismes lui répugnaient par-dessus tout ; aussi les a-t-il tous bannis de son nouveau système. Cependant il lui était impossible, à lui penseur si profond, de considérer les maladies qu'il devait traiter, seulement dans leurs groupes de symptômes, sans rechercher avec soin toutes les circonstances qui avaient pu favoriser leur développement. Il est vrai qu'il défendait à ses élèves de se livrer à ces recherches dont il leur montrait les dangers ; mais aussi, oubliant parfois sa défense, il leur prouvait qu'une semblable recherche n'était pas toujours superflue. J'en citerai un exemple : En 1816, j'étais auprès de lui, je crois avec Hornburg, lorsqu'on lui apporta un enfant des environs de Leipsick, lequel avait des ulcères scrofuleux sur plusieurs os, ulcères pour lesquels on lui demandait son avis et des médicaments. Lorsque le malade fut parti, Hahnemann lut notre curiosité sur nos visages, car, sans attendre que nous l'interrogions, il se mit à nous expliquer la succession des symptômes, et conclut par une parole remarquable : « Voyez, messieurs, quelle vaste influence le café peut avoir sur l'organisme d'un enfant et quels maux il est capable d'engendrer ! » Nous comprîmes plus tard, en continuant nos études en homœopathie, comment Hahnemann était arrivé à se former cette opinion et pourquoi il avait prescrit *nux vomica*, qui était à la fois un antidote du café et un des polychrestes qui lui étaient le mieux connus. Mais un peu plus tard, lorsqu'il eut la première idée de la doctrine des maladies chroniques, Hahnemann commença à douter de sa première opinion.

§ VII. Tumeur blanche (*Fungus articulorum*).

Les tumeurs blanches sont un effet bien commun des scrofules : elles se montrent généralement au genou, amenant sur cet article une tumeur molle et élastique, sans changement de couleur à la peau (1). Seulement, quand le mal prend un accroissement considérable, celle-ci se tend, devient brillante et plus blanche qu'à l'ordinaire. Il y a presque toujours un peu de douleur, l'enfant s'appuie difficilement sur le pied de la jambe malade ; il boite. Ses mouvements deviennent de plus en plus pénibles, à mesure que la maladie augmente, et, plus tard, le membre devient tout à fait raide. Il se fait ensuite dans la tumeur des foyers purulents, puis des trajets fistuleux, qui correspondent à des points de carie. Une fièvre lente, l'amaigrissement et un affaiblissement graduel se joignent à cet état. Il est très facile de confondre les tumeurs blanches avec l'arthrocace, l'inflammation et la dégénérescence des surfaces articulaires, et avec l'hydropisie des articulations.

Le médicament essentiel est *silicea*, que l'on doit répéter tous les huit jours. On peut aussi recourir à quelques autres substances, quand la silice ne donne pas une guérison complète. Je citerai entre autres : *antimonium crudum*, qui vient après *silicea* ; *petroleum*, que l'on doit donner après l'antimoine, *iodium*, *clematis*, *sulphur*, etc.

(1) Voy. Richet, *Mémoire sur les tumeurs blanches* (Mémoires de l'Académie de médecine. Paris, 1853, t. XVII, p. 37 et suiv. — Bonnet, *Traité de thérapeutique des maladies articulaires*, Paris, 1853.

CHAPITRE XXXIV. — DU RACHITISME.

Rachitis.

J'aurais été certainement en droit de ne pas consacrer un chapitre spécial à l'étude de cette maladie, et de la considérer comme une dépendance des scrofules, dont elle est une des manifestations générales, puisque la plupart des écrivains reconnaissent dans le rachitisme le type de la cachexie scrofuleuse.

La déviation accidentelle des os dépend surtout des altérations survenues dans la composition chimique des humeurs dont les effets se sont localisés sur le système osseux; ce serait donc une erreur de vouloir considérer cet état général comme une maladie à part, et de vouloir baser sa thérapeutique sur cette opinion. Tout le monde sait que les liquides de l'économie présentent les mêmes altérations dans les scrofules et dans le rachitisme, et que le premier effet de cet état est une nutrition vicieuse. Je suis certain qu'aucun homœopathe ne m'aurait reproché de comprendre la description de cette maladie dans le chapitre précédent, du moment où je base mes indications thérapeutiques sur la loi des semblables seule. Mais je dois croire qu'il se rencontrera des médecins qui pourront être d'un avis différent sur la nature de la maladie et sur le traitement qui lui convient, lesquels jetteront peut-être les yeux sur cet ouvrage, et qui pourraient me reprocher de donner une place secondaire à une maladie qui joue un rôle si important dans les travaux des allopathes. Mais, comme je m'occupe essentiellement de thérapeutique, et qu'il est absolument indifférent, sous ce rapport, que cette maladie ait dans cet ouvrage une place de préférence à une autre, j'ai cru pouvoir me conformer à l'opinion de quelques écrivains, et faire du rachitisme une maladie à part.

Celse fait mention de cette maladie, et d'autres auteurs anciens en parlent ; mais ce sont surtout les médecins anglais qui en ont donné une description exacte dans le cours du XVI° siècle. Le rachitisme est certainement aussi vieux que les scrofules ; ce n'est même autre chose que l'effet de la localisation de cette diathèse sur le système osseux ; au moins trouve-t-on les symptômes de ces deux affections bien souvent réunis.

Le rachitisme se développe peu à peu, comme toutes les maladies chroniques ; on constate souvent, à titre de prodromes, des troubles du côté des fonctions digestives, et aussi du côté des sécrétions et des excrétions, des signes d'un malaise général. Les lésions des solides se développent ensuite peu à peu, se fixant sur les os, les cartilages, des muscles et l'enveloppe cutanée ; puis, la déviation des parties osseuses devient, à son tour, la cause mécanique d'un grand nombre de troubles fonctionnels des organes internes.

Les premiers signes du rachitisme paraissent au moment du sevrage, pendant le travail de la première dentition ; leur aggravation est tantôt plus, tantôt moins rapide. Les symptômes des voies digestives, symptômes que j'ai déjà signalés comme prodromes de la maladie, consistent dans une production abondante de flatuosités, l'irrégularité des évacuations alvines, les acidités de l'estomac, les coliques, la pâleur des excréments, le gonflement et la dureté de l'hypogastre, la mauvaise odeur de l'haleine ; on constate aussi très fréquemment des vomissements et des renvois acides. Les enfants ont un grand appétit ; mais ils préfèrent toujours le pain, les farineux, les pommes de terre, ou bien les végétaux acides et les aliments contre nature. Ils ont un habitus cachectique, pâle, un teint terreux ; ces petits malades deviennent chagrins, insupportables, faibles, nonchalants ; leurs urines sont troubles, aqueuses, elles ont une réaction acide, et l'analyse chimique prouve qu'elles renferment beaucoup de phosphate de chaux, d'acide lactique et d'acide benzoïque; ils ont aussi des sueurs visqueuses, et leur haleine répand une odeur aigre.

L'amaigrissement continu prouve sans réplique que l'assimilation est en défaut; la mollesse de la peau et des muscles a la même signification. Le visage est ridé, défiguré, ressemble à celui d'un vieillard et d'un penseur; il arrive aussi très souvent qu'il est gonflé, œdémateux. La peau est couverte de tannes. La croissance s'arrête; les enfants ne peuvent parvenir à se tenir sur leurs jambes et à marcher, ou bien, s'ils avaient déjà cette faculté, ils ne tardent pas à la perdre; leur démarche est chancelante, et ils sont bientôt fatigués. Les dents deviennent jaunes, brunes ou noires, elles se raient en travers, se carient, tombent de bonne heure et repoussent lentement; les gencives sont décollées. Quand le travail de dentition n'est pas terminé avant l'apparition du rachitisme, les dents poussent difficilement et sans ordre. Le système osseux subit en même temps d'importantes modifications : les épiphyses des os longs, du radius, du cubitus, de l'humérus, du tibia et du péroné, les extrémités des côtes et du sternum se tuméfient, tandis que les diaphyses restent très minces; il semble alors que l'articulation ait doublé de volume. D'un autre côté la contraction des muscles qui s'insèrent sur ces os ramollis, et la pression mécanique résultant du poids du corps, causent la courbure et la déformation des membres supérieurs, des extrémités inférieures et de la colonne vertébrale. Les extrémités sternales des côtes augmentent de volume et forment de véritables nœuds; les parties latérales du thorax s'aplatissent, le sternum devient saillant, ce qui a fait donner à cette difformité le nom de *poitrine de poulet*; les genoux sont presque toujours déviés en dedans, les pieds portés en dehors, de sorte que le malade marche plutôt sur le bord interne du pied que sur sa plante. Le pubis est refoulé vers les lombes, ce qui rétrécit l'étendue de la cavité abdominale. La colonne vertébrale prend une des formes désignées sous le nom de *cyphosis*, *lordosis* et *scoliosis*. D'après l'observation de Ruf, les côtes et les os des membres supérieurs seraient atteints de préférence, chez les très jeunes enfants; ceux des membres inférieurs, chez les sujets âgés de trois à cinq ans; et, plus tard, les déviations de la colonne vertébrale seraient les plus fréquentes.

Les altérations présentées par les os du crâne sont toutes différentes ; ces os deviennent plus durs, mais l'ossification s'arrête sur d'autres points : les fontanelles et les sutures se ferment avec peine; de là vient que le volume de la tête est disproportionné avec celui du corps. Plus tard ces os acquièrent une épaisseur qui n'est pas ordinaire, et présentent des inégalités qui font conclure avec raison au dépôt d'un excès de substance plastique dans le diploé. L'os frontal est celui qui est le plus saillant, les tempes sont déprimées, le sommet de la tête s'aplatit, et il reste une corde dure et anguleuse à la place de la suture frontale; enfin, on trouve sur les os des bosses irrégulières. Le volume extraordinaire du crâne fait que les enfants laissent retomber leur tête en arrière ou qu'ils cherchent toujours à l'appuyer. Les aptitudes intellectuelles sont presque constamment très développées chez les rachitiques; ces petits malades sont aussi très souvent paresseux, grondeurs, idiots, et il se développe fréquemment chez eux une hypertrophie cérébrale ou une hydrocéphale chronique, lesquelles arrêtent à coup sûr le développement des sens et celui des facultés intellectuelles (Canstatt).

Le rétrécissement du thorax amène des souffrances asthmatiques, des suffocations, une toux fréquente, des palpitations, la phthisie, etc. Le foie se déplace sous l'influence des contractions du diaphragme, il paraît hypertrophié; mais il est seulement déplacé. La maladie marche lentement pendant plusieurs années, mais, chaque fois qu'une nouvelle dent paraît, elle s'aggrave; il est rare qu'elle arrive après la septième année, et elle n'atteint pas toujours alors à un haut degré de perfection, mais elle marche souvent à guérison, par un genre de vie et un traitement convenables, et par l'influence de l'âge; cette guérison peut encore être obtenue sans le secours de l'art, au moment de la seconde dentition ou de la puberté. Mais, le plus souvent, elle est incomplète; il est rare que le malade puisse arriver à une santé durable et atteindre à l'âge moyen de la vie. Lorsque la guérison n'est pas radicale, l'enfant continue à présenter quelques uns des symptômes que je viens d'énumérer, ou les signes de la cachexie scrofuleuse, c'est-à-dire la déviation, l'ulcération des os, l'asthme, les maladies du cœur, l'hydrothorax, l'emphysème pulmonaire, etc. La plupart de ces maladies causent la mort; celle-ci est presque toujours précédée d'une fièvre hectique.

Les altérations que l'on trouve à l'autopsie sont les suivantes: Le cadavre conserve pendant longtemps sa chaleur et sa souplesse; le sang, très appauvri, se coagule lentement; les muscles sont pâles et mous; les ganglions lymphatiques hypertrophiés, indurés, remplis d'une matière calcaire ou caséeuse. Souvent le système lymphatique tout entier est malade, mais les glandes mésaraïques le sont plus que les autres. Presque tous les organes glandulaires s'hypertrophient; le foie, la rate, le pancréas, le thymus. Les os sont manifestement ramollis (ostéomalacie), de sorte qu'il est parfois possible de les couper avec un couteau; leur composition chimique est profondément altérée, surtout quant à la proportion de gélatine et de phosphate qu'ils doivent contenir, ceux-ci disparaissant en grande partie. Ce qu'il y a de remarquable, c'est que le gros intestin est presque toujours ramolli chez les rachitiques.

Étiologie.—Le rachitisme débute ordinairement entre le neuvième mois et le milieu de la seconde année, au moment de la première dentition. Cependant, on a rencontré des cas où cette maladie était congéniale; souvent aussi elle paraît dans le cours de la troisième, de la quatrième ou de la cinquième année. — Du reste, ses causes sont absolument celles de la cachexie scrofuleuse: une constitution faible et maladive des parents ou de la nourrice; la mauvaise qualité du lait avec lequel l'enfant a été nourri ; une alimentation vicieuse composée d'aliments gras, de légumes farineux, aqueux ou acides, surtout l'usage de navets dont le contenu aigrit ; une alimentation trop abondante ou une nourriture insuffisante, la malpropreté, le défaut d'air et d'exercice, l'habitation dans une atmosphère sombre et humide ; des maladies aiguës, surtout des exanthèmes, etc. Les filles y sont plus exposées que les garçons ; leur faible complexion semble rendre plus faciles chez elles les déformations du squelette. — Des observations nombreuses prouvent que le rachitisme est moins fréquent aujourd'hui qu'autrefois ; le mode d'éducation adopté de nos jours semble être la cause de cette décroissance remarquable.

Le *pronostic* n'est pas absolument défavorable, surtout lorsque le malade se trouve placé dans des conditions extérieures capables de venir en aide au traitement. La maladie reste alors à un degré inférieur, ou bien on l'arrête par un traitement interne et externe bien dirigé ; au moins les déformations du squelette ne sont-elles pas à craindre. Mais du moment que la maladie a fait des progrès, on doit toujours redouter, pour l'avenir, des déviations inévitables, même avec un traitement habilement dirigé, à moins que la carie, l'engorgement des ganglions mésentériques, une atrophie générale ou une fièvre hectique, ne viennent mettre auparavant un terme à la vie du malade. Quant aux déviations de la colonne vertébrale, elles ne sont pas mortelles par elles-mêmes, mais elles apportent un obstacle assez sérieux à la circulation pour empêcher la nutrition de s'accomplir, et pour amener peu à peu le développement des maladies organiques du cœur et du poumon : par exemple, l'asthme, les tubercules, l'hydropisie, maladies qui permettent rarement d'atteindre à un âge avancé. Le pronostic est beaucoup plus grave quand le rachitisme se montre peu de temps après la naissance, quand les dents se carient et tombent de bonne heure. On doit croire à une terminaison plus heureuse, lorsque les dents restent bonnes, que la colonne vertébrale n'est pas atteinte et que l'enfant n'accuse aucune douleur au toucher. L'apparition d'une dermatose est presque toujours favorable ; la vaccine produit aussi parfois une amélioration; mais il lui arrive souvent, au contraire, de hâter la marche de la maladie.

Traitement. — La première indication est ici, comme pour les scrofules, d'imposer au malade un genre de vie bien entendu. Comme on a maintes fois reconnu que les enfants allaités par leur mère ou par une bonne nourrice, et auxquels on ne donnait pas trop tôt à manger, présentaient rarement, pendant leur première année, quelque trace de rachitisme, je crois qu'il serait bon de poser en principe de rendre une nourrice aux enfants qu'on élève au biberon ou que l'on a sevrés, aussitôt qu'ils éprouvent quelque symptôme de cette maladie. Il arrive souvent alors que la nutrition se faisant mieux sous l'influence d'une alimentation proportionnée aux forces digestives du malade, celui-ci guérit complétement, même sans le secours de la médecine. Le moment où l'on sèvre un enfant est sans aucun doute celui qui réclame toute notre attention, quand il existe chez lui quelque germe de cette affection. Il faut proscrire avec soin les aliments gras, farineux, amylacés, d'une digestion difficile, les acides, le pain noir ; on doit recommander, au contraire, les viandes bien faites, quelques légumes herbacés et les œufs. Neumann permet la purée de lentilles aux enfants peu âgés. Je crois inutile de répéter qu'il faut veiller à ce que la chambre du malade soit saine, à ce qu'il soit tenu proprement ; les bains, l'exercice au grand air, la gymnastique sont aussi bien souvent utiles.

Un grand nombre des médicaments antiscrofuleux, correspondant au caractère général de la maladie, peuvent être prescrits contre elle. Il y en a quelques uns cependant qui méritent une attention particulière, parce qu'ils paraissent posséder des vertus toutes spécifiques.

Lorsque le rachitisme n'est pas l'effet d'une mauvaise hygiène ou de médicaments dont il aurait été fait abus, ses prodromes indiquent toujours que l'organisme est profondément atteint; aussi voyons-nous *ipec.*, *nux*, *veratr.*, *bryon.*, etc., soulager quelquefois sans jamais guérir. De très nombreuses observations m'ont prouvé que la période des prodromes était celle où *oleum jecoris morms* était le plus utile. Il m'a même paru que son emploi à l'intérieur, et même à l'extérieur, sous la forme de frictions abdominales, faisait disparaître peu à peu les symptômes menaçants, et qu'il n'y avait pas de rechute à craindre, quand les préceptes diététiques étaient scrupuleusement observés. Mais si, au bout de plusieurs semaines de l'usage de ce médicament, il n'y a aucune amélioration évidente, que l'enfant manifeste une répugnance extrême à le prendre, il faut abandonner son usage et recourir à des moyens mieux indiqués. Je sais bien que la plupart des médecins ne pronostiquent pas d'après les prodromes, le développement d'une maladie des os, surtout si les symptômes concomitants et l'état diathésique ne sont pas nettement caractérisés. Il arrive alors que l'on songe à *dulcamara*, *belladona*, *cham.*, *ignatia*, *pulsat.*, etc. S'il trouve le ventre tendu et dur, l'haleine d'une mauvaise odeur, le visage pâle et bouffi, une chaleur passagère et la rougeur alternant avec la pâleur de la face, le caractère pleureur de l'enfant, et des frayeurs involontaires pendant le sommeil, le médecin prescrit *belladona*. Ce choix n'est certainement pas défectueux, car ce médicament répond non seulement à ces symptômes, mais à la plupart des maladies des enfants; il sera donc utile, mais il ne pourra jamais à lui seul enlever la totalité de la maladie; ce qui s'explique par ce fait que la belladone n'a point de spécificité pour les maladies du système osseux.

Il en est autrement de l'*acidum phosphoricum*, dont l'action spécifique pour les maladies des os ne peut être mise en doute. Il arrive parfois que les prodromes ne s'accordent pas toujours avec les symptômes de ce médicament; on peut cependant l'employer, parce qu'il ne manque jamais de faire faire un petit progrès à la guérison, ce qu'explique l'ensemble des caractères de la maladie.

Les courbatures des membres, leur engourdissement, la facilité à se fatiguer, une démarche chancelante et incertaine, l'amaigrissement du corps, accompagné d'une physionomie souffrante, les yeux étant creux; l'apparition fréquente d'une éruption miliaire, le tremblement des mains pendant le sommeil, l'humeur acariâtre du malade et son indifférence, la diminution de ses facultés intellectuelles, les selles diarrhéiques et les symptômes gastriques qui existent en même temps, etc., sont les signes dont l'ensemble parle en faveur de l'*acidum phosphoricum*, qu'il faut employer à la troisième ou à la sixième dilution centésimale.

On s'étonnera peut-être de me voir faire l'éloge, pour une maladie aussi grave, d'un médicament bien rarement employé, auquel, cependant, j'accorde une grande valeur, malgré les expériences dont il a été l'objet; mais je me crois en droit d'agir ainsi, parce que ses effets physiologiques viennent à l'appui de mon opinion : je veux parler de *ruta graveolens*, dont Hahnemann avait su apprécier la puissance, et qu'il regardait comme un médicament énergique. L'opinion du maître n'aurait pas, cependant, été un motif suffisant de me faire prescrire la rue, si je n'avais eu occasion d'apprécier sa valeur. Je vis, en effet, un garçon atteint de rachitisme, lequel allait dans son jardin où il mâchait avec un véritable plaisir les feuilles fraîches de cette plante, et j'appris de ses parents que leur fils mangeait ces feuilles finement coupées, tant qu'elles étaient fraîches, et qu'il y ajoutait seulement du pain beurré. Cette communication réveilla mes souvenirs, et je me rappelai avoir eu la même habitude pendant mon enfance. Or, à cette époque, sans être rachitique, j'avais été scrofuleux au plus haut point; et je me demandai si le désir que j'avais alors de manger les feuilles de la rue n'était pas un fait instinctif. Je crus que cette maladie était assez sérieuse pour motiver de nouvelles recherches sur ce point, d'autant mieux qu'il fallait un grand nombre de médicaments pour la guérir, et que *ruta graveolens* à la deuxième ou à la troisième dilution centésimale pouvait être d'une grande utilité. Je crus reconnaître en elle un remède intercurrent qui doit être très efficace, lorsque l'enfant a une démarche chancelante, due à un sentiment de faiblesse de la partie supérieure des cuisses, faiblesse qui se fait sentir de préférence quand il monte ou quand il descend; et lorsque, dans ce mouvement, il éprouve de la douleur et fléchit involontairement les genoux. Un sentiment de brisure dans les membres, le besoin de les étirer et de les étendre, se trouvent aussi dans les effets de ce médicament. Il y a encore dans sa pathogénésie plusieurs symptômes très caractéristiques ; je ne les décrirai pas en détail, parce que ce travail a été fait par Hornburg, que Hahnemann regardait comme un expérimentateur très habile.

Staphisagria possède, comme chacun le sait, une action très profonde sur l'organisme, et l'on ne peut s'empêcher de le compter parmi les antiscrofuleux. Son action curative se porte aussi bien sur les os que sur les parties molles, sur le système sanguin que sur le système nerveux, et son efficacité, dans le traitement du rachitisme, a été maintes fois reconnue. Il y a surtout un symptôme qui est très caractéristique de ce médicament, c'est la tendance qu'ont les dents chez certains enfants rachitiques, surtout les dents de devant, à devenir noires et à se briser en petits morceaux. Il est rare qu'on le donne à tort quand ce caractère existe. La douzième et la trentième dilution sont les plus convenables ; il ne faut pas répéter souvent les doses.

Mercurius a été vanté outre mesure dans cette maladie; mais mon expérience personnelle ne me permet pas d'en faire un aussi grand éloge. On trouvera plusieurs passages de ce livre, où j'ai déjà expliqué les motifs de la réserve avec laquelle je l'emploie. Je ferai la même remarque au sujet d'*eau fétide*.

Mezereum, *lycopodium* et *calcarea carbonica* sont bien plus importants. Le lecteur a déjà eu occasion de les étudier plusieurs fois dans le cours de cet ouvrage, et leurs effets sur l'homme sain ont été bien des fois éprouvés. L'efficacité du *pinus sylvestris* a été constatée aussi dans ces derniers temps. Ce médicament, il est vrai, n'est pas encore bien connu; cependant, le docteur Patzack de Neisse a eu souvent occasion de l'employer dans cette maladie, à l'extérieur et à l'intérieur, et il l'a fait avec un succès décisif. Le résultat de ses expériences a été, au congrès homœopathique central, le sujet de communications verbales et écrites, ce qui me justifie d'appeler l'attention sur cet agent. Je le recommanderai surtout quand les enfants *apprennent difficilement à marcher*, à cause de la faiblesse de leur système osseux. Il faut donner alors, deux fois par semaine, des bains composés d'eau, dans laquelle on a fait bouillir des pommes de pin. Quand les fontanelles tardent à s'ossifier, que la tête est trop volumineuse, ce qui est un signe certain de rachitisme commençant, il faut choisir d'après les autres symptômes entre *pulsatilla*, *calcarea* et *silicea*.

CHAPITRE XXXV. — DES DIFFORMITÉS.

Les difformités auraient pu être ajoutées au chapitre précédent; car, quand elles ne sont pas de simples vices de conformation, elles se rangent parmi les effets du rachitisme parvenu à son apogée. Les médicaments que je viens de recommander trouvent ici encore leur application, au moins en partie. Il n'est pas utile d'insister sur les caractères généraux de ces affections, parce qu'ils se trouvent dans tous les ouvrages de nosologie; mais, pour être complet, je ne puis passer sous silence les indications spéciales qu'elles présentent.

Le *torticolis*, chez le fœtus, tient presque toujours à l'absence d'un des muscles sterno-cléido-mastoïdiens. Le *pied bot* dépend de la mauvaise conformation d'un ou de plusieurs des os du tarse, à l'insertion vicieuse des tendons; ou encore à ce que les muscles de la partie inférieure de la cuisse sont trop tendus d'un côté et trop relâchés de l'autre (1). Le pied bot équin est produit par la rétraction du tendon d'Achille, qui tient le talon élevé, de sorte que pendant la marche ou la station debout, le pied conserve une direction oblique, l'extrémité des orteils, posant seule sur le sol. La mauvaise conformation de la jambe consiste presque toujours dans la déviation des genoux, qui sont portés en dehors ou en dedans; dans ce cas, ils frottent continuellement l'un contre l'autre.

La colonne vertébrale peut être le siége de quatre espèces différentes de déviations : 1° le *kyphosis*, dans lequel la saillie est prononcée, surtout en arrière : Hœcker et Buckel la désignent sous le nom de gibbosité; 2° le *scoliosis*, ou déviation latérale, qui donne à la colonne la forme d'une S; 3° le *lordosis*, dans lequel la déviation existe en dedans; c'est le contraire du kyphosis; 4° enfin la contorsion de l'épine (*contorsio spinæ*), dans laquelle les vertèbres éprouvent un mouvement de torsion, de sorte que les apophyses épineuses ne se trouvent plus sur une même ligne droite; les vertèbres sont alors tordues, les épaules et les hanches ne sont plus placées sur la même ligne. Cette torsion est presque toujours liée au *scoliosis*, et Rokitansky prétend qu'elle existe du côté opposé à ce dernier. Ces vices de conformation amènent aussi le déplacement des côtes. Tout le monde sait que ces déviations de l'épine dorsale n'existent pas aussi distinctement dans la nature que dans les livres; mais personne n'ignore qu'elles se trouvent quelquefois réunies et situées sur des points différents, les unes au sommet de la colonne, les autres plus bas. Le bassin participe à ces déviations, se

(1) Cruveilhier, *Anatomie pathologique du corps humain.*

trouve rétréci en sens divers, ce qui peut avoir, dans la suite, des conséquences funestes, surtout pour les femmes (1).

Quand on examine un enfant atteint de cette difformité, il faut tenir compte de la position des omoplates, de leurs rapports avec les hanches, de la direction des clavicules, de celle du bassin, des saillies et des irrégularités que présentent les muscles du dos, de la position de la tête, de la facilité avec laquelle certains muscles se fatiguent et se détendent. Dans l'examen de l'épine dorsale, il faut tenir compte, non seulement de la direction des apophyses épineuses, mais bien remarquer les places où la pression de la main et le passage d'une éponge trempée dans l'eau chaude causent de la douleur; car on est alors en droit de conclure à l'existence d'une inflammation ou d'une carie de la vertèbre correspondante et à l'altération de ses ligaments. Quand il y a ostéomolacie, ce qui, d'après Meissner, serait rare pendant l'enfance, le malade se plaint de douleurs profondes dans les parties malades; il appréhende tous les mouvements, demande toujours à être couché, présente souvent des signes de paralysie des membres inférieurs et maigrit très vite. Le kyphosis est le résultat de l'ostéomalacie et du rachitisme, tandis que le scoliosis est l'effet de contractions musculaires vicieuses.

Les déviations de l'épine dorsale peuvent être situées sur tous les points de la colonne; mais c'est surtout dans la région interscapulaire qu'on les rencontre. Quand elles existent à la région lombaire, elles doivent presque toujours leur origine à ce que l'enfant a une jambe plus courte que l'autre, ou à une mauvaise conformation du bassin.

Comme je le disais en commençant ce chapitre, les causes de ces déviations sont multiples: elles dépendent de la constitution faible et lymphatique de l'enfant, d'une prédisposition congéniale aux scrofules et au rachitisme, prédisposition favorisée par l'époque de la puberté et la chlorose, ou bien

(1) Naegèle, *Des principaux vices de conformation du bassin*, Paris, 1840, in-8° avec fig.

par la faiblesse musculaire, conséquence de quelque autre maladie, par une croissance trop rapide, le défaut d'exercice corporel; qui amène l'affaiblissement de la contractilité musculaire. Quand une fois cette faiblesse des muscles existe, une mauvaise position du corps en étant assis, cause, surtout au moment de la croissance, des déviations de la taille. Quand il y a quelque prédisposition, comme il arrive chez les sujets scrofuleux et lymphatiques, la moindre influence amène le développement de ces maladies. Il suffit que le malade reste assis pendant longtemps, qu'il soit porté par sa bonne toujours du même bras, qu'il reçoive un coup, fasse une chute, ou qu'il ait une toux accompagnée d'efforts violents, qu'on lui mette un corset trop serré, pour qu'une déviation paraisse. — Les maladies locales qui peuvent amener ces déviations sont l'inflammation, la suppuration, la carie des os, leur gonflement et le dépôt de matière tuberculeuse dans leur épaisseur. Schopff admet toutes ces causes pour véritables; Rokitansky dit avoir vu une déviation latérale de l'épine se former à la suite d'un épanchement pleurétique et d'une coxalgie. — Mais je crois que la cause véritable d'un grand nombre de déviations n'est autre chose qu'une maladie spéciale de cette partie du système nerveux qui fournit les nerfs des os malades. Cependant cette cause est méconnue par le plus grand nombre des orthopédistes.

La mauvaise conformation de l'épine dorsale altère d'abord la forme extérieure des corps; mais elle engendre aussi de nombreuses lésions qui tiennent à ce que les organes internes sont déplacés. Ainsi, quand le thorax est déformé, le cœur et les poumons ne peuvent plus accomplir régulièrement leurs fonctions, et il en résulte des épistaxis nombreuses, des palpitations, des vertiges, des syncopes, une céphalalgie fréquente, une grande prédisposition à l'apoplexie, au crachement de sang, à la toux, à la phthisie et à l'hydrothorax; la respiration est presque toujours courte et asthmatique. Dans la cavité abdominale, les organes qui souffrent le plus sont le foie, la rate, l'estomac. Plusieurs symptômes en sont la conséquence, entre autres les pesanteurs d'estomac, la dyspepsie, les vomissements continuels, les altérations organiques des viscères, l'obstruction, l'hématémèse, l'induration de la muqueuse gastrique. Quand il existe une gibbosité, on voit souvent survenir la carie des vertèbres, la paralysie des extrémités inférieures, des intestins et de la vessie. — Dans le cas de déviation antérieure que l'on rencontre surtout à la région lombaire, les détroits du petit bassin sont rétrécis, et il en résulte que le ventre est pendant et que les hernies se forment aisément.

Je n'ai rien à ajouter au pronostic, qu'il est facile d'établir d'après ce qui précède.

Le *traitement prophylactique* de cette maladie dérive des causes capables de l'engendrer, et l'on ne saurait entourer de trop grandes précautions les enfants qui ont quelque disposition aux scrofules et au rachitisme, surtout lorsqu'ils grandissent très vite. Ainsi il est très important de les obliger à se tenir droits, d'éviter qu'ils portent des fardeaux lourds, surtout d'un seul bras. Si l'enfant est faible et délicat, on ne doit pas se hâter de le faire marcher, et si l'on reconnaît en lui une prédisposition aux scrofules et au rachitisme, il faut éviter qu'on le porte toujours du même côté, et qu'on le laisse assis pendant longtemps. Il est très avantageux de faire coucher ces malades sur des matelas un peu durs, et d'éviter qu'on se serve pour eux de lisières, de chariots à roulettes qui donnent au corps un faux appui, font dévier les vertèbres dorsales et obligent l'enfant à tenir ses épaules élevées. Les médicaments à eux seuls guérissent rarement le pied-bot; il faut que les moyens mécaniques leur viennent en aide; il paraît même indispensable, pour le succès du traitement, de tenir le malade au repos, tant qu'il porte les appareils, ou au moins jusqu'à ce qu'il puisse marcher en posant le pied à plat sur le sol. — Les prescriptions hygiéniques sont celles que j'ai indiquées dans les chapitres précédents; je recommanderai seulement comme chose indispensable, de mener chaque jour le malade au grand air ; sans cela la guérison se ferait longtemps attendre.

Quant à la *guérison radicale* de ces difformités, nous sommes obligés, pour l'obtenir, de nous laisser diriger par l'observation des cas analogues dans lesquels les médicaments homœopathiques ont eu une action éprouvée ; l'empirisme doit nous venir en aide. Il est très rare que les parents et le médecin, quelque attentifs qu'ils soient, puissent prévoir, au milieu des signes de la santé la plus florissante, que l'enfant aura bientôt une déviation de quelque partie de son corps ; car aucun symptôme n'indique alors un déplacement des os, de sorte que celui-ci se forme peu à peu et se reconnaît seulement quand il est entièrement développé, alors qu'il n'est plus possible de rien faire pour le prévenir. J'ai vu des enfants qui se plaignaient de douleurs dans le dos, sans pouvoir préciser ni leur caractère ni leur siége exact ; ces douleurs se faisaient sentir tantôt sur un point, tantôt sur un autre, ne s'accompagnaient ni de fièvre ni de troubles du sommeil ; toutes les autres fonctions s'accomplissaient avec régularité ; le malade éprouvait seulement des douleurs dans les membres et les articulations, sans caractères bien tranchés. On les rapportait à la souffrance sympathique de l'état général ou à un rhumatisme aigu ; et quand on voulait les traiter avec les agents qui sont utiles en pareils cas, on échouait, même lorsque les médicaments paraissaient être parfaitement choisis. Il ne faut donc jamais perdre de vue le point initial de la maladie, parce qu'il survient quelquefois des symptômes plus saillants qui le rendent moins apparent. Ces douleurs sont alors des symptômes réflexes, synergiques qui se montrent avec une violence d'autant plus grande que la racine de la maladie principale est plus profondément placée. — On me demandera peut-être à quoi sert cet avertissement, et s'il peut nous conduire à un traitement certain ? Je dirai que, selon moi, il doit en être ainsi. Le médecin instruit ne manquera pas, en effet, de soumettre de semblables malades à un examen sévère, il portera toute son attention sur la colonne dorsale, recherchera les points malades, fera mieux préciser à l'enfant le caractère de la douleur, et il lui sera plus facile de reconnaître la dépendance des symptômes et la marche de la maladie, plus facile aussi de faire choix d'un médicament bien approprié. C'est par ce moyen seul que l'on pourra combattre énergiquement l'inflammation d'une ou de plusieurs vertèbres, maladie qui éclate parfois tout à coup, et que l'on arrêtera avec une ou deux doses de *mezereum*, *asa fœtida*, *mercurius*, *lycopodium*. Ces médicaments ont une action bien plus certaine que plusieurs autres agents qui pourraient paraître mieux indiqués. Mais si on laisse passer ce moment et que la gibbosité soit complétement formée, il est impossible de la faire diminuer et même d'empêcher ses progrès. — Il n'est pas présumable qu'une semblable difformité, qui survient au milieu d'une apparence de santé complète, dépende seulement du ramollissement d'une ou deux vertèbres dorsales; parce que ce ramollissement est bien rarement isolé, et qu'il se rencontre même presque toujours à la fois sur les vertèbres et sur les épiphyses des os longs. Il est surtout très probable que l'altération chimique des liquides de l'économie retentit sur l'organisme tout entier, et que le rachitisme en est la conséquence.

Ce sont encore les médicaments dont j'ai fait mention qui se montrent le plus efficaces, lorsque les déviations ont un état phlegmasique pour point de départ. Si l'inflammation et la fièvre sont très intenses, c'est encore à *belladona* et à *pulsatilla* qu'il convient de recourir. Seulement il ne faut jamais se laisser entraîner par l'intensité des symptômes fébriles jusqu'à prescrire l'aconit, parce que ce serait perdre un temps précieux qu'il serait impossible de regagner. — Quand l'inflammation est moins intense et la douleur moins vive, que la déviation se forme sans autre symptôme apparent, le choix du médicament est beaucoup plus difficile; et quand les signes généraux ne peuvent offrir un

point d'appui certain, le mieux est de se laisser conduire
par l'expérience des anciens homœopathes, et surtout de ne
pas donner les médicaments sans ordre. L'observation a
prouvé que les substances dont je vais parler sont les
plus efficaces, et qu'il convient de les donner comme je
vais l'indiquer : il faut commencer par *sulphur* et *calcarea*,
entre lesquels on administre, comme intercurrent, une dose
de *pulsatilla* et de *nux*, suivant que le tempérament, la constitution du sujet, les symptômes secondaires ou les fautes
de régime exigent l'un ou l'autre de ces agents. Les deux
premiers médicaments doivent être *répétés* de temps à
autre pendant le cours du traitement ; il faut donner ensuite
une ou plusieurs doses de *lycopodium* dont l'action curative
doit être attendue pendant quelque temps. Lorsque *sulphur* et *calcarea* ont fait du bien, *silicea* est certainement
préférable. Il y a ensuite plusieurs autres substances,
comme *sepia, phosphor.*, *acidum nitri*, *rhus*, *hepar*, *staphisagria*, auxquels on peut avoir recours. Mais dans ces affections, dont la marche est lente et où il faut attendre l'amélioration pendant des semaines ou des mois, on ne doit
jamais changer rapidement son médicament ; il faut, au contraire, le répéter à plusieurs reprises jusqu'à ce qu'on soit
bien convaincu de son impuissance.

Il y a encore d'autres médicaments que l'on peut employer
dans ces difformités, lorsque les os seuls sont intéressés ; je
ne les indiquerai pas ici. Mais je parlerai de ceux qui peuvent être utiles, quand les muscles jouent un rôle important dans la production de la maladie, comme il arrive pour
le torticolis et le pied bot. Il est bien évident que nous ne
pouvons remédier, avec les agents que nous possédons, à
l'absence d'un os ou d'un muscle, résultat d'un vice congénial
de conformation ; la nature, le temps et l'habitude peuvent
seuls améliorer l'état du malade ou lui permettre de supporter
aisément son infirmité. Mais quand plusieurs causes ont
concouru à la production de la difformité du muscle, et
que cette dernière augmente une maladie déjà existante,

nous avons à notre disposition plusieurs agents avec lesquels nous obtiendrons une guérison plus prompte que celle à laquelle nous arriverions en tenant compte seulement de la maladie des os. Je citerai le *rhus* et le *conium* que l'on ne prescrit jamais inutilement quand la partie malade a été contusionnée ou violemment distendue ; l'*arnica* convient presque toujours aussi en pareil cas ; mais la roideur des muscles persiste cependant après lui à un degré assez marqué pour déformer un membre. Si cette contraction se prolonge, elle amène une déviation des os, parce que les muscles du côté malade se contractent de plus en plus, tandis que ceux du côté opposé se laissent distendre. Les médicaments que je puis le mieux recommander sont alors *silicea*, *lachesis*, *dulcamara*, *colchicum*, *nux*, *graphites*, etc. — Je ne dirai rien des doses auxquelles il faut les donner, parce que plusieurs médecins ont recommandé les dilutions les plus basses, d'autre les dilutions moyennes, d'autres enfin les plus hautes puissances, et que tous prétendent être arrivés au but à l'aide du médicament qu'ils avaient employé. Du reste, je crois que ces différences peuvent s'expliquer par la constitution, et l'âge de l'enfant, par la durée de la maladie, etc.

Il m'est arrivé deux fois d'employer *brucea anti-dysenterica* chez des enfants qui avaient les genoux cagneux, au point de marcher tout à fait sur le bord interne du pied ; et je n'en ai jamais retiré grand avantage. Mais je crois que ce médicament mérite d'être soumis à de nouvelles expériences, ce que personne n'a fait jusqu'ici.

Tels sont les médicaments qui se trouvent indiqués par l'ensemble des symptômes de la maladie, et sans lesquels il n'est pas possible d'obtenir une guérison complète. Cependant je ne crois pas que nous trouvions en eux toutes les ressources dont nous avons besoin, car pour arrêter les progrès d'une déviation des os, et pour ramener à leur position normale les différentes parties du squelette, il faut employer des moyens externes et purement mécaniques.

On ne pourrait, par exemple, espérer guérir un pied bot

sans les manipulations et les appareils convenables, c'est-à-
dire par le secours exclusif des médicaments. Il faudrait
être bien ignorant de la pathologie ou bien présomptueux
pour concevoir une semblable espérance. Ce n'est pas ici le
lieu de m'étendre longuement sur les appareils orthopédiques, il me suffira d'indiquer leur nécessité ; quant aux détails, le lecteur les trouvera dans les traités consacrés à cette
branche de la chirurgie et dans les ouvrages des chirurgiens modernes (1). — Quand le pied-bot est produit par
la rétraction du tendon d'Achille, il faut faire prendre au
membre malade des bains d'eau chaude, puis exécuter l'extension mécanique nécessaire. Le torticolis dépend souvent
d'une affection inflammatoire ou rhumatismale des muscles du cou, laquelle cède à *bryonia*, *pulsatilla*, *belladona*,
aconit, etc. ; on peut même prévenir cette difformité à l'aide
d'un de ces médicaments que l'on choisit d'après le caractère des douleurs, et aussi d'après les symptômes concomitants. Mais quand il reste une douleur de dislocation
dans les vertèbres cervicales, douleur qui est la cause de la
déviation de la face, il faut recourir à *bryonia*, *nux*, *cinna-
baris*, *lachesis*, tandis que la rétraction des tendons des
muscles du cou ou de la nuque exige *rhus*, *stramonium*,
hyoscyamus, *dulcamara*, *zinc.*, *selenium*, *arsenic*. Quant aux
manipulations et aux appareils qui peuvent être nécessaires,
je ne les décrirai pas ici, mais je renverrai le lecteur aux
traités de chirurgie et d'orthopédie.

CHAPITRE XXXVI. — DE LA LUXATION SPONTANÉE.

Claudicatio, luxatio femoris spontanea.

Bien que cette maladie soit l'apanage des enfants faibles,
scrofuleux et rachitiques, on l'observe cependant aussi sur

(1) Voy. Jules Guérin, *Mémoire sur les difformités du système osseux*.
— Vidal (de Cassis), *Traité de pathologie externe et de médecine opératoire*,
Paris, 1851, 5 vol. in-8°. — A. Bonnet, *Traité de thérapeutique des ma-
ladies articulaires*. Paris, 1853, in-8, avec fig.

des sujets vigoureux exempts de toute autre maladie, pourvu qu'ils soient porteurs de quelque vice rhumatismal profondément enraciné; comme j'ai eu occasion de le reconnaître deux fois chez des malades que j'observai avec soin et sans idée préconçue. Il est plus commode, sans doute, de soutenir que cette maladie est l'effet de la faible constitution de l'enfant, d'une disposition innée aux scrofules et au rachitisme, et d'expliquer ainsi la longue durée du mal, tandis qu'on amuse le patient par un traitement incertain et insuffisant. Mais je puis assurer qu'il m'est arrivé avec les médicaments homœopathiques, lorsque j'entreprenais le traitement au début de la maladie, de la guérir complétement dans l'espace de quelques jours, et d'être ainsi obligé de renoncer à la gloire de paraître avoir triomphé d'une affection grave. Mais si la maladie a été mal traitée et qu'elle ait fait des progrès notables, la guérison est beaucoup plus longue à obtenir, et elle est souvent incomplète, même quand on ne néglige pas l'application des appareils orthopédiques convenables.

Il faut avoir souvent observé cette maladie pour être en état de la reconnaître à son début, alors que ses symptômes sont insignifiants, et de ne pas la confondre avec quelque autre affection. Les douleurs, en effet, sont rares alors, seulement l'enfant boite un peu quand il commence à marcher; cette claudication est plus marquée le matin, elle se dissipe peu à peu quand le malade a fait quelques pas. Les enfants plus âgés accusent une sensation inaccoutumée dans l'articulation coxo-fémorale; cette sensation est aussi plus marquée le matin, mais il reste ensuite de la roideur dans la jambe, qui est faible et se fatigue plus vite que l'autre. Plus tard, l'enfant ressent dans la hanche des élancements passagers, puis une douleur palpitante qui s'étend jusqu'au genou, et quelquefois jusqu'à la cheville. Il n'y a encore dans l'articulation aucune altération appréciable à la vue ni au toucher. Seulement une forte pression extérieure, et celle que peut causer la tête du fémur quand elle comprime fortement les cartilages, font naître une assez vive douleur qui se fait sentir plus tard sans cause particulière. Maisonner croit qu'il faut examiner chaque jour l'articulation, parce que ce symptôme est très passager et qu'il se dissipe bientôt. Jusque-là l'enfant peut se tenir droit et étendre la jambe, mais à mesure que la maladie fait des progrès, il commence à se plaindre de douleurs et de faiblesse dans le genou; sa démarche est incertaine, il chancelle et boite.

Après plusieurs semaines ou plusieurs mois, la maladie arrive à sa seconde période dans laquelle la jambe malade semble plus longue que l'autre, plus maigre et plus molle. La fesse est aplatie, son pli est plus profond que celui de l'autre côté, le trochanter est plus volumineux et situé plus bas que l'autre. Ce changement dans la forme du membre inférieur se reconnaît dans toutes les positions qu'on lui donne. Ainsi, quand on oblige l'enfant à poser son pied à plat sur un terrain uni, et qu'on lui fait mettre les deux talons sur la même ligne, le genou malade se trouve beaucoup plus saillant que l'autre. De plus, on observe presque toujours une déviation du pied en dedans ou en dehors. Dans cette période, la douleur du genou est toujours la plus forte, de sorte que les laïques et les médecins inexpérimentés cherchent la maladie sur ce point. Les glandes de l'aine deviennent ensuite douloureuses, la claudication et l'amaigrissement augmentent, il s'établit une petite fièvre hectique avec laquelle l'appétit diminue; l'articulation commence alors à se désorganiser.

Dans la dernière période, l'articulation est très gonflée, et l'on y sent une fluctuation manifeste. Il se forme des taches d'un rouge foncé, molles, qui se rompent et laissent écouler de la lymphe mêlée à un pus de mauvaise nature. À partir de ce moment, la jambe est tournée en dedans, et quand l'enfant se tient debout, la plante du pied n'arrive jamais jusqu'au sol; la fesse, qui avait déjà augmenté de volume, gonfle de plus en plus. L'abcès ne s'ouvre pas toujours au dehors, il arrive souvent que le pus détruit complétement la cavité cotyloïde et se fait jour dans le bassin, dont il altère les os. Du moment où l'abcès est ouvert, la douleur diminue pour quelque temps, le gonflement de la jambe cesse en partie, mais la mort arrive bientôt par suite de la fièvre hectique et de l'affaiblissement causé par l'abondance de la suppuration. Quand il se forme des trajets fistuleux, les tissus mortifiés sont expulsés, la suppuration diminue et le malade peut vivre encore, pourvu que la fièvre hectique disparaisse et que les ouvertures fistuleuses parviennent à se cicatriser. Il arrive souvent que l'articulation s'ankylose et que la difformité devient absolument incurable (Meissner), Cette maladie peut être confondue avec une tumeur blanche, ou avec une ostéite scrofuleuse; mais le gonflement des os manque dans le cas de luxation spontanée. L'inflammation du psoas a aussi une grande analogie avec la claudication spontanée, mais dans cette affection la douleur se fait sentir de préférence à la région lombaire, augmente quand le malade se tient debout et quand il remue la cuisse; la jambe ne se dévie nullement, tous signes qui sont très caractéristiques. Quand la claudication dépend d'une affection des nerfs qui se rendent à la partie antérieure et à la partie postérieure de la cuisse, il n'y a aucune altération dans la forme de la hanche ni dans la direction du pied.

La *prédisposition* à contracter cette maladie dépend, en général, de la faiblesse particulière à l'enfance, des scrofules, du rachitisme, de la goutte et du rhumatisme. Ces deux dernières affections paraissent presque toujours, parce que l'enfant a été exposé au froid, ou parce qu'on l'a couché sur la terre humide. Les métastases des exanthèmes aigus, la rétrocession de la gale, de la teigne, des maladies herpétiques peuvent engendrer la coxalgie. Les contusions, les chutes, les coups, l'ébranlement de l'articulation du bassin en sont aussi des causes fréquentes.

Le *pronostic* doit être établi d'après la constitution de

l'enfant, d'après les causes prédisposantes et occasionnelles, et surtout d'après le degré auquel la maladie est parvenue. Le danger est d'autant plus grand que le sujet est plus frêle et qu'il a une disposition plus prononcée aux scrofules et au rachitisme. La première période est celle dans laquelle le pronostic est le plus favorable; il est plus grave quand la suppuration est établie et que les désordres sont très étendus; car alors, si la vie n'est pas absolument menacée, on doit toujours craindre une difformité irrémédiable qui durera jusqu'à la mort.

Traitement.—Quelle que soit la cause de la maladie, celle-ci a toujours pour point de départ une inflammation de la cavité cotyloïde, inflammation qui envahit la tête du fémur, la membrane synoviale, les cartilages ou le périoste. Je ne connais, pendant la première période et la seconde, aucun médicament dont l'action soit plus directe que celle de *mercurius* et de *belladona*. Pour agir avec méthode, je commence toujours par la première de ces deux substances, parce que je l'ai constamment donnée avec avantage, même lorsque la maladie était trop avancée pour qu'il pût la guérir à lui seul. J'ai toujours choisi mes médicaments d'après la similitude des symptômes, mais je n'ai jamais été très embarrassé pour fixer mon choix, parce que depuis vingt-cinq ans que j'ai traité cette maladie pour la première fois, la belladone ne m'a jamais paru être indiquée la première. Peut-être le choix du mercure n'était-il pas absolument justifié par les douleurs; mais qui peut attendre d'un enfant de deux ans qu'il fasse une description exacte de ses sensations? En général, j'emploie, à l'exemple de Hahnemann, la troisième trituration de ce médicament; j'en fais prendre une petite portion sur la pointe d'un canif, et souvent quatre heures après je vois diminuer les douleurs, qui disparaissent ensuite sans retour. Depuis, j'ai rencontré plusieurs cas de cette espèce, et je n'ai jamais employé ni un autre médicament, ni une autre dose que celle que je viens d'indiquer. C'est seulement quand la maladie était parvenue à sa seconde période, et que les manœuvres auxquelles on s'était livré avaient pu aggraver l'inflammation, que le mercure a été insuffisant et que j'ai choisi *belladone*, qui avait l'avantage d'être un de ses antidotes. Les symptômes physiologiques de la maladie se trouvent plus exactement décrits dans la pathogénésie de la belladone que dans celle du mercure, surtout les douleurs des genoux, qui existent dans la seconde période, et paraissent être des symptômes secondaires réflexes ; ou l'effet de la compression des muscles et des nerfs, compression due au gonflement de la cavité cotyloïde enflammée. L'enfant tient son genou ployé afin de diminuer la douleur, qu'augmente la pression la plus légère et le mouvement ; c'est aussi pour ce motif qu'il demande toujours à être couché. La nuit seulement, la douleur se modifie en ce sens qu'elle ne se calme dans aucune position, ce qui tient à l'exacerbation naturelle de la maladie, et ce qui est un signe essentiel et caractéristique de la belladone. J'ai obtenu avec ce médicament plusieurs guérisons remarquables, et cependant je ne l'ai jamais prescrit à une dilution inférieure à la vingt-quatrième. Il est toujours utile de répéter les doses quand la première a pu améliorer le malade sans le guérir complétement. Il y a des cas où chacun de ces médicaments couvre seulement une partie des symptômes de la maladie, tandis que l'autre reparaît après avoir été calmée. Il faut alors alterner ces deux substances à vingt-quatre heures d'intervalle, donnant un jour le mercure et le lendemain la belladone. On arrive souvent ainsi à une guérison rapide.

Si l'on ne parvient pas à modifier la maladie avec ces deux médicaments, ou que d'autres circonstances nuisibles soient venues l'aggraver avant le début du traitement, les modifications que présente l'état du malade exigent l'emploi d'autres substances qui sont aussi utiles que les deux premières. J'indiquerai tout d'abord *colocynthides*. Il n'est peut-être pas très exact de considérer la coxalgie comme un rhumatisme de l'articulation coxo-fémorale, ce qui justifierait l'emploi de la coloquinte; mais la grande analogie qui existe entre les symptômes de la maladie et ceux de ce médicament explique assez son emploi. On pourrait aussi se demander si l'enfant est capable de rendre un compte assez exact de ses sensations, pour que le médecin homœopathe soit à même de reconnaître la spécificité de cet agent? Mais en dehors de ses douleurs, le patient présente d'autres symptômes; il botte, se plaint d'une douleur dans la hanche et dans le genou; or, ces caractères qui suffisaient tout à l'heure pour nous faire donner le mercure et la belladone, peuvent très bien nous permettre de prescrire colocynthides, d'autant mieux que les sujets plus âgés et plus capables de s'exprimer nettement, accusent une douleur tensive dans les parties malades, douleur qui est une indication certaine de la coloquinte. Chez les sujets plus jeunes, il faut observer l'ordre de succession des médicaments, à moins que le traitement antérieur ne change les indications, ce qui arrive quand on a employé le mercure, les onctions mercurielles, la cautérisation transcurrente, etc.

Rhus toxicodendron répond très bien par ses symptômes à la coxalgie, d'autant plus qu'il convient mieux pendant l'enfance qu'à toutes les autres époques de la vie. Mais cette convenance se retrouve seulement chez les sujets scrofuleux et rachitiques, chez lesquels on rapporte facilement l'origine de la maladie au froid pris dans un bain dont la température n'était pas convenable, à un tour de reins ou à une luxation accidentelle de l'articulation. Or, le *rhus* répond à toutes ces indications étiologiques. J'ajouterai à ces caractères l'apparition ou l'aggravation des douleurs pendant le repos ou quand l'enfant est au grand air; la roideur des tendons de la cuisse malade, lesquels semblent trop courts, la douleur de brisement qui augmente au toucher et arrache des cris à l'enfant, la roideur et le défaut de précision dans les mouvements du membre. Je crois que le médecin pourra, d'après ces caractères, choisir le *rhus* avec quelque certitude, car tous ces symptômes peuvent être reconnus

par une observation attentive et des interrogations dirigées
avec soin ; mais il faut, en outre, connaître exactement les
caractères des luxations spontanées et leur marche naturelle, connaissance qui distingue le médecin instruit du
routinier. Hahnemann partageait cette opinion, et s'il repoussait d'une manière générale la recherche du nom des
maladies, c'est qu'il savait que l'on établissait sur cette connaissance un traitement de routine absolument invariable.
Lui-même avait sacrifié à cette fausse méthode jusqu'au
moment où de nouvelles lumières scientifiques vinrent
l'éclairer. Aussi, lorsqu'il voulut arriver à une doctrine
régulière comme l'homœopathie, doctrine qui embrasse
non seulement la thérapeutique, mais tout l'édifice de la
médecine, il dut négliger d'abord les dénominations des
états morbides sous peine de retomber dans les erreurs
qu'il condamnait, et encore, malgré cette précaution, ne
serait-il jamais parvenu à nous laisser un corps de doctrine complet, s'il n'avait été un pathologiste aussi habile.
Il fut donc obligé, au commencement, de rompre tout à fait
avec l'ancienne pathologie (bien que dans la description des
groupes de symptômes produits par les médicaments il fit
toujours saillir les rapports qu'ils avaient avec telle ou telle
affection); mais les découvertes qu'il fit plus tard, et surtout
la théorie des maladies chroniques, prouvèrent qu'il ne repoussait pas absolument toute espèce d'étude pathologique.
Ce qu'il voulait, c'était bannir la routine de notre art ; il
savait bien que le médecin doit connaître les maladies pour
les guérir ; mais il ne voulait pas voir établir la thérapeutique
sur le nom qu'on leur donne, et auquel chaque pathologiste
accorde un sens différent, surtout sous le rapport de leur
essence et de leur cause prochaine. Hahnemann posait en
principe que le médecin doit apprendre à rechercher avec
soin tous les symptômes, même les plus insignifiants en
apparence et les plus individuels, symptômes dont les
traités de pathologie ne font pas mention ; il voulait qu'après
avoir recueilli de la sorte tous les caractères de la maladie,

on recherchât l'agent convenable parmi ceux qui étaient suffisamment connus. Mais est-il possible de réunir toutes ces notions, sans avoir une connaissance générale de la maladie? Oui, sans doute; mais cette méthode est difficile à suivre; ceux qui passent pour connaître les maladies regardent ces détails comme inutiles, et il est presque impossible d'examiner complétement un malade sans lui adresser des questions qui font sourire ceux qui sont moins familiers avec notre doctrine. Cependant notre principe est précieux pour cette foule d'affections qu'il est impossible de faire rentrer dans les cadres nosologiques; maladies dont l'étude n'est pas de nature, sans doute, à exercer le tact du pathologiste, mais qui indiquent le véritable praticien, qui se distinguera des routiniers en ce qu'il saura faire une application exacte du principe *similia similibus curantur*, principe dont il aura reconnu la vérité. Que le lecteur me pardonne cette digression, elle était utile pour bien expliquer ma thérapeutique et ma méthode.

Lycopodium et *sulphur* méritent une grande attention quand la maladie a fait de notables progrès, qu'elle est parvenue à son troisième degré, c'est-à-dire quand il y a suppuration, carie ou arthrocace, etc. *Hepar*, *silicea*, *zincum*, etc., conviennent, en pareils cas, après les médicaments que j'ai nommés.

Il n'entre pas dans mon plan d'insister longuement sur les effets funestes du traitement allopathique dans cette affection; je crois cependant utile de m'arrêter un instant sur ce sujet, afin de prémunir les jeunes homœopathes contre la valeur exagérée de ses agents. Après avoir obtenu, pendant un grand nombre d'années d'heureux résultats du traitement homœopathique, et avoir constaté les mauvais effets de l'allopathie, je n'ai jamais recherché, même dans les premières années de ma pratique, s'il était possible d'employer concurremment les ressources de l'ancienne école, et lorsque j'étais sollicité par les parents, je n'ai jamais eu à me repentir de ma fermeté, car j'ai toujours obtenu des résultats plus brillants que ceux fournis par la thérapeutique officielle, même lorsque j'avais affaire à des cas très avancés. J'ai eu également à traiter des cas analogues sur des sujets goutteux; heureusement j'avais employé autrefois, dans des circonstances semblables, d'autres méthodes de traitement, et j'ai dû d'autant moins hésiter à faire l'application des principes de l'homœopathie, que j'étais soutenu par mon expérience antérieure. Que des médecins professant une opinion différente de la mienne sur l'homœopathie nient la valeur du traitement que je recommande, il n'y a rien dans ce procédé qui doive me surprendre ni me blesser; mais si des homœopathes me reprochent de ne rien connaître à la coxalgie, parce que je ne prétends pas guérir les cas les plus sérieux, je dirai que cette manière d'agir est tout à fait condamnable, et que tout homœopathe attentif ne pourra diriger son traitement d'une manière différente de celle que j'indique, à moins qu'il ne soit disposé à se laisser entraîner à tout vent de système. Mais si mes recommandations arrivent dans un temps où l'intrigue est la vertu dominante des médecins, je m'adresserai encore à mes jeunes collègues, et je leur recommanderai de ne pas se laisser détourner des vrais principes de notre doctrine ; car les sangsues, les frictions mercurielles, les vésicatoires, les sétons, les onguents irritants qu'ils pourraient employer, les cautérisations transcurrentes et l'ouverture artificielle des abcès les conduiraient à des résultats bien plus désavantageux que ceux qu'ils obtiendront avec l'homœopathie.

CHAPITRE XXXVII. — DE LA GANGRÈNE DE LA BOUCHE.

Noma (1), cancer aquaticus, gangræna oris, stomatomalacia putrida.

Cette affection a pour caractère essentiel la formation d'un ulcère malin, gangréneux et ichoreux, qui détruit les

(1) Tourdes, *Du noma ou du sphacèle de la bouche chez les enfants.* Strasbourg, 1848. — Bouchut, *Traité pratique des maladies des nouveaux-nés et des enfants à la mamelle*, Paris, 1852, p. 497.

tissus avec une rapidité extrême. Cette affection ne s'accompagne presque jamais de symptômes généraux ; la plupart des écrivains la comparent à la pustule maligne et au charbon.

Symptômes. — On voit paraître sans inflammation préalable une petite nodosité ou une vésicule blanche, rouge ou noire, qui se forme sur quelque point de la cavité buccale, et plus rarement à la face externe des joues. Ces nodosités passent d'abord inaperçues, de sorte qu'au moment où le médecin est appelé, il constate presque toujours l'existence d'une escarre. Le tissu cellulaire environnant est, dès le début, gonflé, induré et douloureux, mais sans rougeur ni pâleur remarquable ; la peau de la joue est blanche, livide et luisante comme si elle était enduite de graisse. Les joues, les lèvres, les paupières sont notablement œdématiées ; les glandes du cou et les parotides participent à la maladie. Les vésicules se rompent bientôt, laissent écouler un ichor noirâtre et donnent naissance à un petit ulcère livide. La mortification s'étend alors très rapidement, les tissus sont transformés en une escarre d'un gris cendré ou noire, molle comme de la bouillie ; ou bien il se forme une pulpe fétide dans laquelle tous les tissus sont confondus. D'autres fois la gangrène est sèche et l'escarre ressemble à la peau d'une momie. La destruction des tissus a souvent pour point de départ le milieu de la joue ou un des angles de la bouche, d'où elle s'étend en largeur et en profondeur vers toutes les parties voisines, envahissant les dents, les os, voire même les orbites et le front, et pouvant arriver jusque au cou et la poitrine. Les dents, les mâchoires, le palais, les os propres du nez, l'os criblé de l'ethmoïde, se ramollissent et s'ulcèrent, à moins que la mort ne précède ces graves altérations. La surface des ulcères de la muqueuse buccale est insensible, irrégulière, couverte de lambeaux mortifiés ; elle sécrète un pus séreux, sanguinolent, qui répand une odeur cadavéreuse. Leurs bords sont durs, déchiquetés, noirs comme du charbon, entourés d'une rougeur brillante et foncée ; il y a sur le fond même de l'ulcère des lambeaux minces et gris cendré. Les parties mortifiées ne saignent pas. Il naît souvent aux environs de l'ulcère lui-même d'autres vésicules gangréneuses qui s'étendent peu à peu en détruisant tout ce qu'elles rencontrent. Ordinairement la destruction des tissus commence par la face interne de la cavité buccale, et s'étend bientôt jusqu'à la partie externe de la joue où elle se montre sous la forme d'une tache livide ou d'un gris cendré. L'escarre venant ensuite à tomber, une perforation complète la remplace. Une grande quantité de salive s'écoule de la bouche, mais étant toujours mêlée à l'ichor fétide sécrété par l'ulcère, elle excorie et corrode les angles des lèvres et les lèvres elles-mêmes. Il suffit d'un intervalle de trois à huit jours pour que les joues, les lèvres et les paupières soient transformées en une masse molle et gangréneuse.

La fièvre et les autres symptômes généraux arrivent comme effet de cette destruction locale et de l'absorption de l'ichor; au commencement et même alors que la maladie s'est étendue, l'appétit et le sommeil persistent ; c'est seulement dans la dernière période que la respiration est gênée, le pouls petit et fréquent, et qu'il s'établit une diarrhée colliquative avec ténesme, des hémorrhagies, des syncopes, le sopor et le délire. La mort survient dans l'espace de cinq à quatorze jours, précédée de l'œdème des pieds et de toute la surface du corps (Canstatt).

Lorsque la nature ou l'art parvient à enrayer la marche de cette affection destructive, il se forme des limites au delà desquelles la mortification ne s'étend plus. L'odeur devient moins mauvaise, la rougeur inflammatoire qui environnait l'ulcère diminue ainsi que le gonflement des parties voisines. Un pus de bonne nature remplace l'ichor, et la surface de l'ulcère se couvre de végétations. L'état général s'améliore simultanément.

Étiologie. — La gangrène de la bouche est rare chez les adultes, mais beaucoup plus fréquente chez les enfants de

deux à dix ans ; les enfants à la mamelle semblent être ga-
rantis contre cette affection. Une constitution affaiblie par
quelque état cachectique ou par une maladie aiguë constitue
une véritable prédisposition. Les malades sont presque
toujours des enfants malsains, scrofuleux, sensibles et
blonds, pauvres, mal nourris, élevés dans une atmosphère
viciée comme celles des hôpitaux et des maisons d'orphelins.
Cette affection se montre souvent dans le cours de la convalescence d'un exanthème aigu, surtout de la rougeole, de la
scarlatine, de la variole, de la coqueluche, de la dyssenterie, de la fièvre typhoïde et des fièvres intermittentes. Il
n'est pas tout à fait invraisemblable que l'abus du mercure
et surtout du calomel prédispose l'enfant à la production
de la gangrène de la bouche, bien que le sphacèle qui vient
à la suite de la salivation causée par le mercure n'ait rien
de commun avec l'affection qui nous occupe. Cette maladie
n'est jamais épidémique, et c'est seulement après quelque
affection de cette espèce qu'on la voit atteindre plusieurs
individus à la fois ; en somme, elle est encore assez rare.
Elle n'est jamais contagieuse, et il est rarement arrivé que
plusieurs enfants d'une même famille en aient été frappés,
bien qu'ils se trouvent vivre dans les mêmes conditions et
au milieu des mêmes influences morbifiques. Il est néanmoins toujours bon de séparer les enfants bien portants de
ceux qui sont porteurs de cette maladie.

En outre des altérations que j'ai décrites, on trouve encore
à l'ouverture des cadavres, des traces de gangrène dans
l'estomac, les intestins et les poumons. Le cœur et les poumons sont ordinairement mous, pâles, exsangues, les cavités cérébrales renferment des épanchements séreux, etc.
Froriep a plusieurs fois constaté que le sang était trop
aqueux, et que celui qui était renfermé dans le cœur et les
gros vaisseaux manquait de fibrine. Les autres altérations
anatomiques des organes internes ne sont pas constantes ;
elles n'appartiennent pas d'une manière particulière à la
gangrène de la bouche, et paraissent dépendre des maladies

antérieures, de causes prédisposantes, ou bien être l'effet de la décomposition cadavérique.

Le *pronostic* est très grave, car le plus grand nombre des malades succombe. Plus le sujet est jeune et d'une mauvaise constitution, plus les circonstances extérieures dans lesquelles il se trouve sont défavorables, et plus le pronostic est sérieux. Les cas les plus dangereux sont ceux dans lesquels le noma succède à un exanthème aigu. Quand la guérison arrive, il reste des cicatrices qui défigurent ; mais la nature parvient quelquefois à les régulariser.

Traitement.— Bien que mon expérience au sujet de cette maladie ne soit pas plus étendue aujourd'hui qu'elle ne l'était au moment où je consacrai à son étude un chapitre de mon *Traité de thérapeutique* ; cependant mon opinion relative à l'efficacité du traitement homœopathique n'a pas varié ; je dirai même qu'elle a été confirmée par l'observation publiée par le docteur Arnold dans la Gazette d'Hirschel, observation dans laquelle l'arsenic s'était montré très puissant. Les écrivains qui se sont occupés jusqu'à présent de cette maladie, s'accordent sur l'insuffisance d'un traitement interne ; tous attachent la plus grande importance à l'emploi de moyens externes violents, que je crois néanmoins devoir abandonner.

Si je me laissais exclusivement conduire par les caractères des symptômes, je dirais que *secale cornutum* doit être le médicament le plus efficace contre le *cancer aquaticus*. Mais je ne ferai aucune difficulté d'accorder, conformément à l'observation d'Arnold, que l'arsenic mérite la préférence, bien que ses effets physiologiques ne répondent pas d'une manière très exacte aux symptômes de la maladie. Cette différence prouve que les descriptions relatées dans les traités de pathologie présentent au lit du malade de nombreuses différences qui font varier nos indications thérapeutiques. L'*arsenic*, sans doute, possède plusieurs caractères qui doivent fixer notre choix sur lui dans le traitement de la gangrène de la bouche ; par exemple une éruption à la lèvre inférieure, analogue au noma, recouverte d'une croûte épaisse et ayant un fond grisâtre, pulpeux (symptômes 503), des ulcères rongeants sur les lèvres, etc., le gonflement des glandes sous-maxillaires ; la tuméfaction élastique de la peau du visage, tuméfaction plus marquée autour des paupières que partout ailleurs. Les syncopes et le vertige, la couleur bleuâtre des lèvres sur lesquelles se forment des taches noirâtres, leur gonflement et la formation de stries brunes et plissées, semblables à celles que ferait une brûlure de la muqueuse, etc., sont des signes caractéristiques de ce médicament. Arnold employait la 4° trituration décimale qui répond à la seconde dilution de Hahnemann ; il en donnait un grain qu'il répétait plusieurs fois par jour. Il avait cru reconnaître que la 6° dilution ne pouvait arrêter les progrès du mal. Je suis sur ce point complétement d'accord avec lui; et je crois que dans une maladie dont la marche est aussi rapide, des doses trop faibles et trop rarement répétées ne pourraient ni guérir, ni limiter les désordres organiques. Feu le docteur Thorer avait publié dans l'*Allgemeine homœopathische zeitung*, vol. III, p. 92, une observation de gangrène de la bouche où l'arsenic lui avait fait défaut. Cependant, il l'avait employé à la première puissance. Mais cet insuccès dépend ou de ce que le médicament n'était pas parfaitement approprié, ou de ce que la dose n'avait pas été bien choisie, ou encore de ce qu'elle n'avait pas été répétée. Toutefois ce fait a été observé il y a vingt-quatre ans environ ; et depuis nous avons accompli de nombreux progrès. On pourrait, je crois, suivre avec avantage les traces d'Arnold, si les opinions diverses professées par les homœopathes au sujet des doses, ne les conduisaient à suivre des voies bien différentes dans la pratique. Pour moi, je crois qu'il faut savoir varier les doses en raison de chaque maladie.

Il est certain que si l'on tenait un compte exclusif de l'observation que je viens de citer, on mettrait toujours l'arsenic au premier rang ; mais il y a des cas nombreux où cet agent serait insuffisant et où une trop longue temporisation serait funeste. La marche rapide de la maladie réclame un traitement énergique; or, il faut que l'arsenic à la deuxième et à la troisième trituration produise un soulagement très prompt, pour que l'on soit en droit de se confier à lui seul dans toute la suite du traitement. Mais s'il ne modifie pas très vite l'état du malade, il faut l'abandonner et recourir au *secale cornutum* dont les caractères généraux se rapprochent bien plus des symptômes de la maladie que ceux de beaucoup d'autres agents, de sorte qu'on peut le prescrire avec une grande assurance. Ce serait encore la deuxième trituration qu'il faudrait choisir, et la répétition de la dose serait indispensable. — Mais si les tissus se sont rapidement refroidis, ayant pris une teinte grisâtre, ou bien s'ils ont noirci sous l'influence de la gangrène, les os ayant été rapidement atteints, ou rencontre, comme quand on a donné de fortes doses de secale, des vésicules pleines de sang dont le fond passe à la gangrène, des pustules brunes, noires ou purulentes, des tumeurs au cou, lesquelles ressemblent à de véritables anthrax; et après la mort, on reconnaît à l'autopsie, du côté des organes internes, des lésions identiques à celles qui accompagnent le charbon. Or, tous ces symptômes ne peuvent nous permettre d'hésiter ; et lorsque le malade semble au-dessus de toute ressource, on peut essayer encore ce médicament. Je suis au moins convaincu qu'on n'aurait pas alors à déplorer de suites plus funestes que dans le cas où l'on emploie les topiques recommandés par l'ancienne école, c'est-à-dire les acides, les chlorures, le chlorure de chaux, le sublimé, la pierre infernale, la cautérisation au fer rouge, etc.

Il y a bien encore plusieurs autres médicaments homœopathiques sur lesquels il est bon d'appeler l'attention; mais aucun d'eux ne possède une efficacité aussi certaine que les substances dont je viens de parler. Ce sont : *china, chlor., iodium, iodkali* (*iodure de potassium*), *acid. muriaticum, kreosotum, silicea, rhus,* etc.

TROISIÈME PARTIE.

Maladies qui se montrent de préférence depuis la seconde dentition jusqu'à la puberté.

Un grand nombre des affections dont j'ai parlé jusqu'ici peuvent se prolonger jusqu'à la troisième période de l'enfance, et beaucoup d'entre elles semblent lui appartenir aussi bien qu'aux deux autres. De plus les maladies qu'il me reste à décrire peuvent aussi se rencontrer aux époques antérieures de la vie, avec cette différence toutefois qu'elles occupent le premier rang dans la dernière. Les maladies auxquelles je fais allusion en ce moment, ne sont autres que les EXANTHÈMES AIGUS.

Aucun d'eux n'est limité, quant au moment de son apparition, à l'une de ces périodes; car tous sont contagieux et peuvent aussi dépendre d'influences épidémiques. Mais comme il fallait leur donner une place dans cet ouvrage, j'ai cru devoir renvoyer leur description au moment où je m'occuperais de l'histoire médicale de cette partie de la vie qui s'écoule depuis la seconde dentition jusqu'à la puberté; parce que c'est alors que ces affections sont le plus fréquentes.

Dans les exanthèmes aigus, la surface extérieure de la peau est sans aucun doute le siége principal de la maladie, mais non pas son siége exclusif; car le processus morbide se localise en même temps sur les membranes muqueuses et sur divers organes; c'est même de l'extension de la maladie aux parties internes, extension que l'on attribue aux altérations du sang, que dépend le danger ou la bénignité de la maladie. Comme je l'ai déjà dit, presque tous ces exanthèmes sont épidémiques ; aucun d'eux ne guérit sans avoir parcouru un cercle presque invariable de transformations ; de sorte qu'un traitement spécifique peut hâter la succession des périodes, les rendre plus bénignes et moins dangereuses, sans être assez fort pour en supprimer quelqu'une. On compte au nombre de ces affections: la variole, la varioloïde, la varicelle, la vaccine, la scarlatine, la rougeole et la roséole.

CHAPITRE XXXVIII. — DE LA VARIOLE.

Variola, febris variolosa.

Le miasme varioleux est absorbé par les voies respiratoires, les membranes muqueuses, la surface externe de la peau, ou bien il est porté dans le torrent circulatoire à l'aide de l'inoculation ; dans tous les cas, il amène la régénération et la multiplication de la matière variolique. — Je suppose que mes lecteurs se sont familiarisés avec cette maladie, soit pendant le cours de leurs études, soit par la lecture des travaux académiques ; je passerai donc sous silence toutes les opinions diverses qui furent émises au sujet de cette maladie, et je me tiendrai exclusivement aux données qui peuvent être utiles à la thérapeutique. Je supposerai connus les différents types de cette affection, lesquels lui ont fait donner les noms de variole *bénigne, simple, éréthique*, et les variations que ces expressions représentent et qui intéressent à la fois l'état diathésique et l'éruption elle-même (1). — La variole passe successivement par les périodes suivantes :

1° PÉRIODE D'INCUBATION — Sa durée est assez variable

(1) On consultera sur cette maladie: *Manuel de médecine clinique*, par Constatt, — *Traité théorique et pratique des maladies de la peau*, par P. Rayer. Paris, 1835, t. 1er, p. 514 et suiv.

elle peut se prolonger pendant douze jours, ou pendant huit jours seulement, ou plus longtemps, c'est-à-dire durant deux septénaires. Il arrive souvent, pendant cette période, tant que l'éruption n'a pas paru, qu'il n'existe presque aucun symptôme remarquable; seulement l'enfant devient maussade et ennuyeux; il est de mauvaise humeur, accuse de nombreux frissons, de l'agitation, de l'insomnie et des vertiges; il perd l'appétit et change souvent de couleur. Mais comme cette période se passe quelquefois sans symptômes, elle est presque sans importance pour le clinicien, qui ne sait caractériser la maladie tant qu'elle n'est pas arrivée au second stade, c'est-à-dire à la période d'invasion et des prodromes.

2° PÉRIODE D'INVASION ET DES PRODROMES. — Celle-ci commence par un frisson très prolongé qui dure souvent pendant une demi-journée, alterne avec des accès de chaleur passagère qui devient ensuite continue; le pouls est mou et fréquent, la soif vive; le malade a de l'anorexie, des coliques suivies de diarrhée, de la céphalalgie, etc. Les symptômes caractéristiques de cette fièvre varioleuse sont : a. L'existence de symptômes gastriques; la langue est chargée, l'enfant se plaint d'avoir un mauvais goût dans la bouche, il a du dégoût pour les aliments, il vomit, accuse une céphalalgie frontale assez vive; ses urines sont foncées; il a de la constipation; les vomissements continuent quelquefois jusqu'au moment où l'éruption est complète. — b. Une roideur et des douleurs très vives dans le dos et à la région lombaire, douleurs qui sont d'autant plus intenses que l'éruption sera plus abondante, et que l'on confond parfois au début avec des douleurs rhumatismales. Elles disparaissent au moment de l'éruption. — c. L'assoupissement, les frayeurs et les cris pendant le sommeil, le grincement des dents, les mouvements convulsifs, symptômes qui apparaissent vers le soir ou pendant la nuit, et vont toujours en augmentant. Il arrive souvent qu'un accès d'épilepsie précède l'éruption, dont la marche est presque toujours alors très modérée. Le hoquet est un signe prodromique assez commun. · — *d*. On observe fréquemment le coryza, l'éternument, l'enrouement, la toux, des picotements dans la poitrine, de la dyspnée, des symptômes d'angine, du ténesme, la dysurie; les ganglions des aines et des aisselles deviennent douloureux, le pouls faiblit. On rencontre aussi dans cette période les signes d'un collapsus général des forces caractérisé par la pâleur du visage, les syncopes, etc. : c'est toujours un signe très défavorable pour la suite de la maladie. — *e*. Tous ces symptômes diminuent d'intensité vers le matin, époque à laquelle le malade transpire. Cette sueur dure ainsi pendant toute cette période, disparaît lorsque l'éruption se caractérise et revient pendant la période de dessiccation. La transpiration répand, comme l'haleine, une odeur spéciale analogue à celle du pain moisi. — *f*. Cette période a une durée moyenne de deux à trois jours; elle est rarement plus courte, mais souvent plus longue quand le sujet est faible. La maladie s'aggrave toujours le soir, et elle arrive à son apogée au commencement de la troisième nuit, au moment où la fièvre augmente pour la troisième fois; l'exanthème commence presque toujours alors à se montrer.

3° PÉRIODE D'ÉRUPTION. — Vers la fin du troisième ou du quatrième jour de fièvre, l'éruption commence. On voit se former des petites taches dures, enflammées, rouges, semblables à des piqûres de puces; ces taches paraissent d'abord sur le visage, au front, sur le nez, le menton, la lèvre supérieure, les joues; puis au cou, sur la poitrine, dans le dos, sur les extrémités supérieures. Elles augmentent d'épaisseur, s'aplatissent, et gagnent en profondeur en même temps qu'elles augmentent en élévation. Il est rare que l'éruption s'étende également sur toute la surface de la peau; souvent il se fait une ou deux pustules qui atteignent à leur complet développement avant que l'éruption générale ne paraisse. Lorsque les choses se passent comme je viens de le dire, l'intensité de la maladie est presque toujours modérée. L'éruption dévie parfois de la marche que je viens de tracer : elle commence par la poitrine et l'abdomen et n'arrive au visage qu'en dernier lieu ; toute proportion gardée, elle est presque toujours moins abondante sur les parties inférieures du corps que sur les parties supérieures. — Quand la maladie est bénigne, elle reçoit le nom de variole discrète. L'éruption est complète au bout de quatre ou cinq jours ; la fièvre et les prodromes cessent alors ; une sueur abondante et chaude s'établit ; l'urine devient sédimenteuse, ou bien elle diminue d'une manière notable ; le pouls est lent et faible, la respiration se régularise et le malade se trouve plus calme. Dès que la fièvre est tombée, on n'a plus à craindre que l'éruption augmente ; au contraire, l'odeur spéciale que répandent les varioleux devient de plus en plus forte et dure autant que l'exanthème. Une éruption semblable paraît en même temps sur les membranes muqueuses, au niveau des orifices extérieurs : dans la bouche, sur la langue, sur le voile du palais, dans la gorge, à la face interne des paupières, etc. On voit sur ces régions des élevures d'un blanc grisâtre, reposant sur un cercle rouge, comme des aphthes ; il y a en même temps une grande difficulté de déglutition, écoulement de salive, un sentiment d'âpreté dans la gorge, enchifrènement, épiphora et beaucoup d'autres symptômes en rapport avec les fonctions de l'organe envahi. On pourrait donner à cette période le nom de stade d'efflorescence.

Avant d'aller plus loin, je dois décrire les métamorphoses par lesquelles passent les pustules varioliques depuis leur première apparition jusqu'à leur disparition complète. Cette pustule parcourt quatre périodes : la *formation de la nodosité*, le *développement d'une vésicule*, le *passage à l'état de pustule*, la *dessiccation de cette dernière*. La maladie exige, pour arriver à ce dernier terme, douze jours environ, trois jours pour chaque forme. L'éruption ne se fait pas simultanément sur toutes les parties du corps, la durée de leur développement varie en raison de la région et suivant l'époque à laquelle les pustules paraissent. Aussi faut-il observer avec soin la marche de la maladie sur ces différents points ; car les pustules du visage sont parfois rompues avant que celles des pieds soient formées complétement.

Deux jours après l'apparition des taches noueuses, il se forme à leur sommet une vésicule molle remplie d'un liquide transparent ; le second jour cette vésicule a le volume d'une tête d'épingle, le troisième celui d'une lentille ; enfin un cercle rouge très étroit entoure cette élevure, qui acquiert un volume égal à la moitié d'un pois. Arrivé à ce point, il se fait au sommet de la vésicule une dépression qui a reçu le nom d'*ombilic*. Vers le troisième jour, la sérosité contenue dans la vésicule se trouble, devient laiteuse, jaunâtre ; ses enveloppes venant à se rompre, une partie du liquide se répand sur les parties environnantes. Vers le sixième jour, le développement de la pustule est complet ; la maladie est parvenue à ce qu'on nomme la *période de suppuration*. La pustule s'étend en largeur, se gonfle, devient sphérique, jaune au sommet et dans une grande partie de son épaisseur ; son aréole se tuméfie, devient d'un rouge foncé, puis ses enveloppes se rompent et le pus s'écoule. Le cercle rouge qui entoure la pustule s'étend, les parties voisines sur lesquelles il n'y a pas d'éruption se gonflent, deviennent le siége d'une douleur brûlante et d'une rougeur érysipélateuse. Si la pustule n'est pas déchirée par le malade, elle reste pendant trois jours dans l'état que je viens de décrire ; puis elle arrive à la *période de dessiccation*, qui commence vers le onzième ou le douzième jour de la maladie. Les pustules se dessèchent dans l'ordre suivant lequel elles avaient apparu. Tantôt elles éclatent, le liquide visqueux et purulent qu'elles contenaient se dessèche et forme une croûte épaisse, jaune comme le miel, mais qui devient plus tard brunâtre ; tantôt leurs enveloppes restent intactes, le liquide se dessèche sans se répandre ; la pustule devient alors brune, noirâtre, l'inflammation et le gonflement du derme disparaissent.

Toutes les pustules ne passent pas par ces différentes transformations : aux pieds, par exemple, elles se dessèchent de bonne heure, se réduisent à des nodosités arrondies, couvertes d'une petite croûte mince, semblable à une écaille.—Celle-ci reste adhérente pendant quatre ou cinq jours, se détache incomplétement et reste encore adhérente à l'épiderme, puis tombe au bout de quatorze ou quinze jours, laissant à découvert ou une tache d'un rouge foncé, ou, si la suppuration a pénétré dans l'épaisseur du derme, une cicatrice toute particulière. Heim assure que les véritables cicatrices de la variole ont une forme et une surface irrégulière, ridée comme la peau d'un citron, sans couleur particulière, ponctuée, mais qu'elle n'empêche pas la croissance des poils. Leurs bords sont plus ou moins déchiquetés et ne reprennent jamais une régularité complète ; parfois ces cicatrices forment de véritables coutures, assez nombreuses surtout au visage et sur les mains.

Maintenant que j'ai décrit avec soin le développement des pustules, je reviens à l'étude de la maladie tout entière, de sa marche et de la dépendance de ses symptômes.

Lorsque l'éruption est arrivée à son développement complet (période de maturité), les symptômes généraux ne sont plus les mêmes. Le cercle inflammatoire augmentant autour de chaque pustule, la tension de la peau devient plus marquée, surtout au visage où ces pustules existent en plus grand nombre. Ce gonflement peut même arriver à un point tel que les paupières ne s'ouvrent plus et que les traits du visage soient entièrement effacés. Lorsque ce gonflement existe sur d'autres parties du corps, les mouvements des articulations deviennent douloureux et souvent impossibles ; la peau est brûlante, et le malade accuse un prurit douloureux intolérable qui le porte irrésistiblement à se gratter. Vers le neuvième jour, la fièvre reparaît avec d'autres caractères. On l'appelle *fièvre de suppuration* : elle commence par le retour du frisson, lequel est suivi d'une chaleur brûlante de la peau, une soif inextinguible, pouls plein et fréquent, céphalalgie, agitation, exacerbation nocturne et délire. La rémission arrive vers le matin au milieu d'une sueur qui répand l'odeur propre aux variolés. L'urine est trouble, laiteuse, forme un sédiment muqueux ou purulent très épais. Chez les enfants, les glandes cervicales et les parotides ne se tuméfient pas autant que chez les adultes, la salivation n'est jamais aussi abondante, et elle ne constitue pas un signe défavorable; mais elle est souvent l'effet de la présence d'ulcères qui existent dans la bouche et succèdent à des pustules varioliques. Les enfants ont presque toujours des selles molles qui dégénèrent en diarrhée quand l'éruption est confluente; les vomissements et les épistaxis ne sont pas non plus très rares chez eux. Quand les pustules se dessèchent, *période de dessiccation*, le gonflement des parties et la fièvre diminuent peu à peu, la guérison marche avec rapidité, mais la peau reste longtemps encore très sensible.

Telle est la marche ordinaire et naturelle de la variole simple avec éréthisme; mais le médecin ne rencontre pas toujours cette affection sous une forme aussi régulière; bien des variations peuvent exister, et toutes doivent être connues de lui: j'en parlerai brièvement.

La maladie peut avoir une extrême intensité; elle se rapproche alors de ce qu'on appelle la *variole synochale, inflammatoire et confluente*. Dans ce cas, la fièvre et tous les symptômes qui l'accompagnent, voire même les prodromes, ont une grande violence dès le début. Ces prodromes sont beaucoup plus courts que dans la variole simple. Les organes intérieurs s'enflamment très facilement, et l'état général est toujours sérieux. — D'autres fois il existe des *symptômes gastriques* bien tranchés (*variola gastrica*), lesquels se montrent parfois dès le début; mais ils n'ont aucune gravité quand le traitement est bien dirigé.

La variole est beaucoup plus grave quand les symptômes généraux ont un caractère *typhoïde* et *putride*, ce qui arrive souvent, parce qu'il n'y a point de fièvre éruptive dans laquelle la décomposition du sang soit aussi complète que dans la variole. Ces deux états ne diffèrent que par leur degré; car l'un et l'autre dépendent de l'intoxication du sang par le miasme varioleux. Le caractère *typhoïde* ou *nerveux* se reconnaît même pendant les prodromes, étant caractérisé par le collapsus de toutes les forces, une faiblesse et un abattement extrêmes, un pouls variable, petit et fréquent, un délire qui revient tous les soirs, des vomissements intenses et des douleurs abdominales; la diarrhée, les vertiges, les syncopes, les convulsions, etc. Ce stade se prolonge parfois plus que de coutume, l'éruption est lente à se faire, et elle arrive au milieu de symptômes nerveux violents, de hoquets et même d'accès épileptiformes. L'éruption est irrégulière, incomplète, se fait par saccades; tantôt la peau est brûlante, tantôt elle est très froide; les nodosités et le cercle qui les entourent ont une teinte livide. L'exanthème a une grande tendance à rentrer. Quelquefois le visage est le siége d'un gonflement érysipélateux, tandis qu'il se fait sur les autres parties du corps une éruption de vésicules discrètes, transparentes, qui sont très petites et irrégulières. Ces vésicules augmentent ensuite un peu de volume et deviennent plus blanches. Elles sont quelquefois si petites et si livides, que l'éruption ressemble tout à fait à celle du pourpre, surtout si l'aréole est très pâle ou si elle manque complétement. La peau prend souvent aussi une teinte érysipélateuse générale qui devient plus tard, surtout au visage, analogue à celle du plomb, ou jaune comme le parchemin. Enfin ces petites pustules, qui paraissent se rapprocher des vésicules, prennent quelquefois une forme bulleuse (Naumann). Les symptômes typhoïdes augmentent au moment où se fait l'éruption; le pouls faiblit, la langue se sèche et se couvre d'un enduit brunâtre, la tête est entreprise; il y a même du délire; le malade est pâle, son visage est abattu; il a l'expression propre aux sujets atteints de fièvre typhoïde. Cet état devient plus grave encore pendant la *période de suppuration* qui arrive vers ce moment. La salivation est très abondante, et s'arrête parfois tout à coup; la gorge semble remplie d'un mucus visqueux, la respiration est râlante, et le malade succombe dans un état soporeux. Souvent le gonflement du visage cesse tout à coup et les pustules s'affaissent. La mort arrive alors très rapidement au milieu de symptômes nerveux ou par apoplexie. Quand la période de suppuration est trop prolongée, la peau s'ulcère, et il se fait des métastases vers le poumon et le cerveau. Il arrive aussi, pendant la *période de dessiccation*, que le gonflement diminue subitement et que le malade succombe tout à coup à une attaque d'apoplexie. Il y a un grand nombre d'affections consécutives.

L'état *putride* ne diffère pas de l'état typhoïde lui-même, car leurs symptômes sont identiques ; seulement la décomposition du sang y est encore plus marquée, ce que l'on reconnaît aux hémorrhagies qui ont lieu par le nez, la bouche, l'estomac, les intestins, etc. Le visage a une teinte livide ; le pouls est mou, dépressible et fréquent, l'urine foncée; la sueur répand une odeur spécifique très pénétrante, la chaleur est mordicante. La mort peut arriver alors, avant même que l'éruption soit développée, et quand celle-ci parvient à se former, elle a les caractères de la forme précédente (*variola maligna, septica*). Des pétéchies, des vibices, ou une éruption pourprée, précèdent souvent l'apparition des pustules ; les nodosités sont livides, le cercle qui les entoure est d'un rouge foncé, brun et même noir; au lieu des pustules ordinaires, il s'élève des vésicules remplies d'un ichor sanguinolent ou de sang pur et noir (*variola sanguinea nigra*), ou des élevures vésiculeuses remplies de gaz (*variolæ siliquosæ, emphysematicæ*), ou bien les vésicules se gangrènent, un point noir paraît à leur centre et s'étend bientôt sur toute leur surface. L'exanthème est alors confluent. Les pustules qui existaient sur les membranes muqueuses se transforment en ulcères gangréneux. Une salive visqueuse, très corrosive, répandant une mauvaise odeur, coule continuellement de la bouche. Il s'établit une diarrhée affaiblissante d'une odeur tout à fait cadavérique; des sueurs visqueuses, des hémorrhagies, etc. Les symptômes putrides vont toujours en augmentant à mesure que la maladie se rapproche de la période de suppuration, dans laquelle l'état typhoïde peut aussi se montrer pour la première fois. Dans ce cas, les croûtes restent molles et recouvrent des ulcères gangréneux qui s'étendent en profondeur. Le malade conserve quelquefois la plénitude de sa connaissance pendant tout le cours de sa maladie. Quand il guérit, il lui reste des cicatrices profondes et indélébiles. La mort arrive du cinquième au septième jour de la période éruptive, ou plus tard, par suite de l'épuisement.

Le lecteur peut prévoir, d'après ce qui précède, les variétés que présente la variole, aussi bien sous le rapport de l'étendue de l'éruption que sous celui de ses caractères. J'indiquerai néanmoins toutes ces formes diverses sans les décrire longuement.

On reconnaît une *variole discrète*, dans laquelle chaque pustule est séparée par une portion de peau parfaitement saine: cette forme a une marche très régulière et une terminaison favorable; une *variole en corymbe*, dont les pustules sont réunies en groupes qui imitent les grappes de raisin; une *variole confluente*, dont toutes les pustules sont assez rapprochées pour se toucher et se confondre: cette espèce donne naissance à des ulcères qui détruisent profondément la peau; une *variole verruqueuse*, dans laquelle les pustules ressemblent à de petites végétations. Cette éruption incomplète existe souvent sur les extrémités, tandis que sur d'autres points la maladie arrive à un développement complet. Cette espèce coïncide souvent avec la varioloïde. La *variole cristalline, séreuse, lymphatique*, se compose de soulèvements de l'épiderme en forme de petites vésicules qui passent rarement à l'état de pustules complètes; leur grosseur est celle d'un haricot; elles renferment parfois un liquide ichoreux, brunâtre, même sanguinolent, et sont le signe d'un état septique très prononcé. Dans la *variole si-*

liqueuse, le liquide contenu dans les pustules se résorbe, ou bien la vésicule est remplie d'air dès le commencement. On nomme *variole acuminée* celle dont les pustules sont petites, pointues, dures ou molles sans dépression centrale. La *variole ombiliquée*, au contraire, se compose de pustules aplaties, reposant sur une large base et présentant au centre une dépression marquée.

Complications, terminaison, maladies consécutives. — L'extension de la maladie à la membrane muqueuse interne se reconnaît à l'apparition des symptômes du larynx ou de la trachée, maladie qui survient au milieu d'une éruption variolique abondante. La mort arrive, dans ce cas, précédée des symptômes d'une *laryngite* ou d'une *bronchite*, ou de suffocation. Ou bien il se fait une *pleurésie avec épanchement*, laquelle paraît du septième au quatorzième jour de la maladie. L'enfant se plaint à cette époque de picotements dans la poitrine, d'oppression; il tousse, a une fièvre violente; son pouls est dur et roide; l'exploration du thorax permet de reconnaître la présence d'un épanchement. Cet état peut se terminer par la mort, dans l'espace de deux à quatre jours; mais cette complication ne se révèle quelquefois par aucun symptôme extérieur. Les *maladies du cerveau* peuvent survenir ici comme dans toutes les fièvres exanthématiques; elles sont l'effet de l'intoxication du sang; leurs symptômes sont assez connus pour qu'il soit inutile d'y revenir; elles entraînent toujours avec elles de grands dangers. Ceux-ci sont beaucoup moindres quand la muqueuse intestinale participe à la maladie, car alors les symptômes sont rarement mortels.

Il faut compter, parmi les affections concomitantes et consécutives de la variole, la cécité et la désorganisation de l'œil. Ces ophthalmies paraissent presque toujours pendant la période de complet développement; quelquefois par suite de la présence de pustules sur la conjonctive elle-même. Ainsi on voit paraître des ulcères de la cornée, des épanchements purulents qui se forment entre ses lamelles, l'hypopyon, la perforation de la cornée et le prolapsus de l'iris, etc. Généralement, il n'y a qu'un œil envahi. Des accidents analogues arrivent du côté de l'organe de l'ouïe, d'où l'otorrhée, la cophose, la carie des osselets de l'oreille interne ; ou bien du côté du nez, sous la forme de l'ozène et de ses suites. Pendant la période de dessiccation, on observe des furoncles ou des abcès nombreux, surtout quand l'éruption est confluente. Ces éruptions ne sont pas sans dangers, elles sont difficiles à guérir, et donnent lieu à des ulcères ichoreux. Du côté *des articulations* on rencontre des dépôts varioleux, la carie, l'ankylose ou la nécrose des os.

Bien des maladies latentes qui seraient peut-être toujours restées à cet état se développent sous l'influence de la variole ; les *scrofules* surtout se réveillent et se caractérisent chaque jour davantage, après la disparition de l'exanthème. Cette cachexie est celle qui paraît la plus fréquemment, elle produit la phthisie ou l'hydropisie. Mais il y a une foule d'autres affections, comme les névroses, l'épilepsie, l'idiotie, l'ulcération des intestins, etc., qui peuvent succéder aussi à la variole, tandis que celle-ci semble être un agent curatif d'autres affections. La variole se termine par la mort, dans ses diverses périodes, comme je l'ai déjà dit plusieurs fois.

Les recherches auxquelles se sont livrés dans ces derniers temps *Petzold* et *Iudd* ont mis en lumière plusieurs faits d'*anatomie pathologique* qu'il est bon de connaître : la dépression qui existe au sommet des pustules (l'ombilic) est produite par une petite membrane qui s'insère à leur sommet et s'oppose à leur développement régulier. Ce lien est formé par le conduit excréteur de quelque glandule cutanée ; il finit par se déchirer, ou bien il est détruit par la suppuration. Si l'on ouvre la pustule pour en examiner la base, on voit que toute la sérosité qu'elle contient ne se répand pas au dehors, qu'il en reste une portion retenue par les petits vaisseaux. Malgré cela, on peut voir, à l'œil nu, un ou plusieurs conduits excréteurs des glandes sudoripares, qui s'ouvrent sur la base de la pustule. Ces conduits ne se retrouvent pas dans les pustules sans ombilic, comme, par exemple, celles de la plante des pieds. Quant à celles qui existent sur les membranes muqueuses, on trouve dans leur intérieur une masse blanchâtre ou un mucus visqueux, retenu par l'épithélium aminci. Celui-ci ne tarde pas à se rompre et à disparaître; le produit d'exsudation s'écoule alors et laisse à découvert des ulcérations plus ou moins profondes. Le pus variolique renferme, comme tous les autres, des corpuscules très nombreux et des cellules sans noyaux; celui que renferment les pustules de mauvaise nature contient du cyanure de potassium; mais le caractère essentiel du pus varioleux consiste dans la faculté qu'il possède de transmettre la maladie.

Le *diagnostic* de la variole est trop facile pour qu'il soit possible de confondre cette maladie avec d'autres exanthèmes; c'est seulement pendant la période des prodromes que l'erreur serait possible. Ainsi on pourrait croire à la possibilité d'une *scarlatine:* mais l'absence de symptômes du côté de la gorge, la chaleur extrême de la peau, la fréquence extraordinaire du pouls, et l'aspect de la langue rectifient cette erreur;—à l'apparition de la *rougeole:* mais ici la confusion est plus difficile, puisque les prodromes de cette dernière affection consistent en des signes de catarrhe l'écoulement du nez, l'épiphora, etc.; et aussi parce que ces caractères durent bien plus longtemps que les prodromes de la variole.

Etiologie. — Il est presque inutile de dire que la variole est une des affections les plus contagieuses que nous connaissions, qu'elle se transmet à tout âge, à tous les sexes, à toutes les constitutions, et même à toutes les races humaines. Nous devons la connaissance exacte de cette maladie à Rhazès qui la décrivit avec soin dans le xe siècle, époque où plusieurs épidémies régnèrent en Europe, d'où elles s'étendirent dans d'autres parties du monde. La facilité à contracter la variole est plus grande pendant l'enfance qu'à toute autre époque de la vie, parce qu'alors une multitude de circonstances favorisent la contagion, et que le sujet n'est pas protégé par quelque infection antérieure, ou par la vaccine. Le fœtus lui-même peut être atteint de cette maladie dans le sein de sa mère ; et il n'est pas rare qu'une femme enceinte malade de la petite vérole mette au monde un enfant porteur de cette affection ou de ses traces. Il peut arriver aussi que le fœtus soit malade, bien que sa mère ait été protégée par une inoculation antérieure, ou, au contraire, qu'une mère malade mette au monde un enfant exempt de toute éruption. — En général, on n'a la variole qu'une fois dans sa vie, les cas de récidive ne sont pas très authentiques ; car, comme le remarque Heim, il aurait fallu que les sujets chez lesquels on a cru à une seconde infection aient présenté des signes irrécusables de la première, c'est-à-dire des cicatrices. — Le contagium variolique se transmet par le contact, par l'inoculation ou se puise dans l'atmosphère ; il peut être à l'état solide, liquide ou gazéiforme. — Ce miasme est très difficile à détruire ; il s'attache aux objets inanimés, au bois, à la laine, aux matelas et aux habits ; et lorsque ces objets sont tenus à l'abri du contact de l'air, le miasme conserve pendant longtemps son activité. — Plusieurs autres dyscrasies aiguës ou chroniques peuvent être détruites par le miasme varioleux ; mais il peut se faire aussi qu'elles soient seulement déplacées ; il y a même des cas assez nombreux où la rougeole, la scarlatine et même la vaccine coïncident avec la variole. — Le miasme est toujours identique à lui-même, et sa bénignité ou sa malignité dépend de modifications mystérieuses qui tiennent au génie épidémique régnant, à la localité où il exerce ses ravages, à la constitution du malade et à un grand nombre d'autres influences extérieures passagères.

Le *pronostic* varie en raison d'un grand nombre de circonstances, surtout en raison de la période à laquelle la maladie est parvenue et de la marche qu'elle affecte. Je suppose, du reste, que l'on a pratiqué l'inoculation afin de diminuer les dangers de la maladie naturelle. Les circonstances suivantes ne doivent jamais être perdues de vue, quand on veut fixer le pronostic : 1° L'*abondance de l'éruption* : la variole confluente est plus dangereuse que la variole discrète. 2° Son *mode de développement* et ses *caractères* : lorsque les prodromes durent pendant trois ou quatre jours, on doit prévoir que la marche sera favorable; le développement régulier de chaque pustule est aussi un bon signe. Au contraire, si l'éruption est pâle, flétrie, surtout au visage; le pronostic est toujours sérieux; des vésicules remplies d'un liquide séreux ou d'un ichor fétide sont aussi un signe très fâcheux; enfin il faut tenir compte des symptômes concomitants, surtout de l'état fébrile. Le danger est toujours très grand lorsqu'au moment de la période suppurative d'une variole maligne, un grand nombre de vésicules ou de furoncles se forment sur les parties de la peau qui étaient restées saines. Un affaissement brusque des pustules et leur lividité sont des signes également funestes. 3° L'*envahissement des membranes muqueuses* ; si elles restent saines, le pronostic est plus favorable. 4° Les *symptômes de réaction* : la variole inflammatoire est plus favorable que la variole à caractère éréthique, typhoïde et putride; la transformation des pustules, lorsqu'elles deviennent sanguinolentes, emphysémateuses ou gangréneuses, est presque constamment mortelle. 5° L'*âge* : on a remarqué que les enfants de cinq à quatorze ans étaient ceux chez lesquels la marche de la variole était le plus heureuse. Le danger est grand si le sujet est d'une constitution pléthorique, ou s'il est faible, cachectique, scrofuleux, tuberculeux, etc. La croissance n'est pas non plus sans effet sur la marche de la variole, qu'elle aggrave toujours. 6° Le *caractère propre de la maladie* : il y a des épidémies qui sont presque constamment mortelles, et d'autres où la variole est moins dangereuse; il y a aussi, dans une épidémie, une époque où la maladie est plus dangereuse, et une où elle l'est moins. En général, c'est surtout au début de l'épidémie et au moment de son apogée qu'on a le plus à craindre. Enfin, il y a des *signes certains* qui vous permettent de fixer notre pronostic. Un frisson prolongé et violent indique toujours une maladie grave quand il arrive pendant les prodromes, ou quand il reparaît durant la période de suppuration. On doit aussi conserver des craintes sérieuses quand la fièvre ne se modère pas après le développement de l'éruption. La maladie doit être considérée comme dangereuse, quand les pustules paraissent à la fois au visage et sur les extrémités, que les vomissements persistent après leur apparition, qu'il y a suppression des urines ou besoin continuel d'uriner. Il est bien rare que la variole ne soit pas mortelle quand les forces tombent tout à coup, et qu'arrivent le sopor, le délire, les soubresauts des tendons. L'apparition d'un érysipèle, surtout au moment de la période de dessiccation, n'est point sans danger. Il est presque inutile de rappeler que s'il existe quelque *complication* d'une maladie interne, le pronostic en est fortement influencé.

Traitement. — La variole ayant une marche régulière et une tendance marquée à s'épuiser d'elle-même, on peut croire qu'elle échappe à l'action du praticien, qui ne doit jamais s'opposer à l'accomplissement des lois naturelles. De cette manière, on nous accorde seulement le droit d'observer le développement de la maladie dans les cas réguliers, nous laissant la liberté d'agir lorsqu'elle dévie de son cours normal. Cette opinion, qui est admise dans la science, ne peut être acceptée que par les partisans de l'ancienne école; car les homœopathes expérimentés ont eu trop souvent l'occasion de traiter la variole, pour ignorer qu'il est en leur pouvoir d'abréger les différents stades de cette maladie, même quand elle affecte une marche régulière et bénigne. On ne peut méconnaître qu'il y ait parmi les observations nombreuses publiées jusqu'à présent en vue de prouver notre puissance un grand nombre de faits susceptibles de recevoir une interprétation toute différente; mais il en est d'autres, et ce sont de beaucoup les plus nombreux, dont la valeur probante est irrécusable. Aussi, en nous appuyant sur les cas de guérison bien observés, et sur les vertus des médicaments expérimentés sur l'homme sain, sommes-nous en droit de conclure que notre thérapeutique, si conforme aux lois naturelles, doit posséder des agents capables d'éteindre la maladie dans son germe, ou, au moins, d'en abréger les périodes. On peut se demander s'il serait possible de découvrir un moyen différent de la vaccine, capable de détruire chez l'homme la faculté de ressentir l'influence du virus variolique; mais la solution de ce problème exigera encore de longues années, d'autant plus que les vaccinations légalement ordonnées rendent les épidémies de variole de plus en plus rares. Cette recherche est cependant nécessaire; car, en pareilles circonstances, la vaccine se montre quelquefois impuissante, comme j'ai eu plusieurs fois occasion de le reconnaître, au moins pour les différents membres d'une même famille, dans laquelle la variole semblait une maladie héréditaire. Ce serait le moment d'essayer le *Thuja*, que le docteur de Bœnninghausen recommande comme prophylactique (voy. *All. hom. Zeitung*, v. 37, p. 21) (1). Ce praticien prescrit d'employer ce médicament à la deux-centième dilution, dont il fait prendre deux globules tous les deux jours, tant que dure l'épidémie. Le *thuja* s'est aussi montré curatif lorsque l'éruption avait commencé à se montrer, et l'auteur assure qu'il a pu abréger les périodes de la maladie, à tel point que la dessiccation des pustules était complète le quatrième jour, et que les croûtes tombaient vers le huitième, sans laisser aucune cicatrice. C'est après avoir employé le *thuja* avec succès dans plusieurs épidémies d'une affection qui attaque les chevaux, et qu'on nomme *malandres*, et l'avoir reconnu pour spécifique, que Bœnninghausen a comparé les symptômes de

______

(1) Voyez un article du docteur Croserio, dans le *Journ. de la méd. homœop.*, publié par la Société hahnemannienne de Paris, t. V, p. 136.

la variole avec ceux de cette maladie de la race chevaline ;
cette étude le conduisit à prescrire le *thuja* contre la première, ce qu'il fit à Munster, en l'année 1849, et le succès
dépassa toutes ses espérances. A l'occasion, chacun pourra
répéter ces essais. Le précepte du docteur Bœnninghausen
est digne de toute notre attention ; car, sans vouloir prétendre que les malandres des chevaux soient une maladie
identique à la variole, je ne puis cependant oublier qu'on a
souvent vu des vaches présenter des boutons de vaccine
après avoir été soignées par des personnes qui avaient tou-
ché des chevaux atteints de la première maladie. On a vu
aussi que les personnes qui étaient souvent en rapport avec
ces chevaux, comme les palefreniers et le maréchal-ferrant,
présentaient souvent une éruption analogue à la vaccine, et
qu'ils devenaient ensuite réfractaires à l'action du virus varioleux et du vaccin. Or, l'expérience ayant prouvé que le
thuja est le spécifique des malandres chez les chevaux, on
peut très bien admettre qu'il sera aussi le spécifique de la
variole chez l'homme. C'est au médecin à fixer la dose qu'il
convient d'employer.

J'ai indiqué, dans mon traité de thérapeutique, un autre
moyen de prophylaxie (1), qui me semble produire sur
l'homme sain une éruption dont les caractères se rapprochent de ceux que présente la variole à son début, et qui
doit, par conséquent, éteindre cette maladie dans son germe.
Je base ma découverte sur la similitude qui existe entre
les premiers caractères des pustules et ceux des vésicules de la gale, analogie passagère sans doute, puisqu'elle
n'existe que pendant vingt-quatre heures, après lesquelles
l'exanthème varioleux est tout différent. L'opinion admise
par un grand nombre d'homœopathes relativement à la
psore latente, vient encore à l'appui de l'indication que je
pose, en recommandant *sulphur* à la fois comme agent prophylactique et comme médicament curatif de la variole. Je

(1) Voy. *loc. cit.*, vol. I, p. 301.

sais bien que cette hypothèse a besoin d'être confirmée par de nouvelles recherches ; car l'illusion est facile, et il faudra encore des observations nombreuses et précises pour prouver que le soufre est un agent capable de préserver de la variole et de guérir ce fléau de l'espèce humaine.

Tartarus emeticus possède un grand nombre de caractères qui parlent en faveur de son application comme moyen prophylactique et comme agent curatif, ainsi que l'a prouvé le docteur Liedbeck (de Stockholm) dans deux mémoires ; l'un publié dans l'*Hygea* (vol. XI, p. 340-45), et l'autre dans l'*Allgemeine homœopathische Zeitung* (vol. XLI, p. 33, année 1849). La similitude qui existe entre l'éruption causée par le tartre émétique et celle qui caractérise la variole est connue de tous les médecins ; de plus les travaux d'anatomie pathologique publiés par Rokitansky et Engel ont clairement établi la similitude extrême qui se trouve entre les pustules que l'émétique fait naître sur les membranes muqueuses et celles qui sont engendrées par la maladie. Il arrive souvent que la variole est accompagnée, dans sa première période, des signes d'un état gastrique très prononcé ; c'est alors que le *tartarus emeticus* est précieux comme prophylactique ; il peut même, quand l'éruption a paru, en arrêter le cours. Ce médicament est donc le spécifique de ce que j'appellerai une variole avec symptômes gastriques, sans vouloir cependant lui dénier toute puissance dans les autres formes de cette maladie. — Liedbeck ne donne pas toujours la même dose de ce médicament. Il fait dissoudre d'ordinaire 1 grain de tartre émétique dans 1 once d'eau distillée, et il donne une cuillerée à soupe ou à thé de ce mélange toutes les quatre heures. Ou bien il fait prendre le vin antimonié préparé d'après la pharmacopée suédoise (*tart. emet. gr. j. in vin. ℥ ß.*) dont il administre 1, 2 ou 3 gouttes dans de l'eau, répétant cette dose toutes les trois ou quatre heures, selon l'âge du sujet.

Il y a un quatrième agent préservatif et curatif, c'est le *vaccinin*, c'est-à-dire le virus vaccin dynamisé ; on le donne à l'intérieur à la troisième trituration centésimale. Le docteur Rummel l'a souvent prescrit avec le plus grand avantage.

Bien que l'on puisse inférer de ce qui précède beaucoup de données relatives au traitement de la variole, je n'ai fait cependant qu'effleurer ce vaste sujet, et je ne puis borner ici ce que j'ai à dire de la thérapeutique de cette affection. J'ajouterai donc encore de nombreuses indications, qui toutes ont été confirmées par l'expérience.

La variole a coûté au genre humain bien des victimes, dont le nombre aurait été moindre, si les médecins qui nous ont précédés, n'avaient cru nécessaire que la matière varioleuse arrivât à maturité et à un état de coction complet avant d'être expulsée; et si, partant de cette erreur, ils n'avaient accablé leurs malades sous le poids de couvertures chaudes, leur faisant avaler des boissons brûlantes et sudorifiques. J'ai fait moi-même l'expérience de cette méthode, et bien que je fusse âgé de moins de huit ans quand je payai mon tribut à la variole, le martyre que j'endurai est toujours présent à mon esprit. Honneur aux hommes qui n'ont pas craint de s'élever contre ces préjugés séculaires! Comme dans la vie les extrêmes se rapprochent souvent, on est passé de l'usage d'une grande chaleur à celui d'un froid exagéré, sans tenir compte des périodes et des formes de la maladie, non plus que de la disposition individuelle du sujet et de toutes les autres circonstances accessoires. Enfin on a reconnu qu'il fallait adopter un terme moyen entre ces opinions extrêmes, et la condition la plus favorable pour la guérison a paru être de placer l'enfant dans un air pur et frais, de lui faire habiter une chambre spacieuse où il n'y aurait aucun autre malade, et dont l'air serait fréquemment renouvelé, sans qu'il reçût son action directe. La température la plus convenable est celle de 13° ou 14° R. Quand une plus grande chaleur est nécessaire, on l'obtient en ajoutant au lit quelques couvertures, ou en mettant au malade des vêtements plus chauds, peut-être aussi en lui donnant des boissons à une température convenable. Il n'est ni utile ni avantageux, surtout au début de la maladie, de tenir l'enfant au lit, car souvent il se trouve beaucoup mieux en étant levé; de sorte que les cas légers peuvent être guéris sans cette précaution. — La propreté est très utile pour toutes les maladies, mais ici elle mérite une attention toute spéciale, surtout pendant la période de suppuration et celle de desquamation, où il est très utile de changer souvent le linge. — Le régime alimentaire se compose, comme dans toutes les maladies aiguës, de potages légers, de pain blanc, de fruits, d'eau, etc. — Il faut continuer de donner le sein aux enfants à la mamelle.

La *période d'incubation* n'offre au clinicien aucun caractère important, car on ne peut guère alors reconnaître la variole, si ce n'est dans un temps d'épidémie où il faut faire usage des médicaments que j'ai nommés. Il en est autrement pendant les *prodromes* où l'on est obligé de recourir souvent à notre art, car les symptômes n'indiquent pas toujours à ce moment si la maladie sera grave ou bénigne, et aussi parce qu'il y a peu d'hommes qui se résignent à confier leur guérison aux seuls efforts de la nature. Quand la fièvre a une certaine intensité, qu'elle se compose d'alternatives de frissons et de chaleur, ou d'une chaleur continue avec céphalalgie, etc., *aconit* est le médicament le plus apte à modérer cet état, au moins jusqu'à ce que nous ayons trouvé un agent qui réponde à la totalité des symptômes; encore sommes-nous obligés de revenir plus tard à l'emploi de ce moyen à titre d'intercurrent, comme il arrive dans un grand nombre de maladies où nous sommes forcés de recourir à des médicaments accessoires, bien que ceux-ci ne soient nullement en rapport avec l'ensemble des caractères de la maladie. — Il arrive souvent que la fièvre n'a pas une grande importance, mais que le malade est excessivement agité, anxieux, impatient, que ses mouvements continuels éveillent l'attention et semblent exiger

un secours rapide dont le médecin lui-même reconnaît la
nécessité. Or la méthode qui m'a paru la plus efficace
contre cet ensemble de symptômes consiste à donner une
dose de *coffea* 3, puis *aconit* 6 ou 12, après quoi j'alterne
ces deux substances à des intervalles convenables. — Il
peut arriver aussi, pendant cette première période, comme
dans toutes les fièvres éruptives, que l'état nerveux dont je
viens de rappeler les caractères, s'aggrave jusqu'à produire
un délire furieux, ou qu'il se change en un sopor profond,
qui peut arriver jusqu'à la paralysie du cerveau. Ce caractère est toujours dangereux, et l'art du médecin échoue
parfois contre lui. Mais je crois que l'on atteindra efficacement ces deux ordres de symptômes avec *opium*, troisième
ou sixième dilution; il suffira presque toujours de deux ou
trois doses de ce médicament répété d'heure en heure, pour
empêcher que l'éruption soit entravée dans son cours, à
moins que la maladie ne porte avec elle un caractère de
malignité dont je parlerai bientôt. — La fièvre avec éréthisme ne reste pas toujours renfermée dans ces limites,
elle augmente souvent; favorisée par un état congestif de
la tête, elle arrive à revêtir la forme d'une véritable fièvre
inflammatoire, accompagnée de tous les signes d'une phlegmasie cérébrale. Arrivée à ce point, la maladie est rarement
arrêtée par l'aconit; *belladona* 12 ou 30 devient indispensable, et doit être continuée à des intervalles convenables,
jusqu'à ce que tout danger soit passé et que la maladie ait
repris son cours naturel.

Le traitement n'est pas le même lorsque cette période est
caractérisée par un *état gastrique*; il faut encore ici tenir
compte de l'état fébrile; seulement celui-ci réclame rarement quelques unes des substances que j'ai indiquées,
parce que tout médicament doit répondre à l'ensemble des
caractères de la fièvre, ce qui n'arrive pas pour ceux
que j'ai nommés. Le vomissement peut être le symptôme
d'une complication gastrique, ou l'effet que le sang infecté
par un miasme produit sur la moelle épinière; dans ce cas,

il arrive souvent que ce symptôme ne cesse qu'après le développement complet de l'éruption. Le vomissement s'accompagne presque toujours d'une douleur à l'épigastre, laquelle augmente par la pression, et d'un dégoût marqué pour la nourriture habituelle. L'*ipecacuanha* est alors le remède indiqué; il faut en répéter les doses toutes les deux ou trois heures; et si après vingt-quatre ou trente-six heures de son emploi, on n'a obtenu aucun résultat, que les vomissements persistent accompagnés d'une grande diminution des forces, le médecin homœopathe ne peut longtemps hésiter à donner *arsenic* 30, à moins qu'une diarrhée intense et l'oppression consécutive aux vomissements n'indiquent de préférence *china* 12. — Si, au contraire, ces vomissements sont accompagnés de constipation, c'est à *nux vomica* qu'il faut recourir à moins qu'une sensation de roideur dans les membres et des douleurs rhumatismales, tiraillantes et déchirantes, ayant leur siége dans le dos et aux lombes, ne recommandent l'emploi de *bryonia* 12; dans ce cas *dulcamara* et *rhus* peuvent être aussi très utiles. Lorsqu'il existe, dans la période d'invasion, une diarrhée accompagnée de coliques, plusieurs médicaments peuvent être recommandés; je nommerai entre tous : *chamomilla*, *pulsatilla*, *tartarus emeticus*.

Dans la variole bénigne, à caractère éréthique, les symptômes fatigants de la période précédente s'effacent pendant l'*éruption*, et le malade, qui avait été tourmenté jusque-là par une sensation insupportable de tension à la peau et par un prurit brûlant, se réjouit du bien-être qu'il éprouve; mais ce calme est momentané; les symptômes reprennent avec une intensité nouvelle quand l'éruption est développée, et le moment est venu de prescrire quelques-unes des substances que j'ai dit être à la fois préservatrices et curatives, à moins que le médecin n'ait été forcé de donner *stramonium* 6, qui favorise l'éruption et abrége le stade suivant. Il peut être aussi très avantageux de choisir le *mercure* qui est très utile dans ces circonstances; seulement je croirais assez profitable, dans certains cas, de recourir au *vaccinin* et au *tartarus emeticus*, qui ont l'un et l'autre la propriété de produire une éruption semblable à la variole. Il y a quelques années l'homœopathie n'était pas encore arrivée à un point tel que ses partisans pussent admettre l'idée hardie de donner à l'intérieur des médicaments dont l'application externe engendre des symptômes semblables à ceux de la maladie; aujourd'hui encore nous ne pouvons reconnaître que ce qui est clairement constaté, et l'expérience n'est pas tellement précise sur ce point, que nous puissions nous dispenser de faire de nouvelles recherches, et que nous devions, pour le choix du médicament, nous écarter de la loi de similitude. Nous devons être d'autant plus réservés, que la vaccination produit une maladie en tout semblable à la variole, et que l'expérience a prouvé qu'elle était néanmoins impuissante à guérir, quand les pustules étaient développées. Cependant, pour citer un exemple, nous guérissons, chez l'homme, avec le venin du serpent des symptômes analogues à ceux qu'engendre la morsure de ce reptile; et il paraîtrait tout naturel de guérir de la même manière la variole confirmée avec le vaccinin. S'il survenait une épidémie, je voudrais user, dès le début, des médicaments que j'ai indiqués, et en première ligne du virus vaccin lui-même. Mais, les médecins qui ne voudront pas se ranger à mon opinion, pourront donner quelques unes des substances dont j'ai parlé; par exemple, *mercure* ou mieux *sulphur* 15-18, car ce dernier médicament me semble devoir abréger la durée de la maladie. Cette assertion pourra paraître problématique, car l'expérience a été faite seulement dans les cas les plus favorables, et l'on sait qu'alors la durée de la variole dépend surtout de l'abondance de l'éruption. Néanmoins les résultats obtenus à l'aide de *sulphur* et de *mercure* ne sont pas sans importance et ils pourront être confirmés par des observations ultérieures. Ce que je viens de dire du virus vaccin s'applique bien plus exactement encore au *variolin*, qui n'est autre chose que le virus de la variole dynamisé. Je n'ai point la prétention d'imposer ici le résultat de mes recherches, et peut-être mes illusions (je suis trop réservé en pareille matière pour avoir cette pensée); mais je crois avoir, par ce moyen, abrégé le cours de la maladie et diminué la fièvre qui accompagne la période de suppuration. J'espère que ce livre sera consulté par des hommes vieillis dans la pratique, et par de jeunes médecins qui pourront y chercher des conseils; quel que soit leur avis relativement aux opinions que j'émets, je crois pouvoir assurer qu'ils rencontreront un jour des cas où les ressources ordinaires leur feront défaut, et où ils pourront se décider à essayer les indications que je leur présente.

La période de suppuration réclame une attention toute spéciale et nécessite l'intervention du médecin, bien plus que les stades précédents. L'art doit, en effet, intervenir alors, même dans la variole bénigne, dont je ne dois parler que d'une manière générale. Il y a si peu de varioles dans lesquelles manque la fièvre de suppuration, que lorsqu'il en est ainsi, on peut dire que la maladie ne suit pas un cours régulier. Quand l'éruption est très abondante ou confluente, cette fièvre est toujours grave et s'accompagne de maladies du nez, de la gorge, des yeux, et d'une salivation continuelle. Le malade est très irrité, agité, il ne peut supporter la douleur que lui occasionne la tension de la peau; et cette sensation devient plus pénible encore lorsque toute la surface du corps est tuméfiée. Le pronostic est néanmoins favorable; il l'est d'autant plus que le médecin possède des médicaments éprouvés pour modérer l'état fébrile, et conjurer le danger qui menace, et les accidents qui surviennent plus facilement dans cet état que dans tout autre. La substance la mieux appropriée est *mercurius solubilis* 3° trituration centésimale, dont on donne 1 grain dissous dans de l'eau; il faut diviser cette dose et la donner par parties égales, toutes les quatre ou toutes les six heures. Le mercure est alors véritablement spécifique, et l'on peut constater après la première ou la seconde dose, une amélioration remarquable : le malade devient plus calme; il supporte mieux son état, montre plus de patience. Il est évident que ce calme est tout ce que l'on peut exiger de nous, car il n'est pas en notre pouvoir d'arrêter brusquement le cours de ces affections, dont la marche et la durée sont renfermées dans de certaines limites. Tout ce que nous pouvons faire, est de modérer l'irritation nerveuse et l'accélération du pouls qui en résulte, d'empêcher que la maladie ne se prolonge et de nous opposer à ses complications. C'est à peine si nous pouvons trouver, après le mercure, un médicament dont il soit possible d'espérer un aussi bon résultat. Cependant celui auquel on pourrait recourir en second lieu serait *hepar sulphuris*, troisième trituration; mais il ne faudrait jamais le prescrire le premier. La fièvre qui accompagne la période de suppuration ressemble beaucoup, en effet, à celle qu'*hepar* peut engendrer; aussi ce médicament est-il d'une utilité incontestable quand le mercure seul ne suffit pas à produire ce que nous espérons. L'expérience a maintes fois prouvé que le foie de soufre avait la propriété de limiter la suppuration en général, et d'empêcher son extension aux parties voisines; c'est un motif de plus pour le donner.

Il est très avantageux, dans cette période où la transpiration est presque entièrement supprimée, de faire boire beaucoup d'eau, afin d'activer la sécrétion urinaire et d'éviter le développement d'hydropisies. Le malade, du reste, se soumet aisément à cette prescription, parce qu'il est presque toujours très altéré. — Les varioleux souffrent souvent d'un gonflement considérable des yeux, et les parents ne tardent pas à croire que la pupille est atteinte par la maladie. Pour calmer cet état incommode, le mieux est de baigner et de bassiner souvent les paupières.

Plusieurs écrivains ont conseillé de jeter de l'eau froide sur le globe de l'œil, afin d'éviter qu'il ne s'y fasse quelque éruption de pustule, ou au moins pour la modérer; Möhl, de Copenhague, croit que c'est un excellent moyen. — En général, il est toujours bon de tenir le malade à l'abri d'une vive lumière ; il est donc très important de faire que sa chambre soit assez obscure, car on parvient ainsi, selon la remarque de Serres, à modérer l'éruption elle-même. On observe pendant la période suppurative, des symptômes d'angine, contre lesquels on emploie avec grand avantage des gargarismes de lait tiède, de guimauve ou une décoction de plantes émollientes non médicamenteuses. Il est indispensable, pour éviter que la variole laisse des cicatrices profondes, de veiller l'enfant avec soin, afin d'empêcher qu'il déchire les pustules en se grattant ; on est même parfois forcé de lui attacher les mains, quand on ne peut obtenir qu'il se soumette à cette précaution.

La *période de dessiccation et de desquamation* exige toute l'attention du médecin ; mais il faut lui appliquer seulement un traitement hygiénique sans aucun médicament. Lorsqu'il existe un prurit violent, que les croûtes sont très adhérentes, le malade est toujours notablement soulagé par des onctions faites sur les parties souffrantes avec de l'huile douce, de la crème fraîche, par l'application de cataplasmes de farine et de lait, et aussi par des lotions et des bains chauds. — Pour peu qu'il existe quelque symptôme spasmodique, des accidents fébriles, des douleurs gastriques, de la diarrhée, de la constipation, etc., on doit choisir le médicament convenable parmi *acon.*, *bryon.*, *belladon.*, *cham.*, *puls.*, *nux*, etc.

Tel est le traitement qu'il convient d'opposer, quand la marche de la maladie paraît favorable et que la variole a le caractère de l'éréthisme. *Le plus haut degré d'intensité de cette affection exige, dès le commencement, un autre traitement* ; je dirai donc ce que l'on doit faire en pareil cas. J'indiquerai nos ressources les plus certaines, celles sur lesquelles nous avons le droit de compter.

La contagion peut être de nature bénigne, et la maladie revêtir dès le commencement un caractère pernicieux, ou bien elle passe à cet état au moment de la période de suppuration ; dans ce cas le processus varioleux qui dépend de l'infection du sang, est tout différent de ce qu'il était dans celui que je viens d'étudier. J'ai déjà rappelé, en commençant à parler de la thérapeutique, que l'éréthisme pouvait s'accroître jusqu'au point de dégénérer en un état inflammatoire, et j'ai dit que la *belladone* était alors l'agent le plus utile. Mais il serait impossible d'indiquer tous les médicaments qui peuvent être employés contre la localisation anormale de cette diathèse, localisation qui amène de *véritables congestions des organes internes*. Si nous étudions, par exemple, les inflammations de ces parties et les congestions qui surviennent sous l'influence de la variole, nous trouvons entre elles de notables différences qui indiquent l'emploi de médicaments très divers. Nous reconnaîtrons, il est vrai, que les agents recommandés contre ces phlegmasies elles-mêmes sont quelquefois utiles ; mais nous devrons reconnaître plus souvent encore qu'ils sont tout à fait insuffisants. Cela ne peut nous étonner, parce qu'il y a dans la variole un facteur qui n'existe pas dans l'inflammation franche ; comme le prouvent les altérations que l'on rencontre à l'autopsie, lesquelles diffèrent notablement de ce qu'elles sont quand le malade a succombé à une phlegmasie véritable. — Le processus varioleux se localise de préférence sur le larynx, la plèvre et les poumons ; les symptômes objectifs et subjectifs que nous observons alors nous prouvent qu'il existe dans ces organes des signes d'inflammation. Si nous avions à traiter une simple laryngite, il faudrait donner *aconit*, *spongia*, *hepar*, mais si la variole accompagne cet état, nous avons beaucoup plus à espérer de *mercurius* et d'*hepar sulph.*, que de tout autre, même au début, parce que ces deux médicaments répondent à la fois à la variole et à l'état du larynx. Il en est de même des symptômes de pneumonie auxquels *phosphor.* répond d'une manière si exacte, et que l'on emploie avec succès quand il existe quelques douleurs pleurétiques qui sont parfois suivies d'une pleurésie insidieuse avec épanchement. Je crois, cependant, qu'il ne faudrait pas, dans cette dernière maladie, négliger *arnica* 6, qui calme promptement les douleurs lancinantes dont se plaignent les malades. — Je ne puis fixer d'une manière plus précise les indications auxquelles répond ce médicament, parce que je l'ai recommandé en raison surtout de ses caractères généraux et de l'ensemble des signes accidentels de la maladie ; mais je puis affirmer qu'il possède une vertu très efficace contre cette complication.—*Belladona* est reconnue comme le spécifique des inflammations du cerveau, mais quand la variole existe en même temps que la méningite, il est rare qu'elle suffise à la guérison ; on est très souvent obligé de donner après elle *sulphur*, qui répond beaucoup mieux aux métamorphoses les plus importantes qui surviennent dans cette maladie. — Un très grand nombre d'observateurs ont reconnu que, pendant les épidémies, il y avait des *fièvres varioleuses sans éruption* (*febris variolosa sine exanthemate*) ; ceci ne modifie en rien le traitement homœopathique ; seulement il faut alors choisir ses médicaments d'après les caractères de l'état fébrile.

Comme je l'ai dit plus haut, le processus varioleux consiste surtout dans la décomposition du sang, et il arrive souvent que la variole revêt, dès le début, un caractère nerveux ou septique, qui paraît d'autres fois dans le cours de la maladie, et surtout pendant la période de suppuration. Cet état est très dangereux, et il ne cède pas au traitement de la variole simple. Lorsque ses caractères existent pendant les prodromes, on ne doit pas perdre son temps à donner aconit, belladone, tart. emet., etc. ; il faut recourir immédiatement à l'*arsenic* qui est presque toujours spécifique s'il existe une faiblesse et un abattement extrêmes, un véritable collapsus des forces, une fièvre brûlante avec pouls petit et fréquent, une soif inextinguible, et si l'éruption se fait irrégulièrement, étant précédée de symptômes spasmodiques, qui alternent parfois avec l'état fébrile lui-même. Le choix de ce médicament ne peut être douteux dans ce cas, et la gravité du danger nous oblige à le donner hardiment, c'est-à-dire qu'il faut employer la douzième ou la quinzième puissance, et, chez les sujets faibles, la vingt-quatrième ou la trentième, en répétant la dose toutes les trois ou quatre heures. Il faut, en effet, saturer rapidement l'organisme, si l'on veut que le médicament puisse dominer les symptômes de décomposition. Mais s'il arrive qu'on n'ait obtenu aucune action évidente au bout de vingt-quatre heures, il faut remonter l'échelle des dynamisations. Ce précepte excitera peut-être la dérision de quelques lecteurs qui regarderont comme une erreur de vouloir augmenter sa puissance en s'élevant dans la série des atténuations. Ils agiront ainsi parce que leurs croyances diffèrent absolument des miennes. Mais je n'ai nullement la prétention d'attaquer leurs opinions sur un sujet aussi important ; je me borne à dire ce que l'expérience m'a enseigné. Si mes adversaires faisaient comme moi, abandonnant au temps le soin d'expliquer cette énigme, ils seraient bientôt certains, comme je le suis, que le choix de la dose ne sera pas toujours un problème non résolu.

Lorsque la variole revêt un caractère malin, sa forme est tout à fait dénaturée, de sorte qu'on lui voit prendre une autre apparence au moment où l'on croyait en avoir bien saisi la physionomie. On ne doit pas s'étonner, d'après cela, si l'emploi de l'arsenic est parfois fautif, et si, même en variant les doses, on ne peut empêcher la maladie de s'aggraver. Je crois inutile de rappeler que du moment où la variole fait des progrès, on doit conclure que le médicament employé ne jouit d'aucune efficacité à son égard ; car la puissance de cet agent sera prouvée seulement par une amélioration évidente. Dans cette dernière hypothèse, c'est-à-dire quand le malade va mieux, il faut éloigner les doses ; autrement il faut abandonner le médicament et en chercher un autre qui soit mieux approprié. La variole à caractère nerveux et la variole à caractère septique se ressemblent beaucoup, car l'une et l'autre ont pour raison d'être un même empoisonnement du sang. La coloration noire des pustules est le seul caractère qui indique la nature septique de la maladie, et les symptômes nerveux peuvent être des prodromes de cette variole putride. Il n'est donc pas possible de séparer nette-ment ces deux formes. Les seules différences que l'on puisse signaler entre elles sont, avant l'apparition des pustules, les pétéchies, les ecchymoses, une éruption pourprée ; puis des vésicules remplies d'un ichor sanguinolent, ou d'un sang pur et noir, des hémorrhagies colliquatives qu'on observe déjà pendant les prodromes, etc. Quand arsenic échoue contre un pareil ensemble de symptômes, il n'y a aucune autre substance mieux indiquée que *lachesis* 30. Je suis même convaincu que ce médicament est préférable au premier, quand l'état septique est dominant. La grande rapidité avec laquelle les accidents se succèdent est un trait de plus que nous retrouvons dans le tableau du *lachesis* qui est indiqué du reste par la décomposition extraordinaire du sang.

Ces deux médicaments sont, sans contredit, les plus im-portants de ceux qu'on emploie contre ces varioles à carac-tère nerveux et putride, quand la maladie revêt l'une de ces formes dès son début ; mais il y a encore d'autres substances qui méritent toute notre attention quand ces deux nuances se caractérisent pendant le cours de la maladie, et surtout au moment de la période de suppuration. Je mettrai en pre-mière ligne *rhus* et *bryonia*. Si, pour aider la mémoire, il m'était permis de faire une comparaison, je dirais que le *rhus* correspond à l'*arsenic* et la *bryone* au *lachesis*, c'est-à-dire que le premier convient quand la maladie revêt le type nerveux, et le second quand la septicité domine. Mais cette compa-raison n'a de valeur que pour l'étude, et l'expérience a fourni d'autres règles pour la pratique ; aussi est-il de mon devoir de présenter aux commençants des données plus positives qui leur permettent de justifier leur thérapeutique. *Rhus* 12 ou 30 est important, lorsque, au début de la maladie ou pendant son cours, les enfants se plaignent d'engourdissement, de douleurs dans les membres, qu'il leur paraît impossible d'exécuter aucun mouvement, lorsque la simple action de s'asseoir pour un instant sur leur lit amène une extrême faiblesse, qu'il y a des pétéchies, une éruption ortiée ou des vésicules confluentes renfermant un liquide laiteux. Un état fébrile, qui augmente la nuit, cause une anxiété telle que le malade saute dans son lit et appelle au secours ; une diarrhée, qui reparaît au moment de l'exacerbation vespertine de la fièvre, cesse la nuit pour revenir le matin, des tranchées nombreuses et une soif intense qui manque rarement à cette période, sont autant de symptômes indicateurs du *rhus* ; tous nous prouvent que ce médicament doit être d'une grande utilité. — Quant à *bryonia*, il faut l'employer de la douzième à la trentième dilution. Elle répond plus exactement que le *rhus* au caractère septique. Celui-ci se reconnaît à la présence de pétéchies, de vibices, à l'existence d'une éruption pourprée, d'hémorrhagies, etc. L'aggravation des symptômes vers le soir et pendant la nuit, un grand abattement et une faiblesse extrême sont autant de caractères importants qui doivent attirer notre attention. Mais l'indication la plus certaine se trouve dans la teinte noire que prennent les pustules, surtout quand ce changement de couleur survient durant la période suppurative. Lorsque l'arsenic et les autres médicaments dont j'ai parlé ne modifient pas cet état, on peut encore obtenir de bons effets de la *bryone* qui agit bien mieux que *carbo vegetabilis*, médicament très vanté, et au sujet duquel je ne puis partager l'enthousiasme général. Il me semble, en effet, que nous avons été conduits à prescrire ce dernier médicament dans la maladie qui nous occupe par une fausse appréciation de ses vertus, et que la raison principale de son choix n'est autre qu'une réminiscence d'allopathie entièrement étrangère au dynamisme homœopathique. La physiologie reconnaît la force nerveuse ; mais les recherches les plus récentes n'accordent pas à cette puissance le rang qui lui convient, parce que la science ne trouve en elle aucun substratum matériel qui puisse lui servir de caractère et venir en aide au physiologiste pour ses explications. Ces faits égarent la pathologie qui, trouvant à l'autopsie des lésions matérielles moins tranchées du côté du système nerveux que du côté des autres organes, regarde cette force nerveuse comme trop hypothétique, la méconnaît, s'attache, d'après les principes en faveur, à vanter outre mesure la pathologie humorale. La nouvelle école thérapeutique accorde à cette dernière une moindre importance, et s'attache plus spécialement à l'étude des lésions dynamiques, ce qu'elle doit faire si elle veut utiliser la puissance des médicaments dynamisés. Il en est de même à l'égard de l'explication de l'action des agents thérapeutiques; l'ancienne médecine, se laissant guider par les idées régnantes en physiologie et en pathologie, tire de ces notions la connaissance des caractères les plus généraux des médicaments : appuyée sur son principe cardinal et sur l'expérience, elle emploie le charbon végétal comme une poudre absorbante qu'il est bon d'appliquer sur les ulcères gangréneux et ichoreux qui répandent une mauvaise odeur; mais les partisans de la nouvelle école vont plus loin, ils expliquent les résultats obtenus à l'aide de cet agent par l'activité de la force médicamenteuse qu'il renferme, force qui est telle qu'il fait naître chez l'homme sain des ulcères analogues à ceux que je viens de décrire. Bien qu'il soit impossible de nier que ces deux explications aient chacune une certaine valeur, toutes deux s'égarent, je crois, au sujet de l'emploi de ce médicament dans la variole. La première fait de la médecine symptomatique sur laquelle je n'ai point à m'arrêter; la seconde, en choisissant le *carbo*, ne tient compte que d'une partie du mal, elle ne prend en considération que les symptômes nerveux, sans accorder la moindre valeur à ce que le contagium varioleux peut avoir de spécifique; et comme cette spécificité manque absolument dans le *carbo*, je crois que l'on adoptera l'opinion que j'émettais tout à l'heure relativement à la nullité de son action dans la variole typhoïde.

On a recommandé aussi *sepia*, *hyosc.*, *acid. mur.*, *silicea*; mais de nouvelles observations sont encore nécessaires pour établir leur valeur jusqu'ici incertaine. Il y a encore plusieurs accidents que je dois signaler, dont la violence trouble souvent le cours naturel de la maladie, nécessite pour ce motif un traitement énergique, mais intercurrent, sans avoir aucune influence sur le traitement ultérieur de la maladie générale.

Je citerai, en première ligne, les *convulsions* si fréquentes chez des enfants atteints de la variole, lorsque cette maladie arrive au moment de la dentition. Il n'est pas facile de calmer ces accidents, qui n'aggravent pas cependant le pronostic. Ces convulsions tiennent parfois à la constipation; dans ce cas, un lavement d'eau tiède est très utile ; mais si la maladie se prolonge et que les spasmes se répètent, *cham.*, *stramon.*, *bellad.*, *hyosc*, *ignat.*, veulent êtr consultés ; on se détermine pour l'un ou l'autre en raison de l'existence de symptômes gastriques ou vermineux. *Opium* lui-même est utile quand le malade est plongé dans un état soporeux, qu'il a le visage rouge et bouffi, le front brûlant.—Si l'éruption se dessèche et s'affaisse tout à coup, les genoux et les extrémités devenant froids, les efforts du médecin, et même de l'homœopathe, doivent tendre à rappeler la chaleur. Cet état paraît dépendre d'un affaiblissement de la force vitale que l'on ne peut pas toujours relever assez rapidement par des médicaments internes. La décomposition du sang est un effet très prompt de cette faiblesse générale, à moins qu'il ne survienne tout d'abord quelque métastase mortelle. Il ne faut donc pas s'étonner de voir les homœopathes employer, dans ce cas, des moyens externes, lesquels, revivifiant très vite la périphérie du corps, nous donnent la meilleure garantie du succès. Ces moyens consistent à lotionner diverses parties du corps avec la *teinture de camphre tiède*, et à répéter souvent cette petite opération, jusqu'à ce que la peau ait repris toute sa vitalité. On peut soutenir l'action de cet agent en appliquant des cataplasmes chauds aux mains et aux pieds et en couvrant le visage de sachets remplis de son qu'on a fait préalablement chauffer. — Il ne faut pas non plus rester inactif quand survient une *diarrhée colliquative* ; on doit, au contraire, se hâter d'agir, et les médicaments les plus utiles sont : *cham.*, *phosphor.*, *tart. emet.*, *pulsat.*, *arsen.*, *dulcam.*, *china.* — S'il paraît des signes d'érysipèle, *rhus*, *bellad.*, *mercur.* et *graphit.* sont les médicaments les plus utiles.

Je citerai parmi les *affections consécutives*, un grand nombre d'OPHTHALMIES, dont la guérison est parfois difficile ou au moins très lente. Sans m'étendre davantage sur tous les caractères particuliers de l'inflammation de l'œil, j'indiquerai comme devant être le plus souvent utiles : *Bellad.*, *mercur.*, *sulphur*, *hep. sulph.*, *bryon.*, *nitr. acid.*, *caustic.* — J'ai employé contre l'OTORRHÉE *sulph.*, *hep. sulph.*, *puls.*, *lycopodium*, et avec succès, quand il y avait carie des osselets de l'oreille, *aurum*, *asa fœtida*, *silicea*. Lorsqu'il se forme des FURONCLES sans cesse renaissants, qui dégénèrent parfois en vastes abcès, *phosphor.* 12 m'a paru être l'agent le plus efficace. Je l'ai souvent prescrit avec succès, après avoir vainement donné *arnica*, *thuja* et *arsenic*. Il m'est arrivé chez un malade qui, après une variole, s'était vu tourmenter par l'éruption d'une multitude de petits furoncles, d'éteindre cette maladie dans son germe avec *calcarea carb.* 6. Je ne sais si cette observation n'a pas été répétée par d'autres homœopathes ; toutefois je crois qu'elle est digne d'être l'objet de nouvelles recherches. — Je me suis longuement expliqué en parlant des scrofules, au sujet de la CARIE DES OS (pag. 553); ce symptôme s'observe parfois après la variole : tout ce que j'ai dit plus haut trouverait ici son application.

CHAPITRE XXXIX. — VARIOLOÏDE.

On désigne sous ce nom une espèce de variole qui, par ses caractères et sa marche, tient le milieu entre la véritable variole et la varicelle. Plusieurs médecins la regardent comme une modification, une forme adoucie de la première ; d'autres comme une variété de la seconde. Une description de la varioloïde permettra de reconnaître la vérité entre ces deux opinions.

Les caractères distinctifs de la varioloïde consistent dans sa marche, qui est plus rapide que celle de la variole et moins grave. Ses prodromes durent aussi moins longtemps, l'éruption est irrégulière et arrive bientôt à un complet développement ; elle est souvent précédée d'une rougeur érysipélateuse (*erythema diffusum*), qui peut aussi lui succéder. L'odeur spécifique de la variole manque ; les vésicules se développent plus vite, se remplissent incomplétement, se ratatinent, sèchent avant de s'être rompues ; la fièvre de suppuration, les symptômes secondaires, le gonflement du visage, manquent tout à fait, et quand il reste quelques cicatrices, elles diffèrent toujours de celles de la variole. On observe très rarement après cette affection les maladies consécutives à la variole.

Du reste, la varioloïde traverse les mêmes phases que la variole elle-même, seulement elle marche avec plus de rapidité et moins régulièrement ; ses stades se succèdent parfois dans un ordre inverse de celui que j'ai décrit. Sa durée est, en tout, de 7 à 11 jours ; mais elle peut s'étendre jusqu'à 15 ou 18. — Tortual dit que les prodromes durent pendant une huitaine de jours, et, chez quelques sujets, pendant 24 ou 48 heures seulement. Ils se composent des mêmes symptômes que pour la variole : un malaise général, des douleurs dans la tête et le dos ; la fièvre, qui est souvent très intense et cesse après plusieurs jours quand l'éruption apparaît. Le signe caractéristique de cette période est l'éruption de rougeurs scarlatineuses, ou d'un rouge foncé, tachetées et assez vives, rougeurs qui disparaissent sous la pression du doigt. Un intervalle de 12 à 24 heures suffit pour que l'éruption ait envahi toute la surface du corps ; ordinairement elle se borne d'abord aux extrémités d'où elle s'étend à d'autres points.

L'éruption se fait rapidement et sans régularité; elle ne commence pas toujours par le visage, mais se montre quelquefois simultanément sur toutes les parties du corps; elle peut envahir toute la surface de la peau dans les premières 24 heures; puis pendant 6 à 8 jours, il se fait de nouvelles poussées plus ou moins abondantes, lesquelles paraissent entre les taches et les vésicules déjà formées, de sorte qu'on peut observer chez le même malade des pustules à toutes les périodes de leur développement, c'est-à-dire des taches, des vésicules et des pustules. On ne trouve pas, comme dans la variole, une nodosité isolée au centre des taches; celles-ci semblent très unies, croissent avec rapidité et se transforment en pustules. — On observe en même temps, sur la membrane muqueuse du palais, du pharynx et de la langue, des élevures rougeâtres semblables à celles qui existent sur la peau. Il y a aussi une grande difficulté de la déglutition, de l'enrouement, de la toux et une abondante salivation. Au bout de 24 heures, il se forme, au centre de la tache elle-même, une petite vésicule grosse comme la tête d'une épingle, qui arrive à son complet développement en 24 heures. Les vésicules ont le volume d'une lentille, sont entourées d'une auréole rouge, déprimées au centre; leur forme est hémisphérique, conique ou arrondie; elles possèdent une enveloppe transparente comme les véritables boutons de la variole, et se vident incomplétement quand elles sont déchirées. Le liquide qu'elles renferment est clair et visqueux. Ces vésicules restent dans cet état pendant un ou deux jours; elles atteignent souvent au volume de la moitié d'un pois; alors leur contenu se trouble, devient laiteux, et enfin purulent. En quatre jours le produit de la varioloïde a traversé toutes ces métamorphoses; et la desquamation commence vers le cinquième jour, rarement plus tard.—La fièvre peut durer pendant toute cette période, quand l'éruption est très abondante; mais la fièvre de suppuration n'est jamais aussi bien marquée que dans la variole. — Le plus souvent même les symptômes généraux sont assez légers pour que le malade ne soit pas obligé de garder le lit ; mais il existe presque constamment des maux de gorge, de la difficulté pour avaler, de la toux et de l'enrouement.

La *période de dessiccation* commence vers le cinquième ou le sixième jour de l'éruption, qui est le septième ou le neuvième de la maladie. Les pustules se dessèchent comme celles de la variole, seulement les dernières venues sèchent parfois avant d'avoir atteint à leur maturité. Les croûtes tombent plus ou moins vite, selon leur étendue et leur épaisseur. Si elles sont minces, et qu'elles recouvrent mal la peau, les taches qui restent après elles durent pendant plusieurs mois, et sont visibles surtout lorsque la température est froide. Les croûtes plus épaisses laissent des cicatrices plates dont les bords ne sont ni ridés ni déchiquetés comme ceux de la variole, mais lisses, et dont le fond n'est ni cannelé ni couvert de points noirs, mais de duvet lanugineux ; ces cicatrices disparaissent bientôt tout à fait. Tous les autres symptômes s'effacent à la fois ; la peau devient humide, l'urine laisse déposer un sédiment, les garderobes sont plus fréquentes.

La varioloïde laisse rarement après elle des *maladies consécutives.* On observe cependant, à sa suite, des furoncles, des abcès, des maladies articulaires, surtout des inflammations accompagnées de vives douleurs, de gonflement et de roideur des membres. Ces phlegmasies ont pour siége principal la hanche, l'aisselle et le genou. — La varioloïde peut devenir mortelle dans les mêmes circonstances que la variole.

Cette affection présente les mêmes variétés que cette dernière maladie : ainsi Fuchs décrit une varioloïde nerveuse, une varioloïde septique et une *varioloïde scarlatineuse,* qu'il serait peut-être plus exact d'appeler *pétéchiale.* « Après les prodromes ordinaires, dit-il, parmi lesquels on remarque surtout une grande faiblesse, des diarrhées et une grande excitation du système nerveux, on voit se former, à la place des taches érythémateuses qui précèdent habituellement l'éruption, d'autres taches d'un rouge foncé livide, qui s'étendent sur une assez large partie de la peau. Il s'élève auprès d'elles des pustules bleuâtres ou des vésicules pleines d'un ichor sanguinolent. Ces vésicules sont rarement volumineuses, et l'on trouve dans les intervalles qui les séparent des taches purpurines. La rougeur livide s'étend. Il arrive souvent que plusieurs parties se gangrènent, que le malade a des hémorrhagies et de la diarrhée. Les membranes muqueuses participent alors à la maladie et il en résulte une oppression qui peut devenir dangereuse.

Si l'on tient compte de la *forme* des pustules, on reconnaîtra plusieurs variétés de cette maladie: une *varioloïde verruqueuse* (*variolois verrucosa*), dans laquelle les pustules qui méritent ce nom paraissent au visage et sur d'autres parties de la peau, à côté des autres formes de l'exanthème; la *varioloïde vésiculaire* ou *pemphigoïde* (*variolois vesicularis seu pemphigoides*) : cette forme ressemble à la variole complétement développée, elle ne laisse aucune cicatrice; la *varioloïde miliaire* (*variolois miliaris*), composée de vésicules nombreuses, serrées, du volume d'un grain de mil, lesquelles se forment très vite. La maladie ressemble alors à la scarlatine miliaire.

J'ai indiqué, jusqu'à présent, les signes qui distinguent la varioloïde de la variole, et je crois qu'un observateur impartial ne regardera jamais la première de ces deux maladies comme formant une espèce à part; qu'il en fera une variole dégénérée. On pourrait même se demander pourquoi il n'en serait pas ainsi, puisque la nature présente les autres exanthèmes sous une multitude infinie de formes diverses, même quand ils proviennent d'une même source. Mais il y a un fait fondamental, qui tend à faire de la varioloïde une espèce à part : c'est que la vaccine n'en préserve pas ; et, d'un autre côté, les signes que j'ai rappelés sont trop peu constants, pour que l'on puisse en tirer une conclusion rigoureuse. Je pourrais rapporter ici un grand nombre d'arguments en faveur de l'une et de l'autre opinion, mais il me faudrait alors écrire un gros volume. Ce travail peut être intéressant; mais comme il n'est d'aucune valeur pour la thérapeutique homœopathique, je ne l'accomplirai pas ici.

Le *pronostic* est, en général, très favorable. Il est difficile d'apprécier le degré de mortalité que donne la varioloïde, parce qu'elle arrive presque toujours en compagnie de la variole. Le danger dépend alors du caractère de l'épidémie régnante; il est évident que la forme nerveuse et la forme septique sont plus dangereuses que les autres. Le danger augmente lorsque les membranes muqueuses sont envahies, surtout celles des organes respiratoires; car on voit survenir des accès de suffocation, des strangulations et les symptômes du croup. L'âge a aussi une influence sur le pronostic, les petits enfants sont plus exposés; la coexistence d'une pneumonie, du croup ou de la méningite, rend la variole très dangereuse. La disposition individuelle, quand elle est scrofuleuse et tuberculeuse, la croissance, influent beaucoup sur cette maladie; aussi faut-il en tenir compte.

Le *traitement de la varioloïde* ne diffère pas notablement de celui que j'ai indiqué pour la variole elle-même; je le tracerai donc très brièvement, afin d'éviter les répétitions inutiles. Je ne puis vanter les inoculations faites avec le pus de la varioloïde, inoculations recommandées par Schœnlein, parce que, dans un temps d'épidémie, on vaccine presque tous les enfants, et que les recherches ultérieures auxquelles on se livrerait pourraient bien n'avoir aucune valeur, la maladie étant modérée par la vaccine elle-même. Pourquoi alors risquer la vie d'un enfant? A cette époque de l'existence, le virus vaccin préserve bien mieux que celui de la varioloïde; pourquoi donc s'en tenir à ce dernier?

Il arrive souvent que l'on est obligé, comme dans la variole, de donner *belladona*, à cause de la rougeur scarlatineuse de la peau et de l'état fébrile qui l'accompagne. *Sulphur* arrive ensuite comme agent curatif, et fait promptement sécher les pustules. — Mais si *belladona* n'était pas indiquée pendant les prodromes en raison de l'intensité des douleurs de la tête et du dos, en raison aussi de la fièvre, il faudrait, après avoir essayé *aconit*, donner *bryonia* de préférence; *mercurius*, *arsenicum*, *lachesis*, *rhus*, etc., sont les agents qui peuvent être ensuite les plus utiles.

Les symptômes les plus douloureux qui paraissent lorsque les membranes muqueuses sont envahies, sont la difficulté de la déglutition, la toux, l'enrouement. Les substances les plus utiles alors seront choisies entre *mercur.*, *hepar sulph.*, *pulsat.*, *tart. emet.*, *spongia* et même *senega*.

Quant aux douleurs articulaires qui succèdent à la varioloïde, on les combat avec avantage à l'aide de *aconit*, *bryonia*, *colchicum*, *pulsatilla*, *rhus*, *sulphur*.

CHAPITRE XL. — VARICELLE.

Varicella, variolæ spuriæ.

La varicelle est une affection qu'on a rangée depuis longtemps au nombre des maladies de l'enfance. L'apparition de la varioloïde est venue lui donner un grand intérêt, parce qu'il est parfois très difficile de dire à laquelle de ces deux maladies on a affaire. Il ne suffit pas, en effet, pour la distinguer, de tenir compte de l'apparence de l'éruption, il faut observer la marche même des symptômes, laquelle paraît tantôt plus rapide, tantôt toute différente de celle des autres espèces.

Les *prodromes* manquent souvent tont à fait; quelquefois cependant on observe des symptômes fébriles, gastriques ou des signes de catarrhe: par exemple, des frissons, de la chaleur; l'accélération du pouls, le manque d'appétit, des nausées, des vomissements, etc.

Le plus souvent ces symptômes généraux sont presque insignifiants, durent pendant un ou deux jours, après lesquels paraît l'éruption. Celle-ci se fait sans ordre et à la fois sur plusieurs parties du corps, tantôt sur les mains et le visage, tantôt sur le dos et sur d'autres régions. Il paraît d'abord des petits points rouges sur lesquels s'élèvent rapidement des vésicules grosses comme une lentille ou comme un pois, lesquelles sèchent en quelques jours, sans qu'il paraisse aucun symptôme secondaire ou le moindre signe de fièvre de suppuration ; aussi ne trouve-t-on jamais de pus dans la vésicule, mais seulement un liquide épais et laiteux. Tandis que ces premières pustules se dessèchent, il se fait une nouvelle poussée qui se répète plusieurs jours plus tard, ce qui n'arrive jamais dans la variole. — Les vésicules de la varicelle ne sont jamais en nombre très considérable, aussi sont-elles toujours fort éloignées l'une de l'autre. Il arrive pourtant quelquefois qu'on les compte par centaines ; mais elles ne sont jamais assez nombreuses pour être confluentes. Il peut exister à leur base une aréole rosée, très étroite, qui manque quelquefois. La vésicule se rompt vers le troisième jour, à moins que ses enveloppes n'aient été auparavant déchirées par le malade ; vers le quatrième, elles se dessèchent et forment des croûtes minces, brunâtres, comme cornées, lesquelles tombent deux ou trois jours après, laissant une tache rouge qui disparaît bientôt sans laisser aucune cicatrice. Il y a quelques rares variétés qui laissent après elles une légère dépression et une cicatrice superficielle. — La maladie est complétement terminée dans l'espace de neuf à onze jours.

La varicelle se termine toujours par la guérison ; il est même assez rare qu'il reste des ulcères superficiels sur la peau. Je signalerai maintenant plusieurs variétés de formes que peut revêtir cet exanthème. Ainsi on a reconnu une *varicelle globuleuse* (*varicellæ globulosæ*) ; une *varicelle lenticulaire* (*varicellæ lenticulares*) dont les pustules sont plus petites que celles de la forme précédente ; une *varicelle acuminée* (*varicellæ coniformes acuminatæ*), qui consiste en nodosités au sommet desquelles se forme rapidement une petite vésicule dont la pointe est émoussée, conique, sans dépression ombiliquée, et qui renferme un liquide transparent. Ces vésicules se rompent de bonne heure, laissent subsister une élevure solide qui disparaît peu à peu par résorption et par exfoliation. Il y a aussi une *varicelle pustuleuse* (*varicellæ pustulosæ*) dont les vésicules renferment un liquide purulent. Cette dernière espèce se rapproche de la varioloïde. Ces diverses formes peuvent se trouver réunies chez un même sujet.

Je crois qu'il n'est pas difficile maintenant, en comparant ce que j'ai dit dans les deux chapitres qui précèdent, de trouver les signes distinctifs de ces diverses éruptions ; aussi me semble-t-il superflu d'insister davantage sur leur diagnostic. La varicelle est principalement une maladie de l'enfance ; les enfants à la mamelle en sont souvent atteints ; elle est aussi épidémique et règne en même temps que la variole, la varioloïde et la scarlatine. Toutefois cette maladie n'est qu'une forme adoucie de la variole. — La varicelle est toujours sans danger. Il est rare qu'elle engendre des accidents nerveux graves ; s'ils existent, ils disparaissent toujours au moment où l'éruption se caractérise.

Il est à peine nécessaire d'appliquer un traitement actif à cette maladie ; l'existence de symptômes accessoires doit seule attirer l'attention du médecin. J'ai vu des gens de condition inférieure, habitant les montagnes depuis plusieurs années, laisser leurs enfants atteints de la varicelle courir sur la route, vêtus seulement d'une chemise, cela pendant l'été. Je n'ai pas, sans doute, l'intention de recommander ni d'approuver une semblable négligence, mais je crois qu'un air frais est préférable à une chaleur exagérée, même quand il existe un état fébrile assez intense. Dans cette dernière hypothèse, il faut toujours donner une ou deux doses d'*aconit* 12. — Mais il peut arriver chez les sujets faibles et impressionnables, que la fièvre soit assez forte ; ceci arrive surtout quand l'enfant se développe et que plusieurs formes d'éruption, même la varioloïde, existent à la fois. Il faut alors recourir à une très petite dose de *belladona* qui répond très bien à cet appareil fébrile. Mais si les symptômes concomitants indiquent que le système nerveux participe à cet état d'excitation, ce que l'on reconnaît à la répartition inégale de la chaleur à la surface de la peau dont certaines parties sont brûlantes, tandis que d'autres conservent leur température normale et sont même fraîches; la soif manquant et les petits malades, ayant une agitation anxieuse, se réveillant en sursaut, effrayés et poussant des cris, il faut donner *coffea* 3, qu'il est bon quelquefois d'alterner avec *aconit* et qui calme très vite cet état. Il peut se faire aussi, surtout pendant la dentition, que les symptômes fébriles soient accompagnés d'accidents convulsifs; *chamom.*, *ignatia*, *stramonium*, *zincum*, sont alors parfaitement indiqués.

Les médecins homœopathes ont recommandé plusieurs médicaments comme spécifiques des différentes formes de la varicelle; je ne les nommerai pas, parce qu'ils sont indiqués dans tous les répertoires que le lecteur peut consulter. Un autre motif m'engage à ne pas les énumérer, c'est qu'ils ne possèdent nullement le pouvoir d'accélérer la marche des différentes formes de la maladie, quand une fois celle-ci a paru, ni de hâter sa disparition. C'est seulement lorsque la varicelle présente quelque caractère inaccoutumé, lorsqu'elle existe comme symptôme important, et non comme maladie dominante, que ces médicaments ont une grande valeur et qu'on peut les considérer comme spécifiques. — Quand la varioloïde ou la variole elle-même accompagne la varicelle, il paraît des symptômes menaçants auxquels le médecin doit donner une très sérieuse attention.

Pulsatilla est le seul médicament qui possède alors une valeur véritable; je l'ai plusieurs fois employée comme moyen préservatif dans le cours des épidémies; et quand je l'ai prescrite au début de la maladie, il m'a toujours semblé qu'elle en abrégeait la durée et qu'elle arrêtait en quelques jours les éruptions successives.

CHAPITRE XLI. — VACCINE.

Variola vaccina, vaccine.

Il y a peut-être plusieurs formes de maladies éruptives capables d'être transmises des animaux à l'homme ; mais jusqu'à présent la vaccine et la morve des chevaux (1) sont les seules dermatoses auxquelles on ait reconnu cette triste prérogative. Déjà, au commencement du xviii° siècle, on avait fait la remarque, en Angleterre, que les hommes qui étaient atteints par hasard de la vaccine se trouvaient préservés de la petite vérole. On fit bien, à partir de ce moment, quelques essais, mais ils ne furent pas heureux dans leurs conséquences. Il restait donc à vérifier par l'expérience la valeur de la vaccine : c'est ce qu'essaya le docteur Jenner (de Berkley), dans le comté de Glowcester. Ce médecin tenta vers 1789 de mettre à exécution une idée qu'il nourrissait depuis longtemps, et de transmettre la vaccine à l'homme en inoculant le pus contenu dans les vésicules; puis de propager cette inoculation de l'homme à son semblable. Le 14 mai 1796 fut le jour où la vaccine fit son entrée dans le monde, celui où Jenner inocula pour la première fois à un enfant de huit ans le pus des pustules qu'un vacher portait sur les mains. L'inoculation réussit complétement, et Jenner ayant inoculé un mois et demi après au même enfant le pus de la variole, celui-ci resta sans effet. A partir de cette époque, et surtout depuis le moment où Jenner publia son premier travail sur la vaccine en 1798 (2), ce sujet excita l'intérêt, et en 1800 la France et l'Allemagne avaient pris déjà une grande part à son étude (3).

La vaccine suit un développement régulier. Presque aus-

(1) P. Rayer, *De la morve et du farcin chez l'homme.* Paris, 1837, in-4°.

(2) *An inquiry into the causes and effects of the variolæ vaccinæ.* London, 1798, in-4.

(3) Voyez J.-B. Bousquet, *Nouveau traité de la vaccine et des éruptions varioleuses.* Paris, 1848.

sitôt après l'opération, les environs de la blessure rougissent ; il se forme une petite élevure de la grosseur d'une tête d'épingle, laquelle disparaît en quelques heures et laisse seulement la plaie à découvert. Cette rougeur et l'apparition d'une petite goutte de sang à la surface de la plaie d'inoculation prouvent que celle-ci est valable ; ce qui n'arrive pas toujours. Or, quand l'inoculation n'est pas bien faite, elle reste sans effet. — Vers le troisième jour, il se forme sur la piqûre même une petite saillie dure, ronde et d'un rouge vif, laquelle s'élève de plus en plus jusqu'au cinquième jour et sert de base à une vésicule globuleuse remplie d'un liquide tout à fait transparent et sans consistance. Cette vésicule est ombiliquée à son sommet ; elle est ronde, si l'on n'a fait qu'une piqûre, et ovale quand on a un peu étendu l'incision. Vers le huitième jour, la vésicule est complétement formée ; elle a une teinte bleuâtre, transparente, et se trouve environnée d'un cercle étroit, rouge et saillant au-dessus du niveau de la peau. — Cette vésicule ressemble tout à fait à celles de la variole ; elle a une dépression centrale ombiliquée, et ne se vide jamais complétement lorsque le malade la déchire. La sérosité qu'elle renferme est claire comme de l'eau, mais un peu visqueuse. Le huitième jour au soir, il se fait un cercle inflammatoire à la base de la vésicule ; toutes les parties voisines se tuméfient, rougissent et deviennent douloureuses. Souvent l'inflammation s'étend en profondeur, le gonflement augmente, et les glandes de l'aisselle participent à la maladie. Les enfants irritables s'agitent, perdent le sommeil et sont tourmentés par la fièvre. — Le cercle inflammatoire persiste pendant neuf ou dix jours. La vésicule dont le volume égalait, après un complet développement, la grosseur d'un pois ou d'une lentille, qui était remplie jusqu'alors par une lymphe épaisse et qui était restée élastique, commence vers le neuvième jour à devenir opaque, et au onzième ou au douzième jour son contenu est tout à fait purulent. A cette époque, la rougeur inflammatoire commence à pâlir, et le gonflement s'affaisse peu à peu. L'ombilic s'efface successivement et la pustule devient tout à fait acuminée. Quand elle n'a point été déchirée, il se fait à sa surface une croûte dure, régulièrement arrondie, brune, qui durcit de plus en plus, noircit et tombe du dix-huitième au vingt-cinquième jour.

Il est rare qu'on observe aucun état fébrile avant le huitième jour. Cette fièvre n'est pas toujours la même ; elle est parfois à peine marquée, et d'autres fois tellement violente, qu'elle cause de l'inquiétude. Les enfants pâlissent, ont de la chaleur à la peau ; la soif augmente ; ils ont des vomissements, une salivation abondante, parfois même des convulsions. Les glandes de l'aisselle, de l'oreille, les testicules se gonflent, causent de la douleur et de l'agitation. Cet état fébrile dure en général pendant vingt-quatre ou trentesix heures, et il n'est pas rare de voir paraître dans cet intervalle une petite éruption pourprée ou des vésicules qui se forment sur le bord rouge des pustules : on observe chez les enfants replets une éruption pourprée ou une varicelle qui envahit tout le corps.

La vaccine présente des *variétés* et des *anomalies*, après lesquelles la préservation n'est pas toujours complète, ce qui nécessite une nouvelle vaccination. D'abord l'éruption ne se fait pas toujours dans le même espace de temps. Il m'est arrivé de voir l'inoculation rester sans effet pendant quatre semaines, de sorte que je me préparais à la répéter, lorsque la mère m'annonçait que les boutons avaient paru. Constatant ce fait par moi-même, je trouvais que l'éruption était complète, et je lui voyais ensuite suivre son cours régulier et conserver sa vertu préservatrice. — J'indiquerai, parmi les anomalies, un développement très rapide des symptômes locaux et la déviation de la marche ordinaire de la maladie. Un temps chaud et une atmosphère chargée d'électricité favorisent la sortie des pustules. Il arrive souvent que la vaccine est accompagnée d'une inflammation érysipélateuse violente (erythema, roseola vaccina) qui paraît du neuvième au onzième jour après l'inoculation et s'étend jusqu'à la clavicule et à l'aisselle, ou même envahit le corps tout entier. La fièvre est alors constante, le pouls fréquent, l'enfant très agité ; les glandes axillaires se tuméfient notablement. Les pustules laissent parfois à leur suite un ulcère sécrétant qui forme une croûte assez large. Ceci arrive chez les enfants qui étaient porteurs de quelque dermatose avant d'être vaccinés : par exemple, du strophulus ou de l'impétigo.

La vaccine n'entraîne après elle aucune *maladie secondaire* ; mais il peut arriver qu'un virus jusqu'alors à l'état latent se réveille sous son influence ; ou bien qu'en empruntant le vaccin à un sujet porteur de quelque cachexie, d'une dermatose ou d'une affection syphilitique, on communique ces affections à un enfant sain. Ce sont surtout les maladies scrofuleuses qui se transmettent par la vaccination ou que celle-ci réveille. C'est là un motif puissant qui cause chez les laïques une grande répugnance pour la vaccine, répugnance dont le médecin ne parvient pas toujours à triompher.—D'un autre côté, on ne peut nier que la vaccine n'ait fait disparaître des affections dont la thérapeutique n'avait pu triompher ; de ce nombre sont quelques symptômes scrofuleux : l'induration des glandes, les ophthalmies, l'inflammation chronique des paupières, l'otorrhée, des éruptions herpétiques, la teigne, les *nævi materni*.

La vaccine est une maladie qui passe en Europe pour une éruption locale, laquelle a pour siége le pis des vaches. Elle se développe de la manière suivante. Quelques jours avant l'apparition des pustules, l'animal perd l'appétit, la sécrétion laiteuse diminue et la chaleur du pis augmente. Il se montre bientôt à la partie externe du mamelon des petites taches rouges qui donnent naissance à des pustules régulières ; celles-ci arrivent à maturité dans l'espace de quatre à sept jours. Ces pustules sont d'un gris argenté, entourées d'un cercle rouge, et remplies, dès le commencement, d'une lymphe transparente. Le pis est dur et plus ou moins douloureux. Du douzième au quatorzième jour, les pustules deviennent brunes, se couvrent d'une croûte qui laisse après sa chute une cicatrice arrondie. On peut transmettre cette maladie à d'autres vaches en allant les traire. — Cette forme constitue ce qu'on appelle la vaccine vraie ; mais il y a aussi une fausse vaccine, qui est encore plus fréquente, et possède la faculté de produire chez l'homme, par l'inoculation, une fausse pustule, qui ne préserve pas de la variole. Les vésicules de cette dernière espèce sont petites, acuminées, sans ombilic, se développent irrégulièrement, arrivent en trois jours à une maturité complète et disparaissent par desquamation. L'animal est alors à peine malade.

Le contagium de la vaccine est fixe et adhérent au contenu de la vésicule ou de la pustule et aux croûtes ; il ne se communique pas par les exhalaisons que répand le malade. La matière de la vaccine est une lymphe transparente, visqueuse, sans odeur, ayant un goût un peu salé ; elle est composée d'albumine et d'eau. Le virus se communique presque exclusivement par l'inoculation ; il s'attache aux bords de la plaie. Les animaux et les hommes reçoivent son influence sans acception de sexe, d'âge ni de race. — Une vaccination heureuse suffit presque toujours à détruire la réceptivité pour ce virus. Les signes auxquels on peut reconnaître que l'opération a réussi sont : la marche régulière de la vaccine, la fièvre secondaire et l'existence de cicatrices caractéristiques. Quand les sujets ont atteint l'âge de dix ou douze ans, et même davantage, et qu'il survient une épidémie de variole, il est toujours bon de les vacciner de nouveau. Dans ce cas si la réceptivité est complétement éteinte, l'inoculation ne donne aucun résultat ; sinon il se développe une pustule régulière dont j'ai pu emprunter le virus avec succès dans plusieurs cas. D'autres fois la seconde vaccination laisse seulement des piqûres qui se cicatrisent en sept ou huit jours, sans qu'il se fasse d'éruption. Quand le pus de la vaccine est conservé à l'abri du contact de l'air, il garde ses propriétés pendant des années entières ; mais son activité est complétement détruite par l'action de l'atmosphère, par l'électricité, les agents chimiques, etc. Quand il règne d'autres maladies, qui ont besoin pour paraître au dehors de l'intervention d'agents extérieurs, il arrive souvent que la vaccination est arrêtée ou détruite. Ceci arrive sous l'influence de la scarlatine, de la rougeole et de la coqueluche. Quand le sujet est déjà infecté au moment où on le vaccine, par le virus de la variole ou de la varioloïde, l'inoculation reste sans effet; la variole, au contraire, affecte dans ces circonstances une marche plus rapide, comme l'expérience me l'a enseigné.

Il faut quand on vaccine observer plusieurs règles importantes :

1° Le pus doit être emprunté à un enfant sain, et quand la vésicule est complétement développée. — 2° Celle-ci doit être transparente comme le cristal ; sa lymphe ne doit être ni visqueuse, ni trouble, ni purulente, c'est-à-dire qu'il faut qu'on la prenne au 7° ou au 8° jour de l'inoculation. — 3° Le procédé le plus sûr est de vacciner de bras à bras; le vaccin conservé entre deux plaques de verre, dans des tubes ou autrement, étant presque toujours infidèle. — 4° L'inoculation consiste dans une piqûre que l'on fait avec une lancette chargée de pus, ou avec une aiguille à inoculation. Il faut tout d'abord bien tendre la peau, puis faire la petite incision. Pour plus de sûreté, il est bon de pratiquer trois ou quatre piqûres à chaque bras, parce que l'une ou l'autre peut ne point arriver à développement. Il faut autant que possible éviter d'inciser trop profondément; il n'est pas nécessaire, en effet, que le sang paraisse. — 5° Quant à l'âge, on peut vacciner un enfant depuis trois mois jusqu'à dix ou douze ans ; mais il faut éviter de le faire pendant la dentition, pendant les grandes chaleurs de l'été, l'automne et l'hiver; cette proscription n'existe plus en temps d'épidémie. — 6° Il n'y a point de traitement spécial à prescrire après l'inoculation; il faut seulement éviter les fautes de régime, le froid, et ne pas laisser l'enfant se trop échauffer. Si le bras est très gonflé,

on donne une dose *aconit*, puis une dose *belladona*. — Il est
bon aussi de faire prendre, après la chute des croûtes, une
dose *sulphur* 30 et de la répéter 15 jours après.

CHAPITRE XLII. — SCARLATINE (1).

Scarlatine, febris scarlatinosa, purpurata.

La fièvre scarlatine est une éruption contagieuse, ainsi
qu'on l'a reconnu depuis longtemps. On ne sait si le miasme
scarlatineux se forme spontanément dans le corps, s'il se
transmet par le contact ou seulement par voie d'infection,
à la manière des maladies épidémiques.

La scarlatine présente quatre périodes : celle des *prodromes*, celle *d'éruption*, celle de *développement complet de
l'exanthème*, enfin la *période de desquamation* ou de décroissance. Il n'est pas douteux que les prodromes sont précédés
d'une période d'incubation, pendant laquelle le miasme
s'absorbe, passe dans le sang, se mélange avec lui, ce qui
doit arriver avant que ses effets ne paraissent à la surface
de la peau. Ce stade dure de trois à huit jours ; il est sans
importance pour le praticien, parce qu'il n'est accompagné
d'aucun symptôme.

Les prodromes durent ordinairement de un à trois jours,
et les symptômes semblent alors se composer presque exclusivement de l'état fébrile. Le malade a des alternatives de
frissons et de chaleur, rarement un froid très intense ; il a
une grande faiblesse, un malaise profond, des douleurs
dans les lombes et les membres, une soif intense, de l'anorexie, une céphalalgie violente ; le pouls est plein et accéléré, la température de la peau s'élève ; il y a de la constipation ; l'urine est rare et très colorée ; les nausées et les
vomissements s'observent très fréquemment. La fièvre

(1) Voyez un mémoire sur une épidémie de scarlatine qui a régné à
Kieleben in *Vierteljahrschrift*, 3ᵉ année, 4ᵉ cahier, p. 47.

augmente le soir et cède vers le matin. Le signe caractéristique de cet état fébrile est l'accélération du pouls, dont les battements peuvent s'élever jusqu'à 110 ou 120 par minute, et rester à cette élévation tant que l'éruption n'est pas complète. Il y a aussi une chaleur extraordinaire qui est perçue par le sujet lui-même, existe dans les organes internes, comme on peut le reconnaître à la chaleur brûlante de l'haleine. Le malade ressent en même temps des symptômes du côté de la gorge; il se plaint de picotements, de grattement dans cette partie, de douleur en avalant; la membrane muqueuse du pharynx, le voile du palais, les tonsilles, la luette sont d'un rouge vif, gonflés; la langue est couverte d'un enduit blanc, épais, surtout à sa base et sur le milieu; ses bords et sa pointe sont rouges; mais ce caractère est peu constant. La sueur des malades répand durant cette période une odeur spécifique, qui augmente encore lorsque l'éruption est complètement développée. Heim l'a comparée à celle de la saumure, du vieux fromage, ou aux exhalaisons que répand la cage des animaux carnassiers. L'agitation peut augmenter, même dans les cas les plus légers, jusqu'au point d'amener le délire et des convulsions. Ces derniers phénomènes arrivent au moment de l'exacerbation fébrile, et disparaissent quand l'éruption est bien établie.

La *période d'éruption* est la plus courte, l'exanthème pouvant être complet au bout de douze heures. — Après que les prodromes ont duré pendant deux ou trois jours, l'éruption paraît au cou, au visage, sur la poitrine, et s'étend sur les parties voisines, restant toujours plus marquée sur les régions où elle a paru en premier lieu. Elle consiste d'abord en petits points rouges, qui s'étendent bientôt de manière à former des taches érythémateuses, larges, d'un rouge vif, à bords irréguliers. Cette rougeur disparaît très vite sous la pression, mais revient aussitôt que celle-ci a cessé. Ces taches peuvent devenir confluentes, la peau paraît alors rouge comme le test de l'écrevisse. Cette coloration est toujours plus marquée sur les régions que j'ai indiquées, aux avant-bras, aux cuisses et aux articulations, dans le sens de la flexion. La peau est tendue et turgescente. Souvent l'éruption paraît au milieu d'une sueur chaude et abondante; la maladie est toujours alors moins intense, même quand les symptômes de la peau sont très marqués ; mais si l'exanthème est très vif, la peau est chaude et sèche. Quand il s'étend aux parties internes, on observe l'angine scarlatineuse; la déglutition devient difficile et douloureuse, la gorge est rouge et gonflée, les conjonctives sont rouges, et le malade se plaint de photophobie.—Parfois la peau est rude, comme cornée, paraît couverte d'une éruption miliaire, ou plutôt il semble s'être formé à sa surface une multitude de petites élevures. On donne à cette forme le nom de *scarlatina miliaris seu papulosa.*

La *période d'état* se prolonge, règle générale, pendant quatre jours. Dans sa première moitié, la rougeur de la peau et l'angine atteignent à leur apogée, mais elles diminuent dans la seconde. Les symptômes fébriles perdent de leur intensité; mais ils persistent encore; le malade est plus calme, la fréquence du pouls diminue, seulement il y a toujours des exacerbations vespertines, durant lesquelles l'exanthème paraît plus rouge et la peau plus sèche et plus brûlante que le matin. La violence des symptômes de la gorge n'est pas toujours en rapport avec ceux de l'éruption; la première paraît même plus intense quand la seconde est plus faible, et réciproquement ; au contraire, l'abondance de l'éruption et l'intensité de la fièvre semblent être dans un rapport direct. Dans les derniers jours de la période d'état, l'exanthème devient plus pâle, les intervalles qui séparent les taches scarlatineuses augmentent en étendue et la maladie décroît.

La *desquamation* commence six jours environ après l'apparition de l'exanthème. La rougeur de la peau persiste seulement à la région lombaire et autour des articulations. Plus cette période commence de bonne heure et plus elle se prolonge. Elle s'annonce par un redoublement fébrile, pendant lequel la peau devient moite de sèche qu'elle était, et par l'apparition d'une sueur infecte à réaction alcaline. La desquamation commence au cou, précédée par un prurit assez intense, puis arrive au visage, à la poitrine, suivant l'ordre d'après lequel l'éruption s'était faite. Sur ces régions, les squames ressemblent aux écailles du son; elles sont plus allongées sur les doigts, les orteils et les bras. La fièvre et l'angine cèdent tout à fait; la bouche et la gorge s'humectent, la langue se nettoie et renouvelle son épithélium. L'urine est abondante, trouble, laisse déposer un sédiment gris, rougeâtre, puriforme, dans lequel on reconnaît, à l'aide du microscope, des lamelles épithéliales; ou bien on ne rencontre qu'un sédiment muqueux et flottant. On observe parfois des diarrhées critiques dues à la même transformation qui est subie par la muqueuse intestinale et par celle de la vessie.

Tandis que les trois premiers stades se passent en neuf jours, le dernier dure à lui seul de cinq à dix jours, et même peut se prolonger jusqu'au quatorzième avant d'être complétement passé; il reste même souvent une grande susceptibilité de l'enveloppe cutanée qui amène de fréquents retours de la fièvre.

Telle est la marche que suit habituellement la scarlatine; mais les *variétés* assez nombreuses qu'elle présente nous forcent à considérer chaque épidémie comme un fait individuel auquel il faut opposer un médicament particulier. — On ne doit jamais oublier que l'éruption scarlatineuse n'est qu'un symptôme d'un état plus général; nous ne serons pas étonnés alors de rencontrer des variétés si nombreuses dans cette maladie. Nous admettrons par exemple, une *scarlatine sans angine (scarlatina sine angina)*, dans laquelle les symptômes de la gorge et ceux des membranes muqueuses en général sont peu marqués ou absolument nuls, de sorte que cette forme de la maladie est souvent méconnue à son début, et qu'elle se caractérise seulement par ses symptômes ultérieurs. En opposition avec cette première forme, on admet une *scarlatine sans éruption* (*scarlatina sine exanthemate*). Cette variété est assez fréquente; les symptômes de la gorge y sont d'autant plus marqués que ceux de la peau sont plus faibles : cependant, la desquamation vient toujours prouver qu'ils n'étaient pas absolument nuls. — Si l'on tient compte de la forme de l'exanthème, on reconnaîtra une *scarlatine marbrée* (*scarlatina variegata*), dans laquelle l'éruption se compose de petits points discrets, sur lesquels on peut reconnaître à la loupe une petite élevure. Chacun de ces points est un centre autour duquel se développe une tache qui peut augmenter jusqu'à couvrir une largeur égale à celle de la main, possède une forme irrégulière, parfois striée; il existe entre ces plaques des espaces tout à fait sains, ce qui donne à la peau un aspect marbré. — Plus les taches scarlatineuses sont larges et nombreuses, plus elles tendent à se réunir, de sorte que la peau finit par présenter une rougeur générale et uniforme. Sa teinte se rapproche beaucoup alors de celle du test des écrevisses cuites; il y a seulement quelques parties où elle est d'un rouge pourpre et foncé. — Les parties rouges sont gonflées et tendues; la peau est sensible à la pression, et les malades accusent une douleur assez vive au niveau des places les plus colorées. On donne à cette forme le nom de *scarlatine lisse* (*scarlatina lævigata*); elle se montre de préférence au visage, sur les paupières, sur les extrémités supérieures, tandis que d'autres régions sont le siége de la scarlatine marbrée. — La scarlatine lisse est presque toujours accompagnée d'une fièvre synochale; elle est plus fixe que l'autre, n'abandonne pas aussi facilement la peau, et l'épiderme s'enlève, à sa suite, sous la forme de larges lambeaux. Hahnemann a recommandé contre cette espèce la *belladone*, qu'il considère à la fois comme un agent curatif et préservatif.

Il faut distinguer encore une *scarlatine miliaire* (*scarlatina miliaris*), dans laquelle il s'élève sur les taches scarlatineuses un grand nombre de vésicules du volume d'un grain de millet, vésicules qui sont tantôt isolées, tantôt réunies en groupes, existent de préférence sur les places où la rougeur est très vive, surtout au cou, sur l'abdomen et sur les extrémités. Ces vésicules se forment de préférence pendant la période d'augment, se dessèchent et s'écaillent au moment de la desquamation de l'exanthème, ou bien se rompent, laissant se former une croûte mince, qui tombe ensuite. Hahnemann, qui avait dénommé cette forme de la maladie, la regardait comme une espèce à part qu'il distinguait de la scarlatine lisse. Il avait reconnu que l'*aconit* en était le préservatif assuré et le médicament curatif le plus certain. Cette distinction avait excité parmi les médecins de l'ancienne école une révolte complète, qui s'était traduite par des railleries sans nombre que l'on adressait à notre maître, et par des calomnies que l'on répandait sur lui et sur ses travaux thérapeutiques.

La *couleur* de l'exanthème peut servir à établir des formes diverses: l'éruption est, en effet, ou rosée, ou très rouge, ou purpurine, ou livide, ou tirant sur le jaune.

On a, enfin, établi des variétés d'après les symptômes de réaction générale. Pour les décrire, il faudrait présenter ici le tableau de chaque cas individuel, ce qui est tout à fait impossible, et ce qui m'oblige à me borner à quelques généralités. Ainsi, on reconnaît une scarlatine avec *fièvre éréthique*, *inflammatoire* ou *synoque;* une scarlatine avec symptômes *gastriques*, *nerveux* ou *torpides*, *putrides* ou *septiques :* ces deux dernières espèces sont désignées sous le nom de *scarlatine maligne*. Je reviendrai avec plus de détails sur ces différentes formes, en parlant de la thérapeutique.

La scarlatine présente encore de nombreuses modifications relatives à ses localisations anormales; les membranes séreuses du cerveau, de la moelle épinière, la plèvre et le péritoine peuvent être envahis par cette affection; on rencontre fréquemment alors des collections séreuses. On observe aussi l'engorgement et l'induration des organes glanduleux, par exemple des glandes sub-maxillaires et parotides; des abcès sous-cutanés et des collections purulentes dans les articulations ; des furoncles nombreux. Il y a une otorrhée et un coryza scarlatineux ; enfin il peut se faire des taches gangréneuses à la surface de la peau, et l'on observe parfois une maladie désignée par Schönlein sous le nom de névralgie mésentérique.

L'autopsie des sujets qui ont succombé à la scarlatine apprend fort peu de chose aux allopathes relativement à l'essence du processus scarlatineux. Ces lésions de texture sont, au contraire, d'un grand intérêt pour l'homœopathe, qui recherche leur valeur intrinsèque sans se laisser aller à des idées spéculatives. A la surface de la peau, il ne reste, après la mort, que des altérations peu importantes ; la rougeur disparaît, ou bien les taches deviennent livides ; il est rare qu'il se fasse des extravasations de sang. Dans la gorge, on trouve les mêmes lésions que pendant la vie, il en est de même pour les membranes muqueuses de l'estomac et des intestins, pour les méninges, sur lesquelles on rencontre des taches et des rougeurs scarlatineuses. La plupart des médecins conviennent que la surface interne des cavités droites du cœur, et la membrane interne de la veine cave supérieure et de la veine cave inférieure sont très rouges. Les glandes de Peyer et de Brunner sont fréquemment hypertrophiées. On rencontre des collections sanguines ou séreuses dans les cavités naturelles, dans le tissu cellulaire, moins dans les poumons et les organes internes. D'après la remarque de Willis, ce liquide contiendrait de l'urée. — Fuchs a remarqué dans la scarlatine, comme dans toutes les affections exanthématiques, que le foie était congestionné, et sa face concave d'un brun foncé. La rate est molle et remplie d'une grande quantité de sang veineux.

Étiologie. — On peut à peine douter que la scarlatine soit une maladie épidémique, c'est-à-dire qu'il existe un contagium capable de développer simultanément ses effets sur plusieurs individus soumis à son action. Cependant la réceptivité pour cette affection n'est pas aussi générale que pour la variole ou la rougeole; elle est plus marquée chez les enfants de 2 à 12 ans que plus tard. Les enfants à la mamelle en sont rarement atteints, mais il existe néanmoins des exemples de fœtus qui ont eu la scarlatine dans le sein de leur mère. Bien souvent déjà on a voulu nier le caractère contagieux de cette maladie en temps d'épidémie, en disant qu'il avait été possible de faire habiter ensemble sans inconvénient des enfants qui n'avaient jamais été atteints de cet exanthème et des sujets qui en étaient porteurs; mais l'expérience a donné sur ce point des résultats contradictoires. Le sexe ne constitue aucune différence relativement à la réceptivité des enfants pour le miasme scarlatineux; la constitution et le tempérament non plus; mais la disposition individuelle du sujet fait que la scarlatine sera bénigne ou dangereuse. Les enfants robustes et sanguins sont ceux chez lesquels se développent les formes les plus violentes.

Pronostic. — Il n'y a peut-être pas de maladie plus insidieuse que la scarlatine. Tantôt elle s'annonce avec des caractères très favorables et prend tout à coup une malignité à laquelle on ne devait pas s'attendre; tantôt elle paraît très dangereuse au début, et malgré cela marche doucement sans atteindre profondément l'organisme. Il ne faut pas cependant croire alors le danger tout à fait passé, car on a toujours à redouter les maladies consécutives. La fièvre scarlatine exige donc, de la part du médecin, une extrême attention. Malgré cela, le pronostic n'est pas toujours défavorable, car il y a grand nombre d'épidémies qui ne sont point dangereuses ; il dépend du reste de circonstances particulières que je dois rappeler en peu de mots. — 1° *Le caractère de la maladie.* Les scarlatines torpides et septiques dès leur début sont les plus à craindre; les formes les plus dangereuses naissent toujours quand règne en même temps quelque maladie miasmatique, comme le typhus, la fièvre intermittente, la dyssenterie, etc. — 2° *Le caractère de la fièvre.* La fièvre avec éréthisme est la plus favorable. — 3° *La saison.* On admet que la scarlatine est plus grave en hiver qu'en été; mais le contraire s'observe souvent. — 4° *Le moment auquel l'épidémie est parvenue.* On sait, en effet, qu'au moment où elle décroît, les cas individuels sont beaucoup moins dangereux. — 5° *La période de la maladie.* Cette circonstance est très importante, car la plus grande mortalité a lieu pendant les six premiers jours. — 6° *La constitution et l'âge du malade,* qui ont tous deux une grande influence sur la marche de cette affection. Les enfants à la mamelle, les sujets souffreteux sont les plus exposés; les enfants forts, robustes, sont toujours menacés de l'invasion subite de quelque maladie cérébrale. — 7° *La forme de l'éruption.* La scarlatine lisse et la scarlatine miliaire ont moins de tendance à la répercussion et aux métastases que la scarlatine marbrée. La teinte livide de l'éruption, la facilité avec laquelle elle se déplace, le délire sont toujours d'un fâcheux augure.

Les symptômes cérébraux et ceux qui se montrent du côté de la moelle épinière dans les derniers stades, comme le sopor, le coma, les convulsions, la cécité, le trismus, l'hydrophobie, sont des signes très importants qui doivent attirer toute l'attention du médecin et le rendre très réservé dans ses prévisions. — 8° Lorsque l'angine est en rapport avec l'éruption, c'est toujours un bon signe. Le pronostic reste favorable quand les symptômes de la gorge sont faibles, pourvu qu'ils s'effacent en leur temps. Le gonflement des glandes, et, en particulier, des parotides, l'inflammation et la suppuration du tissu cellulaire de la gorge, l'œdème de la glotte sont de mauvais augure. — Il faut compter également parmi les symptômes importants la fétidité de l'haleine, une diarrhée colliquative, le sopor, les vertiges, la surdité, les convulsions, le grincement des dents, la suppression des urines, les hémorrhagies affaiblissantes, les pétéchies, la dépression rapide des forces, l'apathie, la petitesse et la faiblesse du pouls, l'accélération des mouvements respiratoires. Lieutaud prétend que des envies pressantes d'uriner, avec évacuation d'urines aqueuses, lorsque ce symptôme arrive en pleine éruption, indiquent toujours l'apparition de quelque maladie mortelle du cerveau ou de la moelle épinière, maladie qui se développe au moment où l'éruption disparaît. Si le visage change tout à coup de couleur, s'il devient pâle et froid surtout autour du nez, il faut craindre une mort prochaine. — Les signes favorables sont, au contraire, l'absence de toute phlegmasie interne, une abondante éruption d'un rouge écarlate vif, la marche régulière de l'exanthème, une desquamation générale, l'abaissement du nombre des pulsations lorsque l'éruption arrive, etc. — Le médecin doit s'en quérir de tous les signes que je viens de rappeler, les peser avec soin, avant de poser son pronostic, parce qu'il arrive très souvent que cette maladie devient tout à coup dangereuse.

Traitement. — Le soin scrupuleux avec lequel j'ai indiqué jusqu'à présent les caractères les plus utiles et les plus importants de la scarlatine, tout ce que j'ai dit relativement à sa marche et à ses variétés, prouve qu'il est impossible dans cette maladie, comme dans toute autre, de tracer un traitement invariable et de prévoir les nuances infinies que les épidémies peuvent présenter. Les médicaments que Hahnemann a recommandés comme prophylactiques de la scarlatine lisse et de la scarlatine miliaire ne doivent donc être acceptés que conditionnellement ; un examen calme, accompli sans préjugés, fera reconnaître que ces agents sont loin d'avoir une vertu préservatrice aussi assurée que celle de la vaccine contre la variole. Malgré cela, *belladona* est toujours d'une grande valeur comme prophylactique, bien qu'il soit impossible de prévoir sous quelle forme l'exanthème paraîtra sur un sujet donné ; car si elle ne préserve pas tous les malades, elle rend toujours l'exanthème moins dangereux, et sa marche plus régulière. — *Belladona* peut être donnée comme préservatif à des dilutions différentes, depuis la troisième jusqu'à la trentième, suivant l'intensité de la maladie, l'âge et la constitution de l'enfant. Mais, quelle que soit la puissance à laquelle on s'arrête, il ne sera jamais utile d'en donner plus de deux à trois globules par jour, et en une seule fois ; encore faudra-t-il agir ainsi seulement pendant la première semaine ; après quoi on répète la dose tous les deux jours, puis à des intervalles de plus en plus éloignés. Il est très nécessaire, lorsqu'on prend ce médicament, d'éviter les acides, parce qu'ils rendent son action plus violente ; le vin et le café, parce qu'ils la détruisent.—Lorsque la scarlatine lisse et la scarlatine miliaire règnent à la fois, il faut alterner *belladona* et *aconitum*, et les donner tous deux à la même puissance. L'action de l'aconit n'est pas aussi durable que celle de la belladone ; aussi peut-on donner ce second médicament peu de temps après le premier, tandis qu'il faut attendre plus longtemps après la belladone pour administrer l'aconit.

Après avoir pratiqué la médecine pendant une dixaine d'années, et avoir traversé plusieurs épidémies pendant lesquelles j'avais obtenu quelques succès, alors que mes autres collègues étaient plus malheureux, je crus être plus puissant et pouvoir triompher de cette maladie sous quelque forme qu'elle se présentât. Lorsque j'entendais parler d'épidémies plus terribles, de symptômes inattendus, je les regardais comme des exagérations, ou au moins comme l'effet d'un traitement vicieux. Mais le succès ne fut pas toujours mon partage, et j'appris bientôt par expérience que notre art n'est pas assez puissant pour arrêter constamment les effets de l'intoxication générale, pour dominer le processus étranger à notre organisation et pour conserver la vie du malade. Il y a surtout deux faits dont je fus témoin, qui appartiennent à la scarlatine nerveuse et septique, dans lesquels la localisation offrait quelque irrégularité, et où je vis la mort survenir avant que l'exanthème eût atteint à son développement complet. Le premier malade auquel je fais allusion avait une scarlatine miliaire ; l'exanthème était uniformément répandu sur toute la surface de son corps ; la rougeur était très vive; la fièvre et la fréquence du pouls étaient en rapport avec l'abondance de l'éruption. Il n'y avait presque aucun symptôme accessoire, à moins que l'on ne veuille considérer comme tels l'anorexie, la soif, une légère constipation, et une angine très modérée, symptômes que l'on observe constamment chez les sujets forts et bien constitués.

Aconit et belladona, donnés alternativement toutes les deux ou trois heures, m'avaient semblé produire tout le bien qui était en leur puissance, c'est-à-dire qu'ils avaient calmé le malade et lui avaient procuré du repos la nuit. Mais au bout de trois ou quatre jours, je m'étonnai de ne pas voir l'éruption décroître, et je m'informai avec soin du moment où elle avait commencé. Je me rassurai, cependant, en voyant le calme du malade, la présence d'esprit avec laquelle il me répondait, et le rapport normal qui existait entre le nombre des pulsations et l'intensité de la fièvre. Mais la scène changea tout à coup : la tête s'entreprit, l'enfant tomba dans le sopor, son regard devint terne, et il mourut en deux ou trois heures. La rougeur scarlatineuse disparut alors après s'être maintenue jusqu'au dernier moment. Le second fait que j'observai fut moins rapide : l'exanthème était peu abondant; l'éruption avait été irrégulière, et les symptômes généraux étaient assez faibles pour que l'enfant, d'un naturel vif et enjoué, refusât de quitter ses amusements ordinaires et de garder le lit. Cet état durait encore une heure avant la mort; seulement le malade avait une loquacité extraordinaire, très inquiétante pour les parents, et qu'il leur était impossible de calmer. Cette loquacité était le seul caractère qui indiquât l'exaltation du système nerveux. Avant qu'il me fût possible de donner un médicament, l'éruption disparut tout à coup, et il survint une maladie cérébrale mortelle qui ne permit d'employer aucun autre agent. — Plusieurs faits de cette espèce que j'ai observés depuis, m'ont prouvé que nous ne pouvons pas toujours garantir la terminaison heureuse de la fièvre scarlatine; ils m'ont donné la triste certitude qu'il est quelquefois impossible de soulager ou de guérir cette affection, et que les médecins sont plus souvent trompés par elle que par toute autre. Ces insuccès ne doivent pas nous porter au découragement; ils doivent être, au contraire, pour le médecin un motif d'abandonner le rôle passif de spectateur, auquel il se condamne quelquefois, et l'engager à se hâter de choisir, dès le début, le médicament le plus convenable. Mais est-il toujours possible de s'opposer à ces transformations de la scarlatine même avec un médicament très bien choisi? La réponse à cette question exige des considérations si nombreuses que sa solution définitive me paraît impossible en ce moment.

Il est une autre question que j'ai posée plusieurs fois déjà, et que je pourrais formuler en ces termes : Est-il nécessaire, quand la maladie paraît bénigne, de lui laisser accomplir ses métamorphoses sans la combattre par aucun médicament? Je crois qu'il n'y a pas de médecin qui réponde par l'affirmative; car, quelle que soit l'école à laquelle on appartienne, on craint le caractère insidieux de cette maladie et l'on essaie, en soumettant le malade à un traitement régulier, de s'opposer à la venue des accidents qu'on redoute. Le médecin homœopathe surtout se rangera du côté de cette thérapeutique active, car il sait que ses petites doses ont le pouvoir d'améliorer l'état du malade, d'abréger la durée de l'éruption, sans causer jamais aucun préjudice. Il ne doutera donc pas qu'il soit de son devoir d'agir, s'il réfléchit que le miasme scarlatineux est un et toujours identique à lui-même, et que le caractère favorable ou malin d'une épidémie ou d'un cas isolé, dépend de circonstances accidentelles comme la constitution médicale, l'individualité du sujet, des conditions endémiques, des influences telluriques, de la coexistence d'autres affections, etc., et que ce sont ces conditions mêmes qui impriment à la maladie son caractère et la font dévier de son type normal. De là naît pour le médecin l'indication de combattre ces causes secondaires par des médicaments convenables, et la nécessité de ne pas se borner à un traitement hygiénique. Il lui faut, au contraire, user d'agents thérapeutiques dans le choix desquels il se laissera diriger par les préceptes donnés dans des circonstances analogues, préceptes qu'il faut varier quand il est nécessaire, et qu'on ne peut indiquer d'une manière précise et irrévocable. Il n'est pas possible, pour ces indications, de prévoir toutes les formes individuelles que la scarlatine peut revêtir; car non seulement les épidémies diffèrent entre elles, mais chaque cas a une individualité incontestable. Il m'est donc impossible d'établir ici des préceptes généraux, et je dois abandonner cette individualisation au talent et au tact du praticien.

Le jeune médecin doit aussi s'attacher à cette grande vérité, que l'éruption scarlatineuse n'est qu'un symptôme de la maladie et non la maladie tout entière; que ce symptôme n'a pas une plus grande valeur que les autres souffrances dont il est accompagné, et qu'ainsi l'éruption n'est jamais déterminante, à elle seule, pour le choix du médicament. Cette loi deviendra encore plus évidente, s'il s'agit de ces formes nerveuses ou septiques de la scarlatine, dans lesquelles le choix du médicament ne dépend en aucune manière de l'éruption elle-même, puisqu'on prescrit souvent des substances qui n'ont point, parmi leurs effets physiologiques, le pouvoir d'engendrer des éruptions analogues à cet exanthème. Je crois maintenant avoir suffisamment indiqué quelles sont les règles qu'il convient d'observer dans le traitement de cette maladie, si l'on veut arriver à un heureux résultat.

Les *précautions hygiéniques* auxquelles il convient de soumettre les malades atteints de la scarlatine sont les suivantes : il faut éviter le froid et la trop grande chaleur, de sorte que la température de la chambre où se trouve l'enfant ne doit pas dépasser 10 degrés Réaumur. Le malade doit garder le lit, même quand sa maladie est légère. Il peut arriver que le patient demande une plus grande quantité de calorique, étant dirigé sur ce point par sa disposition individuelle; il faut accéder à son désir, car le sentiment qu'il éprouve est la règle la plus sûre que nous puissions observer; ce besoin de chaleur est aussi parfois un signe déterminant pour le choix du médicament. Ce que l'on doit éviter par-dessus tout, ce sont les courants d'air et les refroidissements. Il faut aussi avoir grand soin de renouveler tous les jours l'air de la chambre, parce que la présence du malade et celle des personnes qui le soignent le vicient toujours beaucoup. On ne doit jamais, pour la même raison, mettre dans une même salle plusieurs sujets atteints de la scarlatine, parce que les miasmes qui se répandraient alors donneraient à la maladie un caractère de malignité incontestable. Quant aux boissons, le malade peut choisir à son gré; il lui est permis de boire de l'eau fraîche sucrée ou édulcorée avec quelque sirop de fruits. Comme aliments, il faut se borner d'abord à une décoction d'orge ou de gruau mêlée avec du lait, puis à des potages de gruau ou de pain blanc, à quelques légumes qui sont la seule nourriture qu'on puisse permettre. Plus tard, on revient à des aliments solides à mesure que la guérison avance. Tout ce que je viens de dire relativement à la diététique doit être sévèrement observé pendant la période de desquamation, parce que celle-ci se prolonge beaucoup plus que dans toute autre maladie, et que l'organisme est alors très susceptible à la plus légère impression, de sorte que la moindre imprudence peut causer des maladies consécutives très dangereuses. Il faut, enfin, tenir grand compte du découragement qu'éprouve le malade quand il reconnaît sa maladie, et chercher à le consoler par de bonnes paroles. On arrive plus sûrement encore à ce but, chez les enfants, en leur donnant quelque cadeau et en leur promettant une prompte guérison.

Parmi les médicaments qui conviennent aux différentes nuances de l'éruption scarlatineuse, il faut mettre en première ligne *belladona*, à laquelle le médecin pense tout d'abord quand il est appelé à traiter cette maladie, d'autant

plus que la belladone joue toujours un rôle important
dans le traitement des affections de l'enfance (1). Je ne crois
pas utile de revenir sur les vertus prophylactiques de cette
plante, car je me suis déjà fort étendu sur ce sujet ; je ne
dirai donc rien de son emploi avant l'éruption, c'est au
médecin à individualiser assez les formes morbides qu'il
observe, pour reconnaître son indication. Je m'attacherai
seulement à mettre en lumière les signes auxquels la
belladone répond, et qui en font un véritable spécifique.
Ce médicament convient quand la fièvre débute par un
frisson léger, bientôt suivi d'une chaleur générale à laquelle succède une sueur abondante, sans soif ; ou bien
si cette sueur fait place à une chaleur sèche et générale,
plus forte aux mains et aux pieds, et accompagn'
d'une soif très vive. Ces symptômes fébriles sont ordinairement liés à un état d'apathie tel que les impressions
extérieures n'agissent plus sur le malade, ou à un état
d'irritabilité extrême avec sur-impressionnabilité des sens,
caractère variable et grande activité d'esprit. Le pouls est
toujours fort et accéléré. Les premiers signes de rougeur
de la peau s'accompagnent parfois de mouvements convulsifs des membres, à la suite desquels paraissent sur tout
le corps une multitude de taches scarlatineuses.

Il y a, à cette époque de la maladie, des douleu
tiraillantes dans les membres et les lombes. Les sym
ptômes d'angine sont très caractéristiques de la belladone
surtout s'il existe dans la gorge une rougeur vive
scarlatineuse, plus forte du côté gauche, s'étendant à
mesure que la maladie augmente, de sorte qu'il arrive u
moment où la langue elle-même est rouge et sèche.
mouvements de déglutition causent des picotements qu
s'étendent jusqu'aux glandes voisines, et une contrac
spasmodique des muscles constricteurs, comme dans l'h

(1) Voyez Hahnemann, *La belladone, préservatif de la scarlatine*, à l
suite de son ouvrage *Organon de l'art de guérir*. Paris, 1845, p. 547 et

drophobie. Ces douleurs empêchent le malade de tourner la tête, et, quand on presse extérieurement sur le larynx, elles amènent la suffocation. On doit ranger encore parmi les symptômes accessoires : la grande sensibilité des yeux à la lumière, leur inflammation fréquente accompagnée de douleurs picotantes et d'une sensation de serrement au front, sensation qui s'étend au-dessus des yeux, et plusieurs autres espèces de céphalalgie; des sensations vertigineuses, l'insomnie avec apparition d'images fantastiques en fermant les yeux. — Tous ces symptômes caractéristiques sont assez francs et assez précis pour qu'il soit impossible de douter de la puissance curative de la *belladone* : je pourrais les multiplier encore, mais ceux que j'ai relatés suffisent pour montrer que cet agent répond à plusieurs formes et à tous les caractères de la scarlatine; seulement il est indispensable de s'attacher à les bien reconnaître, car ici s'applique l'adage : *Qui bene dignoscit, bene curat.* Sous le rapport de la dose à laquelle il convient de l'employer, je me bornerai à une seule remarque, c'est qu'il m'est très rarement arrivé de descendre au-dessous de la vingt-quatrième dilution, et que j'ai toujours pu obtenir avec les hautes puissances ce que j'étais en droit d'attendre de ce médicament.

Aconit se place auprès de belladone. Tous deux représentent les agents qui répondent aux formes les plus légères et les plus fréquentes de la maladie, quand celle-ci suit sa marche régulière et qu'elle revêt le caractère éréthique ou synochal. L'*aconit* est surtout spécifique de la *scarlatine miliaire*, comme l'a dit Hahnemann, et comme l'expérience l'a souvent prouvé. Il modère l'état général, quand on le donne pendant les prodromes, alors qu'il existe une fièvre violente et un éréthisme nerveux très marqué. Il faut répéter ce médicament à des intervalles convenables et le continuer aussi longtemps que dure l'état fébrile. Comme j'ai décrit plusieurs fois déjà la fièvre que produit l'aconit, je crois superflu de m'y arrêter de nouveau, car je dois su poser que le lecteur sait la reconnaître. Je rappellerai seulement que le découragement et l'apathie qui l'accompagnent doivent nous faire choisir ce médicament dans la pathogénésie duquel nous trouvons une anxiété inconsolable, la crainte d'une mort prochaine, l'angoisse, les cris que pousse le malade et les pleurs qu'il répand, l'égarement de l'esprit, le délire, etc., tous signes caractéristiques de cet agent. Les signes accessoires qui existent pendant les prodromes, c'est-à-dire les nausées et les vomissements, la sensation de sécheresse que le malade éprouve dans la bouche et sur la langue, l'anorexie, les douleurs de tête, la rareté des urines et leur couleur foncée, les douleurs de la gorge, la rougeur foncée des amygdales, du voile du palais et du pharynx, se retrouvent tous dans la pathogénésie de l'aconit et justifient son emploi. Ils prouvent aussi que l'exanthème n'est, par lui-même, qu'un symptôme important, mais qu'il ne constitue pas toute la maladie. Cette similitude qui existe entre les symptômes de la scarlatine et les propriétés du médicament explique pourquoi celui-ci agit bien mieux que toutes les potions calmantes de l'ancienne école, et pourquoi il modère plus vite l'état fébrile, l'anxiété et l'excitation nerveuse, l'afflux du sang vers la tête, et les symptômes qui en sont la conséquence, la chaleur picotante et incommode de la peau. — Il y a aussi certaines circonstances où il faut donner comme intercurrent, dans la scarlatine miliaire, une dose de *coffea* 3-6. C'est surtout quand il existe une sur-impressionnabilité telle que l'émotion la plus insignifiante ne peut être supportée, que le malade se remue et se plaint sans cesse, qu'il est utile de recourir à ce médicament. Il est parfois nécessaire d'alterner ces deux agents ; mais on doit toujours laisser entre eux un intervalle de trois ou quatre heures de repos.

Les trois médicaments que je viens de passer en revue sont tout à fait essentiels quand la scarlatine est bénigne et régulière dans sa marche, que ses symptômes accessoires, surtout ceux de la gorge, n'exigent pas un traitement particulier. Mais il y a bien des malades chez lesquels cette affection semble suivre sa marche ordinaire, sans que l'éruption soit modifiée ou diminuée par l'action de ces médicaments : il faut alors prendre les symptômes accessoires comme signes déterminants, et leur importance devient par cela même assez grande, pour qu'il soit utile de les étudier avec quelques détails. Si la maladie est épidémique, elle se présente sous la forme de la scarlatine simple (à laquelle Hahnemann a donné le nom de scarlatine lisse de Sydenham), ou sous la forme de scarlatine miliaire ; ces deux espèces peuvent même se rencontrer sur un même sujet. Dans ce cas, la maladie est souvent grave. L'expérience m'ayant appris que *belladone* et *aconit*, donnés séparément ou alternés, restaient parfois sans efficacité, j'ai dû essayer d'autres substances, et j'ai retiré de grands avantages d'un médicament auquel on n'a pas reconnu jusqu'ici une grande valeur, mais qui m'a paru très efficace dans plusieurs fièvres épidémiques et contre les maladies qui en dépendent : je veux parler de *dulcamara*. J'ai eu souvent occasion de l'employer dans le traitement de maladies diverses, et je l'ai toujours fait avec avantage. Je crois pouvoir assurer que le peu d'intérêt que l'ancienne école attache à cette plante, la faible réputation dont elle jouit et le petit nombre de symptômes physiologiques qu'on lui a reconnus, sont les causes de l'abandon dans lequel on la laisse et du peu d'importance qu'on lui accorde. Mais de nombreuses observations m'ont convaincu qu'il y avait un grand nombre de maladies où nous guérissions avec peine, faute de recourir à son emploi. On sait que *dulcamara* s'oppose avec énergie aux suites variées des refroidissements, surtout quand ceux-ci viennent aggraver les effets d'une fièvre exanthématique, et qu'elle est aussi très puissante contre l'angine. Cette observation avait été faite en un temps où les médicaments homœopathiques n'étaient pas très nombreux, et où ceux que l'on connaissait n'avaient pas une grande affinité pour la scarlatine et pour ses suites. On essaya donc la douce-amère, lorsque *belladona*, aconit, *mercurius*, et même *sulphur* n'avaient point suffi à la guérison, et les résultats de ces expériences montrèrent que cet agent convenait dans des conditions déterminées. D'abord, quand la scarlatine frappait sur un enfant scrofuleux, *dulcamara* devait être consultée même pendant les prodromes, surtout quand le malade éprouvait des douleurs dans les membres, et qu'il avait chaque soir un frisson tressaillant dans le dos. Ce médicament se montrait également utile quand succédaient aux signes ordinaires de cette période les vomissements, le sopor, une chaleur sèche et brûlante de la peau avec rougeur de l'épiderme, et la rétention des urines. Dans cette hypothèse, à mesure que la maladie augmente, les douleurs des membres se concentrent à la tête et dans les pieds; l'exanthème revêt la forme de la miliaire, mais un examen attentif fait reconnaître l'existence de places lisses et d'un rouge clair; les signes de l'angine sont assez tranchés; la rougeur de la gorge et du palais, sans être aussi vive que celle à laquelle répond la belladone, l'est cependant assez pour rendre compte de la difficulté de la déglutition, quand ce dernier symptôme ne trouve pas sa raison d'être dans l'engorgement des glandes parotides et cervicales, qui forment souvent une saillie assez manifeste. L'inflammation s'étend parfois jusqu'au larynx et s'accompagne d'une toux croupale très caractéristique. La fièvre est violente, cause des hallucinations, de la soif, rend les urines troubles et leur communique une mauvaise odeur. — *Dulcamara* couvre tous ces symptômes.

Il est rare qu'il ne se présente pas, dans le cours d'une épidémie, des malades chez lesquels l'exanthème est incomplet, se composant de taches rares, disséminées sur la surface du corps, et ressemblant à une éruption ortiée. Cette sorte d'exanthème s'accompagne de vives douleurs de gorge, et de souffrances tellement vives dans les articulations, que le malade ne peut retenir ses larmes. Un gonflement œdémateux général est souvent une conséquence de cet état. La scarlatine est alors tellement défigurée qu'on mettrait son existence en doute, si l'on n'observait tous les signes d'une légère desquamation. Il faut encore, pour cette forme, recourir à la douce-amère. Il m'a toujours semblé que la troisième et la sixième puissance étaient celles auxquelles *dulcamara* convenait le mieux. Je n'ai jamais été forcé, pour mon compte, de recourir à des dilutions plus élevées.

Feu le docteur Thorer a prôné l'*ammonium carbonicum*, comme spécifique de la scarlatine. Je n'ai jamais eu occasion de l'employer; je ne puis donc que le mentionner et solliciter de nouvelles expérimentations. Je dirai seulement que les effets physiologiques de cette substance sont assez tranchés pour nous permettre de la prescrire, et que ses symptômes de réaction sont aussi très significatifs. Cependant, l'ensemble de ses propriétés ne peut nous autoriser à prononcer un jugement définitif. Il faut encore de nouveaux essais pour que l'on puisse dire si ce médicament répond à la forme simple de la scarlatine ou à l'une de ses variétés.

Parmi les formes irrégulières de cette maladie, je signalerai surtout la *forme nerveuse* et la *forme septique*. Il est rare, en effet, que dans le cours d'une épidémie, il ne se rencontre pas plusieurs cas où la nature nerveuse de la maladie ne soit bien tranchée. Or ce n'est pas toujours à la virulence spéciale de la maladie qu'il faut rapporter ces déviations du type normal, car elles peuvent dépendre de causes diverses, par exemple, du génie épidémique régnant qui peut être de nature typhoïde, de la faiblesse particulière du sujet, ou d'une localisation anormale de la maladie sur le système cérébro-spinal. Nous savons que la marche de ces formes de la scarlatine est très irrégulière, que tantôt elle est lente, tantôt très rapide et que la mort succède à des accidents imprévus.

La *nature nerveuse* de la maladie se reconnaît même pendant les prodromes, à l'abattement extrême du sujet, à l'obnubilation de la tête, aux vertiges, au délire, à l'agitation, au serrement de la région précordiale, aux tremblements des membres, à des vomissements très abondants et à une diarrhée affaiblissante. Lorsque la scarlatine doit revêtir cette forme, le pouls est très fréquent, redondant, cependant faible et facile à déprimer; la chaleur de la peau est sèche et mordicante, ou irrégulière. On observe souvent aussi une rougeur foncée des joues; les yeux sont ternes et abattus, la respiration est accélérée, l'haleine brûlante. On trouve dans ce cas, une grande variabilité et une contradiction extrême entre les symptômes; l'angine revêt même dans cette période la forme diphthéritique ou gangréneuse. Tous ces signes s'aggravent au moment de l'exacerbation fébrile. L'éruption apparaît au bout de trois à quatre jours, elle est lente à se faire; les taches sont disséminées, pâles, livides, et, dans les intervalles qui les séparent, la peau est sèche et flétrie. Il arrive souvent que le malade tombe dans le collapsus avant que l'exanthème se soit entièrement développé; le pourpre et les pétéchies accompagnent l'éruption; il arrive même parfois que celle-ci consiste exclusivement en pétéchies larges et foncées, qui se forment au niveau des clavicules, dans les aines et à la face interne des extrémités. Il peut même arriver que les pétéchies manquent et qu'on observe seulement la lividité des mains, des pieds et des parties inférieures du corps. D'autres fois, l'éruption arrive à un développement complet; mais les taches pâlissent et disparaissent facilement, surtout au moment des rémissions, tandis qu'elles se colorent davantage au moment où la fièvre augmente, c'est-à-dire la nuit. Les symptômes de la fièvre nerveuse paraissent alors: le malade est plongé dans un délire tranquille ou dans un demi-coma; son visage ressemble à celui d'un mort. La langue se sèche, devient lisse ou brune, les dents et la membrane pituitaire se couvrent d'un enduit noir comme de la suie; le malade glisse aux pieds du lit, il a des contractions des tendons, de la carphologie, le tremblement des membres, le hoquet; sa respiration est difficile, la déglutition lui est pénible ou même impossible ; il a des grincements de dents, des évacuations involontaires, une diarrhée écumeuse ; enfin la maladie se termine par la mort, vers le deuxième, le troisième ou le quatrième jour. Souvent même ces derniers symptômes ne paraissent pas, la mort vient tout à coup, et, à l'autopsie, on ne trouve aucune lésion capable de l'expliquer. Lorsque le malade peut atteindre le moment de la crise, les symptômes typhoïdes cessent, et l'enfant s'endort d'un bon sommeil ; mais cette période elle-même ne se passe pas toujours heureusement, car on a toujours à craindre quelque localisation dangereuse , qui pourrait rendre à la maladie son caractère pernicieux.

Il faut être bien convaincu de l'infaillibilité d'un des médicaments que j'ai nommés, et avoir souvent constaté sa puissance dans le cours d'une épidémie, pour être en droit de le prescrire lorsque la maladie revêt la forme dont je viens de tracer le tableau. Il arrive, en effet, que l'exanthème, n'étant pas modifié, prouve qu'il joue un rôle très secondaire dans l'ensemble de la maladie. Le médecin peut à peine hésiter ici pour le choix du médicament, car *l'arsenic*, donné à une haute puissance, est certainement celui dont l'action est la plus prompte et la plus sûre. Il faut seulement en répéter la dose toutes les trois ou quatre heures. Je dois, en m'appuyant sur mon expérience personnelle, conseiller de ne pas changer trop souvent de médicament, ce que l'on serait porté à faire en tenant compte de la variabilité des symptômes ; mais cette inconstance dans la forme de la maladie est un des signes caractéristiques de l'arsenic, et quand on administre cet agent avec persévérance, on est toujours récompensé par l'heureuse terminaison du mal. Le succès vient alors prouver la justesse de mon opinion. C'est seulement lorsque la scarlatine continue à s'aggraver , malgré quatre à six doses d'arsenic, qu'il faut passer à une autre substance en rapport avec les signes pathologiques et avec la rapidité de leur succession.

Beaucoup de praticiens songèrent à remplacer l'arsenic par *carbo vegetabilis*, et je me suis moi-même trouvé de cet avis; mais j'ai eu plusieurs fois occasion de me convaincre que *rhus* devait être préféré; au moins ai-je appris que le *carbo* nous laissait souvent dans l'embarras, même lorsque nous pouvions nous croire certains de son efficacité. Quelques médecins penseront peut-être que je fais cette remarque, parce que je n'ai pas su employer le *carbo* à temps, ou parce qu'il ne fait pas partie des substances pour lesquelles j'ai une prédilection; je crois donc devoir mettre les jeunes praticiens à même de ne pas s'arrêter à mon opinion, qui pourrait leur paraître aussi tenir à la mauvaise application que j'aurais faite de ce médicament. Je leur rappellerai qu'une douleur brûlante et picotante dans la gorge, l'inflammation de la luette et des amygdales, la sécheresse et l'enduit brun de la langue, la difficulté de la parole, la sécheresse de la bouche, une soif excessive, une diarrhée abondante, des urines épaisses, rouges et troubles, des épistaxis périodiques suivies de vertiges, de nausées, le changement de couleur du visage, les syncopes, etc., le gonflement des glandes et des vaisseaux lymphatiques, la faiblesse et la dépression du pouls jointes à une forte chaleur générale, un engourdissement léthargique avec râlement, une sueur froide du visage, le froid des extrémités, la face hippocratique, sont les symptômes qui doivent nous faire songer au *carbo* dans la dernière période de la maladie, et que, dans ces circonstances, il ne restera jamais sans action, si l'on sait choisir la dose convenable d'après le caractère individuel du sujet. Cette dose se composera de quelques globules de la douzième ou de la dix-huitième dilution. Mais tous les caractères qui précèdent peuvent aussi bien se rapporter au *rhus*, qui sera parfaitement indiqué si les caractères suivants existent : un frisson ou un froid assez vif avec de fortes douleurs dans les membres, de la céphalalgie, des vertiges et des vomituritions ; une chaleur générale accompagnée de délire, d'une grande faiblesse, la langue et les lèvres étant sèches et noires; la rougeur des joues, la petitesse et l'accélération du pouls, la léthargie ou une loquacité incessante, et le ronflement; enfin des pétéchies de toute espèce, une faiblesse toujours croissante, des épistaxis nocturnes et un gonflement érysipélateux du visage. — La dilution la plus convenable à laquelle on puisse donner le *rhus* est la douzième; quant à la répétition des doses, elle sera plus ou moins fréquente suivant les circonstances.

Il est un autre médicament bien souvent utile dans la forme nerveuse de la fièvre scarlatine, c'est l'*acidum muriaticum* que je donne toujours à la troisième dilution. Le signe qui me paraît être le plus caractéristique pour son emploi, est le glissement du malade aux pieds de son lit, et je puis dire que, dans ces circonstances, ce médicament ne m'a jamais fait défaut, surtout quand existaient quelques uns des symptômes suivants: une chaleur brûlante générale avec angoisse, chaleur qui porte le malade à se découvrir et qui augmente avec l'exacerbation fébrile; une agitation continuelle de tout le corps, excepté des pieds, plus forte dans les bras, que le malade a besoin de remuer sans cesse; un pouls intermittent; la rougeur foncée des joues, l'injection et l'abattement des yeux; la teinte bleuâtre du cou; une éruption irrégulière et peu abondante, qui a néanmoins la teinte scarlatineuse, mais qui est mêlée de pétéchies. Ce médicament convient aussi lorsque les symptômes de la gorge ont une certaine gravité, les amygdales et les parties voisines ayant une tendance continuelle à s'ulcérer; que la respiration est entrecoupée et suspirieuse; que l'haleine répand une mauvaise odeur, et qu'il s'écoule des narines un pus âcre qui fait naître sur les lèvres des excoriations et des vésicules.

Il est probable, je pourrais presque dire certain, bien que je sois sans expérience à cet égard, que le *phosphore* doit être ici d'une grande utilité; au moins ses effets purs indiquent-ils qu'il doit avoir une grande efficacité dans le traitement de la forme nerveuse de la fièvre scarlatine. Si nous tenons compte, en effet, des taches brunes analogues aux pétéchies, de l'abattement et de la faiblesse du malade, de l'accélération et de la dureté du pouls, de la chaleur fébrile, de l'enduit croûteux et noirâtre qui recouvre la langue et les lèvres, de la difficulté de la déglutition et de la parole, de la diminution de l'ouïe, etc., nous serons obligés d'avoir recours à cet agent, lorsque l'épidémie aura un caractère aussi fâcheux.

Lorsque le caractère *putride* ou *septique* vient s'ajouter au caractère nerveux, on observe les symptômes suivants : l'angine devient aisément gangréneuse; il se fait de bonne heure des hémorrhagies affaiblissantes qui ont lieu surtout par le nez; l'urine est sanguinolente; des pétéchies paraissent entre des taches scarlatineuses livides, une éruption furonculeuse se fait sur plusieurs parties du corps et se couvre bientôt d'escarres gangréneuses; le malade est couché sur le dos; il a des selles fétides, colliquatives, semblables aux garderobes des cholériques; une matière infecte et corrosive coule par les narines. Tant que notre arsenal thérapeutique ne sera pas plus étendu, nous devrons nous en tenir à quelques unes des substances citées plus haut. L'*arnica* me paraît être de toutes la mieux indiquée dans les scarlatines putrides. Je dirai même qu'il est parfois convenable quand la maladie a un caractère nerveux bien tranché, et qu'on peut alors le prescrire avec avantage. On ne s'étonnera pas, sans doute, de m'entendre professer une sorte de prédilection pour cette plante dont les propriétés nous sont si bien connues. Quant aux symptômes capables de fixer notre choix, j'indiquerai les épistaxis fréquentes et même les hémoptysies qui augmentent par les efforts de la toux et amènent la déplétion du système sanguin; l'agitation du malade qui se tourne sans cesse d'un côté sur l'autre, bien que l'affaiblissement des forces rende ses mouvements très difficiles; les ecchymoses qui se forment sur plusieurs parties du corps et qui passent par des couleurs très variées; des éruptions de petits furoncles très nombreux; une chaleur fébrile, sèche, ac-

compagnée d'une soif modérée, et d'une tendance continuelle à se découvrir, ce qui occasionne le retour de quelques frissons, qui reparaissent aussi quand le malade
se remue. Mais le signe le plus caractéristique me paraît
être une excitation vespertine du sang, avec pulsation de
toutes les artères, bien que celles-ci ne soient pas trop dis-
tendues. Ce symptôme, quand il n'est accompagné
d'aucun autre, peut aussi nous faire songer à *china*,
mercur., *bellad.*, *phosphor. Arnica* répond encore à l'indifférence et au désespoir qu'expriment certains malades, aux
hallucinations qui les poursuivent, à la gêne de la déglutition qui fait entendre un bruit semblable à celui qui existe
au début de la paralysie ; enfin aux garderobes involontaires,
aux caractères des urines qui sont rares et foncées. Je donnais généralement de 5 à 10 gouttes de la troisième ou de la
sixième dilution, étendues dans une once d'eau, et je faisais
prendre une cuillerée à thé de ce mélange toutes les demi-
heures ou toutes les heures, suivant qu'il me paraissait utile.

Lorsque la fièvre scarlatine présente une complication
des caractères nerveux et septique, le traitement devient
très difficile, et, malgré le soin scrupuleux que nous apportons à choisir nos médicaments, nous voyons souvent cette
effroyable maladie se terminer par une mort rapide. Il arrive
alors que, malgré l'exactitude de notre choix, la virulence
extrême du mal rend tous nos efforts infructueux. On ne peut
évidemment indiquer aucune substance à laquelle on soit
en droit de recourir dans une circonstance aussi désespérée ;
il n'y a pas de médecin qui ne se soit trouvé dans une position aussi fâcheuse ; je dirai même que c'est là le côté défectueux de notre science, qui ne peut détourner du praticien
habile des cas aussi malheureux. Mais quand tout espoir
n'est pas encore perdu, il est possible d'essayer quelques
autres substances, et, en premier lieu, le *lachesis* à la douzième ou à la dix-huitième puissance. Déjà, en parlant de la
variole maligne, j'ai eu l'occasion de m'étendre sur les propriétés de ce médicament, sur la rapidité de son absorption

et la facilité avec laquelle il cause des hémorrhagies. Je dois maintenant revenir sur ce sujet et ajouter quelques nouveaux caractères. Je ferai remarquer, parmi les signes essentiels du *lachesis*, une éruption analogue à la scarlatine, mais accompagnée d'un gonflement de tout le corps, ou au moins, des parties sur lesquelles les taches existent ; la facilité avec laquelle les parties rougies par l'éruption passent en quelques heures à une teinte brune, et arriveraient à la gangrène, si la mort ne venait suspendre cette transformation ; les convulsions accompagnées de cris et interrompues par des accès de fièvre soporeuse ; les symptômes d'angine qui vont jusqu'à produire la suffocation ; l'inflammation phlegmoneuse des organes de la gorge, et la tendance continuelle que ces parties manifestent pour la gangrène ; l'écoulement par le nez d'un pus sanguinolent et infect, tous signes particuliers à ce médicament. — Je citerai, enfin, à côté du *lachesis*, *carbo vegetabilis*, *arsenic.*, *phosphor.*, *secale cornutum*, auxquels je pourrais ajouter encore beaucoup d'autres substances.

J'ai parlé au commencement de cet article de quelques accidents assez communs dans le cours de la scarlatine, et auxquels on ne peut refuser le caractère de symptômes nerveux ; on les désigne sous le nom de *maladies cérébrales scarlatineuses*. Ces affections sont l'effet direct du miasme scarlatineux sur le cerveau ; il en résulte la production de symptômes de paralysie, qui se montrent avant que la congestion sanguine et les fausses membranes qui en sont la conséquence aient eu le temps de se produire. Ces complications se présentent quand l'éruption est rare et irrégulière, comme aussi lorsqu'elle est très abondante.

Dans la première hypothèse, c'est-à-dire lorsque l'éruption se fait mal, qu'elle est peu marquée, on doit presque toujours pronostiquer une terminaison fâcheuse. Le médecin doit alors mettre tous ses efforts à exciter une vive réaction, seul moyen de conjurer le danger. Il ne faut pas croire qu'on puisse arriver à ce but en gorgeant le malade de boissons chaudes, en le couvrant outre mesure, ou en maintenant la température de sa chambre à un degré élevé: on manquerait ainsi le but qu'on désire atteindre, car on ne ferait qu'exciter le système nerveux sans amener la réaction de l'appareil circulatoire. On arrivera bien plus facilement avec des médicaments homœopathiques, parmi lesquels il faut mettre en première ligne *aconit*, *ipeca*, *bryon*. Mais il n'est pas indifférent de s'adresser à l'un ou à l'autre de ces trois agents; et il ne faudrait pas être de ceux qui croient tout ce qu'on leur affirme, qui laissent les autres penser pour eux, et admettent que tous les médicaments dont on leur parle doivent avoir une seule et même signification; car il n'en est point ainsi. En supposant, par exemple, qu'il se soit déjà montré des exemples de scarlatine miliaire, et que l'on soit autorisé à croire à la réapparition de cette maladie, *aconit* se montrera utile, si la turgescence de la peau amène une sueur partielle, une grande agitation du système nerveux et du système sanguin; si le visage est rouge, les yeux brillants, que le malade ait des hallucinations momentanées, une agitation anxieuse qui ne lui permet pas de rester en place, de l'insomnie, etc. *Ipecacuanha* mérite la préférence, si dans l'hypothèse de la scarlatine miliaire, le malade a des spasmes, des convulsions d'espèces différentes, des vomissements intenses et d'autres symptômes gastriques importants, une respiration suspirieuse et des accès passagers de serrement à la poitrine. *Bryonia* doit être choisie quand le malade a, pendant la nuit, des accès d'asthme, qui lui font perdre haleine et l'empêchent de parler, de l'agitation, de l'insomnie, un trouble général de la circulation, des alternatives de froid et de chaleur, tous symptômes qui font partie des prodromes, et si l'éruption est accompagnée de constipation, d'anorexie, etc.

Je suis bien éloigné de croire que j'aie parcouru le cercle des médicaments indiqués en pareille circonstance; mais j'espère, par les indications précédentes, avoir montré la voie qu'il convient de suivre pour arriver à un résultat heureux. Du reste, ces médicaments peuvent être encore employés dans le cours de la maladie, quand l'éruption existe, pourvu que l'état du malade soit caractérisé par les mêmes symptômes. *Bryonia* et *ipecacuanha* seront donnés alternativement et avec avantage quand le malade a une loquacité extrême et une anxiété indéfinissable. Ces agents sont alors très utiles, et peut-être même pourront-ils quelquefois conjurer la mort.

Mais lorsque l'exanthème est très abondant, qu'il forme comme une enveloppe rouge étendue sur tout le corps, si le sujet est scrofuleux, il faut donner *sulphur*, même quand l'enfant n'est tourmenté par aucun symptôme extraordinaire ou inquiétant pour les parents, pourvu que *belladona* et *aconit* n'aient point abrégé la durée de la maladie, et même que celle-ci paraisse s'aggraver. Ce médicament doit être donné aussitôt que l'enfant devient craintif, ce qui indique toujours un état anormal du cerveau. Il faut en répéter la dose toutes les deux ou trois heures, et, avec cette précaution, on réussit encore, s'il n'est pas déjà trop tard. Il est même toujours utile de recourir au *sulphur* chaque fois que l'éruption est très abondante, et de le donner avant qu'il existe aucun signe inquiétant. Du moment que le soufre a procuré quelque soulagement, sans avoir conjuré toute espèce de danger, il faut administrer quelque autre substance, et surtout *pulsat.*, *calc.*, *carb.*, *baryt.*, *carbon.* Le soufre est, du reste, un médicament qu'il faut toujours avoir en vue, même quand la scarlatine revêt la forme nerveuse.

Je ne me dissimule pas que les détails thérapeutiques dans lesquels je suis entré ont besoin d'être vérifiés de nouveau; mais je demanderai à tout homme impartial s'il est possible de prévoir toutes les nuances que présenteront les cas individuels, et de donner sur chacune d'elles des renseignements d'une vérité incontestable. Aussi, comme il peut se rencontrer des cas analogues dans lesquels mon expérience serait utile, je vais communiquer encore plusieurs observations qui m'appartiennent et qui se rapportent aux accidents les plus communs dans cette fièvre éruptive.

Un des symptômes les plus remarquables et les plus constants, au début de la maladie, est le vomissement. Il est parfois si violent et accompagné de souffrances telles qu'il faut, pour un moment, le traiter pour lui-même, en laissant de côté le traitement de la maladie. Je signalerai, parmi les symptômes qui l'accompagnent, un état de sopor alternant avec un délire furieux pendant lequel le malade a l'œil rouge et brillant, le regard farouche, le visage rouge, tandis qu'au moment où le sopor se manifeste, la face devient pâle et abattue; le délire, qui paraît être lié à des symptômes convulsifs, comme seraient les mouvements spasmodiques des membres et de tout le corps, pourvu que ceux-ci ne soient pas l'effet d'un accès de fureur. J'ai vu cet état lié, soit à la constipation, soit à la diarrhée. J'ai toujours pu le soulager avec *opium*, troisième ou, au plus, sixième dilution, dont je faisais prendre deux ou trois doses à une demi-heure d'intervalle. Ce médicament suffisait souvent à calmer le danger.

Il peut se présenter, dans le cours d'une scarlatine, un tout autre tableau que celui dont je viens de donner la description; c'est-à-dire qu'en l'absence de toute éruption scarlatineuse et de douleurs dans la gorge (où le malade ressent quelque difficulté pour avaler avec des picotements dans les régions parotidiennes légèrement tuméfiées), il peut arriver, dis je, qu'en l'absence de ces symptômes essentiels le malade soit en proie à une prostration complète, calme; que sa physionomie soit abattue, ses yeux tout grands ouverts et ses pupilles dilatées. Quand cet état existe, le visage est d'une pâleur extrême, le frisson est continu; le pouls petit, serré, fréquent; il y a de l'adypsie. Pendant le froid, les membres sont roides et les mouvements difficiles. Il est rare que la tête ne soit pas entreprise et douloureuse.

Tous ces symptômes sont tellement caractéristiques de *pulsatilla*, qu'il est impossible de songer à un autre médicament. Il fut un temps néanmoins où je me laissai conduire par l'hypothèse d'une fièvre scarlatine larvée, ce qui me faisait prescrire *belladona*. Par ce moyen, j'arrivais encore à guérir, mais je n'abrégeais pas la durée de la maladie, ce que je fis plus tard en donnant la pulsatille. J'administrais à la fois une très petite partie d'une goutte de la douzième dilution de ce médicament, et je répétais cette dose toutes les quatre ou toutes les six heures.

Il est toujours très dangereux de voir un exanthème bien caractérisé abandonner brusquement la peau, ce qui arrive pourtant quelquefois vers le deuxième ou le troisième jour de l'éruption. En pareille circonstance, l'enfant n'est pas constamment pris de symptômes graves, mais ceux qui suivent cette rétrocession sont toujours de nature à mériter une sérieuse attention. Il ne faut donc pas temporiser, mais agir. Peu importe le motif de cette rétrocession, que ce soit le froid ou une autre influence extérieure, car les symptômes reconnaissent toujours une seule et même cause efficiente : l'intoxication du sang par le miasme scarlatineux. S'il n'existe encore aucun signe de maladie, et que le froid soit la cause de la disparition de l'exanthème, il faut recourir à *dulcamara*, qui empêche parfois l'explosion des accidents ; il est bon d'en répéter la dose toutes les deux heures, comme je l'ai dit plus haut, en donnant la douce-amère pour un des agents les plus puissants qu'il soit possible d'employer dans plusieurs espèces de scarlatine. — Mais s'il existait déjà des signes de maladie cérébrale, il faudrait choisir *belladona*, si toutefois on ne l'a pas déjà prescrite contre l'éruption. Dans cette dernière hypothèse, *sulphur* 30 devrait remplacer la belladone, à moins qu'on ne reconnaisse dans le tableau de la maladie les signes les plus tranchés et les plus caractéristiques de *stramonium*, *hyosciamus*, *arnica*, etc. — Mais après la disparition de la scarlatine, le cerveau n'est pas toujours l'organe sur lequel se porte la maladie ; celle-ci se localise parfois aussi sur la poitrine; il survient alors des accès asthmatiques qui précèdent parfois l'éruption des exanthèmes aigus. Les accès dépendent du caractère de la fièvre qui s'accompagne d'éréthisme ou d'un état spasmodique des nerfs pneumo-gastriques. L'agent le mieux indiqué est *bryonia*, qui doit succéder à *ipeca*, quand les crampes s'étendent à d'autres parties. Mais les symptômes les plus dangereux que l'on observe après cette rétrocession consistent en des palpitations de toute nature, accompagnées de douleurs picotantes à la région précordiale, symptômes qui indiquent toujours une inflammation du cœur. *Arsenic* 30 est le médicament qui procure le soulagement le plus rapide; cependant je n'ai pas toujours pu empêcher avec lui le développement d'une hypertrophie, maladie nécessairement mortelle dans un temps plus ou moins long. *Spigelia, lachesis* et d'autres médicaments encore me servaient ensuite à entraver les progrès de ces lésions organiques. — J'ajouterai à la liste qui précède : *Pulsatilla, opium, phosphorus, helleborus, acidum phosphoricum*, sur lesquels j'appelle toute l'attention du lecteur.

L'intensité de l'angine exige aussi une sérieuse attention, car elle peut devenir une phlegmasie sérieuse, ce qui arrive aussi bien lorsque l'éruption est abondante, que dans le cas où elle est très limitée. Dans les épidémies où la scarlatine n'est point maligne, les symptômes de la gorge ont peu d'importance, parce qu'ils cèdent presque toujours en même temps que l'éruption. Du reste la difficulté pour avaler, la douleur de brûlure consécutive à la déglutition, le gonflement et la rougeur légère des tonsilles, du pharynx et du voile du palais disparaissent presque toujours sous l'influence de *belladona*. Si l'inflammation augmente et semble devoir passer à la suppuration, quelques doses de *mercurius solubilis* 3 suffisent à l'arrêter; si les glandes sous-maxillaires et parotides participent à la maladie et s'indurent, *baryta carbonica*, troisième dilution, répétée toutes les deux ou trois heures, est très efficace. — Mais dans les cas graves, lorsque l'angine tend à devenir diphthéritique, ce qui a lieu quand l'épidémie est très intense, même sans qu'elle ait revêtu le caractère torpide ou putride, la maladie devient beaucoup plus sérieuse et mérite l'épithète de *maligne* qu'on lui donne habituellement. Il faut alors faire grande attention à sa marche, ne pas s'arrêter à belladone ni à mercure, mais donner tout d'abord *lachesis*, *carbo vegetabilis*, *arsenicum*, auxquels j'ajouterai *nux vomica* 12 dont j'ai souvent éprouvé la valeur. Ce dernier médicament est indiqué par quelques symptômes de la gorge, par la présence de petits ulcères sur les parties gonflées et enflammées, par l'odeur spéciale de l'haleine, odeur qui indique une tendance marquée à la gangrène. La noix vomique répond encore aux douleurs de piqûres que l'enfant éprouve jusque dans les oreilles, lorsqu'il avale, et à une toux sèche accompagnée d'une vive céphalalgie frontale. *Hepar sulphur.*, *sulphur*, *ammon. carb.*, peuvent être aussi indiqués.

J'ai reconnu comme fondées les observations faites par Hering sur l'action du *camphre*. Il m'a paru surtout qu'on pouvait encore sauver avec ce médicament des malades qui en étaient arrivés au point de râler, lorsqu'ils avaient l'haleine brûlante, le front couvert d'une sueur chaude, les membres froids et cyanosés ; état qui se manifeste tantôt après la disparition de l'exanthème, tantôt pendant le cours de son existence. Je ne sais si Hering employait le *camphre* à l'intérieur seulement ; pour moi, je le donne à l'intérieur et à l'extérieur, c'est-à-dire que j'en fais dissoudre un grain dans une once d'alcool, et que je me sers de cette teinture pour imbiber un morceau de flanelle avec lequel je fais pratiquer de légères frictions sur les parties froides. A l'intérieur, je donne toutes les cinq minutes une goutte de la première dilution dans une cuillerée à thé d'eau chaude, et je diminue successivement la dose à mesure que la réaction se manifeste. J'éloigne aussi peu à peu les frictions. Le camphre est souvent le seul moyen de salut qui nous reste ; et, lorsque nous

l'employons, il arrive que son effet bienfaisant se ressent
au bout d'un quart d'heure de soucis et d'anxiété. Les
membres reprennent alors leur souplesse, la chaleur
reparaît, une douce transpiration s'établit sur toute la
surface de la peau ; et à mesure que l'enveloppe cutanée
reprend son activité, les symptômes thoraciques s'effacent.

Je dirai encore quelques mots sur la *période de desquamation*, dans laquelle il peut survenir de graves accidents
quand le traitement est mal conduit, parce qu'on s'oppose
par ce moyen à la marche naturelle de la scarlatine. J'indiquerai en premier lieu, l'œdème, qui est une suite si fréquente de cette maladie que son absence doit être considérée comme une exception à la règle générale, de sorte
que nous sommes porté à le considérer comme une partie
intégrante de l'intoxication scarlatineuse, et non comme
le résultat exclusif de quelque obstacle apporté à la desquamation. Je fonderai cette opinion sur ce fait, que l'œdème
paraît souvent au moment où cette période commence,
quand elle n'est encore que partielle, peu apparente, et que
l'on ne peut reconnaître l'influence d'un refroidissement.
Aussi ne puis-je approuver le conseil donné par quelques
auteurs de faire mettre le malade dans un bain chaud, vers le
neuvième jour de la fièvre, au moment où la desquamation
commence. Leur intention est de calmer rapidement et de
ramener à l'état normal l'excès de sensibilité de la peau et son
impressionnabilité extrême ; mais je crois bien préférable,
et l'expérience parle en faveur de ma méthode, de respecter
la desquamation, au moins pendant huit jours. On peut ensuite
donner chaque jour un bain tiède, à l'eau de son, dans lequel
le malade doit rester au plus pendant dix minutes, en ayant
soin de l'envelopper dans une couverture, au moment où il
sort de la baignoire, et de le remettre au lit pendant plusieurs
heures (1), de le couvrir ensuite avec du linge qui aurait été

(1) On ne saurait mettre trop de circonspection à permettre l'usage des
bains après la scarlatine, car les mauvais effets de leur emploi se mon-

préalablement porté par un des parents pendant plusieurs heures. Deux ou trois de ces bains suffisent à modérer l'impressionnabilité de la peau à l'action des causes extérieures et pour hâter la desquamation, de sorte que si le temps est doux le malade puisse sortir au grand air pendant quelques heures.

L'*hydropisie* est également une des suites fréquentes de la scarlatine, comme je l'ai déjà rappelé. Je l'ai rarement observée après un traitement homœopathique; mais j'ai eu souvent occasion d'être appelé à la traiter chez des sujets qui avaient suivi tout d'abord les errements de l'allopathie. *Belladona* me paraissait alors tout à fait spécifique, d'autant mieux qu'on ne l'avait pas donnée auparavant. Mais je ne me contentais pas de cet agent; et quand la maladie résistait, je me voyais obligé de recourir à l'un ou l'autre de ceux qui me semblaient indiqués. Quand il s'agissait d'une hydropisie générale, anasarque et ascite, c'étaient *rhus*, *hellebor.*, *arsenic.*; quand les signes d'hydrothorax dominaient, *arsenic.*, *dulcam.*, *digital.*, *sulphur*, etc. S'il y avait hydropisie du cerveau, j'employais les médicaments que j'ai indiqués en parlant de l'hydrocéphale aiguë. Quant à l'otite et à l'otorrhée scarlatineuse, elles se reconnaissent à la surdité et à la douleur que les malades éprouvent dans l'une ou l'autre oreille; *pulsatilla* et *sulphur* sont essentiels en pareil cas; on pourra aussi quelquefois recourir à *hepar sulph.*, *merc.*, *lycopod.*, ou *silicea*.

Un symptôme très gênant pour le malade est l'*engorgement du tissu cellulaire du cou*, et celui des *glandes sous-maxillaires et parotides*, dont la suppuration peut amener la mort. Ce symptôme est facile à reconnaître; il augmente à mesure que l'exanthème décroît. *Baryta carbonica*, deuxième trituration, est, ici, d'un grand secours; j'en donne un grain toutes les trois heures. Mais la guérison n'est pas toujours

trent chaque jour davantage entre les mains des allopathes. Le trouble apporté par l'humidité dans l'accomplissement des fonctions de la peau est tel que les accidents les plus graves, et même la mort, peuvent en être la conséquence.   (*Note du trad.*)

complète quand on l'emploie seul, et il est utile de lui faire succéder *silicea*, *rhus*, *calcarea carbonica*, *kali carbonicum*, etc. — Le symptôme le plus dangereux consiste dans la suppuration du tissu cellulaire du cou, suppuration qui s'établit parfois sans qu'on s'y attende, et que *silicea* seule peut arrêter, pourvu que le pus n'ait point encore causé de grands désordres, c'est-à-dire que les muscles, les nerfs et les vaisseaux ne soient pas mis à nu.

Les suites de la scarlatine ont parfois pour siége le larynx et les bronches; elles se composent alors de symptômes analogues à ceux du croup, lesquels doivent être traités comme je l'ai indiqué plus haut. Cette affection envahit parfois les dernières ramifications bronchiques, cause une hypersécrétion de mucus qui s'accumule et amène des accès de suffocation. Ceux-ci viennent la nuit de préférence, se modèrent quand le malade se hâte de s'asseoir, parce qu'il paraît aussitôt une toux violente qui amène l'expectoration d'un mucus plus ou moins abondant. Cet état ne doit jamais être traité légèrement, parce qu'il s'accompagne presque toujours de fièvre et d'un épuisement général auquel la mort ne tarde pas à succéder. Le médicament le plus utile, quand la maladie a été reconnue à temps, est *senega*, troisième ou sixième dilution; il soulage très vite; mais quand il ne suffit pas à la guérison, il faut recourir à *tartarus emeticus*, *hepar sulphuris*, *kali carbonicum*, *sulphur* et *calcarea* qui doivent être choisis d'après l'ensemble des caractères présentés par le malade.

J'ai souvent observé à la suite de la scarlatine, plusieurs semaines après sa disparition, des douleurs névralgiques qui occupaient non seulement les extrémités, mais le plexus solaire lui-même et se trouvaient liées à des palpitations assez violentes pour ébranler le thorax. Ces douleurs étaient tellement atroces, qu'elles arrachaient des cris au malade, venaient par accès et duraient pendant plusieurs heures sans aucun soulagement. J'ai vu ces douleurs névralgiques succéder à un refroidissement, surtout quand les pieds avaient été mouillés (1). La guérison de ce symptôme est très difficile, et ces douleurs abandonnées à elles-mêmes ne se calment pas avant que la désorganisation du cœur soit tout à fait évidente. J'ai triomphé de ces névralgies, quand elles occupaient les extrémités, avec *colchicum* ou, quand celui-ci ne suffisait pas, avec *mercure*. Tous deux doivent être employés à la troisième puissance et à doses répétées. A l'extérieur, je faisais pratiquer, pendant les accès, de légères frictions avec une flanelle lisse, et dans l'intervalle, je recouvrais les parties malades avec de la ouate. Du reste, le médicament ne peut être choisi d'après la nature des douleurs, car l'enfant le plus intelligent est souvent incapable de les caractériser. Lorsque la maladie est plus intense, que des battements de cœur violents ébranlent la région précordiale, il n'est pas toujours facile de choisir le médicament et d'empêcher que la maladie n'arrive à un point où il est impossible de la guérir. Je crois, dans ces circonstances, qu'on pourra calmer encore les souffrances avec *arsen.*, *lachesis*, *digital.*, *cannabis*.

On a trouvé, en 1787, dans les Indes occidentales, que le *capsium annuum* était très utile contre les formes graves de la scarlatine, quand il existait des symptômes putrides ; et l'expérimentation de ce médicament sur l'homme sain a donné un assez grand nombre de symptômes se rapportant à l'éruption scarlatineuse, pour que j'aie cru devoir attirer l'attention sur son emploi. — Delony a fait d'autres expériences pendant une épidémie dangereuse qui éclata à Talbotton en Géorgie ; il obtint de très nombreuses guérisons en donnant de 10 à 60 gouttes d'*huile de térébenthine* mélées à une ou trois cuillerées d'*huile de ricin*. Il faisait usage de ce mélange quand l'exanthème sortait mal. Cet auteur prétend que l'emploi continu de ce médicament favorisait bientôt l'éruption et mettait le malade à l'abri de toute

(1) Je les ai vues aussi survenir à la suite d'un bain pris au huitième jour de la maladie, pendant la période de desquamation.

(Note du trad.)

maladie consécutive. Delony dit avoir perdu un très petit nombre de malades en suivant cette méthode. — Il me semble que la *térébenthine* mérite de notre part une attention plus sérieuse que le *capsium*, ce dont le lecteur pourra se convaincre en étudiant leurs effets physiologiques.

CHAPITRE XLIII. — DE LA ROUGEOLE.

Morbilli.

Les symptômes de cette maladie prouvent sans conteste qu'elle a son point de départ dans l'infection du sang par un miasme spécifique. La rougeole n'attaque presque toujours l'homme qu'une fois dans sa vie (1).

On reconnaît à la rougeole, comme à toutes les fièvres exanthématiques, quatre périodes : les *prodromes*, la *période d'éruption*, la *période d'état* et la *période de déclin*. Plusieurs fois déjà j'ai montré combien cette division était incomplète, ce qui tient à ce qu'elle est fondée sur la considération du symptôme local et non sur celle de l'ensemble de la maladie. Les caractères généraux de l'état morbide existent déjà pendant les prodromes; plus tard ils semblent occuper un rang inférieur, parce que l'exanthème, une fois développé, les masque en partie. Mais le médecin attentif qui fonde ses opinions sur l'étude de la nature, ne peut s'égarer pour cela dans le traitement de cette affection; car il choisira son médicament en toute certitude, s'il observe les principes de l'homœopathie. Il est cependant toujours nécessaire de connaître exactement la marche de la rougeole pour avoir un point de rappel capable de nous diriger dans notre thérapeutique.

La *première période*, qu'on peut appeler *période d'incubation*, débute par un frisson ou par des alternatives de froid et de chaleur; en même temps, le malade éprouve une

____

(1) P. Rayer, *Traité des maladies de la peau.* Paris, 1835, t. I, p. 171.

grande faiblesse, du malaise et de la courbature dans les membres; sa tête est entreprise et douloureuse surtout dans la région frontale; la couleur du visage change à chaque moment. L'enfant n'a point d'appétit, il se plaint de nausées, d'efforts de vomissement et de constipation. Mais le groupe de symptômes le plus caractéristique est celui que présentent les membranes muqueuses; ils le sont même assez pour permettre, quand règne une épidémie, de reconnaître, dès l'origine, les caractères du processus morbilleux. Ces symptômes comprennent un état catarrhal de la muqueuse des voies respiratoires, de la conjonctive, de la membrane pituitaire, état qui peut s'étendre au larynx, à la trachée et aux bronches. Les yeux pleurent et démangent, la conjonctive est légèrement injectée, il y a de la photophobie, une douleur pressive au front et dans les orbites, des fourmillements dans le nez et de l'enchifrènement, ou bien un coryza fluent avec des éternuments nombreux; des chatouillements ou une douleur de brûlure dans le larynx, de l'enrouement, une toux sèche ou caverneuse, ou bien une toux d'un timbre métallique, liée le plus souvent à une sensation de serrement à la poitrine, avec dyspnée et respiration suspirieuse. Ces symptômes apparaissent en même temps que l'état fébrile, s'aggravent ou diminuent avec lui. Cette période dure pendant trois ou quatre jours, après lesquels la maladie passe à la seconde.

Période d'éruption. — Au moment où ce stade commence, le malade est parfois tourmenté par des symptômes violents, par des tremblements, un léger délire, un état comateux, lesquels cessent quand l'éruption apparaît. On observe aussi des épistaxis qui soulagent toujours un peu. L'éruption commence par le visage, qui est gonflé. Elle débute par les paupières, le nez, les oreilles, le front et les joues; s'étend au cou, à la poitrine et au dos, puis aux avant-bras, aux mains, au ventre, et envahit enfin les extrémités inférieures. Cet exanthème se compose d'abord de petites taches circulaires, semblables à des morsures de puces, taches qui augmentent en largeur et deviennent d'un rouge foncé. On trouve à leur centre une petite saillie. Il est toujours facile d'effacer ces rougeurs sous la pression du doigt, mais leur coloration revient aussitôt, reparaissant d'abord au centre, puis à la périphérie. Ces taches se réunissent en groupes sur différents points de la peau, et forment de larges îles qui semblent séparées des autres régions où la rougeole est discrète. La transpiration et l'haleine du malade répandent (comme Heims l'a fait remarquer) une odeur analogue à celle d'une plume d'oie nouvellement arrachée, ou même à celle de la chair d'un de ces oiseaux récemment tué. La rougeole est plus abondante et plus saillante sur le visage que partout ailleurs ; il est rare de la voir paraître à la plante des pieds et dans le creux des mains. Quand elle est dans toute sa force, la surface de la peau se trouve dans un tel état de turgescence que toutes ces inégalités disparaissent. L'éruption suit presque toujours l'ordre que je viens d'indiquer ; il lui faut de vingt-quatre heures à trois jours pour être complète. La fièvre et les symptômes des membranes muqueuses durent pendant ce temps, et quand la rougeole est bénigne, ils disparaissent aussitôt que l'éruption est complète ; les signes de catarrhe cèdent habituellement, mais parfois ils augmentent en intensité. D'autres fois la fièvre et le catarrhe ont tout à fait disparu quand l'éruption est complète, preuve évidente qu'il peut se présenter dans cette maladie plusieurs formes irrégulières.

La *période d'état*, pendant laquelle l'exanthème est dans toute sa force, dure de cinq à sept jours. La peau est alors d'un rouge très vif, tendue et gonflée, surtout dans les points où les taches sont les plus nombreuses. Au bout de quatre jours environ, celles-ci pâlissent dans l'ordre où elles avaient paru, prennent une teinte jaunâtre, puis la desquamation commence, et, avec elle, disparaissent la fièvre et les symptômes de catarrhe. Les yeux cessent de pleurer, le coryza et l'enrouement s'effacent vers le septième jour, quand ils ne l'ont pas déjà fait auparavant.

La *période de desquamation* commence au moment où l'exanthème disparaît; elle dure pendant plusieurs jours, s'accompagne de prurit; la peau devient sèche et rude, et l'épiderme tombe en poudre ou s'enlève par petites squames semblables à du son. Il arrive souvent aussi que l'observation la plus minutieuse ne fait reconnaître aucune trace de desquamation. C'est à cette époque que la fièvre cesse complétement, que la peau devient moite, et qu'il s'établit quelquefois une sueur abondante. L'enfant a des épistaxis et ses paupières sont collées le matin; il s'écoule aussi par le nez, surtout pendant les quintes de toux, un mucus épais et jaunâtre. A cette époque, les urines sont abondantes et laissent déposer un sédiment blanc et pulvérulent. Il y a des malades chez lesquels apparaissent, vers le neuvième ou le dixième jour, des diarrhées critiques. Enfin la convalescence s'annonce par le retour d'un bien-être général, de l'appétit et par celui des forces.

Telle est la forme typique de cette maladie; mais il y a des symptômes qui sont parfois plus saillants que d'autres, bien que dépendant de l'état morbide lui-même, et que les auteurs décrivent comme des *complications*. Ceux qui ont les caractères les plus tranchés et que l'on rencontre le plus souvent, sont les symptômes de la bronchite et de la pneumonie, ceux du croup, le *catarrhe suffocant* et l'œdème du poumon. La coqueluche accompagne aussi parfois la rougeole. — Lorsque la maladie est liée à un état gastrique, il faut chercher si, comme il arrive fréquemment, celui-ci est dû au génie morbide régnant, car les signes ne sont pas les mêmes dans ce cas, et lorsqu'il dépend de la localisation du principe morbilleux sur la muqueuse gastro-intestinale.

Les *maladies consécutives* sont le catarrhe chronique, la coqueluche, la pneumonie, l'hémoptysie et la phthisie pulmonaire; le croup, les maladies du cerveau; la dureté de l'ouïe, l'otorrhée, la surdité; une toux sèche causée par l'irritation du larynx et l'enrouement ; la sécrétion muqueuse des paupières, les dermatoses, les furoncles, etc.

Le caractère d'une épidémie de rougeole dépend de la fièvre qui l'accompagne. Quand la réaction se manifeste de préférence sur le système sanguin, la rougeole a un *caractère inflammatoire ou synochal*, qui se retrouve dans tout le cours de la maladie ou seulement dans quelques unes de ses périodes. Tous les symptômes sont alors beaucoup plus tranchés que je ne l'ai dit dans la description générale ; l'état d'irritation catarrhale est dominant ; il peut même devenir assez intense pour causer quelque inquiétude, parce que la maladie revêt alors très facilement la forme nerveuse ou typhoïde, ce qui arrive plus vite et plus souvent quand la rougeole s'accompagne d'un *état gastrique* bien tranché. Celui-ci se reconnaît, dès le début, à l'enduit épais et jaunâtre dont la langue est recouverte, aux efforts de vomiturition et aux vomissements qui tourmentent le malade, aux selles bilieuses, à la teinte ictérique de la peau et des conjonctives, enfin à la couleur brune des urines. — La fièvre peut aussi revêtir, soit au début, soit pendant le cours de la maladie, le *caractère nerveux, torpide, septique, putride* ou *malin*. On constate alors, dès les premiers moments, une prostration extrême ; la tête est entreprise, le malade se plaint de vertiges, d'insomnie ou d'assoupissement, d'agitation ; mais le caractère spécial est le retour fréquent d'un frisson passager ou d'un froid intense, lequel précède l'éruption elle-même, et se trouve lié à un sentiment de chaleur générale, et à une anxiété indicible. L'éruption se fait irrégulièrement : tantôt elle est tardive, tantôt elle paraît de bonne heure, tantôt elle a lieu par saccades. L'exanthème n'est point fixe ; il paraît et s'efface tour à tour ; il est d'un rouge pâle, livide ou d'une couleur très vive. Les symptômes typhoïdes se caractérisent de plus en plus, surtout si les symptômes cutanés sont peu apparents ; la peau est fraîche ou brûlante, la langue sèche, couverte d'un enduit brun, le pouls faible et petit, l'urine aqueuse. Le malade est plongé dans la stupeur; il est tourmenté par un délire accompagné de mussitation, de soubresauts dans les tendons, de carphologie; un râle muqueux se fait entendre dans la trachée; la dyspnée est extrême; il existe des accès de toux convulsive; enfin tous les caractères de la bronchite maligne apparaissent successivement. Lorsque les malades survivent à ces premières périodes, ils ont à craindre les crises des stades suivants: la desquamation est tardive et incomplète, et les enfants tombent dans l'épuisement ou sont en proie à des maladies consécutives très graves. — Si la maladie continue ses progrès, la décomposition du sang arrive à un degré extrême; la maladie revêt le *caractère putride* le plus complet; il se fait des pétéchies, des vésicules pourprées qui se forment auprès de taches rubéoliques d'un rouge noirâtre ou d'une teinte plombée; il s'établit une diarrhée colliquative, des sueurs visqueuses, des hémorrhagies, des aphthes, des ulcères; la gorge devient le siége d'une angine gangréneuse, et le décubitus amène la gangrène des parties comprimées. Quant au caractère nerveux et septique, il peut se montrer pendant tout le cours de l'épidémie, ou seulement chez les sujets faibles et cachectiques, vivant dans une atmosphère chargée de miasmes. — On voit aussi, quand la rougeole règne épidémiquement, des malades chez lesquels paraissent des symptômes de catarrhe sans aucune trace d'éruption; c'est ce qu'on appelle *febris morbillosa sine exanthemate*. Le contraire peut se présenter, c'est-à-dire que la rougeole existe sans aucun symptôme de catarrhe; on donnait autrefois à cette forme le nom de *morbilli sine catarrho*. Ces deux espèces se trouvent dans la nature; il y a cependant beaucoup d'auteurs, parmi lesquels se trouve P. Franck, lesquels refusent d'admettre la première; Jörg explique comment il est impossible de reconnaître autre chose qu'un état catarrhal simple, lorsqu'il n'existe aucune trace d'éruption, et comment nous ne sommes nullement autorisés à considérer cette affection des membranes muqueuses comme une dépendance de la rougeole. Cette opinion est fondée en ce sens que nous n'avons affaire alors qu'à un état catarrhal ; mais celui-ci se distingue de tous les autres, parce qu'il porte le caractère de la maladie régnante, qu'il est souvent accompagné des mêmes complications que la rougeole, et qu'il cède aux agents appropriés à cette maladie. — Les sujets qui ont eu la rougeole une fois dans leur vie, et qui se trouvent exposés de nouveau à l'influence du miasme rubéolique, présentent souvent quelques uns de ses symptômes, soit le catarrhe, soit une éruption analogue à celle de la rougeole ; mais ces souffrances sont toujours passagères ; elles n'ont jamais une grande importance.

L'autopsie nous montre du côté des organes internes envahis de préférence des altérations qui prouvent sans réplique que c'est bien le même processus qui s'est porté sur la membrane muqueuse interne et à la surface de la peau. Les recherches microscopiques de Helff (*De desquamatione epidermidis et epithelii*) le montrent suffisamment. Du reste, les altérations les plus communes se composent d'une exsudation diphthéritique étendue à la surface interne du larynx et du pharynx ; les bronches sont remplies d'un mucus clair ou filant, les poumons sont hépatisés sur certains points, ou bien ils renferment des tubercules.—Il y a des taches rubéoliques sur la muqueuse des intestins, les glandes de Peyer et les follicules isolés sont gonflés ou ulcérés ; les glandes mésentériques et les ganglions bronchiques sont engorgés.

Étiologie. — Tous les hommes sont très portés à recevoir l'impression du miasme rubéolique, et il y a peu de sujets qui n'en aient jamais été atteints dans le cours de leur existence. C'est surtout depuis l'âge de cinq ans jusqu'à neuf, que cette susceptibilité est plus prononcée. La rougeole paraît de préférence, comme épidémie, en hiver et au printemps ; elle cesse pendant l'été ; mais il y a toujours, dans l'intervalle, des cas isolés. Elle règne souvent en même temps que la coqueluche qu'elle suit ou précède. Le miasme s'attache aux objets inanimés, qui lui servent souvent d'intermédiaire pour se propager, et auxquels il est très difficile de l'enlever.

Le *pronostic* est généralement favorable, car la rougeole est presque toujours sans danger; au moins est-il impossible de la comparer sous ce rapport à la variole ou à la scarlatine; mais il y a des épidémies qui sont très dangereuses, ce qui tient au caractère de la fièvre concomitante. Autrement, il est de règle que la rougeole est moins grave en elle-même que par les maladies qui lui succèdent. — Elle est cependant plus redoutable pour les enfants à la mamelle que pour les autres; l'éruption peut être très intense et cependant la maladie être bénigne. — Du reste, le pronostic dépend beaucoup de la constitution du malade. S'il est faible, ou s'il a quelque prédisposition aux tubercules, aux scrofules, etc., la rougeole mérite toujours une grande attention. Elle est dangereuse quand elle survient pendant la dentition ou quand il existe quelque autre maladie dominante, comme la coqueluche, la grippe, etc. Si la faiblesse est très grande dès le commencement, ou si l'exanthème présente quelque irrégularité ou quelque lenteur dans son développement, que sa teinte soit livide et variable et qu'il disparaisse au milieu d'accidents graves, le pronostic est sérieux. On doit aussi concevoir des craintes fondées si la fièvre et les symptômes des organes internes augmentent à mesure que l'éruption s'efface, s'il existe une dyspnée intense, une toux analogue à celle de la coqueluche, une teinte bleuâtre du visage et des lèvres, ou les signes d'une inflammation des poumons, du larynx ou des méninges.

Traitement. — Sous le rapport de la diététique, je renverrai au chapitre précédent. J'insisterai seulement sur le conseil que j'ai donné à propos de la scarlatine, de ne point couvrir le malade de linge nouvellement blanchi; mais de faire porter celui-ci pendant quelque temps par une autre personne, afin qu'il se trouve réchauffé par une influence zoomagnétique. Il est très important de prendre cette précaution pendant toute la durée de la maladie ; je crois même avoir observé des cas où la rougeole devint mortelle, parce que ce précepte avait été méconnu. Il est utile ici, comme dans la scarlatine, de tenir la chambre du malade dans l'obscurité, parce que les ophthalmies sont toujours dangereuses.

Dans la classe pauvre, il est rare que le médecin soit appelé tant que la maladie n'offre rien d'extraordinaire, et cependant cette affection a presque toujours une terminaison heureuse, même en temps d'épidémie. Je suis loin, sans doute, d'approuver cette négligence ; mais je crois qu'il vaut mieux abandonner la rougeole à elle-même que de la poursuivre par une médication mal entendue. Tout médecin m'accordera qu'il en est réellement ainsi. Quand la rougeole est bénigne, que la fièvre catarrhale est sans intensité, cette affection n'exige aucune précaution particulière ; mais il faut toujours apporter la plus grande attention à la période de desquamation qui peut donner naissance à une foule de maladies consécutives et dangereuses. Hufeland avait reconnu la vérité de cette remarque et il essayait d'éviter ces suites funestes en tenant, pendant l'hiver, les malades au lit jusqu'au quatorzième jour, et même pendant trois semaines. Il se proposait par ce moyen de ménager la susceptibilité de la peau et de soustraire son malade à l'action du froid. Bien que je n'agisse pas toujours avec une aussi grande rigueur, je crois cependant qu'il est parfois utile de l'observer, et je conseille, pour la rougeole comme pour la scarlatine, de ne jamais donner un bain à l'eau de son avant le huitième jour de la période de desquamation.

J'ai dit depuis longtemps que *pulsatilla* était à la fois un agent préservatif et curatif de la rougeole, et, malgré l'avis de plusieurs médecins qui lui préfèrent l'*aconit*, je crois que l'étude des effets physiologiques de cette plante, et les résultats cliniques justifiés par une foule de symptômes, donneront une grande valeur à l'opinion que je viens d'émettre. C'est à la 12e puissance qu'il faut donner la *pulsatilla*, comme prophylactique; on en fait prendre une dose tous les deux jours, le matin à jeun, surtout si l'épidémie a revêtu un caractère malin et si la maladie a paru dans une famille nombreuse. Il est très nécessaire de donner ce médicament à tous les sujets de trente à trente-cinq ans, lorsqu'ils n'ont pas eu encore la rougeole, parce que la facilité à contracter cette maladie diminue avec l'âge sans jamais s'effacer complétement. La dose varie depuis 1 à 2 globules jusqu'à 1 ou 2 gouttes, suivant l'âge, et il faut la continuer pendant toute la durée de l'épidémie. Si cette dernière n'a point de caractère dangereux, je conseillerais de ne point faire usage du préservatif, mais plutôt de favoriser la contagion parmi les membres d'une même famille, parce que la *pulsatilla* ne préserve pas pour toute la vie, mais seulement pour la durée de l'épidémie elle-même, tandis que la maladie préserve pour l'avenir, et qu'il est toujours consolant de se savoir à l'abri du mal, pour le cas où il devrait se présenter un jour avec des formes plus graves. Mais en voilà assez sur l'action préservatrice de ce médicament. Je m'arrêterai maintenant sur son action curative et j'indiquerai les symptômes auxquels il répond. Ce médicament convient au tableau morbide suivant:

D'abord l'enfant devient tranquille, il est indifférent pour toutes choses; il repousse la nourriture ou au moins mange avec un très faible appétit; il frissonne aisément et son sommeil est toujours agité. Ces symptômes vont toujours en augmentant à mesure que l'état catarrhal se dessine; on observe alors un chatouillement continuel dans le nez, de l'enchifrènement, de l'enrouement, une toux sèche et rauque qui augmente la nuit. On voit paraître en même temps les maladies des yeux, qui succèdent parfois à ces premières douleurs et les précèdent rarement; l'enfant est tourmenté par une photophobie continuelle, un épiphora abondant et une pression douloureuse qui se fait sentir sous les paupières; un rayon de lumière, venant à tomber sur la pupille, cause une douleur de picotement et de brûlure, puis la conjonctive rougit légèrement, comme il arrive quand on s'est frotté l'œil. Tous ces symptômes vont en augmentant; la peau devient le siége d'un prurit brûlant qui existe jusqu'au développement de l'exanthème; la fièvre accompagne cet état. — Il est, je crois, inutile de retracer ici la marche d'une rougeole simple; je rappellerai seulement que *pulsatilla* convient à toutes les périodes de cette maladie, que ce médicament suffit à guérir les cas les plus graves, c'est-à-dire ceux où la maladie revêt le caractère nerveux ou putride, et qu'elle est surtout indiquée par une toux courte, sèche, causant une douleur de picotement dans la poitrine, par l'inflammation et le gonflement du conduit auditif de l'une ou de l'autre oreille, par la sécheresse de la bouche sans soif. — Ce médicament favorise l'éruption d'une manière très remarquable, quand on le répète à des intervalles convenables, c'est-à-dire toutes les quatre heures ou toutes les six ou huit heures.

Dans toutes les maladies que j'ai décrites, j'ai eu le soin de mettre en première ligne l'agent qui me semblait fondamental pour son traitement. Je crois, en effet, cette méthode utile, pourvu que le médecin ne s'attache pas exclusivement aux médicaments que je nomme, et qu'il sache individualiser le fait qu'il observe, sans oublier qu'il peut y avoir pour ce malade même une autre substance mieux indiquée. Il arrive souvent, par exemple, que les symptômes de catarrhe sont plus intenses, et que la fièvre a tout à fait un caractère inflammatoire accompagné d'éréthisme, la rougeole étant l'exanthème qui revêt le plus aisément cette forme particulière. — Ce fait, joint à l'innocuité des émissions sanguines dans cette maladie, a engagé les médecins les plus illustres, Sydenham, Fr. Hoffmann, Hufeland, à faire de ces dernières la base du traitement de la rougeole; mais aujourd'hui leur emploi est très limité. Cette remarque m'a engagé à prescrire un autre agent mieux indiqué que la pulsatille, agent qui

semble devoir être très efficace, je veux parler de
 . On peut le donner à toutes les dilutions depuis la
 ; son action se porte à la fois sur le génie inflam-
du mal, et sur la constitution pléthorique du sujet.
 veut éviter que l'état phlegmasique se concentre sur
oumon et donne lieu à des affections consécutives re-
, il faut donner l'*aconit* à doses répétées. Je sais
le tact pratique nous guide souvent dans le choix de ce
licament, quand nous n'examinons pas le malade avec
de soin ; mais, ce cas excepté, nous trouvons toujours
caractères assez saillants pour fixer son emploi. Je
trai au premier rang une fièvre intense, pendant la-
lle le pouls est plein, dur, accéléré, la chaleur sèche et
le, le visage rouge et brûlant ; puis la sensibilité
loureuse des yeux sous l'influence de la lumière ; un
t douloureux avec une toux courte, sèche ou
et des picotements dans le côté ou dans la poi-
 ; un sommeil agité, interrompu par des rêves vifs et
uents réveils en sursaut ; des épistaxis, des vomis-
ts, de la diarrhée, des tranchées, etc. Tous ces sym-
sont tellement caractéristiques de l'*aconit*, qu'il n'est
iment pas difficile de fixer son choix.
Il n'y a pas de maladie, parmi toutes celles que j'ai
crites, dont les nuances soient plus variées que celles de
et qui envahisse aussi facilement les autres
nes, surtout le pharynx et le cerveau. Aussi les ma-
se plaignent-ils toujours d'avaler avec peine, de res-
tir des douleurs de piqûre pendant la déglutition, et de
r de la gorge ; ces douleurs s'étendent même jusqu'aux
ndes parotides, qui sont fortement engorgées. La tête est
prise, brûlante au toucher ; le malade y ressent
e vive chaleur interne accompagnée de céphalalgie
tale ; ces douleurs sont parfois assez vives pour causer
élire et des mouvements convulsifs des membres. L'en
t a une soif intense, une agitation anxieuse, son système
eux est très irrité, l'insomnie est constante ; il y a de

l'enrouement, de la douleur dans la poitrine, une toux accompagnée d'oppression; mais ces symptômes sont moins marqués que les précédents; ils passent même quelquefois inaperçus, ou au moins ne méritent guère qu'on s'en inquiète. Il n'est pas difficile de reconnaître, d'après ce tableau, que *belladona* peut être un des spécifiques de cette affection. Ce médicament calme, en effet, l'état morbide avec une rapidité extrême, pourvu qu'on le donne à la vingt-quatrième ou à la trentième dilution, et qu'on ne répète pas la dose plus souvent que toutes les six ou huit heures.

Si nous étudions avec un soin égal les effets de la rougeole localisée sur les organes thoraciques, nous trouverons cette complication caractérisée par une toux sèche, courte, parfois spasmodique, et suivie de vomissements des boissons; par un coryza fluent opiniâtre mêlé d'épistaxis; une respiration pénible, courte, anxieuse, accompagnée de picotements dans la poitrine, causés eux-mêmes par la persistance de la toux et par les efforts de respiration que celle-ci occasionne; des douleurs rhumatismales dans les membres; la rougeur et l'inflammation des paupières, la constipation. *Bryonia* 12 est l'agent le mieux indiqué par tous ces symptômes; il les calme promptement, et favorise le développement de l'exanthème. Ce médicament est d'une grande importance dans cette maladie sous plus d'un rapport; au moins ai-je pu le donner avec succès quand la rougeole avait revêtu un caractère nerveux ou typhoïde. Il a une action encore plus efficace lorsqu'une cause accidentelle a fait disparaître l'exanthème de la surface de la peau, ou bien quand la persistance des symptômes thoraciques arrête le développement de l'éruption. Dans ces deux circonstances, *bryonia* ne peut être remplacée par aucun autre agent. — Seulement, quand il existe quelque symptôme inflammatoire du côté de la poitrine, il est bon de donner auparavant une dose d'*aconit*.

Il m'est arrivé de voir les symptômes que je viens d'indiquer comme étant caractéristiques de la belladone liés à une excitation fébrile et nerveuse telle, que, malgré l'existence des autres caractères de la rougeole, je doutai que l'ensemble de la maladie indiquât ce médicament. Je suis convaincu que bien peu d'homœopathes auraient hésité en pareille circonstance, et que tous auraient prescrit ce médicament; mais, pour moi, il me parut que cet état n'étant pas immédiatement dangereux pour la vie, la belladone agirait mieux si cette excitation nerveuse avait cessé et si le malade était plus calme. Je crus donc devoir donner une dose de *coffea 3*, dont l'action s'épuise en quelques heures, et qui prépare heureusement l'action du premier agent. Je n'ai jamais eu à regretter d'avoir suivi cette méthode; mais il m'est rarement arrivé de trouver la belladone indiquée après *coffea*. *Sulphur* était bien mieux approprié alors à l'état du malade, et son action se montrait toujours curative. Les symptômes les plus caractéristiques de *coffea* sont une grande irritabilité avec pleurs abondantes, la surimpressionnabilité de la peau et des organes des sens, quelques convulsions, le grincement de dents, une insomnie complète causée par une grande excitation intellectuelle et corporelle, enfin une toux courte, sèche et continuelle.

Tels sont les médicaments principaux auxquels on doit songer dans le traitement d'une rougeole intense. Mais quand cette maladie revêt un caractère torpide et septique, il faut encore recourir à d'autres agents. Je pourrais rappeler ici avec avantage ce que j'ai dit en parlant de la scarlatine, à savoir que, dans ces formes graves, l'exanthème est un symptôme tout à fait secondaire, que son aspect, sa coloration, etc., ne servent qu'en partie à fixer notre choix; je le ferai d'autant mieux que dans la rougeole septique, l'éruption ressemble à peine à ce qu'elle est habituellement. J'indiquerai, en outre des médicaments que j'ai signalés, lesquels trouveront leur emploi dans des circonstances semblables à celles que j'ai décrites : *acidum sulphuricum 6* et *acidum phosphoricum 6*.

rencontre des sujets chez lesquels la faiblesse de la réaction et l'éruption tardive et incomplète de l'exanthème dépendent du peu d'énergie de la constitution. Il faut ranger dans cette même catégorie les malades chez lesquels la cause la plus légère amène la brusque rétrocession de l'exanthème. Les symptômes qu'on observe alors parlent en faveur de plusieurs médicaments, par exemple en faveur de *bryonia*, dont j'ai rappelé plus haut les caractères essentiels; et en faveur d'*ipecacuanha* 6, dont l'action sera très efficace, s'il existe une oppression anxieuse avec souffrances asthmatiques, et une irritabilité avec découragement, les symptômes nerveux augmentant la nuit, au point d'empêcher le malade de dormir et de l'agiter au dernier degré. Cet état est lié presque constamment à une toux causée par un chatouillement incommode qui a son siége dans la trachée, toux assez forte pour arrêter la respiration, amener la roideur des muscles et la teinte cyanique de la face. — *Camphora*, première et troisième dilution, convient quand existe ce groupe de symptômes. En général, ce médicament est trop négligé par les homœopathes, d'abord parce qu'il est l'antidote de presque toutes les plantes médicinales, et ensuite parce qu'il prend une très large part à la guérison d'un grand nombre de maladies aiguës. Dans la rougeole, par exemple, il a une action curative véritable et il favorise l'éruption. Il convient surtout quand existent quelques uns des symptômes suivants : une grande faiblesse corporelle avec une difficulté extrême à remuer les membres; dernier symptôme qui doit toujours faire craindre quelque danger, lorsqu'il est accompagné d'une grande pâleur du visage. Nous trouvons aussi parmi les propriétés caractéristiques du camphre le froid et la teinte cyanique de la peau, un frisson qui parcourt tout le corps, se répète souvent et dégénère en un frisson secouant avec claquement des dents, roideur spasmodique du corps et sueur froide. Ce petit nombre de symptômes est tellement spécial au camphre, que ce médicament ne peut être remplacé par aucun autre, car lui seul surexcite assez la peau pour favoriser l'apparition de la rougeole, ce qui fait cesser toutes les craintes. On donne à l'intérieur deux ou trois globules des dilutions indiquées, fixant la dose d'après l'âge du malade; en même temps on répand sur une flanelle quelques gouttes de la teinture mère, dont on se sert pour frictionner le corps, mais surtout les extrémités. Ce médicament m'a le plus souvent suffi; mais il peut se faire qu'il faille recourir à l'*arsenic*, au *phosphore*, au *sulphur*, au *causticum*, ou à d'autres substances qui seraient mieux indiquées. — Si l'éruption n'a pas entièrement disparu, et qu'elle ait seulement diminué sous l'influence d'un refroidissement, les taches rubéoliques prennent une teinte bleuâtre, le malade a des nausées, des tranchées, une diarrhée aqueuse, une forte oppression; *chamomilla* est seule capable de faire cesser cet état inquiétant et de ramener la maladie à un type régulier, tandis que *Cocculus* et *nux* font cesser très vite les douleurs qui surviennent brusquement lorsque le malade a eu une sueur supprimée au moment où l'éruption allait paraître ou lorsqu'elle était bien caractérisée.

Il faut attacher une grande importance aux *symptômes gastriques* dont la rougeole est parfois compliquée, parce qu'ils ont beaucoup d'influence sur la marche de cette maladie, tellement même que celle-ci n'atteint jamais à un complet développement tant qu'ils n'ont pas disparu. *Pulsatilla* est, sans contredit, l'agent qui couvre le mieux alors l'ensemble des symptômes; mais cependant elle n'est pas seule indiquée; de sorte que nous devons fixer notre choix d'après l'ensemble des caractères spécifiques. Ceux qui indiquent en réalité la pulsatille sont: un enduit blanc dont la langue est recouverte, du dégoût pour les aliments, des nausées, des vomissements muqueux, acides ou verdâtres, des selles diarrhéiques dans lesquelles se trouvent des matières semblables à des œufs brouillés, des frissons fréquemment répétés, l'anorexie et un caractère pleureur. — Parmi les autres médicaments qui paraissent convenir aussi bien que la pulsatille, il n'est jamais difficile de fixer son choix. *Ipeca*, par exemple, doit être donné quand les vomissements sont plus intenses que la diarrhée, ou quand celle ci manque complétement. *Chamomilla* aura la préférence si la langue est couverte d'un enduit jaune, si l'appétit n'est pas entièrement perdu, s'il y a plutôt des rapports acides que des vomissements véritables, que les garde-robes soient diarrhéiques, verdâtres et mêlées de matière semblable à du blanc d'œuf cuit. *Mercur* convient dans les mêmes circonstances, tandis que *sux*, et souvent aussi *bryonia*, méritent toute notre confiance quand il existe une constipation qui dure depuis plusieurs jours. — Je ne puis passer ici en revue tous les accidents gastriques et fébriles qui peuvent se rencontrer ; je me bornerai à ces quelques observations, renvoyant le lecteur pour de plus amples détails, aux articles que j'ai consacrés ailleurs (1) à la fièvre gastrique et à la gastro-ataxie.

Lorsque l'éruption rubéolique se fait au milieu de symptômes convulsifs, *ipeca, ignatia, stramonium, hyosciamus, belladona*, etc., méritent toute notre attention. Quand ces symptômes ont pour siége les organes contenus dans la poitrine, il ne faut jamais oublier qu'ils peuvent dépendre de quelque congestion pulmonaire, ce dont il sera facile de s'assurer par l'exploration physique du thorax. S'il en était ainsi, il serait bon d'ajouter à la liste précédente, *aconit, bryonia, lauro-cerasus, phosphorus* et beaucoup d'autres.

Quant aux *maladies consécutives*, il faut diriger leur traitement d'après la nature des souffrances locales ; mais, parmi celles-ci, il en est de si régulières et de si communes, que je puis les indiquer.

Je placerai en première ligne l'*état catarrhal*, qui se prolonge quelquefois pendant longtemps et qui porte avec lui les caractères de la nature rubéolique. La toux est alors le

______

(1) *Thérapeutique homœopathique des maladies aiguës et chroniques.* Paris 1848, t. I, pag. 150 et suiv.

symptôme qui mérite toute notre attention, parce que le moindre changement de température la ramène et l'augmente, de sorte qu'elle s'accompagne à chaque instant d'une sensation de grattement dans la gorge et d'enrouement. *Silicea* 30 m'a paru le meilleur remède à opposer à ses retours fréquents qui sont dus à l'influence des causes que je viens d'indiquer, lorsque aucun caractère spécial n'est imprimé par elles à la toux.—Mais si cette dernière était *spasmodique*, comme dans la coqueluche, surtout si elle était accompagnée d'une sensation d'âpreté dans la gorge, et d'enrouement, *drosera, ipeca, cina, hyosciamus, cuprum*, devraient être préférés. Si cette toux est *rauque et sèche*, *arnica* est le médicament essentiel; *cham.*, *ignatia*, *nux vomica* peuvent lui succéder. On voit aussi s'établir pendant la période de desquamation, une *diarrhée critique* à laquelle il ne faut opposer aucun médicament si elle reste dans de certaines limites; mais quand elle est très abondante ou très prolongée, elle amène une faiblesse toujours croissante. Il faut alors la considérer comme une maladie consécutive et la calmer promptement, si l'on veut éviter l'apparition de la fièvre hectique. *Pulsatilla*, *mercurius*, *china*, *chamomilla*, *sulphur* sont parfaitement appropriés à ce symptôme.

CHAPITRE XLIV. — ROSÉOLE.

Rubeola, roseola.

Il est très difficile de donner une définition exacte de cette maladie, à moins de dire : La *roséole* est une fièvre exanthématique caractérisée par une éruption de taches rosées, accompagnée de symptômes généraux et d'un état muqueux analogue à ceux qu'on observe dans la scarlatine, la rougeole, l'urticaire et l'érythème, avec lesquelles cet exanthème paraît ainsi se confondre. C'est dire que l'on désigne sous ce titre, bien plutôt une forme d'éruption qu'une fièvre éruptive spécifique, puisque, d'une part, sa forme n'est ni constante ni toujours identique, et puisque, d'une autre part, la roséole est l'expression locale de processus morbides distincts et d'états internes variés. Ceci nous explique comment les auteurs ont considéré cette affection tantôt comme une scarlatine dégénérée, tantôt comme une forme de la rougeole, tantôt comme l'effet des miasmes typhoïde, varioleux, cholérique, de la vaccine, du rhumatisme ou d'autres diathèses, ou encore comme une affection symptomatique dépendant du trouble des fonctions de l'estomac ou d'autres organes. On a reconnu, en effet, un grand nombre d'espèces de roséole, dont le traitement est resté vague et mal déterminé. On admet, par exemple, une *roséole scarlatineuse* (*rubeola scarlatinosa*), qu'il serait mieux de considérer comme une scarlatine à forme mitigée. Cette roséole est fréquente dans le cours des épidémies de scarlatine, elle s'accompagne de symptômes du côté de la gorge et d'accidents fébriles; seulement l'éruption se distingue de la véritable scarlatine et se rapproche davantage de celle de la rougeole. La marche de cette affection est en général douce et bénigne, son caractère essentiel est de n'être jamais confluente et de ne pas faire de saillie au-dessus du niveau de la peau. Hufeland et Reil la regardent comme une espèce de scarlatine miliaire.

La *roséole morbilleuse* (*rubeola morbillosa*).—Cette forme se compose de taches arrondies, mais elle se distingue de la rougeole régulière, en ce sens qu'elle a presque l'apparence diffuse de la scarlatine. Elle s'accompagne de symptômes généraux analogues à ceux de la rougeole, et de souffrances des membranes muqueuses, comme dans cette dernière maladie (éternuments, toux, affection croupale); de plus nous observons à sa suite les mêmes maladies consécutives qu'après la rougeole, de même que nous rencontrons à la suite de la forme précédente les maladies qui succèdent habituellement à la scarlatine elle-même. Mais la roséole morbilleuse est bien moins fréquente que l'autre.

Dans les *fièvres typhoïdes, gastriques ou autres*, on observe comme symptôme sympathique ou critique, une éruption analogue à la roséole.

Dans la *roséole varioleuse* (*rubeola variolosa*), les prodromes sont ceux de la variole elle-même.

La *roséole vaccinale* (*rubeola vaccinica*) est plus fréquente que la forme précédente ; elle paraît du neuvième au dixième jour qui suit l'inoculation, et forme de petites taches confluentes.

La *roséole cholérique* (*rubeola cholerica*) est, comme le prouve sa dénomination, un symptôme accessoire du choléra asiatique ; son apparition est toujours un signe favorable, tandis que sa rétrocession est constamment inquiétante.

La *roséole rhumatismale ou arthritique* (*rubeola rheumatica et arthritica*) est un symptôme commun du rhumatisme et de la goutte.

On a reconnu encore une roséole d'été, une d'automne, la roséole des enfants, etc.; de sorte qu'il est impossible de décrire toutes les formes de cette affection. Elle peut survenir, du reste, dans le cours de la plupart des maladies de l'homme.

En général, la roséole est beaucoup moins fugitive que les autres exanthèmes aigus; quand une fois elle a paru sur la peau, elle ne l'abandonne pas aisément, même sous l'influence du froid. Souvent on observe comme prodromes: une fièvre modérée, des éternuments, des douleurs de gorge; puis, au bout de quelques jours, on voit apparaître des taches qui sont toujours plus discrètes sur la face que sur le cou et la poitrine. Ces taches paraissent à la fois sur tout le corps; elles ne se forment pas successivement comme dans la scarlatine et la rougeole, elles se composent de petites taches rouges à peine saillantes et nettement limitées. L'angine et la fièvre diminuent à mesure que l'éruption se prononce. Ces taches sont toujours discrètes, elles ne sont jamais très étendues et atteignent tout au plus une ligne et demie de diamètre, se rapprochant bien plus sous ce rapport de la rougeole que de la scarlatine. Tout ceci s'applique aux premières formes dont j'ai parlé. Mais il y en a une autre dans laquelle la roséole est compliquée de miliaire, et qui est très fréquente pendant les chaleurs de l'été ou quand le malade est tenu trop chaudement : c'est la *roséole miliaire (rubeola miliaris)*. La roséole reste à peu près pendant trois jours à la surface de la peau ; elle pâlit ensuite et s'efface peu à peu. La desquamation consiste en de très petites écailles.

Le *traitement* de la roséole se confond avec celui de la scarlatine ou de la rougeole ; la fièvre et les symptômes accessoires sont les seuls caractères à l'aide desquels nous puissions reconnaître les médicaments appropriés. Du reste, *aconit*, *pulsatilla*, *belladona*, *rhus toxicodendron*, *coffea*, *mercurius*, *nux vomica*, sont ceux qui doivent fixer notre attention.

FIN.

TABLE DES MATIÈRES.

PREMIÈRE PARTIE.

Maladies des nouveaux-nés et des enfants à la mamelle jusqu'à
la sortie des dents de lait.

DEUXIÈME PARTIE.

**Maladies de la seconde période de l'enfance, s'étendant depuis
la première dentition jusqu'à la chute des dents de lait.**

TROISIÈME PARTIE.

Maladies qui se montrent de préférence depuis la seconde dentition jusqu'à la puberté.

Des fièvres exanthématiques.

FIN DE LA TABLE DES MATIÈRES.